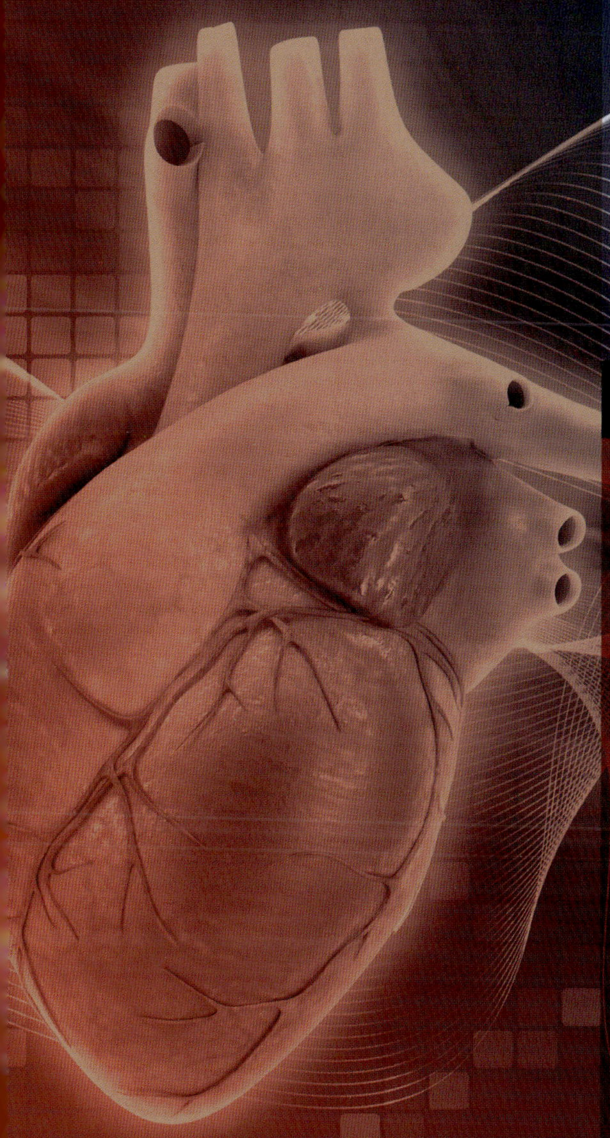

The Manual of Structural Cardiovascular Intervention

구조심질환 매뉴얼

대한심혈관중재학회
구조심질환연구회

메디컬에듀케이션
Medical Education

구조심질환 매뉴얼

The Manual of Structural Cardiovascular Intervention

2020년 1월 2일 인쇄
2020년 1월 8일 발행

저 자 구조심질환연구회
발 행 처 메디컬에듀케이션(Medical Education)
발 행 인 이문수
등 록 제 2019-000122 호
주 소 서울시 송파구 송이로28길 5(문정동 8-21) 광산빌딩 202호
이 메 일 medu@medupub.com
전 화 Tel. 02-6482-3461 Fax. 02-6499-3463

I S B N 979-11-90531-05-4 93510
정 가 50,000원

저자 명단

About the Authors

대표저자

임도선 고려대학교안암병원

저자

(가나다 순)

강웅철 가천대길병원
강은주 동아대학교병원
고영국 세브란스병원
고윤석 김포우리병원
구현정 서울아산병원
김기범 서울대학교병원
김대희 서울아산병원
김영휘 서울아산병원
김 웅 영남대학교병원
김원장 분당차병원
김이식 전북대학교병원
김주한 전남대학교병원
김중선 세브란스병원
김현수 고려대학교 의과대학
민필기 강남세브란스병원
박미영 세종병원
박성미 고려대학교안암병원
박성지 삼성서울병원
박재형 고려대학교안암병원
박철환 강남세브란스병원
서영주 세브란스병원
송진영 삼성서울병원
신승용 중앙대학교병원
신은석 울산병원
심재민 고려대학교안암병원
심지영 세브란스병원
안정민 서울아산병원
안철민 세브란스병원
양동현 서울아산병원
이오현 용인세브란스병원
이재영 가톨릭대학교서울성모병원
이중희 영남대학교병원
이현종 세종병원
임도선 고려대학교안암병원
임홍의 한림대학교성심병원
장기영 고려대학교안산병원
정세용 세브란스병원
정우백 가톨릭대학교서울성모병원
정재승 고려대학교안암병원
정정임 가톨릭대학교서울성모병원
조윤형 명지병원
조익성 중앙대학교병원
조인정 이대서울병원
차민재 중앙대학교병원
최승혁 삼성서울병원
최영진 세종병원
한정규 서울대학교병원

저자 머리말

Preface

구조 심질환 중재시술 매뉴얼을 출간하며

대한 심혈관 중재 학회 회원 여러분, 그리고 구조 심질환 연구회(K-SCI) 임원과 회원 여러분의 성원과 노고로 구조 심질환 중재시술 매뉴얼을 출판하게 되었습니다.

구조 심질환 중재 시술은 심혈관 중재 시술 분야에서도 가장 뜨겁게 발전하고 있는 분야로 우리 나라 뿐 아니라 전세계적으로 경피적 대동맥 판막 치환술(TAVI), 좌심방이 결찰술(LAAO), 심방 중격 결손 폐쇄술(ASD closure)등이 활발이 이루어 지고 있으며 빠른 속도로 증가하고 있습니다.

향후 승모판과 삼첨판의 경피적 시술도 급격히 발전할 것으로 생각되어 구조 심질환 중재 시술이 심혈관 중재 시술의 핵심적인 분야가 될 것으로 예상됩니다. 문명이 발전하면서 평균 수명이 증가하고 고령 인구가 늘어남에 따라 이러한 구조 심질환의 유병률이 증가하고 치료 연령도 확대되어 시술이 필요한 환자가 증가하며 안전하고 효과적인 치료법에 대한 필요가 늘어나는 것은 당연한 의학의 큰 흐름이라고 생각합니다.

구조 심질환 중재 시술은 어느 분야보다 다학제적인 접근이 필요합니다. 환자의 선택과 시술 전 계획 단계, 시술 중 그리고 시술 후 평가와 합병증 관리에 있어서도 중재 시술 전문가와 영상 전문가, 외과, 소아과, 신경과 등 다양한 분야의 전문가들이 머리를 맞대고 최선의 치료를 위해 협동하여야 하는 분야입니다. 그럼에도 불구하고 구조 심질환 중재 시술과 관련된 매뉴얼이 없어 어려움이 있었습니다. 시술을 시작하는 선생님들이나 다른 분야의 의견을 참고하고자 하는 전문가 분들이 쉽게 참고할 만한 한글 매뉴얼의 필요성이 점점 요구되고 있습니다. 이에 구조 심질환 연구회는 구조 심질환 중재 시술의 초심자부터 대가에 이르기 까지 그리고 여러 분야의 전문가 선생님들이 구조 심질환 중재 시술을 시행하는데 도움이 되도록 다양한 견해와 지식을 담은 한글 매뉴얼을 기획하여 만들게 되었습니다.

본 매뉴얼은 구조 심질환 중재 시술의 역사와 관련된 해부학을 언급하고, 각 질환 별로 선천성 심질환, 대동맥 판막 협착증, 좌심방이 결찰술과 뇌졸중 예방, 승모판과 삼첨판 질환, 그 외 기타 질환의 중재 시술로 나누어 관련된 영상, 시술, 평가를 망라하여 집대성하였습니다. 특히 영상자료는 심장 초음파 전문가와 CT등 영상 의학과 전문가의 같은 질환에 대한 다양한 견해와 시각을 살펴 볼 수 있도록 배치하였고, 중재 시술 전문가와 영상 전문가가 소통하는데 도움이 되도록 그 분야에서 사용하는 용어는 되도록 그대로 유지하려고 하였습니다. 초심자들이 쉽게 이해할 수 있도록 그리고 구조 심질환 중재 시술의 특성상 최대한 그림과 도표를 사용하여 이해하기 쉽게 만들도록 노력하였습니다. 하지만, 빠르게 발전하고 있는 구조 심질환 중재 시술의 특성상 매뉴얼을 준비 하는 도중에 나온 새로운 시술이나 업데이트 된 가이드 라인들이 빠져 있을 수 있으니 양해를 구합니다.

바쁘신 중에도 구조 심질환 매뉴얼의 주옥 같은 원고를 써 주신 분야 별 전문가 선생님들의 노고에 깊은 감사를 드립니다. 저자 분들의 헌신과 재능이 없었다면 매뉴얼은 출간될 수 없었습니다. 또한 좋은 매뉴얼이 출판될 수 있도록 많은 노력을 아끼지 않으신 메디컬에듀케이션 이문수 대표님과 직원 분들께 깊은 감사를 드립니다.

대표 저자
임도선

목차

Contents

PART I 역사와 해부

PART II 선천성 심장 질환

목차

Contents

PART III 경피적 대동맥 판막 치환술

목차

Contents

PART IV 심방세동의 비약물적 뇌졸중 예방

PART V 승모판과 삼첨판의 경피적 시술

목차

Contents

PART VI 기타 시술들

PART I

역사와 해부

History & Anatomy

Chapter

1 구조 심질환 중재 시술의 역사

History of structural heart disease intervention

고려대학교안암병원 임도선
고려대학교안암병원 박재형

심혈관 질환은 높은 유병율과 사망률로 전세계적으로 주요 질환이 되었다. 우리 나라에서도 암 전체를 제외하고는 가장 많은 사망 원인이라고 할 수 있다. 심혈관 질환은 관상 동맥 질환과 판막 질환 등을 아우르는데, 의학의 대부분의 분야가 그렇듯이 최근 30년간 심혈관 질환의 중재 시술은 괄목할만한 발전을 이루었다. 특히 최근 10년간 심혈관 중재시술은 관상 동맥에서 벗어나 TAVI (Transcatheter aortic valve implantation), TMVR (Transcatheter mitral valve repair), LAAO (Left atrial appendage occlusion)등의 시술로 급격히 확장되고 있는데, 이런 시술들을 구조 심질환 중재시술(Structural heart disease intervention)이라고 말한다[1].

'Structural heart disease (구조심질환)'이란 용어는 Martin Leon이 1999년 TCT 미팅에서 처음 소개한 것으로 알려져 있다. 관상 동맥 질환을 넘어 발전하고 있는 중재 시술 기술을 통틀어서 규정하는 용어였다. 오늘날 구조 심질환 관련 중재 시술은 매우 다양한 질환들을 망라하고 있다 [그림1][2]. 원래 구조 심질환은 심장의 조직 또는 판막의 이상을 아우르는 개념으로 선천성 심장병이 많이 포함되지만, 최근 급격히 성장하는 구조심질환 중재시술의 대표주자는 대동맥 판막 협착증(AS)을 대상으로 하는 TAVI라고 할 수 있다. 2002년에 Alain Cribier 등이 사람에게 최초로 TAVI 시술을 한 후 현재 한해에만 20만 건 이상의 시술이 이루어 지고 있다[그림2][3]. 대동맥 판막 협착증은 나이가 들수록 증가하는데, 65세 이상에서는 4% 정도의 유병율을 보이고, 최근 고령화 사회가 진행되면서 그 유병율은 급격히 증가하고 있으며 향후 더 많이 더 빠르게 발전할 가능성이 있어 보인다. 하지만, 심장 구조와 관련된 문제를 해결하려는 catheter based intervention의 역사는 70년에 가까워 지는데, 1952년 Rubio-Alvares와 Limon등이 폐동맥 협착 치료를 시도한 것이 그 시초라고 할 수 있다[2].

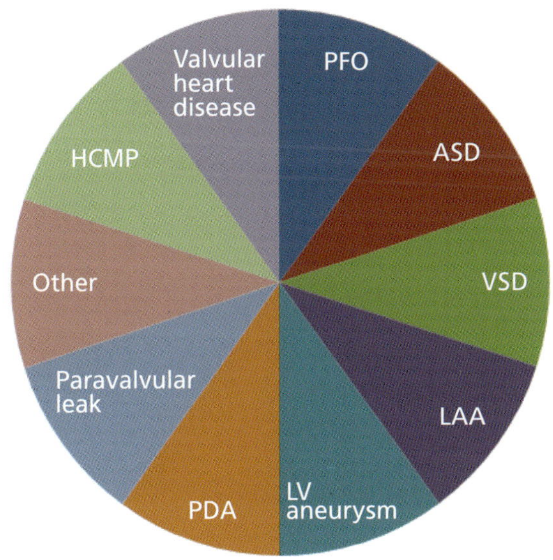

그림1

구조 심질환 시술의 분야

또한 연령에 따라 증가하는 또 하나의 질환인 심방세동의 뇌졸중 예방 치료인 Left atrial appendage occlusion (LAAO) 역시 구조심질환 중재 시술의 중요한 분야이다. 1949년에 Madden은 좌심방 혈전 예방의 목적으로 좌심방

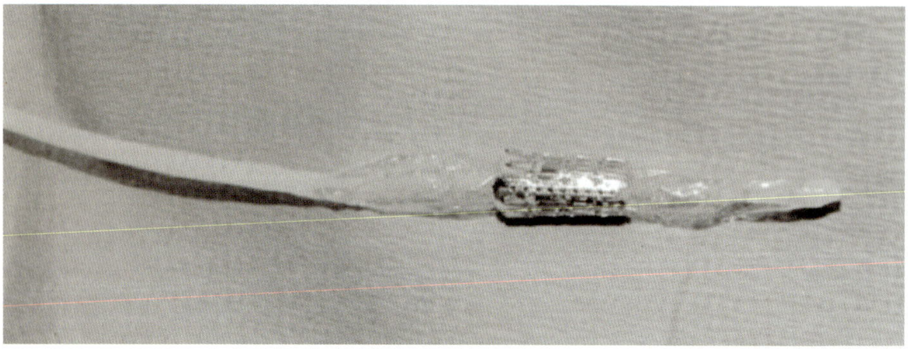

그림2

최초의 TAVI device

이를 절제한 2개의 증례를 보고했다. 그 후 여러 가지 시도들이 있어 오다가 2001년 Watchman과 PLAATO가 나오면서 획기적으로 발전하였다[4]. 66명을 대상으로 한 초기 시술 후 관찰 연구에서 Watchman은 비교적 좋은 시술 성공률과 안전성을 보였다[그림3][5]. 사업상의 이유로 PLAATO가 중도에 철수하고, Watchman은 2015년에 미국 FDA 승인을 받게 된다[4]. Amulet은 ACP (Amplatzer Cardiac Plug)의 2세대 버전으로 안전성을 강화하였다. 현재 Watchman, Amulet 등이 시술에 사용되고 있다.

전통적인 구조 심질환이라고 볼 수 있는 선천성 심장병 중재 시술의 대표 주자로 심방 중격 결손 폐쇄술(ASD closure)이 있고, 이와 비슷하면서도 다른 난원공 개존증 폐쇄술(PFO closure)이 최근 증가하고 있다. 심방 중격 결손은 가장 흔한 선천성 심장병 중 하나로 치료는 수술로 이루어졌는데, 1975년 King과 Mill이 17세의 소녀 환자에게 경피적 심방 중격 결손 폐쇄술을 처음으로 시술하였다. 이 최초의 기구는 끝이 갈고리 모양인 6개의 스테인리스 우산살을 가진 한 쌍의 우산 모양으로 생겼고, 좌심방에서 매뉴얼로 펼치고, 우심방으로 잡아 당겨서 고정시키고, 돌려서 떼어 내는 방식이었다. 그래서 이름도 심장 우산(cardiac umbrella)였다[그림4][6]. 그 후 많은 시행 착오 끝에 1997년 이중 디스크 모양의 Amplatzer Septal Occluder (ASO)가 나오면서 시술 합병증을 줄이고 크게 발전하였고, 2001년에 FDA승인을 받아 오늘에 이르고 있고, 그 후 다양한 디스크 모양의 제품들이 출시되어 널리 사용되고 있다. 원인 미상의 뇌졸중과 난원공 개존증의 관련성은 오래 전부터 알려져 있었다.

1877년 독일 병리학자인 Julius Fiedrich Cohnheim이 뇌졸중으로 사망한 35세 여성의 부검에서 손가락 3개가 통과할 만한 매우 큰 난원공이 관찰된 것을 보고하였다. 그는 당시 하지에서 생긴 혈전이 우심방에서 좌심방을 통해 대뇌로 이동했을 거라는 가설을 세웠다[7]. 난원공 개존증의 경피적 폐쇄술은 기술적으로 심방중격결손 폐쇄술에서 비롯되었다. ASD와 PFO에 대한 수술적 치료가 1947년경부터 시작되었다. 1975년 ASD에 대한 경피적 시술이 성공한 이후 PFO에 대한 시술도 시작이 되었고, 2016년 10월 Respect 연구의 10년 경과 관찰 연구가 발표되면서 Amplatzer PFO Occluder가 미국 FDA의 승인을 받았고, 역시 NEJM에 실린 Reduce연구에 힘입어 2018년 3월 Gore Cardioform Septal Occluder가 FDA에 승인을 받아 현재 경피적 시술이 증가하고 있다[7].

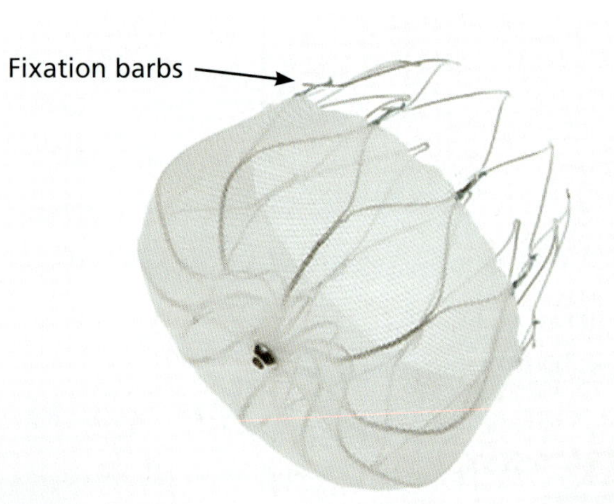

그림3

초기의 Watchman device

최근에 전세계적으로 승모판 폐쇄 부전에 대한 경피적 시술도 빠르게 증가하고 있다. 승모판 시술은 Repair와

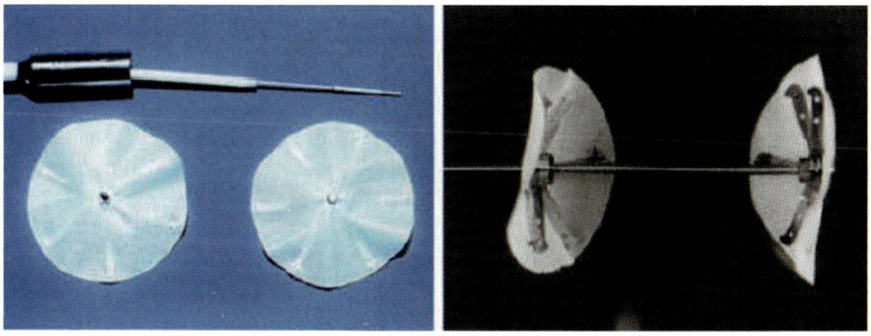

그림4

최초의 ASD closure device

Replacement로 나눌 수 있는데, 우선 Repair로는 2019년 현재까지 유일하게 미국 FDA의 승인을 받은 MitraClip이 대표적이다. 그 외 Cardioband나 Carillon등 수많은 장비들이 시도되고 있다. Replacement에서는 Tendyne, Tiara, CardiAQ 등이 시도되고 있다[8].

구조심질환 중재시술은 이제 시작 단계에 있다고 할 수 있다. 초고령화 시대를 맞아 의사와 환자 모두에서 보다 덜 침습적인 방식의 치료법에 대한 필요성이 계속 증가할 것이고, 이를 뒷받침할 수 있는 의료 기기 기술의 발전에 힘입어 구조심질환 중재 시술이 급격히 그리고 지속적으로 확대될 것이 자명하다. 구조 심질환 중재시술에 대한 우리의 지속적인 관심과 연구가 필요한 이유이다.

참고 문헌

(1) Canadian Journal of Cardiology 2017;33:1197-1200.
(2) European Heart Journal Supplements 2010;12:E2-9.
(3) Heart, Lung, and Circulation 2015;24:1149-1161.
(4) Intervent Cardiol Clin 2018;7:143-150.
(5) Journal of American College of Cardiology 2007;49(13):1490-5.
(6) Expert review of medical devices 2016;13(6):555-568.
(7) Journal of the American Heart Association 2018;7:e007146.
(8) Ann Cardiothoracic Surg. 2018;7(6):764-770.

Chapter

2 심장-해부

Basic anatomy

고려대학교 의과대학 김현수

심장(heart)은 수축과 이완을 통해 혈액을 온 몸으로 순환시키는 펌프같은 기능을 하는 순환계의 중심기관이며, 가슴정중선에서 2/3 부분은 왼쪽에, 1/3은 부분은 오른쪽에 위치한다. 무게는 250~350 g정도이며, 2심방 2심실로 이루어져 있다. 심장 박동은 심장 안의 박동조율기(pacemaker)에 의해 자동으로 일어나고, 심장 박동의 세기와 속도는 자율신경계에 의해 조절된다. 폐순환은 우심실에서 박출된 혈액이 폐에서 산소를 받아들여 좌심방으로 돌아오기까지의 경로이며, 체순환은 좌심실에서 박출된 혈액이 대동맥을 통해 온몸으로 나가 조직 세포에 산소를 주고 이산화탄소를 받아 우심방으로 돌아오기까지의 경로다.

I. 심장의 모양

1. 심장의 구성 및 근육

심장은 전체적으로 두꺼운 근육층(심장근)으로 되어 있으며, 심실 벽의 근육이 심방 벽보다 두껍다. 특히 좌심실은 혈액을 온몸으로 내보내는 일을 담당해야 해서 벽이 가장 두껍다. 심장의 오른쪽은 위대정맥(superior vena cava)과 아래대정맥(inferior vena cava)을 통해 전신으로부터 피를 받고, 우심실에서 허파동맥(pulmonary artery)을 통해 피를 허파로 보내 산소화를 한다. 심장의 왼쪽은 허파정맥(pulmonary vein)을 통해 허파로부터 산소가 풍부하게 함유된 동맥혈을 받아 좌심실에서 대동맥을 통해 몸으로 밀어낸다. 심방은 혈액을 받아 심실로 보낸다. 심장주기(cardiac cycle)는 심실이 확장되면서 혈액이 채워지는 이완기로 시작하여 심실이 수축하면서 혈액이 비워지는 수축기로 끝난다.

심장에서 두 개의 심장음(heart sound)이 생긴다. 심방에서 심실로 혈액이 빨려가면서 '둡(lub)'소리가 나며, 심실에서 심장 밖으로 혈액을 밀어내면서 '닥(dub)' 소리가 난다. 심장음은 혈액흐름의 역류를 방지하는 판막(valve)이 갑자기 닫히면서 생기는 소리이다.

심장은 벽으로 둘러싸여 있고, 벽은 다음과 같이 안쪽에서부터 바깥으로 순서대로 세 층으로 구성되어 있다.

1. 심장속막(endocardium): 심장의 속면을 형성하는 얇은 층으로 내피층(endothelium)과 내피밑결합조직(subendothelial connective tissue)으로 구성되어 있고, 판막에도 존재한다.
2. 심장근육층(myocardium): 심장의 중간층을 형성하며, 심장근육(cardiac muscle)이 나선형으로 배열된 가장 두꺼운 부분이다.
3. 심장바깥막(epicardium): 중피(mesothelium)로 구성된 심장의 가장 바깥층이며, 장막심장막(serous pericardium)의 내장쪽층(visceral layer)에 해당한다. 심장의 혈관 등이 분포하는 부위이다.

2. 심장의 외형

심장의 바깥에는 방실사이고랑(atrioventricular groove; coronary groove)에 의해 심실과 심방으로 구분된다. 또한 심실은 앞과 뒤의 심실사이고랑(interventricular groove)에 의해 좌우로 구분된다. 심장을 앞이나 뒤에서 보면 사다리

꼴처럼 보이지만 입체적으로 보면 끝이 뭉뚝하며 4개의 면을 가진 피라밋 모양이다. 피라밋의 꼭대기(apex)에 해당하는 부분은 좌심실이고 왼쪽으로 치우쳐 앞을 향하고 있고, 바닥(base)에 해당하는 부분은 좌심방이고, 대부분 뒤쪽을 보고 있다.

심장의 네 모서리(border)는 다음과 같다.

1. 오른모서리(right border): 위 · 아래대정맥 사이에서 주로 우심방이 형성한다.
2. 아래모서리(inferior border): 주로 우심실이 형성하지만, 일부 좌심실도 형성한다.
3. 왼모서리(left border): 좌심실이 주로 형성하고 좌심방귀(left auricle)도 일부 형성한다.
4. 위모서리(superior border): 양쪽 심방과 심방귀의 앞쪽이 형성한다. 이곳에서 오름대동맥(ascending aorta), 허파동맥간(pulmonary trunk)이 나오며, 위대정맥은 오른쪽을 형성한다. 또한 이 부분은 대동맥과 허파동맥의 뒤쪽과 위대정맥의 앞쪽에서 가로심장막굴(transverse pericardial sinus)의 아래 경계를 이루게 된다.

허파동맥(pulmonary trunk)은 길이 약 5 cm, 폭 약 3 cm이며, 우심실에서부터 유래하며, 오른 · 왼허파동맥으로 나뉜다. 허파동맥은 산소가 적은 정맥혈을 허파로 보내는 통로이며, 허파정맥은 산소화가 이루어진 혈액이 폐에서 좌심방으로 이동하는데 사용되는 통로이다.

II. 심장의 막

심장을 둘러싸고 있는 막으로 2겹으로 구성되어 있다. 바깥층은 거친 섬유성 심장막(fibrous pericardium)이라고 하고, 안층은 부드러운 장막성 심장막(serous pericardium)이라고 한다. 장막성 심장막은 또한 장막심장막은 벽쪽층과 내장쪽층으로 구성되어 있다. 벽측 심장막은 섬유성 심장막에 융합되어 있다. 심장막은 심장과 큰혈관, 복장뼈, 가로막의 움직임에 영향을 받지만, 심장은 섬유성 주머니 속에서 위치가 비교적 잘 고정되어 있다. 심장섬유막은 단단하기 때문에 심장이 갑작스럽게 팽창하는 것을 막아준다. 심장막안(pericardial cavity)은 장심장막(serous pericardium)의 벽쪽층과 내장쪽층 사이의 잠재적 공간이며, 이곳에는 액체가 들어있으며, 심장이 박동하거나 움직일 때 마찰을 줄여주는 역할을 한다.

III. 심방과 심실

1. 우심방

우심방은 심장의 오른모서리를 형성하며, 위 · 아래대정맥, 심장정맥굴(coronary sinus)로부터 정맥혈을 받는다. 귀처럼 생긴 우심방귀(right auricle)는 원뿔 모양의 근육주머니이며, 오름대동맥위를 덮으며 심방에 덧붙여진 것처럼 튀어나와 있다.

위대정맥은 우심방 위부분으로 들어온다. 위대정맥이 들어오는 곳에서 거의 수직의 아래 부위에 아래대정맥이 들어온다.

심장정맥굴은 심장에서 들어온 심장정맥의 대부분이 모이는 짧은 정맥줄기이며, 우방실구멍(right atrioventricular orifice)과 아래대정맥구멍 사이에 위치에서 우심방으로 통하고 있다. 심방을 나누는 심방사이막(interatrial septum)에는 타원오목(oval fossa; 라틴어로 fossa ovalis)이 있다. 타원오목은 태아(fetus)에 있는 타원구멍(oval foramen; 라틴어로 foramen ovale)과 그 판막(valve)의 흔적 구조이다.

2. 우심실

우심실은 심방 앞면의 대부분과 가로막면(diaphragmatic surface)의 일부를 형성하며, 아래모서리의 거의 전부를 차지한다. 우심실의 위쪽은 허파동맥으로 연결되는 동맥원뿔(conus arteriosus; infundibulum)로 연결된다. 심실의 입구부분은 오른방실구멍[right AV(tricuspid) orifice]을 통해 우심방의 혈액이 들어오는 곳이다. 우방실판막(right atrioventricular valve)은 삼첨판막(tricuspid valve)이라 불리며, 오른방실구멍을 단속한다. 판막을 이루는 첨판(cusp)은 방실구멍을 둘러싼 섬유고리에 붙어 있고 섬유고리가 방실구멍의 크기를 유지하고 있으므로, 심장이 뛸 때마다 첨판들은 서로 닿게 된다. 앞, 뒤, 사이막첨판(septal cusp)들의 심실면(ventricular surface)의 자유모서리(free ridge)에는 낙하산끈처럼 힘줄끈(tendinous cord; 라틴어로 chordae tendineae)이 붙어 있다. 각 힘줄근은 심실벽에서 원뿔처럼 튀어나온 근육돌기인 꼭지근(papillary muscle)에서 나온 것이다. 힘줄끈은 인접한 두 개의 첨판에 붙어 있어, 수축기 동안 판막들이 우심방으로 탈출(prolapse)되는 것을 막는다. 따라서 우심실에서 우심방으로 혈액이 역류(regurgitation)되는 것을 판막이 막아주게 된다.

3. 좌심방

좌심방은 심장바닥의 대부분을 형성하고 있다. 대롱처럼 생긴 근육성 좌심방귀는 빗살근육(pectinate muscle)이 기둥처럼 배열된 부분이다. 좌심방귀는 심장 왼모서리의 위부분을 형성하며, 허파동맥의 뿌리부분을 덮고 있다. 좌심방귀는 원시좌심방(primordial left atrium)의 흔적이다. 심방사이막에는 우심방의 타원오목의 바닥에 해당하는 반달오목(semilunar depression)이 있으며, 반달오목의 테두리는 타원오목판막(valve of oval fossa)에 해당한다.

4. 좌심실

좌심실은 심장의 꼭대기를 형성하며, 대부분의 왼쪽면과 모서리, 가로막면을 만든다. 왼방실판막(left atrioventricular valve)은 승모판막(mitral valve)이라고도 불리며, 앞 · 뒤의 2개의 첨판(cusp)을 가지고 있다. 각 첨판에는 1~2개의 꼭지근에서 나온 힘줄끈이 붙어있으며, 이로 인해 좌심실이 수축하는 동안 증가된 압력을 버티며 역류를 막을 수 있다. 힘줄끈은 수축기 직전부터 수축기가 진행되는 동안 팽팽해지면서 첨판이 좌심방으로 들어가는 것을 막는다.

심실사이막(interventricular septim, IVS)은 근육부분(muscle part)과 막부분(membranous part)으로 이루어져 있으며, 양쪽 심실 사이에 비스듬하게 놓인 두꺼운 칸막이로 각 심실의 벽이 만든다. 좌심실의 압력이 훨씬 크기 때문에 심실사이막은 좌심실벽이 우심실벽보다 2~3배 두꺼워 근육부분이 대부분인 심실사이막도 좌심실벽만큼 두껍다.

Ⅳ. 판막

허파동맥판막(pulmonary valve)는 앞 · 오른 · 왼쪽 3개의 반달첨판(semilunar cusp)으로 되어 있고, 대동맥판막(aortic valve)는 뒤 · 오른 · 왼쪽 3개의 반달첨판으로 구성되어 있다. 반달판막들은 방실판막(atrioventricular valve)보다 크기가 작으며, 방실판막의 첨판에 가해지는 힘의 절반 밖에 되지 않는다. 첨판은 동맥쪽으로 내밀고 있고, 심실이 수축하며 나온 혈액이 첨판을 심장벽 쪽으로 밀어내며 배출된다. 심실이 이완되면, 허파동맥과 대동맥의 벽 자체의 탄성복원력으로 인해 심장 쪽으로 혈액이 흐르도록 압력이 걸린다. 세 첨판의 모서리는 서로 맞닿아 판막구멍을 완전히 닫아버린다. 이로 인해 혈액이 심실로 역류하는 것을 막게 된다.

각 첨판의 서로 닿는 모서리는 두꺼워져, 첨판조각(lunule)을 형성한다. 또한 각 모서리가 꺾어지면서 형성한 꼭지점 부분도 두꺼워져, 첨판결절(nodule)을 형성한다. 반달판막의 바로 위쪽에는 허파동맥과 대동맥 시작부위의 벽이 약간 늘어나 굴(sinus)을 형성하며, 이로 인해 각 첨판과 늘어난 부분 사이에 생긴 굴을 허파동맥굴(pulmonary sinus), 대동맥굴(aortic sinus)이라 부른다. 약간 늘어난 굴 부분은 판막이 완전히 열렸을 때 벽에 붙지 않게 하여, 이 좁은 틈을 통해 역류하는 혈액이 판막을 닫기 쉽게 해준다. 심장에는 판막이 4개 있고, 이들은 방의 미닫이문과 같은 역할을 하는데 문이 열리면 혈액이 지나가고 다 지나가면 닫혀져 한 쪽 방향으로만 혈류가 흐르게 해준다. 판막들이 망가져 좁아지면 혈액이 잘 지나갈 수 없게 되고, 잘 닫히지 않으면 판막을 지나간 혈액의 일부가 역류하게 된다. 정상 승모판막의 넓이는 4-6 cm^2로 2 cm^2 이하가 되면 협착 증상이 나타나고, 정상 대동맥판막의 넓이는 2.5-3 cm^2이고, 1.5 cm^2 이하가 되면 증상이 나타난다.

Ⅴ. 심장의 혈관

심장 조직은 심장을 지배하는 혈관에 의해 영양을 공급받고 있는데, 심장의 혈관은 심장동맥과 심장정맥으로 구성되어 있고, 대부분의 심장근육층에 혈액을 공급하고 있다. 관상동맥(coronary artery)은 심장의 동맥을 말하며, 이는 대동맥의 첫 번째 분지이며, 심장근육층과 심장바깥층에 혈액을 공급한다. 심장속막과 심장속막 바로 바깥에 위치한 심장속막밑조직(subendocardial tissue)의 일부는 심장의 방에서 미세혈관을 통하거나 확산을 통해 직접 영양을 공급받는다.

1. 오른관상동맥(right coronary artery)은 오른대동맥굴(right aortic sinus)에서 나와서 허파동맥의 오른쪽을 지나 방실사이고랑(coronary groove) 위를 지난다. 오른심장동맥이 시작하는 근처에서 굴심방결절가지(sinu-atrial nodal branch)가 갈라져 나온다. 그 다음 오른심장동맥은 방실고랑을 따라 내려오다가 오른모서리가지(right marginal branch)를 낸다. 오른모서리가지는 심장의 꼭대기를 향해 오른모서리를 달리면서 혈액을 공급한다. 이후 오른심장동맥은 방실사이고랑을 따라 왼쪽으로 돌아 심장의 뒤쪽으로 이어진다. 심장사이막과 4개 방의 벽이 만나는 지점인 심장교차(crux of heart)에 이르게 되면, 방실결절동맥(atrioventricular nodal branch)이 나오게 된다. 오른심장동맥에서 뒤심실사이가지(poterior interventricular branch)가 나와 뒤심실사이고랑(posterior interventricular groove)을 따라 심장꼭대기까지 내려온다. 뒤심실사이가지는 인접한 양쪽 심실부위에 혈액을 공급하고, 심실벽을 관통하여 심실사이막(interventricular septum)에 분포하는 심실사이막가지(interventricular septal branch)를 낸다.
2. 왼쪽심장동맥(left coronary artery)은 오른대동맥의 왼대동맥굴(left aortic sinus)에서 나온다. 왼심장동맥의 좌심방귀와 허파동맥의 왼쪽 사이를 지나 방실고랑을 따라 주행한다. 약 40%의 사람에게서 굴심방결절가지가 왼심장동맥의 휘돌이가지로부터 나오게되며, 좌심방의 뒤쪽으로 올라가 굴심방결절로 이어진다. 왼심장동맥은 앞심실사이고랑 위에서 2개 가지를 내는데, 하나는 앞심실사이가지(anterior interventricular branch)이고, 나머지 하나는 휘돌이가지(circumflex branch)이다. 앞심실사이가지는 앞심실사이고랑을 따라 심장꼭대기로 지나 심장의 아래모서리에서 오른심장동맥의 뒤심실사이가지(posterior interventricular branch)와 대개 연결된다. 앞심실사이가지는 인접한 양쪽 심실에 혈액을 공급하고, 심실사이막가지를 통해 심실사이막의 앞 2/3에 혈액을 공급한다. 왼심장의 휘돌이가지(circumflex branch)는 심장의 왼모서리부근의 방실고랑(coronary groove)를 타고 돌아 심장의 위면으로 이어진다. 왼휘돌이가지에서 나온 왼모서리동맥(left marginal artery)은 심장의 왼모서리를 따라 내려와서 좌심실에 혈액을 공급한다. 심장의 정맥은 심장정맥굴로 심장정맥굴(coronary sinus)로 모여 우심방으로 들어가며, 일부 작은 정맥을 통해 직접 심방으로 들어가기도 한다. 심장정맥굴은 심장 뒤쪽의 방실고랑(coronary sulcus)을 따라 왼쪽에서 오른쪽으로 달리는 넓은 정맥의 통로이다. 심장동맥굴의 왼쪽 끝에는 큰심장정맥(great cardiac vein)이 들어오며, 오른쪽 끝에는 중간심장정맥(middle cardiac vein)과 작은심장정맥(small cardiac vein)이 들어온다. 왼뒤심실정맥(left posterior ventricular vein)과 왼모서리정맥(left marginal vein)도 심장정맥굴로 들어간다.

Ⅵ. 심장의 전도계통

1. 심장의 자극과 전도계통

심장의 수축을 일으키기 위한 일정한 흥분이 심장 전체에 전달해야하는 특수한 기능이 필요하다. 심장의 일부 정해진 부위에서 특수심근이 일정하게 배열되어 있어 흥분전도 기능을 수행하고 있으며 이와 같은 흥분전도 기능의 전체를 자극전도계라고 한다. 심장주기(cardiac cycle)에서 일어나는 일반적인 순서는 한쪽의 심방과 심실이 함께 수축하는 것이다. 심장의 전도계통은 심장주기의 잘 조화된 수축을 일으키는 자극을 생성시키고 전달한다. 전도계통은 심장박동을 시작하고 자극을 전달하는 고도로 특화된 4개의 전도섬유(conducting fibers)로 구성되어 있는데, 굴심방결절(sinu-atrial node), 방실결절(atrio-ventricular node), 오른다발(right bundle)과 왼다발(left bundle), 심장속막가지(subendocardial branch, Purkinje fiber) 등이다. 우심방 후벽에 위치한 동방결절은 자율신경계의 지배를 받고 있어 자극이 발생하면 우심방의 벽에 따라 전도되어 좌우 심방 전체를 흥분, 심방이 먼저 수축하여 혈액을 심실로 보내게 되고 전기적 신호는 우심방과 우심실이 접한 부위인 방실결절에 전달된다. 이 자극은 방실결절로부터 방실다방, 그리고 심실벽에 분포한 퍼킨제 섬유로 확산한다.

1) 굴심방결절

심장의 위대정맥과 우심방이 만나는 연결부위 심장바깥막 바로 밑에 존재한다. 굴심방결절(sinu-atrial node)

은 결절조직과 특화된 심장근육섬유, 심장탄력결합조직(fibroelastic connective tissue)이 작게 뭉쳐있는 것으로, 심장의 박동조율기(pacemaker)이다. 심장수축의 신호는 굴심방결정에서 시작되고 조절되는데, 대부분의 사람에서 분당 70회의 신호가 생성된다. 굴심방결절의 혈액공급은 60%의 경우는 오른심장동맥에서, 40%는 왼심장동맥에서 유래한다. 굴심방결절은 자율신경계의 교감신경에 의해 박동이 빨라지고, 부교감신경에 의해 박동이 느려진다.

2) 방실결절

굴심방결절보다 조금 작으며, 심장정맥굴이 열리는 곳 근처의 심방사이막(interatrial septum) 뒤 아래쪽에 위치한다. 굴심방결절에서 만들어진 신호는 우심방의 벽을 따라 흘러 심방근육으로 퍼진다. 이를 근육전도(myogenic conduction)라 라며, 빠르게 방실결절(atrio-ventricular node)로 전달된다. 방실결절에 도착한 신호는 방실다발(atrioventricular bundle)을 따라 심실로 전달된다. 방실다발은 심방과 심실근육사이의 유일한 연결통로이며, 방실결절에서 시작하여 심실사이막의 막부분을 따라 내려온다.

3) 오른다발과 왼다발

오른다발(right bundle)과 왼다발(left bundle)은 방실다발로부터 유래하며 심실사이막의 심장속막 밑으로 지나가면서 심장속막밑가지(subendocardial branch, Purkinje fiber)로 이어진다.

4) 심장속막가지

심장속막가지(subendocardial branch, Purkinje fiber)는 오른쪽/왼쪽 다발에서 유래해서 각 심실의 근육 속으로 퍼진다.

2. 심장의 신경분포

심장에는 심장신경얼기(cardiac plexus)로부터 자율신경섬유가 분포한다. 심장의 교감신경분포는 연접이전신경섬유(presynaptic fiber)와 연접이후신경섬유(postsynaptic fiber)가 모두 분포한다. 교감신경자극은 심장박동수, 신경전도속도를 증가시켜, 수축하는 힘을 강화한다. 이와 동시에, 증가된 부하에 필요한 혈액을 공급하도록 심장혈관의 혈액 흐름을 증가시킨다. 굴심방결절과 전도조직에 아드레날린이 전달되면, 박동조율세포의 탈분극 속도가 빨라지고, 방실전도 속도가 빨라진다. 교감신경을 통해 아드레날린이 직접 전달되기도 하고, 혈관을 통해 부신호르몬(suprarenal hormone)이 직접적으로 전달되기도 한다. 심장혈관에 분포하는 대부분의 아드레날린 수용기(adrenalin receptor)는 beta2-수용기로서, 자극이 전달되면 혈관민무늬근육이 이완되어 동맥이 확장된다. 이를 통해 부하가 증가된 심장근육에 더 많은 산소와 영양을 공급할 수 있게 된다. 심장의 부교감신경분포)는 미주신경의 연접이전신경섬유가 담당하고 있다. 부교감신경자극은 심장박동수를 떨어뜨리고, 수축의 힘을 감소시키며 심장동맥을 수축시킨다. 연접이후 부교감섬유에서는 아세틸콜린이 전달물질로 사용되며, 무스카린 수용체(muscarinic receptor)에 결합하여 박동조율세포의 탈분극 속도와 방실전도속도를 느리게 하고 심방의 수축하는 힘을 감소시킨다.

Ⅶ. 심장의 질환

1. 막질환

1) 사이막결손

❶ 심방사이막결손

심방사이막에 생기는 선천이상은 타원구멍의 불완전한 닫힘에 의해 생기는 심방사이막결손(atrial septal defect, ASD)이다. 더듬자(probe)가 지나갈 정도의 작은 구멍은 15~25%의 성인 타원오목의 위부분에서 발견된다. 이런 작은 구멍은 혈류역학으로 이상을 보이지 않아 임상적 중요성이 없어 심방사이막결손으로 다루시 않는다. 임상적으로 의미 있는 심방사이막결손은 그 크기와 위치가 다양하며, 더 복잡한 선천심장 이상과 동반된다. 큰 심방사이막결손은 허파로부터 들어온 산소가 풍부한 혈액이 좌심방에서 우심방으로 넘어가게 하고 우심방과 우심실, 허파동맥이 커지게 만든다. 이런 왼오른지름길(좌우단락, left to right shunt)은 허파혈관에 과부하가 걸리게 하여, 우심방비대, 우심실비대, 허파동맥비대를 일으킨다.

❷ 심실사이막결손

심실사이막의 막부분은 근육부분과 별도로 생기게 되며, 발생학적으로 복잡한 기원을 가지고 있다. 따라서 심실사이막결손(ventricular septal defect, VSD)은 심장결손(cardiac defect) 중에서 가장 흔한 질환이다. 심실사이막의 막부분은 심실사이막결손의 가장 흔한 위치이다. 단독심실사이막결손(isolated VSD)마저도 전체 선천심장이상의 25%를 차지할 정도로 가장 흔한 심장사이막결손이다. 결손부위 크기는 1~25 cm로 아주 다양하다. 심실사이막결손은 결손부위를 통해 왼오른지름길(left to right shunt)을 만든다. 큰지름길이 생기면, 허파동맥으로 흐르는 혈액의 양이 증가하여 허파동맥고혈압(pulmonary hypertension)과 같은 심각한 허파질환이나 심장기능상실(심부전, heart failure)을 일으킬 수 있다. 흔하지는 않지만 근육부분에 생기는 심실사이막결손은 아동기동안 스스로 닫혀버리는 경우가 많다.

2. 판막질환

심장판막질환에는 좁아지면서 생기는 협착과 제대로 기능하지 못하는 기능부족이 있다. 협착(stenosis)에서는 판막이 완전히 열리지 못하면서 심방이나 심실로부터 혈액이 느리게 이동하게 된다. 반면 기능부족(insufficiency)이나 역류에서는 판막이 완전히 닫히지 못하면서 배출되었던 혈액이 다시 돌아가게 된다. 기능부전의 중증도는 역류의 양과 비례한다. 이런 역류는 첨판이 수축되거나 상처가 생기면서 첨판의 모서리가 서로 잘 만나지 않거나 정렬이 되지 않기 때문에 일어난다. 협착이나 기능부족은 심장의 부하(workload)를 증가시킨다. 높은 압력으로 좁은 틈사이를 빠르게 지나가게 되면, 와류(turbulence)를 만들게 된다. 와류는 작은 소용돌이(eddy)를 만들어내고, 이는 진동을 일으켜 잡음(murmur)을 낸다.

판막의 기능이상은 미미하여 임상적으로 큰 의미가 없는 것에서부터 아주 심하여 생명이 위태로운 것까지 다양하다. 판막질환은 선천적일 수도 후천적일 수도 있으며, 기능부족의 경우 대개 판막 자체와 지지구조물들의 병리적 문제(힘줄끈, 테두리의 이상, 심장벽의 늘어남 등)에 의해 생기게 된다. 판막질환은 판막의 구조적 문제이기 때문에, 손상된 판막을 수술적으로 교정하는 판막성형술(valvuloplasty)을 흔히 시행한다. 인공물질로 만든 합성 인공판막보형물(artificial valve prosthesis)을 판막성형술에 많이 사용하고 있지만, 점점 돼지의 판막과 같이 다른 종(species)의 이종판막(xenograft valve)을 사용하는 경우도 늘고 있다.

❶ 승모판탈출증

승모판탈출증(mitral valve prolapse)은 왼방실판막의 기능이 저해되는 것으로, 왼방실판막의 첨판의 크기가 변하거나 탄력성이 떨어지면서 수축기 동안 혈액이 좌심실에서 좌심방으로 역류가 일어나게 되고, 이 과정에서 잡음이 생기게 된다. 빈도는 약 20명에 1명꼴로 생길 정도로 매우 흔하며, 젊은 여성에서 특히 많이 발생한다. 가슴통증이나 피로 등 심각할 정도의 임상적 어려움을 나타내는 경우는 흔하지 않다.

❷ 허파동맥판막협착

허파동맥판막협착(pulmonary valve stenosis)이 발생하면, 첨판들이 서로 융합되어 둥근 지붕 모양의 좁은 통로가 생기게 된다. 허파동맥깔대기협착(infundibular pulmonary stenosis)은 동맥원뿔(conus arteriosus)의 발생과정이 불완전할 때도 생긴다. 허파동맥협착이 생길 경우, 협착에 의해 우심실에서 배출되는 혈액이 흐름에 제한을 받게 되어 우심실 비대가 나타난다.

❸ 허파동맥판막기능부족

반달첨판조각(lunule of semilunar valve)이 두꺼워지면서 단단해지거나 혹은 질환에 의해 손상을 받게 되면, 판막 개폐가 불완전하게 된다. 이로 인해 이완기 때 상대적으로 혈압이 높은 허파동맥쪽에서 우심실로 혈액이 역류하게 된다. 허파동맥역류(pulmonary regurgitation)가 일어나게 되면 심장에서 잡음이 들리게 된다.

❹ 대동맥판막협착

대동맥판막협착(aortic valve stenosis)은 판막이상 질환 중 가장 흔한 형태이다. 이전에는 대동맥판막협착을 가진 태아에게서는 류마티스열(rheumatic fever)이 가장 흔한 원인이었지만, 현재는 류마티스열은 10% 미만의 대동맥판막협착과 관련이 있다. 현재, 대부분은 퇴행성 석회화(degenerative calcification)에 의해 생기며, 60세 이상의 노인에서 늘 경계해야 할 질환이 되었다. 대동맥판막협착이 생기게 되면, 심장에 과중한 부하가 유발되어, 결국 좌심실비대가 나타나게 된다.

❺ 대동맥판막기능부족

대동맥판막기능부족(aortic valve insufficiency)은 대동맥판막의 기능 저하로 증상으로는 대동맥역류, 심장잡음이 들릴 수 있으며, 맥박이 상승하였다 갑자기 떨어지는 허탈맥박(collapsing pulse)이 나타나기도 한다.

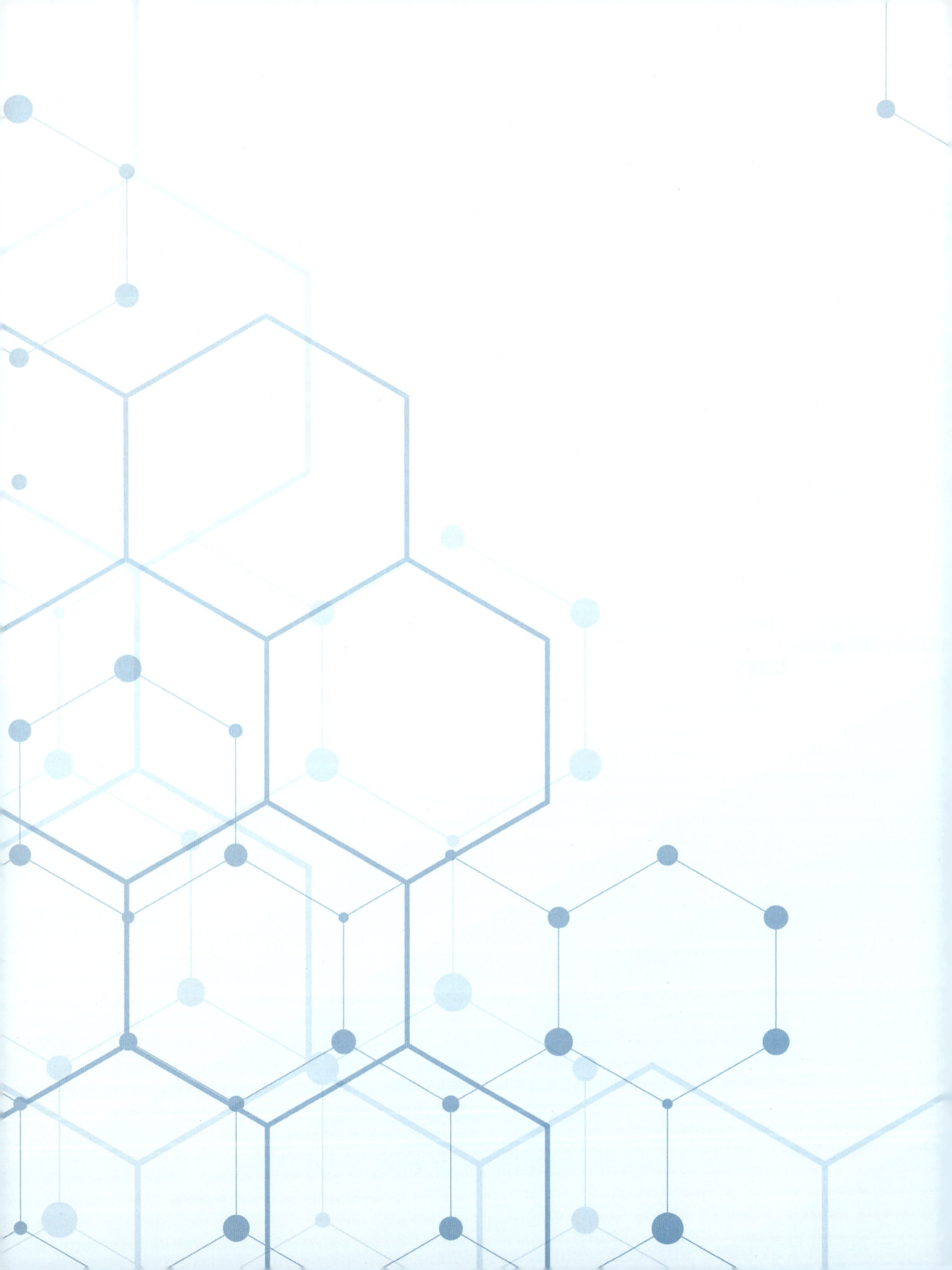

PART II

선천성 심장 질환

Congenital heart disease

Chapter 1

심방 중격 결손(ASD)의 기본 영상(CT)

Basic Imaging (ASD, CT)

동아대학교병원 강은주

심방중격결손(Atrial septal defect, 이하 ASD)은 비교적 흔하게 관찰되는 선천성 심질환으로 무증상성인에서 종종 우연히 발견된다. 우연히 발견된 ASD의 치료 여부 및 향후 치료방법을 결정하는데 있어서는 ASD의 종류(type), 위치, 크기 및 동반된 다른 기형여부가 중요한 요소이다. 경흉부심초음파(Transthoracic echocardiography)는 높은 예민도(sensitivity)와 비교적 저렴한 비용, 휴대가능성 등으로 ASD의 일차적 진단방법으로 사용되며 뿐만 아니라 단락(shunt)을 통한 혈류량, 폐동맥압력, 심장용적측정 등도 가능하고, 조영제를 사용한 심초음파의 경우 미세거품을 통해 소량의 단락을 진단할 수 있다. 하지만 심초음파는 검사자에 따라 결과가 좌우될 수 있으며, 특히 체격이 큰 환자나 만성폐질환 환자의 경우 이미지 창이 제한적이어서 정확한 결과를 얻지 못하는 경우도 있다. 경식도초음파(transesophageal echocardiography)의 경우 ASD를 진단하는데 있어서 높은 해상도를 제공하지만 검사방법이 침습적이라는 단점이 있다. 자기공명영상(MRI)의 경우 연조직의 높은 공간 및 시간해상도를 제공하고, 다양한 방향으로 영상을 얻을 수 있지만 검사시간이 오래 걸리며 폐쇄공포증이 있는 경우 검사가 어렵다.

최근 전산화단층촬영(computed tomography, CT)영상기술의 발달로 관상동맥 전산화단층촬영(coronary CT angiography)은 높은 시간해상도와 공간해상도를 바탕으로 관상동맥의 plaque나 협착 정도를 비교적 정확하게 보여준다. 이에 관상동맥질환이 의심되는 흉통이 있는 환자의 진단이나 수술 전 분석을 위해 CT가 현재 널리 사용되고 있다. 관상동맥 CT는 관상동맥뿐만 아니라 스캔범위에 포함되는 심장의 심방 및 심실, 심근의 두께, 종격동이나 폐, 흉벽 등을 파악할 수 있으며 또한 후향적심전도동기화(retrospective-electrocardiography gating) 방법을 통해 심장의 움직임을 촬영할 수 있어 기능적 평가 또한 가능하다. 이러한 CT는 ASD의 정확한 진단과 다른 연관된 기형여부를 발견하는 것에 있어서 중요한 역할을 하며 나아가서 경피적시술 또는 수술적 교정을 계획하는데 있어서 객관적인 정보를 제공할 수 있다.

이 장에서는 ASD의 진단에 사용되는 CT프로토콜과 ASD의 주요 종류(type)별 CT영상 소견, ASD의 치료에 필요한 CT정보의 분석방법에 대해서 알아보도록 하겠다.

Ⅰ. CT 스캔 프로토콜(protocol)

ASD를 관찰하기 위한 심장CT 촬영방법은 일반적인 관상동맥 CT 촬영방법과 크게 다르지 않으나 좌우단락(L-R shunt) 및 우심(right heart)을 잘 관찰하기 위해서 조영제 주입 방법을 two-phase 또는 three-phase로 하는 것을 권장한다.

1. Two-phase injection

60-90 mL 비이온성 요오드화조영제를 초당 4-5 mL로 주입 하고 30-50 mL의 생리식염수를 이어서 동일한 속도로 주입하고 촬영하는 방법이다. 이 방법은 좌심은 조영된 상태, 우심은 조영제가 없는 상태로 촬영하여 beam hardening artifact를 줄이고 생리식염수로 채워진 우심방으로 새어 나오는 조영제를 통해 좌우단락을 관찰하기에 용이하게 한다.

2. Three-phase injection

55-75 mL의 조영제 주입 후 약 40 mL의 조영제 및 생리식염수 혼합액(2:8 또는 3:7의 비율)을 주입하고 마지막으로 약 10 mL의 생리식염수를 주입하는 총 세번의 단계로 진행되는 방법이다. 이 방법은 우심방 및 우심실에 조영제혼합액이 조영된 상태에서 촬영되어 조영제 원액이 들어있는 좌심보다 어두운 밝기를 보이면서도 우심 내부가 중등도로 조영 되어 ASD의 좌우단락뿐만 아니라 심방중격(interatrial septum) 및 심실중격(interventricular septum)을 관찰할 수 있는 방법이다[그림1].

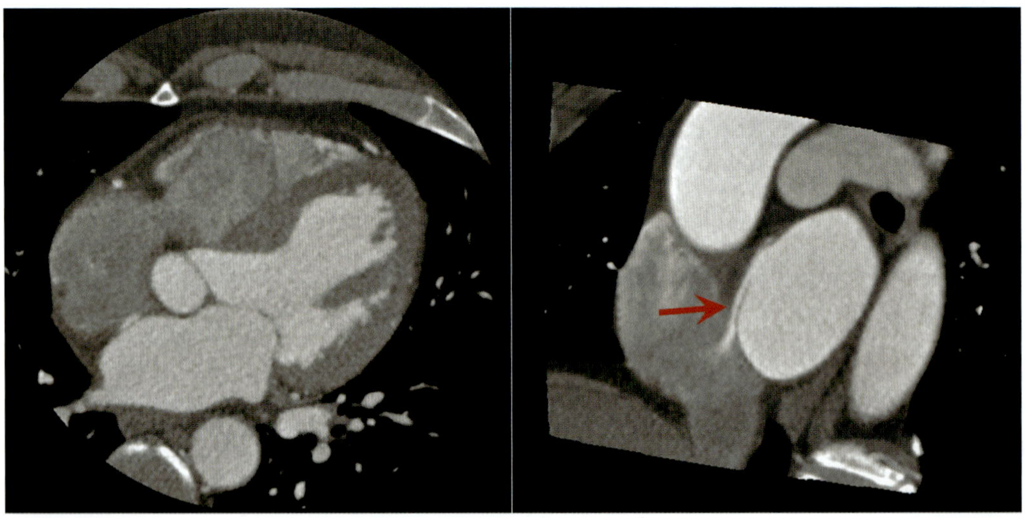

A

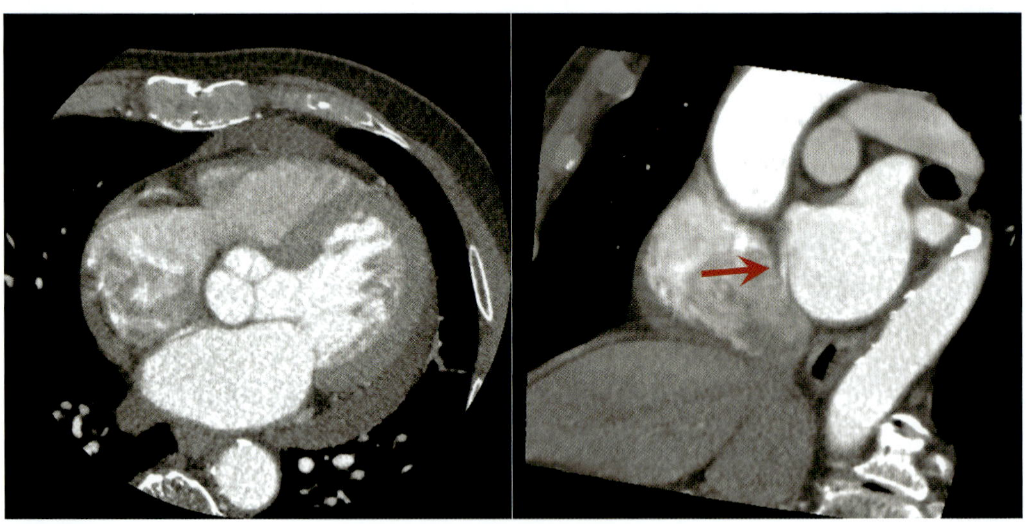

B

그림1

난원공개존증(patient foramen ovale, PFO)의 두가지 증례
우심방이 조영제 생리식염수 혼합액으로 조영 되어있고 좌심방은 조영제 원액으로 조영 되어 있어서 심방중격의 결손을 통한 좌우 단락이 관찰된다. PFO는 channel 모양으로 단락이 관찰되며 조영제 jet flow가 하대정맥을 방향인 아래쪽를 향하여 심방중격과 예각으로 관찰된다(화살표). (A)와 비교하여 (B)는 우심방에서 관찰되는 조영제 원액의 beam-hardening artifact로 인해 조영제 jet flow가 잘 보이지 않는다.

촬영 시 심전도 동기화 방법은 CT스캐너의 검출기(detector)수나 회전시간 등 기기의 종류에 따라 다르지만 일반적으로 환자의 심박수가 일정하고 분당 65회 이하인 경우에는 전향적심전도동기화(prospective-electrocardiography gating) 방법으로 촬영하며, 환자의 심박수가 불규칙하거나 심박수가 빠른 경우, 그리고 심장의 다이나믹 영상 또는 기능적 수치들을 얻기를 원한다면 후향적심전도동기화 방법으로 촬영한다.

II. 심박중격의 발생과 난원공개존

심방중격은 발생학적으로 septum primum과 septum secundum이 융합되면서 형성되는 구조이다.

Septum primum은 얇은 막으로 이루어져있고 재태 5주경 초기 심방의 roof에서 atrioventricular endocardial cushion쪽으로 먼저 발생하며, secundum은 이후 심방벽의 invagination으로 형성되는 두꺼운 근육조직으로 primum의 오른쪽편에서 발생하여 양측심방사이에서 터널과 같은 모양을 만든다. Septum primum의 upper margin은 얇은 flap valve 형태로 남게 되고 이 부분은 fossal ovalis라고 불린다. 이후 출생하면서 심장내의 압력의 변화로 flap valve가 secundum쪽으로 달라붙게 되며 대부분 융합되어 최종 심방중격을 형성하는데 이러한 발생과정에서 융합이 덜될 경우에는 flap valve와 septum secundum 사이에 틈이 생기고 이를 난원공개존(patent foramen ovale, PFO)라 한다.

III. ASD의 종류

ASD는 선천성 심질환의 약 10%를 차지하며 성인에서 발견되는 선천성 심질환 중 두번째로 흔한 질환으로(가장 흔한 질환은 심실중격결손) 약 20-40%를 차지한다. ASD는 발생한 위치에 따라 전통적으로 4가지 형태로 분류하여 ostium secundum, ostium primum, sinus venosus, 그리고 coronary sinus type으로 나눈다.

1. 이차공 심방중격결손, Secundum ASD

이중 가장 흔한 type은 secundum ASD로 fossa ovalis 위치의 septum primum에 결손이 생기는 형태로 ASD의 약 70%가 이 형태에 속한다. 크기는 수 밀리미터(mm)에서 약 2-3 cm까지 다양하게 나타날 수 있으며, 결손의 크기가 2 cm 이상인 경우 대부분 유년기에 증상을 나타낸다. 결손의 크기는 심장 cycle에 따라 변화가 있으며 일반적으로 심실의 수축기말기(end-systolic)에 가장 커지고 확장기 말기(end-diastolic)에 가장 작은 크기를 보인다[그림2].

크기가 작은 ASD의 경우 PFO와 감별이 어려울 때도 있다. ASD는 중격에 hole 모양으로 보이며 심방중격에 수직으로 L-R 조영제 jet flow가 관찰되는 반면, PFO는 channel 모양으로 단락이 관찰되며 조영제 jet flow가 하대정맥을 방향인 아래쪽를 향하여 심방중격과 예각으로 관찰된다[그림1].

이차공 심방중격결손은 그 크기가 7-8 mm 미만으로 작은 경우 경과 관찰 시 성인이 되기 전에 저절로 막히는 경우도 있으며 변화 없거나 커지기도 하는 다양한 경과를 보인다. 이차공 심방중격결손의 경우 일차치료법은 경피적 시술이나 수술적 치료가 필요한 경우도 있다.

2. 일차공 심방중격결손, Primum ASD

Primum ASD는 심방중격의 앞쪽 그리고 아래쪽에 위치하는 결손으로 atrioventricular (AV) canal 주변에 위치한다. 약 20%의 ASD가 이 형태로 나타나며 ventricular septal defect (VSD), AV canal defect, AV valve anomaly 등을 동반할 수 있다. Primum ASD는 secundum ASD 보다 대부분 크기가 크며 좀 더 어린 시기에 증상과 함께 발견된다. 증상이 발생하거나 단락을 통한 혈류 속도가 빠른 수술적 치료의 적응증이 되며 pericardium 또는 Dacron patch를 이용하여 결손을 막는다.

3. 정맥동결손, Sinus venosus ASD

Sinus venosus ASD는 약 10%에서 나타나는 형태로 fossa ovalis의 위치의 바깥쪽에 위치하는 defect로 상대정맥(superior vena cava) 또는 하대정맥(inferior vena cava) 주변에 발생한다. 대부분의 sinus venosus ASD가 upper atrial septum에서 발견되며 이 경우 약 85%에서 partial anomalous pulmonary venous drainage (PAPVD)가 동반되어 superior pulmonary vein의 일부가 상대정맥으로

drainage된다. Sinus venosus ASD는 secundum ASD보다 많은 L-R shunt 양을 보이며 따라서 폐동맥 고혈압의 발생위험이 3배이상 높다. Inferior sinus venosus defect는 superior type 에 비해 현저히 드문 발생빈도를 보이며 이 경우 PAPVD가 right inferior pulmonary vein이 하대정맥으로 drainage 된다. 치료는 patch를 이용하여 결손을 막고 anomalous pulmonary vein을 좌심방으로 연결해주는 수술을 시행한다.

4. 무개 관상정맥동, Coronary sinus ASD

Coronary sinus ASD는 아주 드문 형태로 1% 이하에서 발견되며 다르게는 'unroofed coronary sinus' 라고도 명명한다. 이는 coronary sinus의 upper wall에 부분적 또는 완전 결손으로 coronary sinus와 좌심방, 우심방 사이에 shunt flow가 발생한다. L-R shunt로 인해 coronary sinus orifice는 늘어나게 되고 하대정맥 유입구 주변인 심방중격의 아래쪽에 큰 결손을 일으킨다. Coronary sinus ASD는 종종 좌

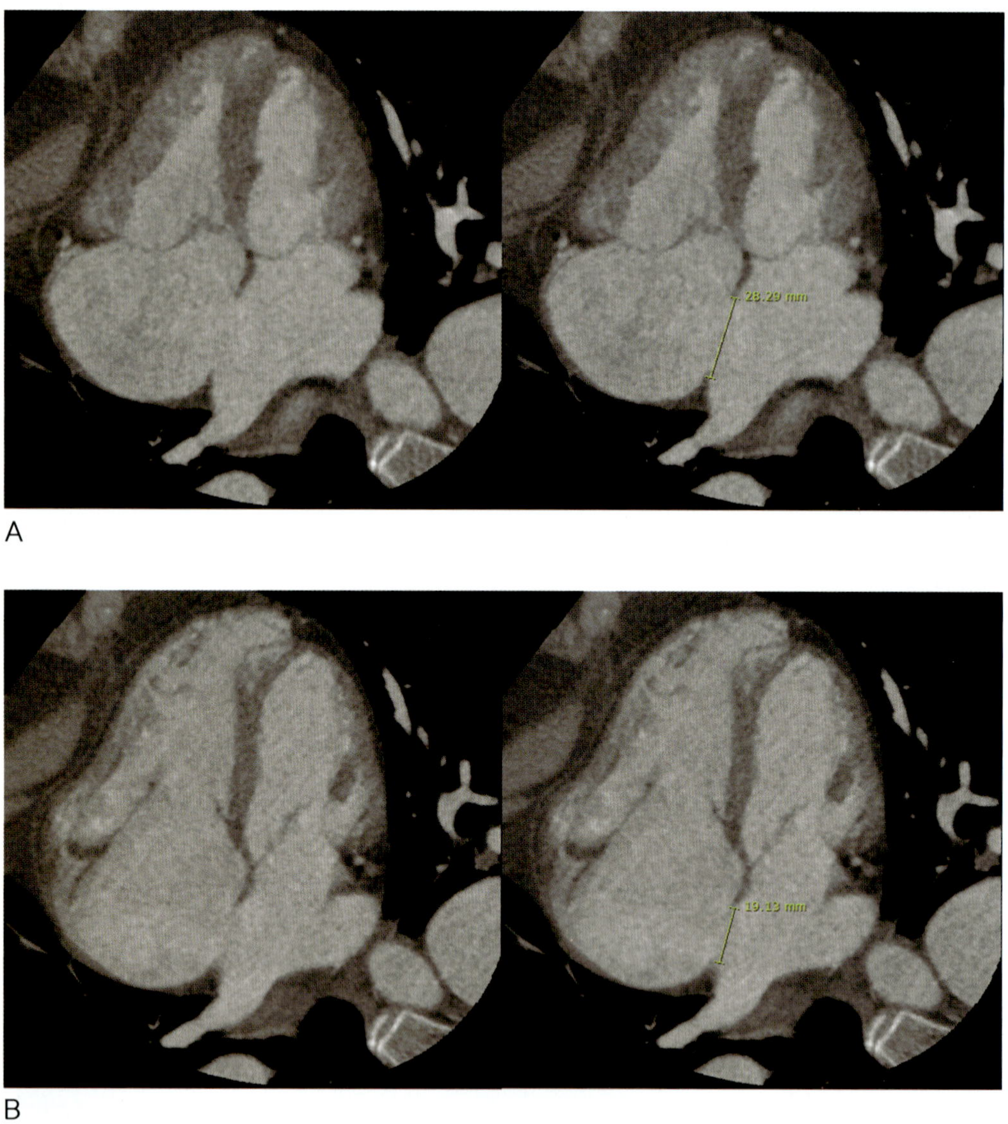

그림2

심방중격결손(atrial septal defect, ASD secundum type)의 증례
(A)는 수축기말기 영상이며 (B)는 확장기말기 영상이다. ASD의 크기의 변화를 볼 수 있고 수축기말기에 최대직경을 모인다.

측 상대정맥(left SVC)와 연관되어 좌심방으로 draining 되는 경우가 있다. 임상증상은 결손의 크기와 L-R shunt 양에 따라 다양하다.

Ⅳ. ASD의 치료선택 및 CT의 역할

이차공 심방중격결손의 경우 경피적 시술이 일차 치료법이며, 경우에 따라 수술적 치료가 대안이 되겠다. 반면 다른 형태의 심방중격결손은 수술적 치료가 필요하다.

경피적 카테터 시술은 수술을 통한 치료와 대등한 효용성을 가지는 반면 수술보다 낮은 사망률과 짧은 재원일수를 가지는 유용한 치료방법이다. 하지만 시술자의 숙련도에 따라 경과가 다양하며 implantation failure가 발생할 수 있고 1%미만에서는 cardiac tamponade, 심장천공(cardiac perforation), device의 이탈(migration)과 같은 심각한 합병증을 야기할 수 있다.

2011년 미국 심장학회(American Heart Association) 가이드라인에 따르면 ASD의 경피적 카테터 치료 적응증은 다음과 같다:

i) Hemodynamically significant secundum type ASD with Qp/Qs〉 ≥ 1.5: 1.

ii) Stroke or recurrent transient ischemic attack caused by transient right-to-left ASD shunt.

iii) Cyanosis-related symptoms caused by transient right-to-left ASD shunt.

성공적인 시술을 위해서는 적절한 closer device의 선택과 시술 전 ASD의 형태에 대한 정확한 인지, ASD이 최대 직경과 rim의 모양 및 인접 구조물들과의 관계에 대한 정보가 필수 적이다. 정확하게 측정된 rim의 크기를 제공함으로써 ASD를 보다 완벽하게 막을 수 있고 부적절한 device device 선택으로 인한 device 이탈의 위험을 줄일 수 있다.

ASD의 최대 크기를 측정하기 위해서는 좌심실 수축말기 영상을 선택하며, 심방중격을 기준으로 재구성한 4-chamber, short axis view에서 defect의 en face view가 보이는 coronal oblique image 를 만들어서 측정한다[그림 3]. ASD edge에서부터 aortic valve (anterosuperior rim), tricuspid valve (anteroinferior rim), SVC (posterosuperior rim), IVC (posteroinferior rim)까지의 거리를 측정하여 각각의 rim 길이를 구한다[그림4].

경피적 카테터 시술의 부적응증은 다음과 같다:

i) Small ASD of no hemodynamic significance and with no other risk

ii) ASDs other than those of the secundum variety including defects of septum primum, sinus venosus defects, and unroofed coronary sinus defects

iii) ASD with advanced pulmonary vascular obstructive disease

iv) active systemic infection including infective endocarditis

시술 전 CT는 ASD의 크기를 측정하는 역할 뿐만 아니라 동반된 다른 기형의 유무와 형태(특히 PAPVD), 심장내의 혈전의 유무 등을 파악하는 것에도 유용하며 스캔 범위에 포함되는 폐실질, 흉곽의 모양 등 다양한 정보를 제공할 수 있다. 시술 후 CT에서는 안착된 device position의 위치, 잔여 결손의 유무를 파악할 수 있고 드물게 나타나는 합병증(cardiac perforation, device erosion, device migration)을 발견할 수 있다.

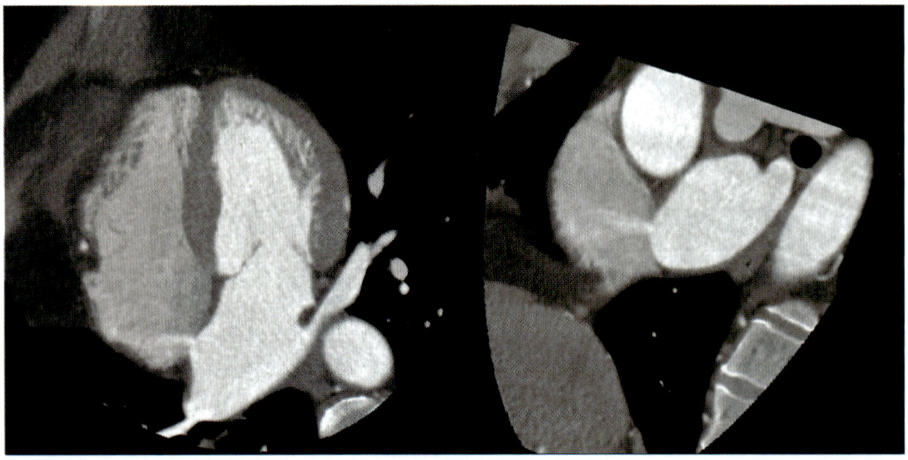

A

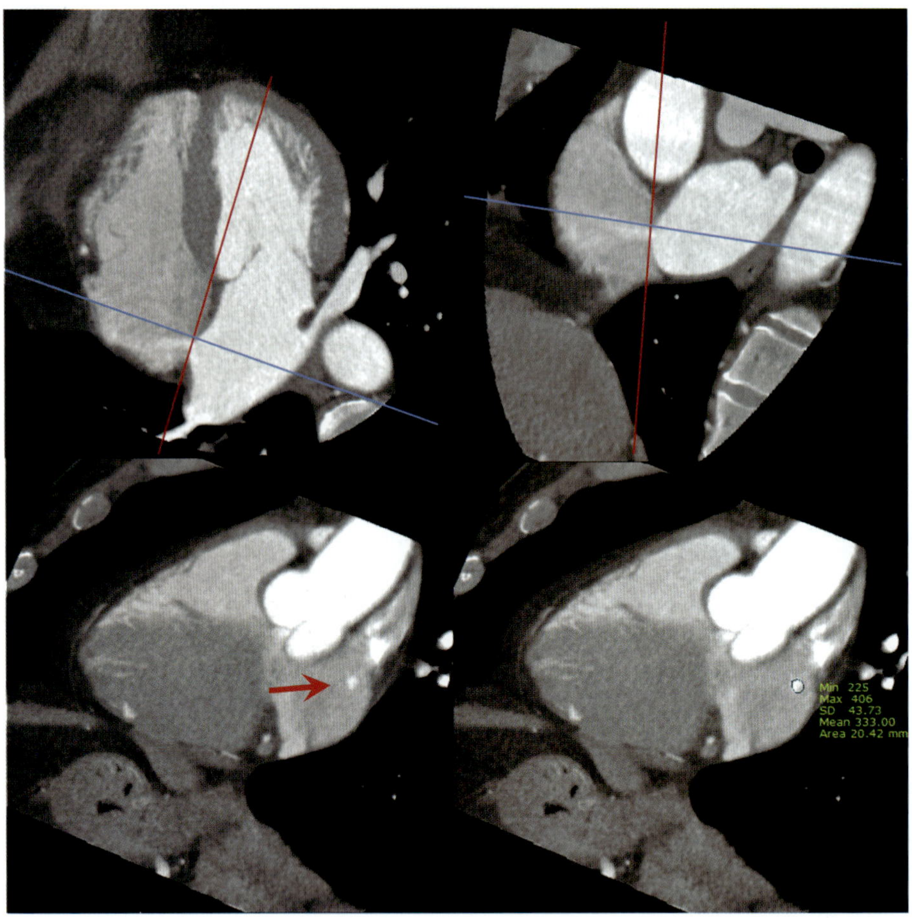

B

그림3

심방중격결손(atrial septal defect, ASD secundum type)의 증례
심방중격을 기준으로 재구성한 4-chamber, short axis view에서 defect의 en face view가 보이는 coronal oblique image를 만들어서 측정한다(화살표).

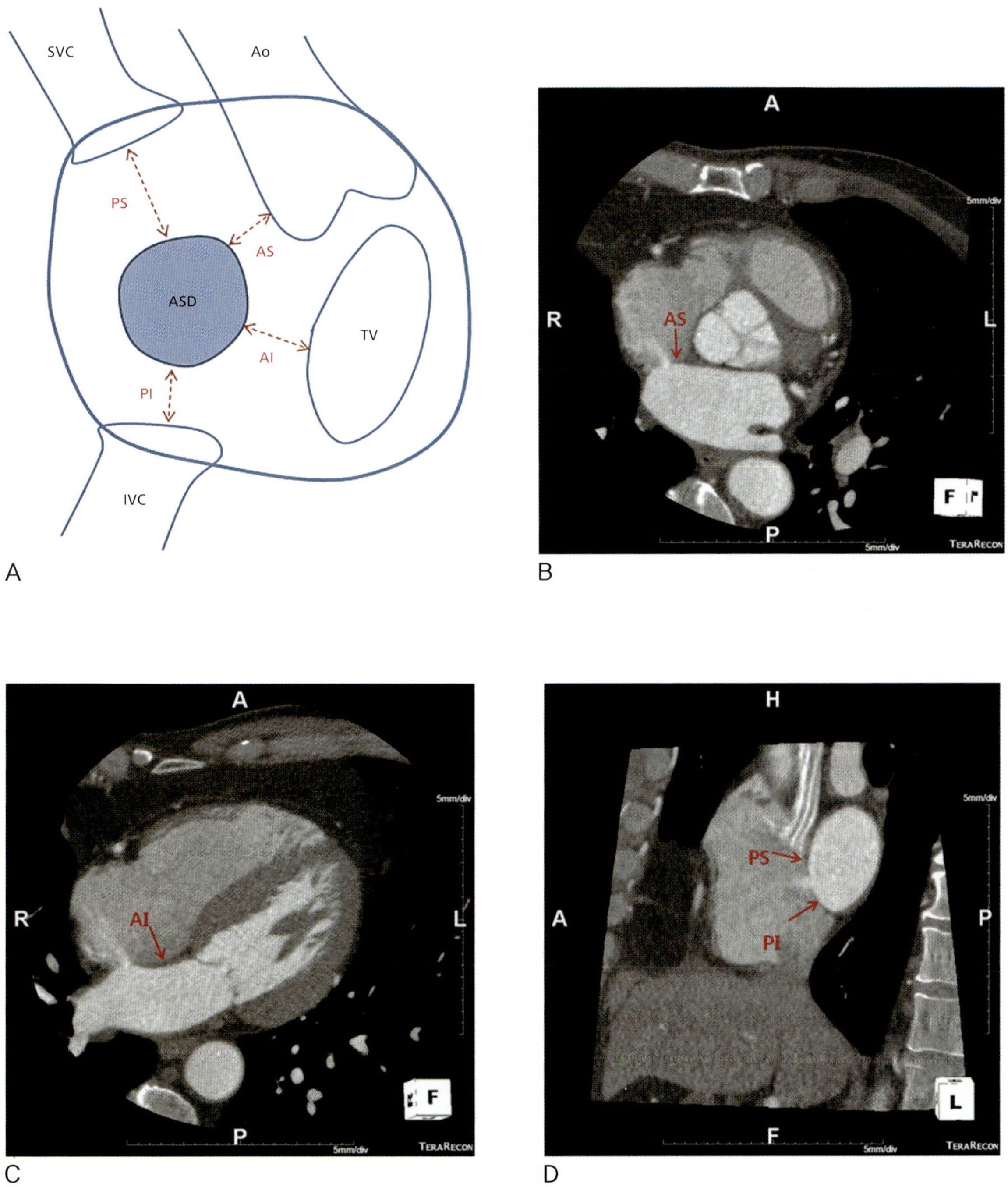

그림4

심방중격결손(Atrial septal defect)에서 경피적카테터 시술을 위한 거리 측정 모식도(A)와 측정 예(B-D)
ASD edge에서부터 aortic valve (anterosuperior rim), tricuspid valve (anteroinferior rim), SVC (posterosuperior rim), IVC (posteroinferior rim)까지의 거리를 측정하여 각각의 rim 길이를 구한다.
AS: anterosuperior rim; AI: anteroinferior rim; PS: posterosuperior rim; PI: posteroinferior rim; SVC: superior vena cava, IVC: inferior vena cava; Ao: Aorta; TV: tricuspid valve.

참고 문헌

(1) Rajiah P, Kanne JP: Computed tomography of septal defects. J Cardiovasc Comput Tomogr 2010;4:231-245,

(2) Rojas CA, El-Sherief A, Medina HM, et al. Embryology and developmental defects of the interatrial septum. AJR 2010; 195:1100–1104

(3) Geva T, Martins JD, Wald RM. Atrial septal defects. Lancet2014;383(9932):1921-1932.

(4) Saremi F, Channual S, Raney A, Gurudevan SV, Narula J, FowlerS, et al. Imaging of patent foramen ovale with 64-section mul-tidetector CT. Radiology 2008;249(2):483-492.

(5) Yasunaga D, Hamon M. MDCT of interatrial septum. Diagn Interv Imaging. 2015;96:891-899

(6) Hoey ET, Gopan D, Ganesh V, et al. Atrial septal defects: Magnetic Resonance Imaging and Computed Tomography appearances. J Med Imaging Radiat Oncol. 2009;53:261-270.

(7) Ko SF, Liang CD, Yip HK, et al. Amplatzer septal occluder closure of atrial septal defect: evaluation of transthoracic echocardiography, cardiac CT, and transesophageal echocardiography. AJR Am J Roentgenol. 2009;193:1522-1529.

(8) Feltes TF, Bacha E, Beekman 3rd RH, et al. Indications for cardiac catheterization and intervention in pediatric cardiac disease: a scientific statement from the American Heart Association Circulation 2011;123:2607-2652

(9) Webb G, Gazouilis MA. Atrial septal defects in the adult: recent progress and overview. Circulation. 2006;114:1645-1653.

Chapter 2

심방 중격 결손(ASD)의 기본 영상(심초음파)

Basic Imaging (ASD, Echo)

세브란스병원 심지영

심방중격결손(atrial septal defect, ASD)을 진단, 평가, 치료하는데 있어서 심초음파검사는 필수적인 영상검사방법으로 경흉부 심초음파검사(Transthoracic echocardiogram, TTE), 경식도 심초음파검사(Transesophageal echocardiogram, TEE), 심장내 심초음파검사(Intracardiac echocardiogram, ICE) 등이 사용되며, 심초음파 기법으로는 칼라 도플러, 조영 심초음파 기법, 그리고 삼차원 영상기법이 진단과 치료에 활용되고 있다. 특히 심초음파검사는 ASD의 구조적 평가에 있어서 중요한 정보를 제공하는 것뿐만 아니라 ASD의 폐쇄 전후의 심장기능과 혈역학적 정보를 제공하고, 시술 시 실시간으로 가이드와 모니터링을 할 수 있다는 면에서 큰 장점을 가지고 있다. 2015년 미국심초음파학회(American Society of Echocardiography, ASE)에서는 TTE, TEE, 그리고 ICE 포함하여 ASD의 평가에 대한 영상 프로토콜을 제시하고 있다. 환자의 상태와 각 기관의 상황에 따라서 각 검사의 장단점을 알고 [표1] 잘 활용한다면, ASD의 진단과 치료에 있어서 큰 도움이 될 것이다. 이 chapter에서는 주로 ASD평가에 있어서 TTE와

[표1] 경흉부 심초음파(TTE), 경식도 심초음파(TEE), 심장내 심초음파(ICE) 의 장점과 단점

	장점	단점
TTE	쉽게 접근이 가능 비교적 싼 가격 다양한 면에서 ASD 평가 가능 비침습적 진정 마취가 필요하지 않음 소아환자에서는 영상 질이 뛰어남	체격이 큰 환자에서 영상 질이 제한적 기구폐쇄를 시행하는 동안 숙련된 심초음파 전문의가 필요 ASD 아래쪽 rim은 기구에 의한 shadowing으로 잘 보이지 않음
TEE	영상의 질이 TTE에 비해 우수함. ASD의 크기, 모양, 위치를 평가하는데 삼차원 기술이 유용한 추가 정보를 제공 En face 영상을 제공하여 시술의에게 직관적 영상을 제공함	추가적인 진정 마취 필요 흡인과 식도 손상의 위험 오랜 기간 시행할 때는 기도 삽관이 필요 추가적으로 심초음파 전문의가 필요 환자의 불편 ICE에 비해 상대적으로 하대정맥 rim의 관찰이 어려움
ICE	TEE와 영상의 질이 대등함 의식이 있는 상태에서 시행이 가능 TEE에 비해서 심방중격의 하방 부위를 검사하는데 우수함 시술의 단독으로 시행할 수 있음	침습적. 정맥 경로의 혈관 손상 및 부정맥 위험 3D 영상을 얻지 못함 주변구조에 대한 영상이 제한적 비싼 비용 ICE 사용에 대한 추가적인 훈련이 필요 시술의가 시술과 영상 두 가지 일을 동시에 해야 함

TEE에서 얻을 수 있는 주요 정보와 유용성을 소개하고자 한다.

I. 경흉부 심초음파검사

경흉부 심초음파검사(Transthoracic echocardiogram, TTE)는 현재 모든 심장질환의 진단에 있어서 필수적인 스크리닝 검사로 이용되고 있다. 비침습적으로 쉽게 접근이 가능하며, 심장의 전반적인 기능과 혈역학적 정보를 충분히 얻을 수 있다는 장점이 있다. 따라서, ASD가 있거나 의심되는 환자에서는 [표2]에 제시한 항목에 대해 종합적인 평가가 TTE를 통하여 이루어져야 한다.

1단계: ASD의 발견과 유의사항

체격이 큰 성인 환자에서는 ASD가 TTE의 표준적인 영상 범위 내에서 발견이 되지 않는 경우가 흔히 있다. 따라서, 우심실과 우심방의 크기가 증가되어 있는 경우라면, 심와부(subcostal/subxiphoid) 영상 등 추가적인 영상 획득과 적절하게 칼라 도플러 영상을 적용하여 ASD를 발견하려는 노력이 필요하다. 여러 방면의 영상획득을 통해서도 ASD가 보이지 않는 경우에는 심장 내 단락 유무를 평가하기 위하여 조영 심초음파(contrast echocardiography)기법을 활용할 수 있다. 즉, agitated saline을 정맥 내 주입한 후 우심실과 우심방에 contrast bubble을 채운 후 3회의 심박동 주기 이내에 좌심방 또는 좌심실에서 bubble을 관찰함으로써, 또는 우심방에서 bubble이 관찰되지 않는 부위를 확인함으로써 (negative contrast) ASD를 의심하고 TEE등의 추가 검사를 고려하게 된다. 하지만, 이미 2D 영상에서 명확히 결손부위가 관찰된다면, agitated saline이 ASD를 통하여 systemic flow로 이동함으로써 일과성 허혈 발작

[표2] ASD 평가에 있어서 TTE시 확인해야 할 요소

- Visualization of ASD and characterization of its size
- Determination of the direction of flow
- Evaluation for associated abnormalities
  - Tricuspid regurgitation
  - Mitral valve prolapse
  - Partial anomalous right pulmonary veins
  - Cleft anterior mitral valve leaflet (in primum ASDs)
- Examination of right heart
- Quantification of pulmonary artery pressure
- Estimation of the pulmonary/systemic flow ratio
- Estimation of left ventricular diastolic function and filling pressure (especially in elderly)

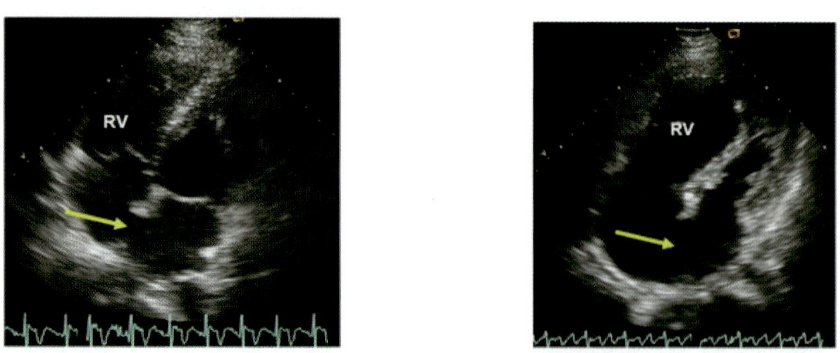

(A) ASD mimicking Echo Drop-out (B) ASD

그림1

심방중격결손으로 오인되기 쉬운 Echo drop-out 현상

(transient ischemic attack, TIA)이나 뇌졸중을 유발한 가능성이 있으므로, 추가적인 조영 심초음파는 시행하지 말아야 함을 명심해야 한다. 또한, ASD가 없는 환자에서도 ASD가 있어 보이는 Echo drop-out 현상이 TTE 영상에서 보여서 ASD로 오인되는 환자도 심심치 않게 있으므로 주의 깊은 TTE 검사와 전문가의 판단이 필요하다. Echo drop-out는 심첨부 4방도 영상에서 주로 나타나므로 꼭 컬러 도플러와 우심실 확장 등 2차적인 소견을 확인하고 다양한 window에서 defect여부를 확인하여야 한다.

2단계: ASD의 형태, 크기, 혈류의 방향, 단락의 양

ASD의 형태(type)는 크게 4가지로 분류되는데 심방중격 내 결손의 해부학적 위치 따라서 primum type, secundum type, sinus venosus type, coronary sinus type이 있다. 중재시술로서 ASD의 폐쇄가 가능하기 위해서는 secundum type의 ASD이어야 하기 때문에 형태를 우선 구분하는 것은 치료 방침을 결정하는데 필수적이며, secundum type이 전체 ASD의 80-90%를 차지하기 때문에 종종 소수의 다른 type에 대해서 종종 secundum type으로 오진하는 경우를 유의하여야 한다. ASD의 크기와 개수를 TTE로 1차적인 평가를 하지만, 삼차원 영상을 이용한 정확한 크기와 multiple ASDs의 존재 여부를 평가를 위해서는 TEE를 시행하는 것이 매우 유용하다. 칼라도플러 영상과 spectral Doppler를 이용하면 혈류의 방향을 알 수 있으며, Qp/Qs를 통하여 단락의 양을 간접적으로 평가할 수 있다.

3단계: 우심실 및 폐동맥압력의 평가

ASD에서 지속되는 좌-우 단락의 양이 많을수록 우심실의 용적과부하가 발생하게 된다. 우심실의 확장과 심실중격(interventricular septum)이 이완기에 평평화(flattening)되는 현상이 특징적인 우심실 용적 과부하로 인한 TTE소견이다. 2010년 우심실 평가에 대한 가이드라인에서는 우심실이 좌심실 보다 크거나 basal diameter가 4.2 cm 보다 큰 경우를 우심실 확장으로 정의하고 있다.

폐동맥은 정상적으로는 ASD를 통하여 증가된 혈류량에 잘 적응하여 폐동맥압력이 증가하지 않는 것이 보통이지만, 지속적인 우심실의 용적과부하와 시간이 지나면서 폐동맥의 혈류가 증가하면, 일부 환자에서는 가역적 또는 비가역적인 폐동맥의 변화가 일어나서 폐동맥고혈압으로 진행될 수 있다. 폐동맥판막이나 우심실 유출로의 협착이 없는 경우 TTE를 통하여 삼첨판막 역류 속도(Vmax) 를

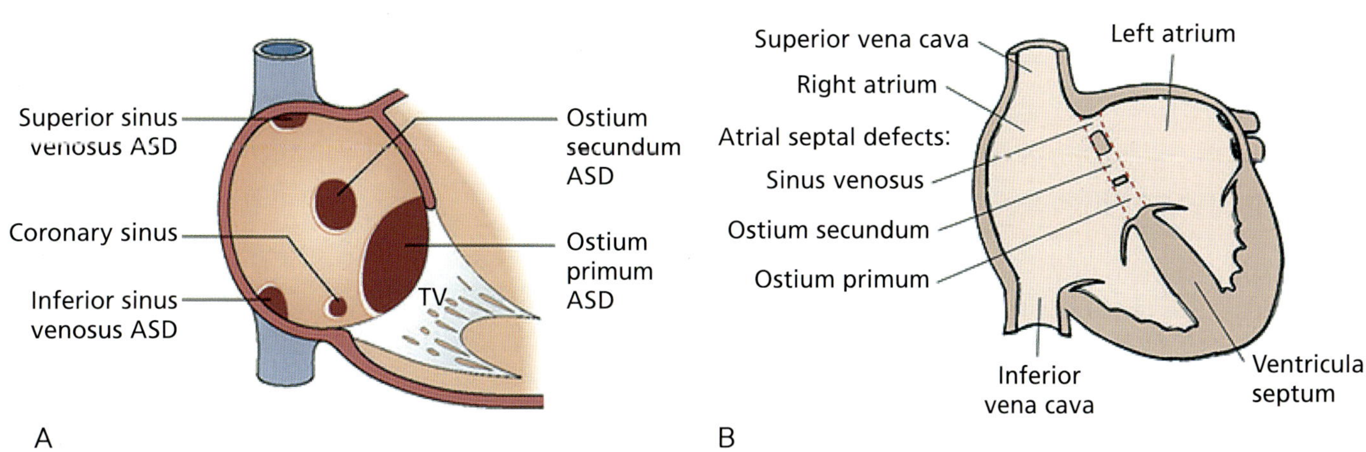

그림2

(A) 심방중격결손의 형태 (B) 형태에 따른 심초음파검사상 결손의 위치

이용한 simplified Bernoulli equation의 적용으로 폐동맥의 수축기 압력을 다음 공식으로 계산할 수 있다.

[폐동맥 수축기 압력 = 4×$(Vmax)^2$ + 우심방 압력] 정상 폐동맥수축기 압력은 30-35 mmHg 미만이며, 특히 TTE에서 측정한 폐동맥 수축기 압력이 50 mmHg 이상인 경우 중등도의 폐고혈압으로 ASD 폐쇄를 진행하기에 앞서 우심도자술과 약물치료를 고려하여야 한다.

4단계: 동반질환의 평가

ASD로 인하여 우심실의 만성적인 용적과부하에 따라서 삼첨판막륜의 확장과 이로 인한 이차적인 기능성 삼첨판막 역류(tricuspid regurgitation)가 흔히 관찰된다. 심한 정도의 삼첨판막 역류가 동반되어 있다면, 환자의 증상과 위험도에 따라서 ASD 기구폐쇄를 진행할지, ASD를 수술적 폐쇄를 진행하면서 삼첨판륜 성형술을 동반 시행할 지 결정하여야 한다. 이 때에는 환자의 나이, 동반질환, ASD 기구폐쇄의 구조적 용이성, 심방세동의 동반 여부, 그리고 폐동맥압력 등을 종합적으로 고려하여 결정하여야 한다. 하지만, 경증 또는 중등도의 삼첨판막 역류가 있다면 ASD 기구폐쇄 이후에 우심실의 재형성에 따라서 삼첨판막 역류의 정도가 줄어들 가능성이 높으므로 크게 우려할 상황은 아니다.

승모판막의 구조와 모양에 대한 평가는 장기적으로 매우 중요한 요소이다. ASD환자에서 상대적으로 좌심방과 좌심실의 크기가 작기 때문에 승모판막 역류(mitral regurgitation)가 심하지 않다가 ASD를 폐쇄하고 난 뒤에 승모판막 역류가 심화되어 호흡곤란이 악화되고 추가적인 치료가 필요한 경우가 있다. 특히 상대적으로 posterior mitral leaflet이 짧고 anterior mitral leaflet이 prolapse되는 승모판막 탈출증이 종종 있으며, 이 경우 eccentric한 승모판막역류로 인하여 역류의 정도가 저평가되기 쉬우므로 정확한 평가와 시술 후 결과에 대해 예측하기 위한 노력이 필요하다.

이와 비슷한 맥락으로 고령의 ASD 환자에서는 특히 ASD 폐쇄 이전에 정확한 혈역학적 평가와 약물치료를 고려하여야 한다. 좌심실의 이완기능 장애가 있는 환자에서는 ASD 폐쇄 이후에 급성 비보상성 심부전과 폐부종이 발생할 위험도가 증가한다. 따라서 ASD 폐쇄 전에 승모판 유입혈류속도와 승모판륜 조직도플러를 통하여 좌심실 이완기말 압력을 예측하고, 위험도가 높은 환자의 경우에는 침습적인 심도자술을 통하여 좌심방압력을 평가하는 것이 필요하며, 시술에 앞서서 충분한 약물치료를 통하여 좌심실의 전부하와 후부하를 감소시키고, 급성 심부전 발생을 예방하기 위하여 ASD를 통한 flow를 일부 남겨 놓거나 fenestrated ASD 기구를 사용하는 것을 고려하여야 한다.

II. 경식도 심초음파검사

경식도 심초음파검사(Transesophageal echocardiogram, TEE)는 ASD를 폐쇄하기에 앞서서 기구 폐쇄의 적절한 적응증을 평가하는데 중요한 검사방법이다. [표3]은 현재 가이드라인에서 제시하는 ASD 기구폐쇄의 절대적 또는 상대적 금기증이다. 우심실의 용적 과부하 유무는 TTE를 통하여 평가가 가능하지만, 정확한 ASD의 크기와 주변 구조와

[표3] ASD 기구폐쇄의 절대적 또는 상대적 금기증

- Small ASD with Qp/Qs <1.5:1 or no signs of RV volume overload
- A single defect too large for closure
- Multiple ASDs unsuitable for percutaneous closure
- Defect too close to and compromise flow or function of adjacent cardiac structure (SVC, IVC, pulmonary veins, AV valves, or coronary sinus)
- Multiple deficient rims which may jeopardize stable device position
- Abnormal pulmonary venous drainage
- Associated congenital or acquired abnormality requiring cardiac surgery
- ASD with severe PAH and bidirectional or right-to-left shunting
- Intracardiac thrombi diagnosed by echocardiography

의 연관성, 기구폐쇄에 충분한 각 방향의 rim의 존재, 심장 내 혈전의 존재 등을 평가하는데 TEE가 필수적이라 할 수 있다.

TEE에서 ASD의 크기와 모양, defect의 개수, 심장주기에 따른 역동적인 변화를 평가하는 것은 필수적이며 각도에 따른 이차원적 평가도 중요하지만, 실시간 3차원 영상을 얻음으로써 직관적으로 ASD의 크기와 모양, 개수를 확인하는 것이 도움이 되고 시술의에게 중요한 정보를 제공해 줄 수 있다. [그림3]은 3D 초음파기법으로 평가한 ASD의 다양한 모양과 기구 폐쇄 후의 영상이다.

[그림4]는 TEE로 rim을 평가하는 가장 기본이 되는 영상이다. TEE의 0도 영상에서는 atrioventricular valve에 해당하는 mitral valve와 tricuspid valve와 ASD의 관계를 잘 평가할 수 있으며, 특히 큰 사이즈의 ASD의 경우에는 큰 device가 들어가게 되어 경우에 따라서는 mitral valve의 anterior mitral leaflet과 닿거나 손상을 야기시킬 우려에 대해서 평가가 가능하다. 45도 영상의 short axis view는 aortic rim을 평가할 수 있고 aorta와 device의 interaction 과으로 aortic erosion에 대한 위험도 평가에 유용하다. 최근의 device 발전으로 aortic rim이 불충분한 것은 기구 폐쇄 시 device 선택 시 고려사항이 되지만, 금기가 되지는 않는다. Bicaval view를 통하여 IVC rim과 SVC rim을 assessment할 수 있다.

34 mm 이상의 큰 ASD에 대한 기구 폐쇄를 시도할 때 장단기 합병증과 연관하여 더 중요하게 여겨지는 rim은 aortic rim과 IVC rim이며 특히 IVC rim은 가장 흔한 주요 합병증인 device embolization에 중요한 요소로 TEE를 시행하거나 시술 시 guide를 할 때 이점에 유의하여 IVC rim 쪽이 잘 고정이 되어 있는지를 확인하는 것이 중요하다. 2D 영상으로 정보가 부족할 경우 3D 영상을 통하여 확인하는 것이 모든 각도에서 잘 고정되었는지 평가하는데 도움이 된다. 아울러 aortic rim의 결핍 시에는 매우 드물긴 하지만 erosion의 위험에 대해 고려가 필요한데 [표4]는 erosion이 발생한 환자에서 더 흔히 관찰되는 위험요소이다.

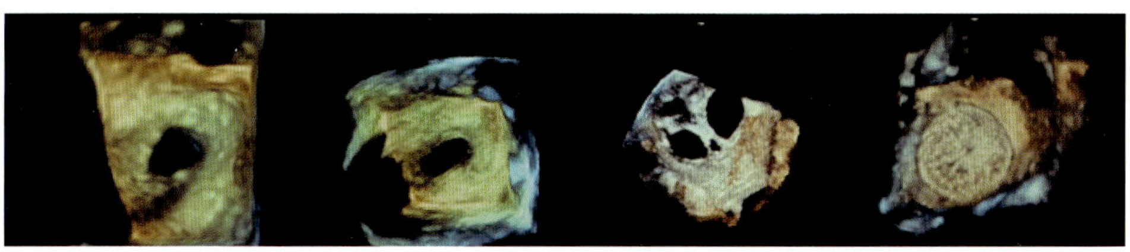

(A) Round shape의 ASD (B) Oval shape의 ASD (C) Multiple ASDs (D) ASD after device closure

그림3

TEE에서 얻은 ASD의 실시간 3D 영상

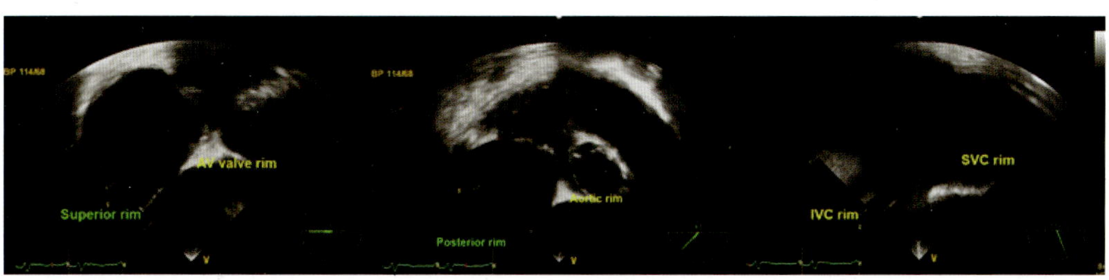

(A) 0도(4 chamber view): AV valve rim- superior rim (B) 45도(Basal short-axis view): Aortic rim- posterior rim (C) 90-110도 (Bicaval view): SVC rim- IVC rim

그림4

기본 TEE view: 0도

[표4] ASD 기구 폐쇄에 따른 erosion의 위험요소

- Deficient aortic rim in multiple views, absence aortic rim at 0°
- Deficient superior rim in multiple views
- Superior location of secundum ASD
- Oversized device (device diameter > 1.5 x static stop-flow diameter)
- Dynamic ASD (≥50% decrease in size of ASD during atrial systole)
- Malalignment of atrial septum
- Tenting of atrial septal free wall into transverse sinus after placement of device
- Wedging of device disc between posterior wall and aorta
- Pericardial effusion present after device placement

Ⅲ. 결론

ASD를 진단하고 평가하며 치료여부를 결정하고 치료를 위한 시술을 가이드하고 치료효과를 평가하는 단계 단계마다 심초음파는 필수적인 정보를 제공한다. 심초음파에서 이용되는 다양한 기법을 이해하고 적절한 순간에 자유자재로 응용하는 능력은 ASD의 시술의 성공을 도와 궁극적으로 환자의 예후를 향상시키는 데 중요하다 할 수 있다.

참고 문헌

(1) Silvestry FE, Cohen MS, Armsby LB et al. Guideline for the echocardiographic assessment of atrial septal defect and patent foramen ovale: from the American Society of Echocardiography and Society for Cardiac Angiography and Interventions. J Am Soc Echocardiogr 2015; 28:910-58.

(2) Amin Z. Echocardiographic predictors of cardiac erosion after Amplater septal occlude placement. Cathet Cardiovasc Interv 2014;83:84-92.

(3) McElhnney DB, Quartermain MD, Kenny D et al. Relative riskfactors for cardiac erosion following transcatheter closure of atrial septal defects. A case-control study. Circulation 2016;133:1738-46

Chapter 3

심실 중격 결손(VSD)의 기본 영상(CT)

Basic Imaging (VSD, CT)

강남세브란스병원 박철환

심실 중격 결손(Ventricular septal defect, VSD)은 심실 사이 중격(interventricular septum)에 결손(Defect) 또는 비정상적 구멍(abnormal opening)이 있어 좌심실과 우심실의 교통이 발생하는 질환이다.

가장 흔한 심기형으로 전체 심기형의 약 20%-30%를 차지한다. 선천성 심실 중격 결손은 팔로사징(Tetralogy of Fallot), 대혈관전위(Transposition of the great arteries)등과 함께 나타날 수 있으며, 후천성 심실 중격 결손은 심근경색, 외상, 시술, 심내막염등에 의해 발생할 수 있다.

I. 심실 중격 결손의 종류

심실 중격 결손은 위치에 따라 네 가지 종류-출구 심실 중격 결손(Outlet VSD), 막성 심실 중격 결손(membranous VSD), 근육성 심실 중격 결손(muscular VSD), 입구 심실 중격 결손 (Inlet VSD)-로 구분된다.

1. 출구 심실 중격 결손(Outlet VSD)

심실위 능선(crista supraventricularis)의 상방, 대동맥판막과 폐동맥 판막 직하방에 발생하는 심실 중격 결손이다. 상대적으로 드물어 전체 심실 중격 결손의 5%-7%를 차지하나 아시아인에게는 상대적으로 흔하다. 대동맥판막탈출증, 대동맥판막역류증을 동반할 수 있다.

2. 막성 심실 중격 결손(Membranous VSD)

가장 흔한 형태의 심실 중격 결손으로 전체 심실 중격 결손의 70%-80%를 차지한다. 심실 중격의 상부, 대동맥판막 하부의 막성 심실 중격에 발생하며, 막성 심실 중격 내에 국한된 결손과 근육성 심실 중격을 침범한 결손으로 구분된다. 중격 결손의 크기가 작으면 혈류역학적으로 큰 의미가 없으나, 심내막염과 부정맥의 위험이 증가한다. 중격 결손의 크기가 큰 경우, 우심실, 폐혈관, 좌심방, 좌심실의 순서로 용적 부하를 증가시켜 심부전, 폐혈관 질환, 아이젠멩거 증후군(Eisenmenger syndrome)을 발생시킬 수 있어 치료를 요한다.

3. 근육성 심실 중격 결손(Muscular VSD)

근육성 심실 중격에 발생하는 결손으로 전체 심실 중격 결손의 약 20%를 차지한다. 일반적으로 근육성 심실 중격 결손은 크기가 작으며, 많은 경우 2세 이전에 자연적으로 닫히거나 임상적으로 큰 의미가 없다. 크기가 큰 결손은 심부전, 폐혈관 질환, 아이젠멩거 증후군(Eisenmenger syndrome)등을 일으킬 수 있어 치료를 요하며, 작은 결손이 여러 개인 경우(스위스치즈형태)에도 큰 결손과 유사한 혈류 역학적 결과를 초래할 수 있다.

4. 입구 심실 중격 결손(Inlet VSD)

삼첨판과 이첨판이 만나는 부위에 발생하는 심실 중격 결손으로 흔히 방실중격 결손과 동반된다. 가장 드문 형태로 전체 심실 중격 결손의 약 5%를 차지하며, 삼첨판과 이첨판의 이상을 동반할 수 있다.

II. 심실 중격 결손의 심장 CT

심장 CT는 심실 중격 결손 평가를 위한 일차 검사는 아니나, 높은 공간해상도와 좋은 시간해상도를 가지고 있어 심실 중격 결손 평가에 유용하다.

심실 중격 결손이 있을 경우, 심장 CT에서 '좌-우 단락을 통한 조영제 제트(contrast jet)와 '심실 중격의 결손'을 확인할 수 있으며, 다면 영상(Multiplanar imaging)을 이용한 심실 중격 결손의 위치, 모양, 크기 및 주요 구조물(판막, 방실전도다발등)과의 관계에 대한 분석은 치료 방침 결정과 시술기구선택에 도움을 줄 수 있다. 막성 심실 중격 결손은 주요 구조물과 충분한 거리를 유지하고 있어 시술에 적합한 경우가 많으나, 막성 심실 중격 결손은 동반된 이상소견이 있거나 주요구조물과의 거리가 짧을 경우 시술이 어려울 수 있다. 심실 중격 결손의 크기는 심장 주기에 따라 약 20%정도 달라질 수 있어 측정 시 주의를 요한다. 추가적으로 심장 CT는 심장과 폐의 동반 기형 또는 이상소견을 확인할 수 있으며, 간접적으로 폐동맥고혈압에 의한 변화를 찾을 수 있다.

심실 중격 결손 평가를 위한 심장 CT는 관상동맥 평가를 위한 심장 CT와 촬영 프로토콜이 크게 다르지 않다. 그러나, '좌-우 단락을 통한 조영제 제트'와 '심실 중격의 결손'을 확인하기 위해 우심실의 음영이 균일하게 좌심실에 비해 낮고 심실중격보다 높아야 하므로 조영제 주입 프로토콜에 신중을 기해야 한다.

참고 문헌

(1) Goo HW, Park IS, Ko JK, Kim YH, Seo DM, Yun TJ, et al. CT of congenital heart disease: normal anatomy and typical pathologic conditions. Radiographics : a review publication of the Radiological Society of North America, Inc. 2003; 23 Spec No:S147-65.

(2) Rajiah P, Kanne JP. Computed tomography of septal defects. Journal of cardiovascular computed tomography. 2010; 4 (4) : 231-45.

(3) Nicolay S, Salgado RA, Shivalkar B, Van Herck PL, Vrints C, Parizel PM. CT imaging features of atrioventricular shunts: what the radiologist must know. Insights into imaging. 2016; 7 (1) : 119-29.

(4) Ozturk E, Kafadar C, Tutar S, Bozlar U, Hagspiel KD. Non-coronary abnormalities of the left heart: CT angiography findings. Anatolian journal of cardiology. 2016; 16 (9) : 720-7.

(5) Rajiah P, Saboo SS, Abbara S. Role of CT in Congenital Heart Disease. Current treatment options in cardiovascular medicine. 2017; 19 (1) : 6.

(6) DeClue C, Donatelli JM, Rojas CA. Noncongenital Ventricular Septal Defects: A Pictorial Review. Journal of thoracic imaging. 2018; 33 (4) : W22-w9.

Chapter 4

심실 중격 결손(VSD)의 기본 영상(심초음파, post-MI 포함)

Basic Imaging (VSD, post-MI포함, Echo)

세종병원 박미영

심실중격결손(ventricular septal defect)은 선천성 심질환의 20% 가량을 차지하는 흔한 심기형으로, 단독으로도 발생하고 다른 구조적 결함과 결합되어서도 발생한다. ICD-11 (Eleventh Iteration of the International Classification of Disease) 정의에 따르면, 심실중격결손은 양심실 사이에 구멍이나 연결 경로가 존재하는 선천성 심장기형이며, 심실중격결손이 후천적으로 발생하는 경우는 급성 심근경색이나 흉벽외상에 기인한 경우이다. 심장초음파는 심실중격결손의 진단뿐 아니라 치료 방침의 수립에 있어 근간이 되는 검사로 이에 대한 정확한 이해는 필수적이다.

I. 선천성 심실중격결손

1. 분류

ISNPCHD (International Society for Nomenclature of Paediatric and Congenital Heart Disease)에서 논의하고 WHO (World Health Organization)에서 제시한 2017년 ICD-11에 따르면, 심실중격결손은 결손의 위치와 결손 경계면의 구조에 따라 분류되며[표1], 각각의 해부학적 특징은 [표2]로 요약된다. 결손의 위치는 수술시 절개부위 결정에 참고가 되며, 경계면의 구조는 전도계(conduction pathway)의 위치를 예상하여 시술시 심장 전도계 차단을 피하는데 도움이 된다.

우심실의 관점에서 바라본 심실중격내 결손의 위치에 따라 ① 중심 막주위형(central perimembranous), ② 유입로형(inlet), ③ 육주 근성부형(trabecular muscular), ④ 유출로형(oulet)의 크게 4가지로 분류되며, 경계면 구조에 따라 막주위(perimembranous), 근성부(muscular), 동맥 근접부(juxta-arterial) 등으로 세분된다[표1]. 경계면의 구조는 심실중격결손과 심방-심실 판막, 막성중격, 근성 중격, 대혈관 판막, 판막사이의 섬유연속성(fibrous continuity between AV and arterial valve)의 관계에 중점을 두는 것으로, 통상 대혈관 판하 형(Subarterial, supracristal, subaortic, subpulmonic or doubly committed type)이라 지칭되는 유형의 결손은 ICD 11 분류에 따르면 유출로(outlet) 결손중 동맥 근접부(juxta-arterial)형에 해당한다. 경피적 transcatheter 봉합시술의 대상이 되는 결손은 주로 근성부(muscular) 결손으로 육주 근성부 결손이나 유입로 근성부형 결손이 해당된다.

2. 선천성 심실중격결손의 유형에 따른 심초음파 소견

1) 중심 막 주위 결손

중심 막주위 결손(central perimembranous defect)은 삼첨판 중격엽(septal leaflet) 뒤쪽의 anteroseptal commissure와 대동맥 판막의 우관상첨판(right coronary cusp)과 비관상첨판(noncoronary cusp) 사이 commissure 하방에 위치하며, 막성결손(membranous), 막주위 결손(perimembranous), 막주변 결손(paramembranous), 원추심실형결손(conoventricular), type 2 결손 등이 모두 포함된다[그림1].

심장초음파 흉골연 장축단면도(parasternal long axis view)상 대동맥 판막 직하방[그림2A,B]에서 결손이 관찰되며, 단축단면도(parasternal short axis view)상 삼첨판 중격엽 아래로 관찰된다[그림2C,D].

[표1] International Society for Nomenclature of Paediatric and Congenital Heart Disease Classification Scheme for Ventricular Septal Defect (International Paediatric and Congenital Cardiac Code 07.10.00) as Incorporated in the International Classification of Diseases-11th Iteration

1. Perimembranous central VSD (07.10.01)

2. Inlet VSD without a common AV junction (07.14.05)[a]
   a. Inlet perimembranous VSD without AV septal malalignment and without a common AV junction (07.10.02)
   b. Inlet perimembranous VSD with AV septal malalignment and without a common AV junction (07.14.06)
   c. Inlet muscular VSD (07.11.02)

3. Trabecular muscular VSD (07.11.01)
   a. Trabecular muscular VSD: midseptal (07.11.04)
   b. Trabecular muscular VSD: apical (07.11.03)
   c. Trabecular muscular VSD: postero-inferior (07.11.12)
   d. Trabecular muscular VSD: anterosuperior (07.11.07)
   e. Trabecular muscular VSD: multiple ("Swiss cheese" septum) (07.11.05)

4. Outlet VSD (07.12.00)
   a. Outlet VSD without malalignment (07.12.09)
      i. Outlet muscular VSD without malalignment (07.11.06)
      ii. Doubly committed juxta-arterial VSD without malalignment (07.12.01)
         1. Doubly committed juxta-arterial VSD without malalignment and with a muscular postero-inferior rim (07.12.02)
         2. Doubly committed juxta-arterial VSD without malalignment and with a fibrous postero-inferior rim perimembranous extension) (07.12.03)
   b. Outlet VSD with anteriorly malaligned outlet septum (07.10.17)
      i. Outlet muscular VSD with anteriorly malaligned outlet septum (07.11.15)
      ii. Outlet perimembranous VSD with anteriorly malaligned outlet septum (07.10.04)
      iii. Doubly committed juxta-arterial VSD with anteriorly malaligned fibrous outlet septum (07.12.12)
         1. Doubly committed juxta-arterial VSD with anteriorly malaligned fibrous outlet septum and a muscular postero-inferior rim (07.12.07)
         2. Doubly committed juxta-arterial VSD with anteriorly malaligned fibrous outlet septum and a fibrous postero-inferior rim (perimembranous extension) (07.12.05)
   c. Outlet VSD with posteriorly malaligned outlet septum (07.10.18)
      i. Outlet muscular VSD with posteriorly malaligned outlet septum (07.11.16)
      ii. Outlet perimembranous VSD with posteriorly malaligned outlet septum (07.10.19)
      iii. Doubly committed juxta-arterial VSD with posteriorly malaligned fibrous outlet septum (07.12.13)
         1. Doubly committed juxta-arterial VSD with posteriorly malaligned fibrous outlet septum and a muscular postero-inferior rim (07.12.08)
         2. Doubly committed juxta-arterial VSD with posteriorly malaligned fibrous outlet septum and a fibrous postero-inferior rim(perimembranous extension) (07.12.06)

[a]The interventricular communication associated with a common AV junction (VSD component of an AV septal or AV canal defect) should be considered in the common AV junction section of the International Paediatric and Congenital Cardiac Code or the International Classification of Diseases-11th Iteration for coding purposes.

AV= atrioventricular; VSD= ventricular septal defect.

(Adopted from LOPEZ et al. Ann Thorac Surg 2018;106:1578-89)

[표2] Characteristic Anatomic Features of Ventricular Septal Defect Types With Concordant Ventriculo-Arterial Connections

1. Central perimembranous defect
   a. Opens into central part of base of ventricular mass adjacent to interventricular component of membranous septum
   b. Covered by open septal leaflet of tricuspid valve
   c. In area of anteroseptal commissure of tricuspid valve
   d. Below commissure between right and noncoronary leaflets of aortic valve
   e. Below and behind posterior limb of septal band and medial papillary muscle
   f. Conduction system along postero-inferior rim of defect

2. Inlet defect
   a. Can be a muscular defect or a perimembranous defect with or without atroventricular septal alignment
   b. Opens into inlet component of right ventricle
   c. Extends behind septal leaflet of tricuspid valve
   d. Below anteroseptal commissure of tricuspid valve
   e. Below posterior limb of septal band and papillary muscle of conus
   f. Without and with malalignment between atrial septum and ventricular septum
   g. Inlet perimembranous defect: conduction system along postero-inferior rim of defect
   h. Inlet muscular defect: conduction system away from rims of defect

3. Trabecular muscular defect
   a. Extends through the septum, thereby opening within the apical component of muscular ventricular septum
   b. Exclusively muscular borders
   c. Conduction system away from rims of defect

4. Outlet defect
   a. Can be a perimembranous, muscular, or juxta-arterial defect
   b. Opens into outlet component of right ventricle
   c. Behind or near anterior leaflet of tricuspid valve
   d. Above anteroseptal commissure of tricuspid valve
   e. Between limbs of septal band
   f. Without or with malalignment between muscular outlet septum and apical part of muscular septum
   g. Outlet perimembranous defect and juxta-arterial defect with fibrous postero-inferior rim: conduction system along posteroinferior rim of defect
   h. Outlet muscular defect and juxta-arterial defect with muscular postero-inferior rim: conduction system away from rims of defect

(Adopted from LOPEZ et al. Ann Thorac Surg 2018;106:1578-89)

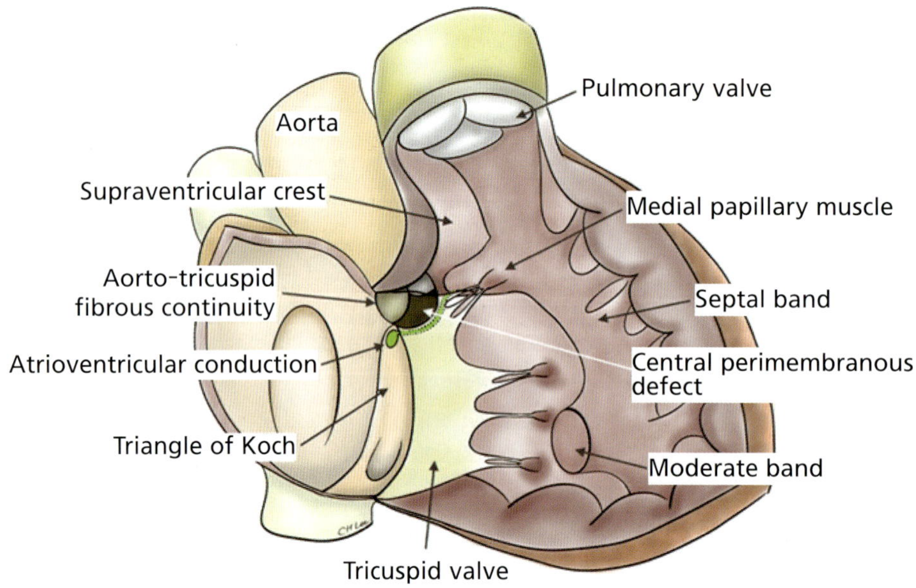

그림1

중심 막주위 심실중격결손(Central perimembranous defect)의 모식도
삼첨판막 중격엽 후방, 대동맥 판막 하방, septal band 후하방 분지 아래로 결손이 위치한다. 결손의 후하방 경계면을 따라 녹색으로 표시된 방실 전도계가 주행한다.
(Courtesy of Chang-Ha Lee, Sejong General Hospital)

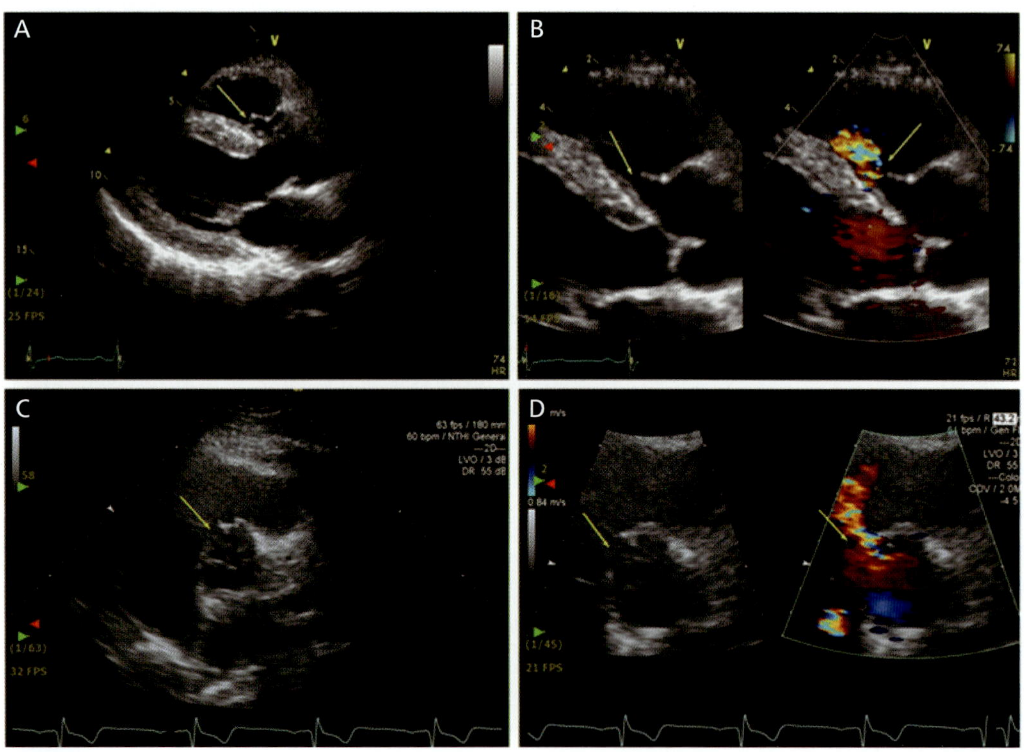

그림2

중심 막주위 심실중격결손의 심장초음파 소견
(A) 흉골연 장축단면도상 좌심실 유출로의 대동맥 판막 직하방에 심실중격에 결손이 보이면서 (B) 컬러 도플러 영상에서 이를 통한 좌우 단락이 보임 (C-D) 흉골연 단축단면도상 대동맥 판막을 중심으로 11시 방향, 삼첨판 중격엽 아래로 심실중격 결손이 보이면서 좌우 단락이 관찰됨

자연스럽게 막히기도 하는데, 이 과정에서 삼첨판 중격엽과 접합되어 심실 중격류(aneurysmal ventricular septum)를 형성하기도 하며[그림3], 삼첨판막 역류증이 동반되기도 한다. 또한 이 유형의 결손을 통해 대동맥 판막이 우심실로 탈출하여 대동맥판막 역류증이 발생할 수 있다.

2) 유입로 결손

유입로 결손(inlet defect)은 우심실 유입로로 연결되어 삼천판 중격엽을 따라 연장되는 결손으로, 내측 육주근(medial papillary muscle)과 우심실 septal band의 후하방 분지(postero-inferior limb) 및 삼천판 anteroseptal commissure의 하방에 위치한다. 이 유형의 결손은 유입로 근성부형 결손(inlet muscular defect, [그림4])이 될

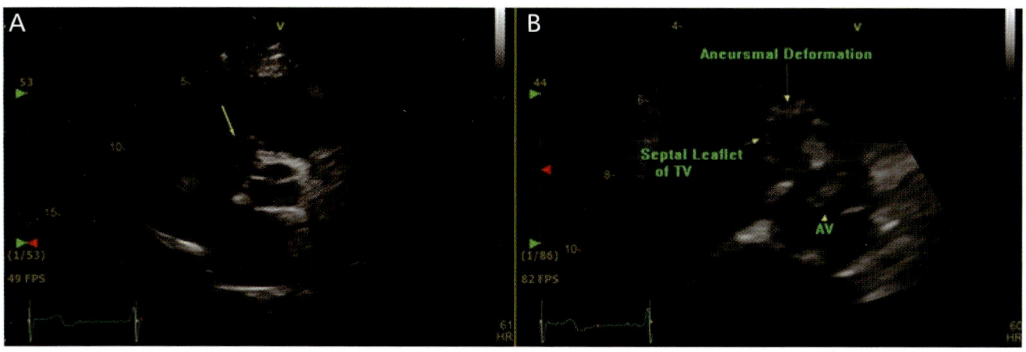

그림3

중심 막주위 심실중격결손에서 형성된 심실중격류의 심장초음파 소견
(A) 흉골연 단축단면도상 유의한 중격류를 보이며(화살표)
(B) 확대영상에서 삼첨판 중격엽과 접합되어 심실중격류를 형성함이 관찰됨

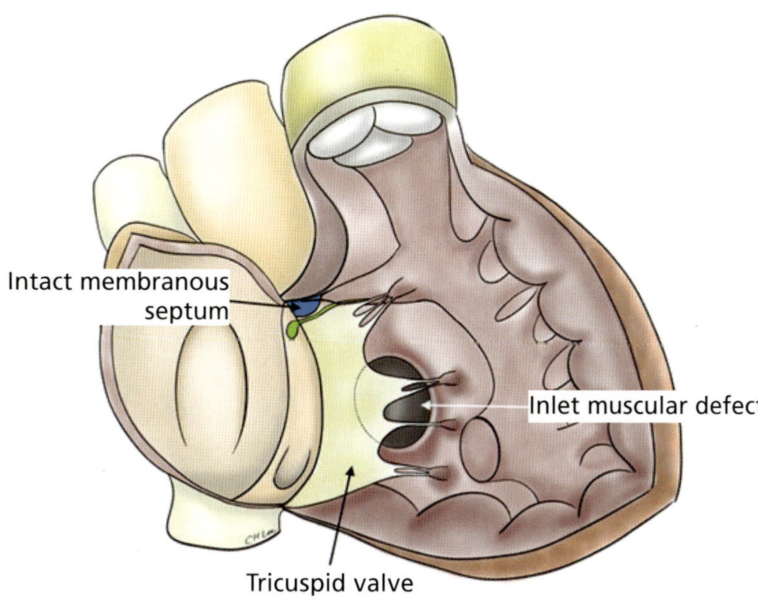

그림4

유입로 근성부형 결손(Inlet muscular defect)의 모식도
우심실 유입로로 결손이 열려 있으며, 결손의 경계는 대부분 근성부로 이루어져 있다. 방실 전도계는 근처에서 주행하지만 결손 경계부에 인접해 있지는 않다.
(Courtesy of Chang-Ha Lee, Sejong General Hospital)

수도 있고, 유입로 막주위형 결손(inlet perimembranous, [그림5])이 될 수도 있다. AV canal형 결손, 후방유입로로 연장된 막주위형 결손(perimembrnaous defect with posterior inlet extension) 및 type 3 결손이 모두 이 범주에 포함된다. 유입로 근성부형 결손(inlet muscular defect)은 시술적 봉합의 대상이 되기도 한다.

심초음파상 심첨 4방도(apical 4 chamber view)나 늑골하도(subcostal view)에서 잘 관찰되며[그림6], 방실 판막들(atrioventricular valves)과의 관계를 매우 주의깊게 평가해야 하는 결손이다.

3) 육주 근성부 결손

육주 근성부 결손(trabecular muscular defect)은 오로지 근성부 경계(muscular border)로만 이루어진 결손으로, 근성부 심실중격의 apical component내에 결손

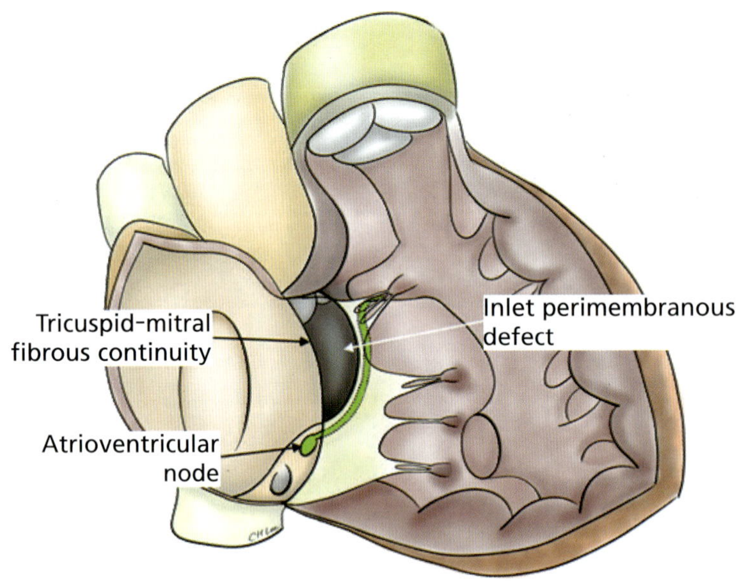

그림5

유입로 막주위형 결손(Inlet perimembranous defect)의 모식도
비정상적으로 하방으로 위치한 방실 결절과 전도계가 결손의 후하방 경계면을 따라 주행한다.
(Courtesy of Chang-Ha Lee, Sejong General Hospital)

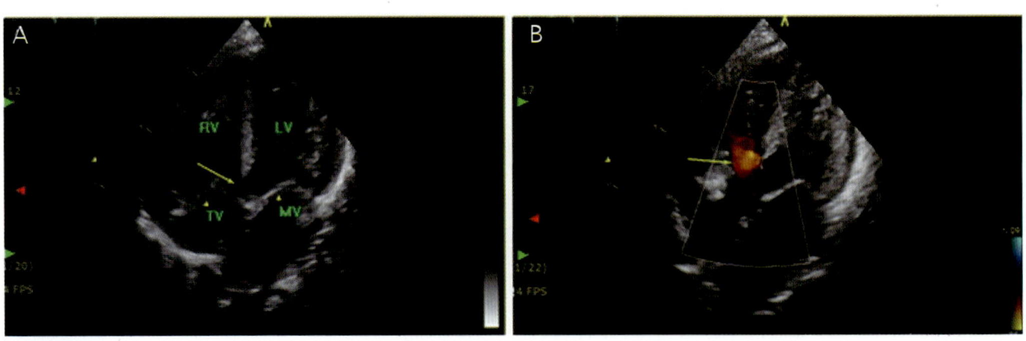

그림6

유입로 심실중격결손의 심장초음파 소견
(A) 심첨 4방도상 유입로형 결손이 방실판막 접합부에서 관찰되며(화살표)
(B) 컬러 도플러에서 좌우 단락이 관찰됨

이 위치한다. 이 유형의 결손에는 유입로 근성부형(inlet muscular)과 유출로 근성부형(outlet muscular) 결손이 포함되지 않기에 종래의 type 4 결손과 동일한 것은 아니다. 육주 근성부 중격 내 결손의 위치에 따라 midseptal, apical, potero-inferior 와 anterosupirior로 분류되며, 여러 개의 결손이 있는 경우는 multiple로 분류된다([표1], [그림7]). 육주 근성부 결손은 자연적으로 봉합되는 경우가 많으며, 시술적 봉합의 대상이 되는 결손이다.

심초음파 장축단면도에서는 우심실 유입로에서 좌심실 유출로까지 탐촉자를 기울여가며 자세히 평가하여야 하고, 흉골 단축단면도에서는 심실의 심첨부부터 기저부까지 순차적으로 분할하여 평가하여야 한다[그림8]. 컬러 도플러 영상은 특히 육주 근성부 내의 작은 결손을 감별하기 쉽지 않을 때나 심첨부 심실중격 결손의 감별시에 매우 유용하다[그림8].

4) 유출로 결손

유출로 결손(outlet defect)은 우심실 septal band 분지 사이의 우심실 유출로로 연결된 결손으로, 유출로 중격(outlet septum)과 근성부 중격(muscular septum)의 사이에 전위(malalignment)가 동반되기도 하고 동반되지 않기도 한다. 더 세분하여서는 유출로 막주위형(outlet perimembranous, [그림9]), 유출로 근성부형(outlet muscular), 양동맥 근접부형(doubly committed juxta-arterial, [그림10]) 결손으로 분류된다. 유출로 결손에는 종래의 누두상(infundibular) 결손, 동맥하(subarterial) 결손, 양동맥하(doubly committed subarterial) 결손, 원추중격형(conal septal) 결손, intraconal 결손, type 1 결손, 폐동맥하(subpulmonary) 결손 및 supracristal 결손이 모두 포함될 뿐 아니라, 전위된 유출로 중격(malaligned outlet septum)의 결손도 모두 포함된다.

심초음파 흉골연 장축단면도상 막주위형 결손과 감별이 쉽지 않으나, 흉골연 단축단면도 상에서는 폐동맥 판막 바로 아래 위치에서 쉽게 감별이 된다[그림11]. 이 유형의 결손을 통해 주로는 대동맥 판막중 우관상첨판(right coronary cusp)이 탈출하여 대동맥판막 역류증이 동반되기도 하며, 드물게는 비관상첨판(noncoronary cusp)이 탈출하기도 한다.

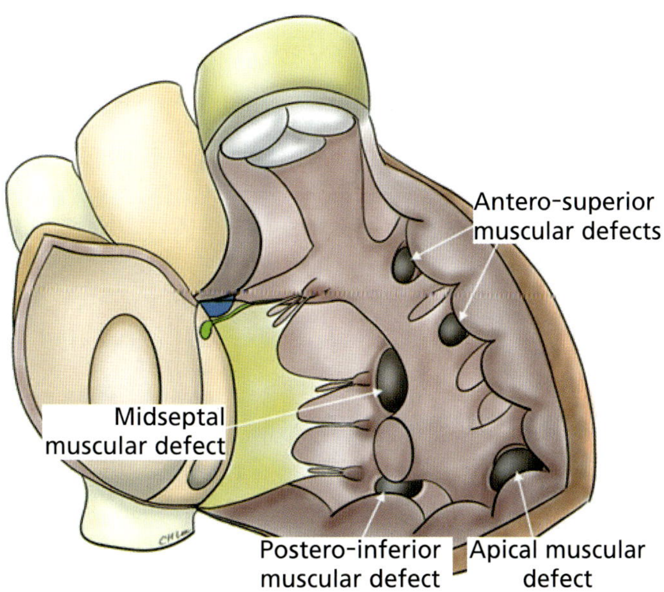

그림7

육주 근성부 결손(trabecular muscular defect)의 모식도

(Courtesy of Chang-Ha Lee, Sejong General Hospital)

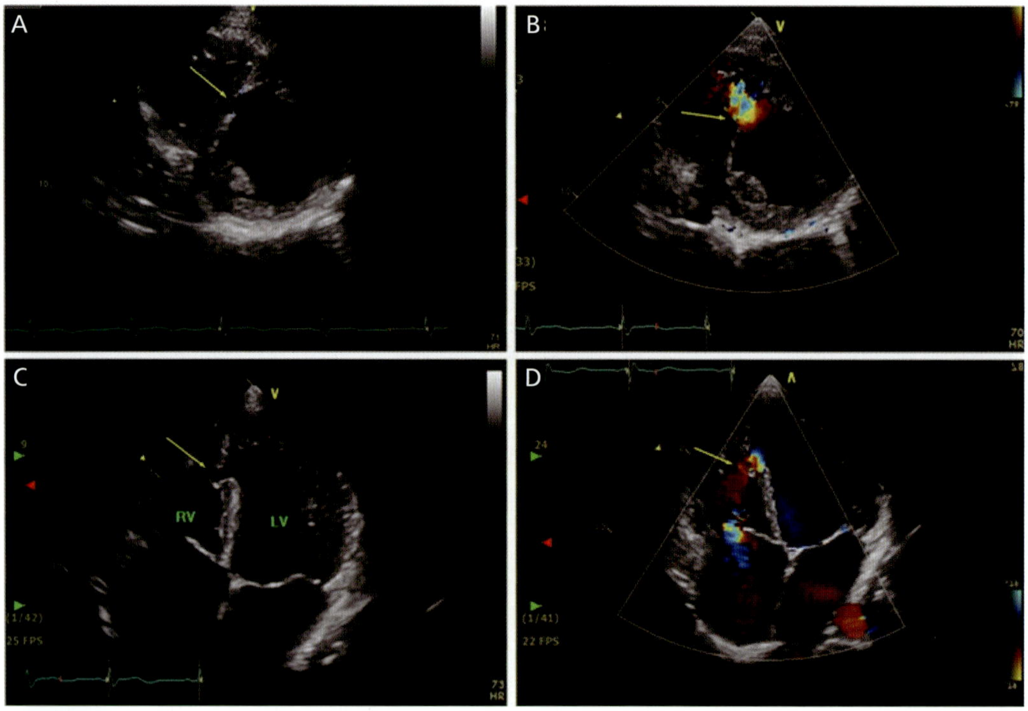

그림8

육주 근성부 심실중격결손의 심장초음파 소견
(A) 흉골연 단축단면도상 근성부 결손이 관찰 (B) 컬러 도플러 영상에서 좌우 단락이 보임
(C) 심첨 4방도상 근성부 결손이 관찰 (D) 이를 통한 좌우 단락이 보임

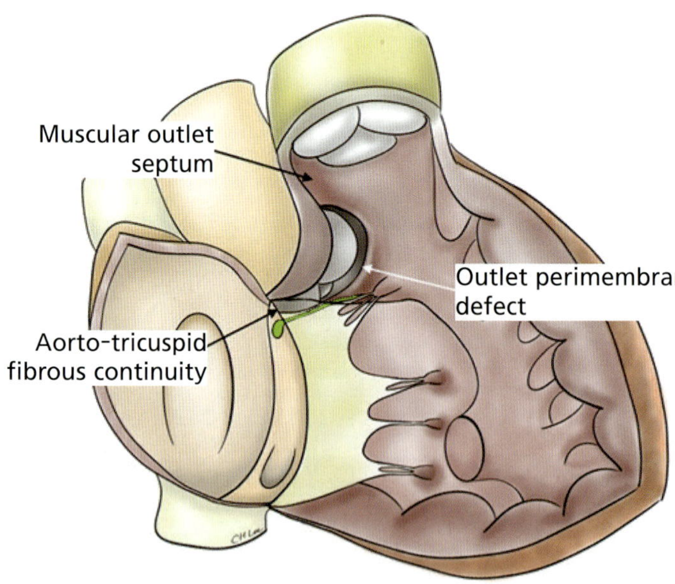

그림9

유출로 막주위형 결손(outlet perimembranous defect)의 모식도
Septal band 분지 사이에 위치한 결손이 삼첨판막과 대동맥판막 사이의 fibrous continuity area까지 확장되어 있다.
(Courtesy of Chang-Ha Lee, Sejong General Hospital)

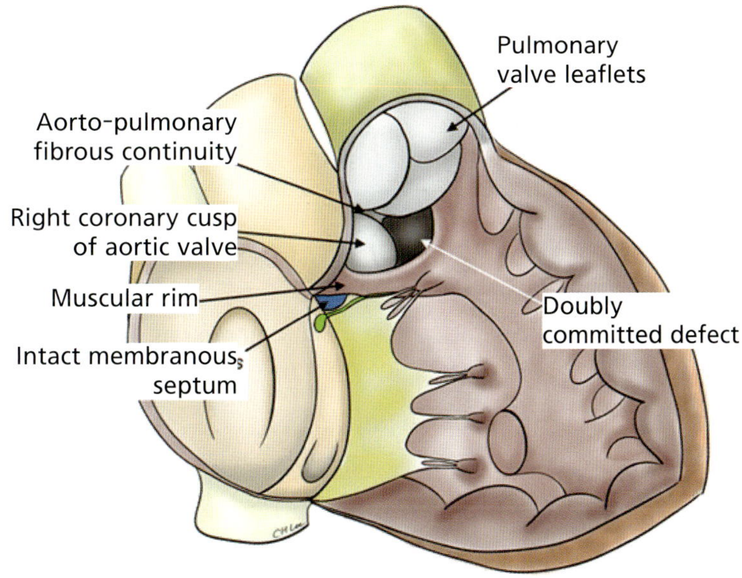

그림10

유출로 양동맥 근접부형(doubly committed juxta-arterial) 결손의 모식도
대동맥 판막과 폐동맥 판막 사이의 fibrous continuity에 인접하여 결손이 위치한다. 방실 전도계는 결손에서 거리를 두고 주행한다.
(Courtesy of Chang-Ha Lee, Sejong General Hospital)

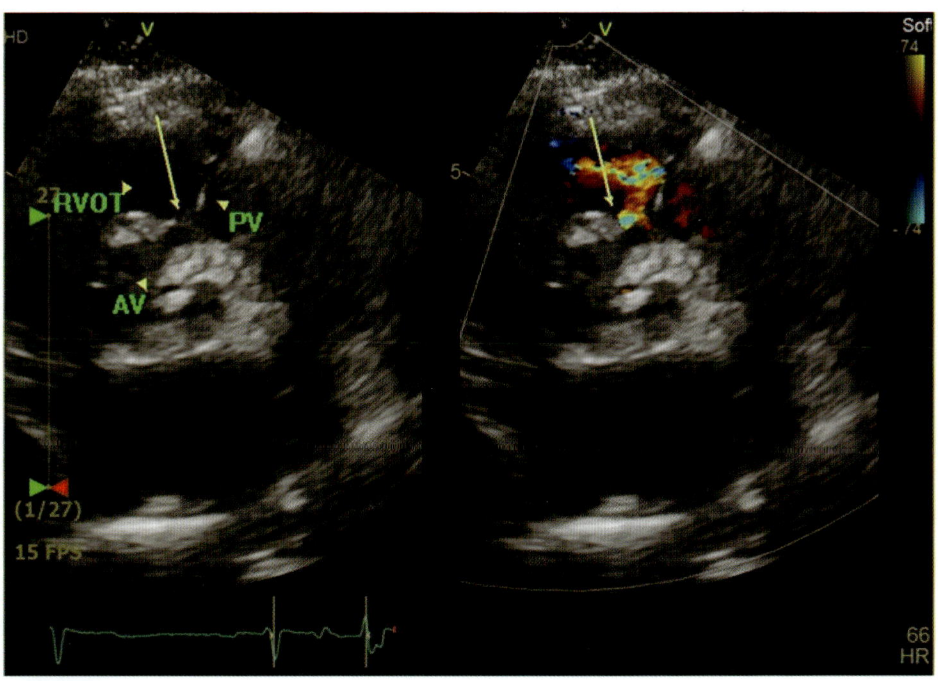

그림11

유출로 심실중격결손중 양동맥근접형 결손의 심장초음파 소견
흉골연 단축단면도상 폐동맥판막 아래에서 결손이 관찰되며, 컬러 도플러 영상에서 1시 방향으로 좌우 단락이 관찰됨

II. 심근경색후 심실중격파열(결손)

심근경색 환자의 1% 미만에서 발생하는 심근경색후 심실중격 파열은, 드물지만 사망율이 높은 심각한 합병증이다. 통상 경색 발병 1주이내에 급성 심부전에 합당한 증상과 징후가 갑자기 시작되고 전수축기 심잡음이 들리면 의심할 수 있다. 심근 전벽(anterior wall)에 발생한 대규모의 전층 심근경색과 처음 발생한 경색시에 호발하는 것으로 알려져 있으며, 위험인자로는 고령, 여성, 비흡연자, 고혈압, 우심실경색, 대규모 심근경색 등이 관련이 있다. 선천성 심실중격 결손과는 다른 위치에 발생하며, 정확한 진단 평가가 매우 중요하기에 자세한 심초음파 검사가 필수적이다. 치료 원칙은 수술적 봉합이며, 선별적 사례에서 경피적 transcatheter를 통한 결손 봉합이 시도되고 있다.

1. 심근경색후 심실중격파열(결손)의 심초음파 소견

경흉부 이면성 심초음파와 색도플러 초음파로 결손의 위치와 크기를 진단하며, 양심실의 기능과 폐동맥압의 증가 정도, 좌우 단락의 정도를 평가한다. 명확하지 않은 경우 경식도 심초음파를 시행하기도 한다. 전벽 심근경색에 연관하여 발생하는 심실 중격 파열은 단순하고 명확한 결손 부위가 심첨부 중격에서 관찰되는 반면[그림12], 하벽(inferior wall) 심근 경색에서 발생하는 경우는 좀더 복잡한 모양으로 괴사된 조직 내에 구불구불한 여러 개의 혈행성 통로를 형성하기도 하며, 기저부 중격에서 주로 관찰된다[그림13].

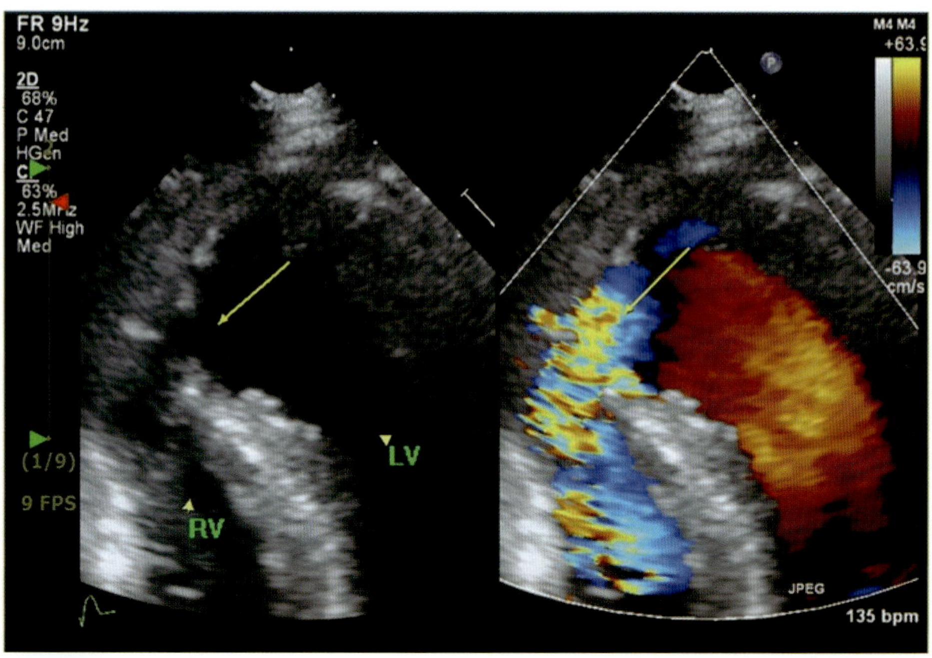

그림12

전벽 경색후 발생한 심첨부 중격의 파열의 심장초음파 소견
심첨부 심실중격의 경계부위에 결손이 보이고, 컬러 도플러상 좌우단락이 관찰됨(화살표).

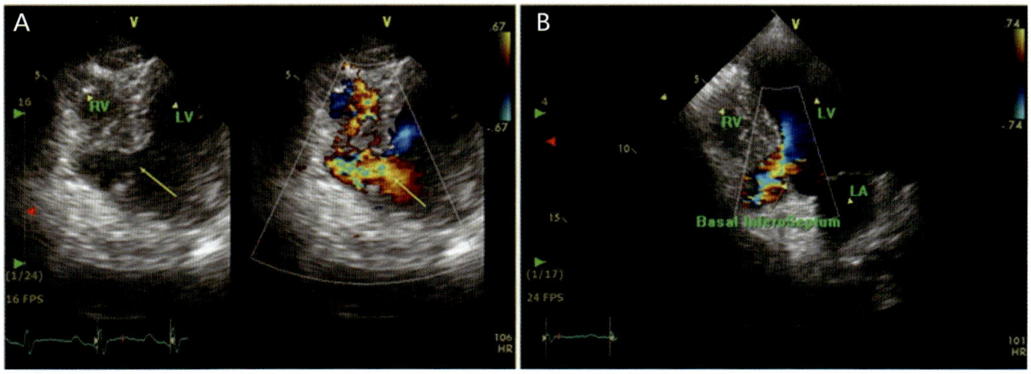

그림13

후하벽 경색후 발생한 기저부 중격 파열의 심장초음파 소견
(A) 기저부 하벽 심실중격에 결손이 관찰 (B) 컬러 도플러상 좌우단락이 관찰

참고 문헌

(1) Franklin RC, Beland MJ, Colan SD, et al. Nomenclature for congenital and paediatric cardiac disease: the International Paediatric and Congenital Cardiac Code (IPCCC) and the Eleventh Iteration of the International Classification of Diseases (ICD-11). Cardiol Young 2017;27:1872–938.

(2) Leo Lopez, Lucile Houyel, Steven D. Colan, et al. Classification of Ventricular Septal Defects for the Eleventh Iteration of the International Classification of Diseases—Striving for Consensus: A Report From the International Society for Nomenclature of Paediatric and Congenital Heart Disease. Ann Thorac Surg 2018;106:1578–891.

(3) Crenshaw BS, Granger CB, Birnbaum Y, Pieper KS, Morris DC, Kleiman NS, et al. Risk factors, angiographic patterns, and outcomes in patients with ventricular septal defect complicating acute myocardial infarction. GUSTO-I (Global Utilization of Streptokinase and TPA for Occluded Coronary Arteries) Trial Investigators. Circulation 2000;101(1):27–32.

(4) Birnbaum Y, Fishbein MC, Blanche C, Siegel RJ. Ventricular septal rupture after acute myocardial infarction. N Engl J Med 2002;347(18):1426–32.

(5) Ting F, Bhat A, Sammel N, Muller D. Delayed amplatzer occluder device closure of postinfarction ventricular septal defect: a case report. Case Rep Cardiol 2014;2014:159010.

(6) Antman EM, Hand M, Armstrong PW, Bates ER, Green LA, Halasyamani LK, et al. 2007 Focused Update of the ACC/AHA 2004 Guidelines for the Management of Patients with ST-Elevation Myocardial Infarction: a report of the American College of Cardiology/American Heart Association Task Force on Practice Guidelines: developed in collaboration with the Canadian Cardiovascular Society endorsed by the American Academy of Family Physicians: 2007 Writing Group to Review New Evidence and Update the ACC/AHA 2004 Guidelines for theManagement of Patients With ST-Elevation Myocardial Infarction, Writing on Behalf of the 2004 Writing Committee. Circulation 2008;117(2):296–329.

(7) Radford MJ, Johnson RA, Daggett Jr WM, Fallon JT, Buckley MJ, Gold HK, et al. Ventricular septal rupture: a review of clinical and physiologic features and an analysis of survival. Circulation 1981;64(3):545–53.

(8) Smyllie JH, Sutherland GR, Geuskens R, Dawkins K, Conway N, Roelandt JR. Doppler color flow mapping in the diagnosis of ventricular septal rupture and acute mitral regurgitation after myocardial infarction. J Am Coll Cardiol 1990;15(6):1449–55.

(9) Shahreyar M, Akinseye O, Nayyar M, Ashraf U, Ibebuogu UN. Post-myocardial infarction ventricular septal defect: A comprehensive review. Cardiovasc Revasc Med. 2018 Nov 20. pii: S1553-8389(18)30532-3.

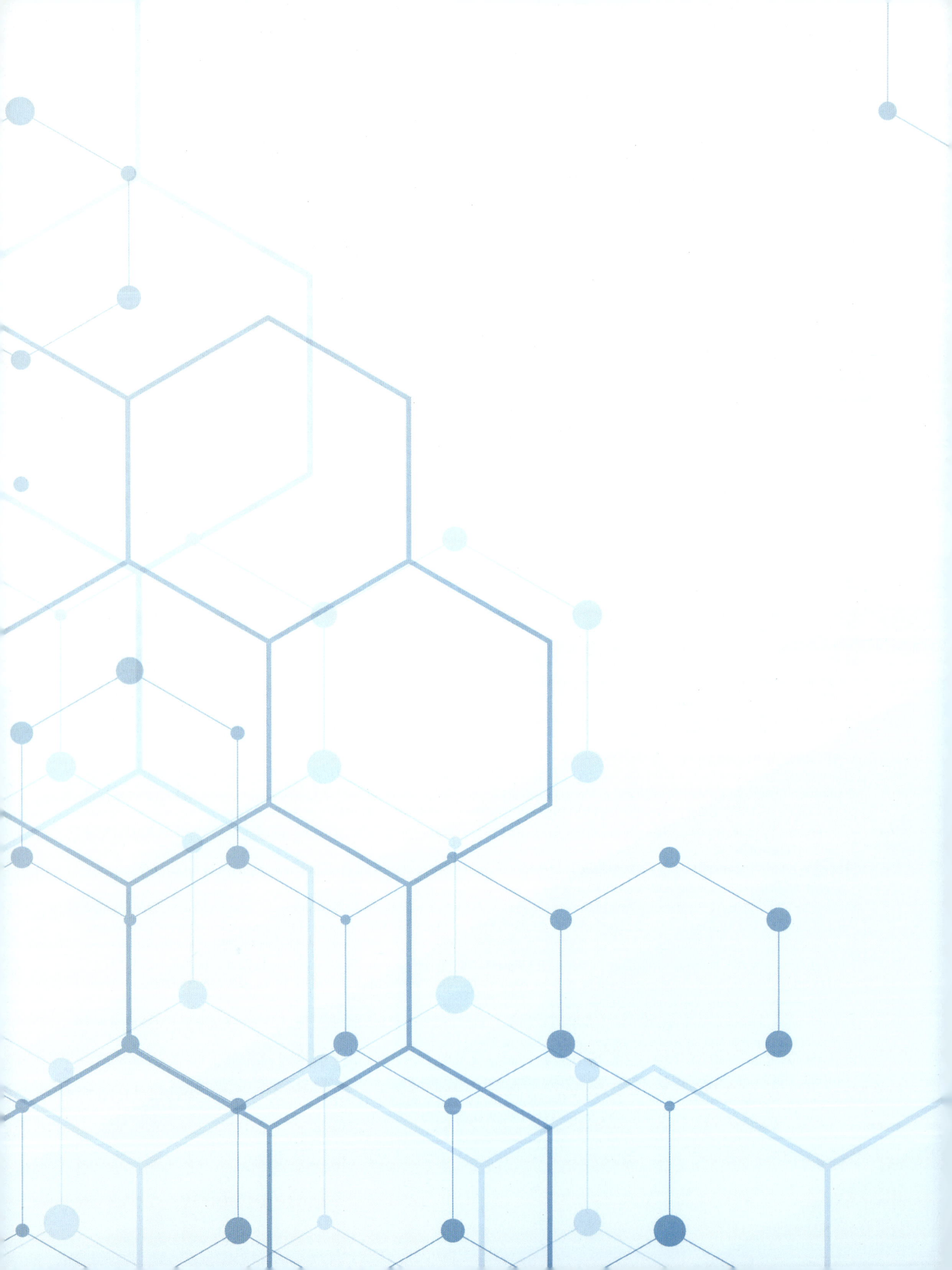

Chapter

5 난원공 개존증(PFO)의 기본 영상(CT)

Basic Imaging (PFO, CT)

중앙대학교병원 차민재

I. 난원공 개존증

출생 후에도 태아기에 열려 있던 난원공(foramen ovale)이 정상적으로 폐쇄되지 않고, 개방된 상태로 유지되는 경우를 난원공 개존증(patent foramen ovale, PFO)이라고 한다. PFO의 유병율은 전체 인구의 약 25-35%로 보고되며, 보통 나이가 들수록 유병율은 감소하는 것으로 알려져 있다[1,2]. PFO는 원인 미상의 색전성 뇌경색 환자에서 기이성 색전증(paradoxical embolism)의 잠재적 경로로 알려져 있다. 발살바 수기와 agitated saline injection을 이용한 경식도 심초음파 검사(transesophageal echocardiography)는 경흉부 심초음파(transthoracic echocardiography)와 비교시 좋은 해상도로 심방 중격을 용이하게 관찰할 수 있어, 현재 PFO 진단의 gold standard로 여겨지고 있다.

II. PFO의 CT 소견

전산화 단층촬영(computed tomography, CT) 기법의 발선, 특히 다절편 CT (multidetector computed tomography, MDCT)의 도입으로 Z-축 공간 해상도가 향상되면서 심장 영상 분야에 획기적인 발전이 있었다. 현재는 CT 관상동맥 혈관조영술(coronary CT angiography; coronary CTA)을 통해 관상동맥 질환뿐만 아니라, 심근, 판막 및 중격과 같은 다른 심장 구조물의 평가가 가능 해졌다. 또한 coronary CTA 촬영 시, 조영제 주입 후 생리 식염수를 추가로 주입하는 기법으로 PFO와 같은 작은 좌-우 단락의 CT 진단이 보다 수월 해졌다.

발생학적으로, 심방 중격은 일차 중격(septum primum)과 이차 중격(septum secundum)의 융합으로 형성된다. Septum primum이 형성되면서, septum primum의 상중앙부의 세포들이 죽어 작은 구멍들이 만들어지는데, 이들이 합쳐져 이차 구멍(ostium secundum)을 형성한다. 이후 septum secundum이 발생하면서 ostium secundum의 일부를 막게 되는데, 남아있는 난원형의 결손을 foramen ovale 라고 한다. Septum primum의 하부는 태생기 중 좌심방으로 돌출된 얇은 막으로 된 난원공판(valve of foramen ovale)을 형성한다. 출생 직후, 보통 septum primum과 septum secundum의 융합으로 foramen ovale는 완전히 폐쇄되지만, 일부 융합이 불완전한 경우에서 PFO가 생기게 된다[그림1].

CT에서 PFO는 심방 중격의 통로 같은 모양(channel-like appearance)으로 보이며, 이 심방 중격 통로를 통한 조영제 제트(contrast agent jet)가 있을 때 진단할 수 있다[그림2]. Kim. 등은 위 두개의 영상 소견이 보이는 경우, PFO의 CT 진단율을 민감도 73.1%, 특이도 98.4%, 양성예측도 90.5%, 음성예측도 94.7%로 보고하였다[3]. Williamson 등은 PFO의 3가지 CT 진단 기준으로 1) 좌심방의 flap, 2) 우심방으로 이어지는 심방 중격의 조영제 기둥, 그리고 3) 좌심방 → 우심방 조영제 흐름을 제시하였으며, 이 세가지 기준을 모두 만족하였을 때 PFO의 진단 특이도 및 양성예측도를 100%로 보고한 바 있다[4]. Saremi 등의 연구에 따르면, valve of foramen ovale를 형성하고 있는 septum primum의 길이가 짧을수록 좌-우 단락이 더 흔하게 발생한다고 보고하였다[5].

Ⅲ. PFO의 CT 감별 진단

Septum primum과 septum secundum의 불완전한 융합으로 인해 좌심방 내부 혹은 심방 중격을 따른 flap (channel-like appearance)이 형성된다. 하지만, flap이 보인다고 해서 항상 PFO와 같은 좌-우 단락이 있는 것은 아니므로 판독 시 주의를 요한다. 또한 발생학적 경로를 고려해 보았을 때, PFO는 심방 중격과 평행하게 보이며 하대정맥 방향으로 비스듬한 좌-우 단락을 형성한다. 이러한 특징적인 혈류 방향은 PFO와 다른 심방 중격 결손을 감별할 수 있는 기준이 된다[그림3].

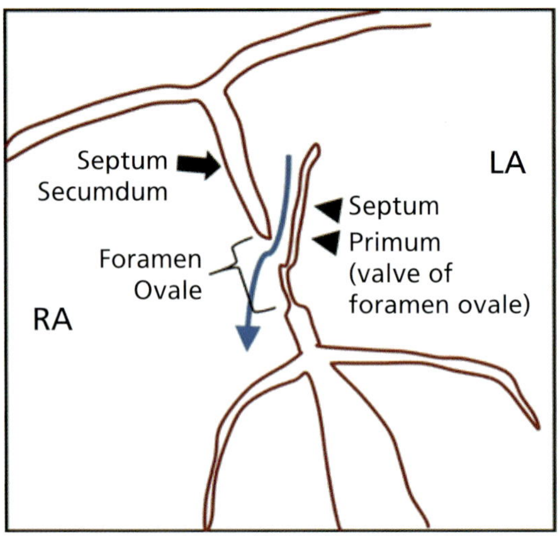

그림1

난원공 개존증 (PFO)의 간략한 해부학적 모식도
LA = left atrium (좌심방), RA = right atrium (우심방)

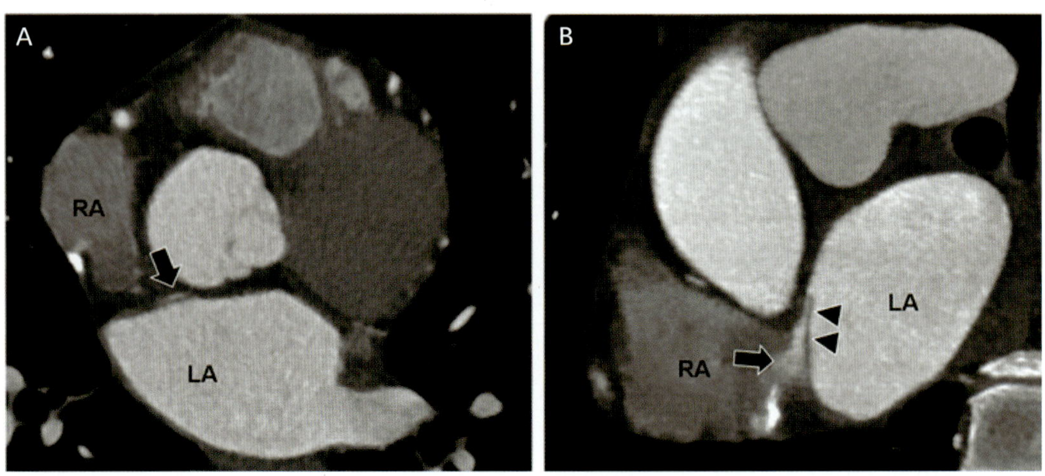

그림2

50세 남자에서 발견된 난원공 개존
(A) CT 4방 영상에서 심방중격을 따른 얇은 틈새 모양의 통로(channel-like appearance)가 관찰된다(화살표)
(B) CT 단축면 영상에서 이 통로를 통해 좌심방 ➜ 우심방으로 향하는 비스듬한 조영제 제트가 보이고(화살표), 위로 향하고 있는 일차 중격(septum primum)이 flap valve를 형성하고 있다(화살표머리).
LA = left atrium (좌심방), RA = right atrium (우심방)

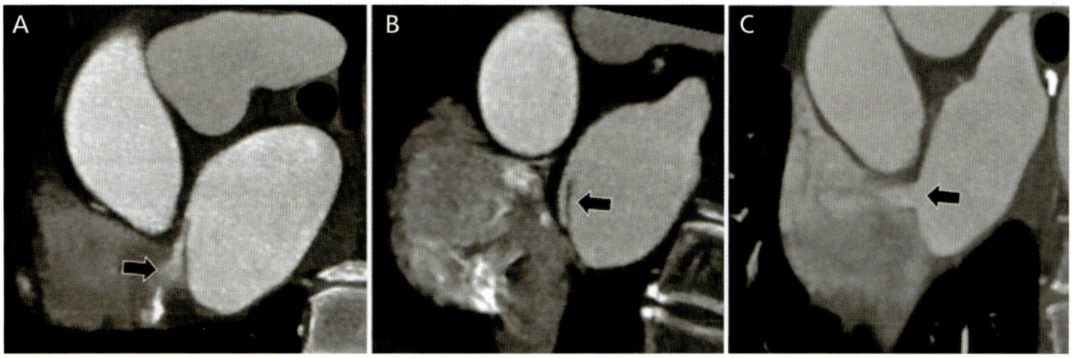

그림3

(A) 전형적인 좌심방 ➜ 우심방의 심방 중격과 평행하는 방향의 비스듬한 조영제 제트(화살표)를 보이는 PFO
(B) 일차 중격(septum primum) flap이 관찰되나(화살표), 뚜렷한 심방 사이 단락을 시사하는 조영제 흐름은 보이지 않는다.
(C) 심방 중격과 평행한 PFO와 달리, 심방 중격과 수직 방향의 단락을 보이는 이차공 심방중격 결손(secundum atrial septal defect)(화살표)

참고 문헌

(1) Handke M, Harloff A, Olschewski M, Hetzel A, Geibel A. Patent foramen ovale and cryptogenic stroke in older patients. N Engl J Med. 2007;357(22):2262-8.

(2) Hagen PT, Scholz DG, Edwards WD. Incidence and size of patent foramen ovale during the first 10 decades of life: an autopsy study of 965 normal hearts. Mayo Clinic proceedings. 1984;59(1):17-20.

(3) Kim YJ, Hur J, Shim CY, Lee HJ, Ha JW, Choe KO, et al. Patent foramen ovale: diagnosis with multidetector CT--comparison with transesophageal echocardiography. Radiology. 2009;250(1):61-7.

(4) Williamson EE, Kirsch J, Araoz PA, Edmister WB, Borgeson DD, Glockner JF, et al. ECG-gated cardiac CT angiography using 64-MDCT for detection of patent foramen ovale. AJR American journal of roentgenology. 2008;190(4):929-33.

(5) Saremi F, Channual S, Raney A, Gurudevan SV, Narula J, Fowler S, et al. Imaging of patent foramen ovale with 64-section multidetector CT. Radiology. 2008;249(2):483-92.

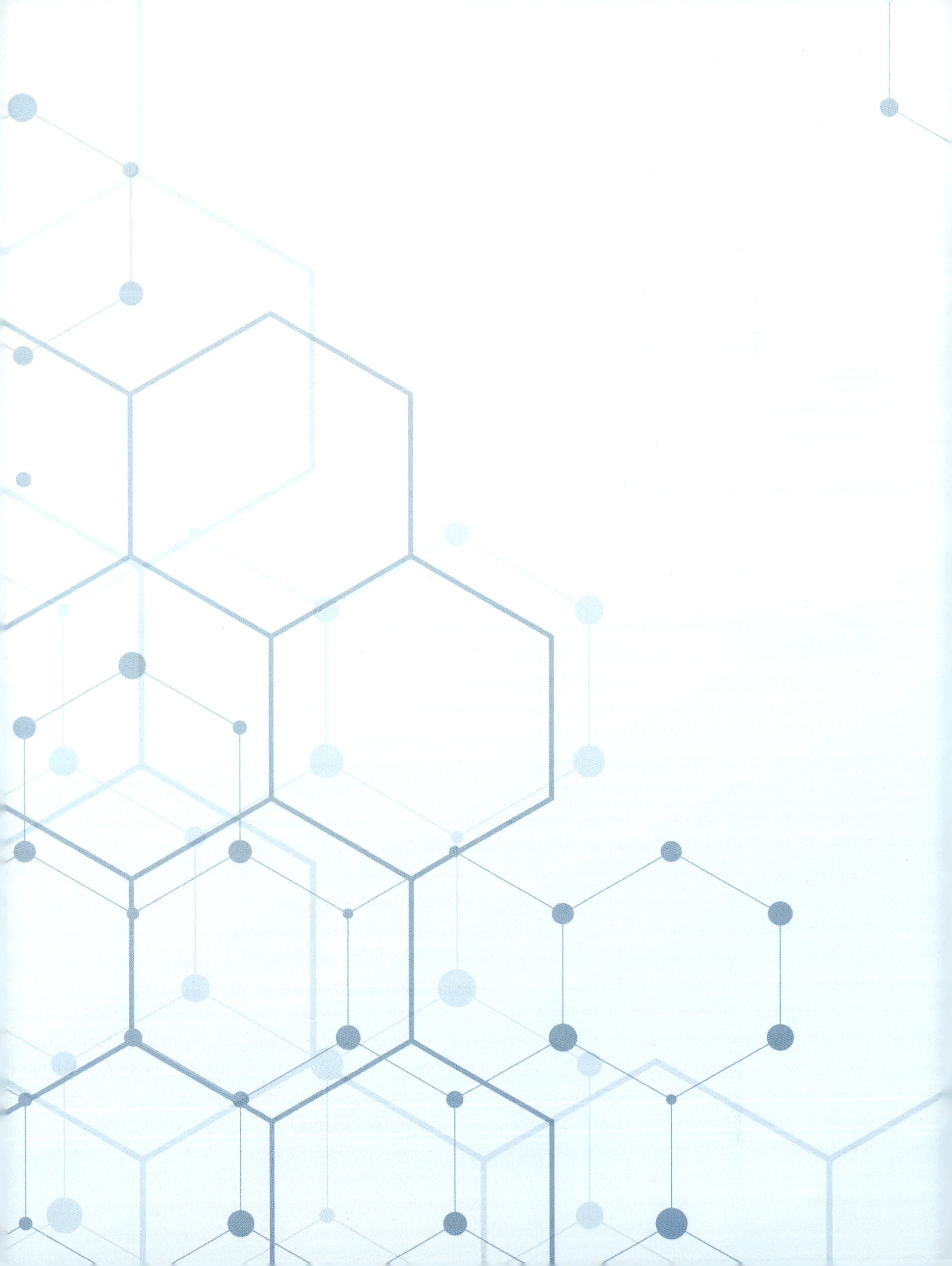

Chapter 6

난원공 개존증(PFO)의 기본 영상(심초음파)

Basic Imaging (PFO, Echo)

이대서울병원 조인정

I. 심초음파를 이용한 PFO의 진단

PFO (patent foramen ovale, 난원공 개존증)는 출생 후에도 난원공(foramen ovale)이 폐쇄되지 않고 개방된 상태로 유지되는 경우를 말한다. PFO는 심방 중격의 조직 결손인 ASD와는 구조가 다르며, septum primum과 septum secundum이 오버랩 되는 공간 사이에 발생하는 단락(shunt)을 말한다. PFO는 심초음파를 이용해서 진단할 수 있으나, 다음과 같은 사항에 주의하여야 한다. 경흉부 초음파에서는 초음파 영상의 질이 좋지 못한 경우에 진단이 어렵다. 경식도 초음파에서는 우심방압을 충분히 올려 우-좌 단락(right to left shunt)을 생성하지 못한 경우 위음성으로 진단될 수 있다. 승모판 역류와 같은 질환이 동반되어 좌심방압이 지속적으로 높은 경우에도 일시적인 우-좌 단락을 생성하기 어려워 위음성이 될 수 있다.

II. 경흉부 초음파

1. 진단 방법

경흉부 초음파에서는 PFO의 모양을 직접적으로 관찰할 수는 없으나 agitated saline 조영 심초음파를 통해서 심장내 단락(intracardiac shunt)의 존재를 확인하는 방법으로 PFO를 진단한다[표1]. 일반적으로 좌심방압이 우심방압보다 높으므로, PFO는 평소에는 닫혀 있다가 심방 사이 압력이 역전되는 순간에 열리면서 우-좌 단락이 유발된다. 일반 경흉부 초음파에서 특별한 구조적인 이상이 없는 경우 Valsalva maneuver를 시행하여 우심방에서 좌심방으로 단락 혈류가 발생하는 경우 PFO로 진단할 수 있다. Valsalva maneuver가 어려운 경우 기침, 재채기 등의 조작을 통해 우심방압을 올린다.

[표1] Agitation saline 조영 심초음파

1) 상완정맥에 3-way locking stopcock를 연결하여 정맥 카테터를 잡는다.
2) 혈액을 섞을 경우 microbubble의 초음파 관찰 강도가 강해지므로, 10 mL 주사기에 8 mL 생리 식염수, 1 mL 환자 혈액, 1 mL 공기를 섞어 조영제를 만든다.
3) 빈 10 mL 주사기와 연결하여 빠르게 앞뒤로 섞어서 거품(bubble)을 만든다.
4) 만든 조영제를 빠르게 상완정맥에 주입을 하며 10초 정도 긴 시간 동안 영상 클립을 얻는다. 경흉부 초음파에서는 심첨부 사방도 (apical 4 chamber view), 경식도 초음파에서는 심방 중격이 가장 잘 관찰되는 영상(30-100도 사이)에서 관찰한다.
5) 안정 상태와 Valsalva maneuver를 시행하며 agitated saline을 주입하여 단락 유무를 확인한다.
6) Biplane 영상을 이용하면 작은 우-좌 단락도 잘 관찰할 수 있다.

2. 진단 기준

우심방이 agitated saline으로 조영된 이후 심주기 3-5 내에 좌심방에 bubble이 관찰되는 경우 PFO와 같은 심장내 단락이 있다고 진단할 수 있다[그림1]. 일반적으로 우심방이 완전히 조영된 후 심주기 3주기 이내에 우-좌 단락이 있는 경우 심실내 단락, 5주기 이후 발생하는 경우 심실외 단락으로 판정한다. 폐단락(pulmonary shunt)의 양이 많은 경우에 3주기 이내에 우-좌 단락이 생기는 경우도 있으므로 해

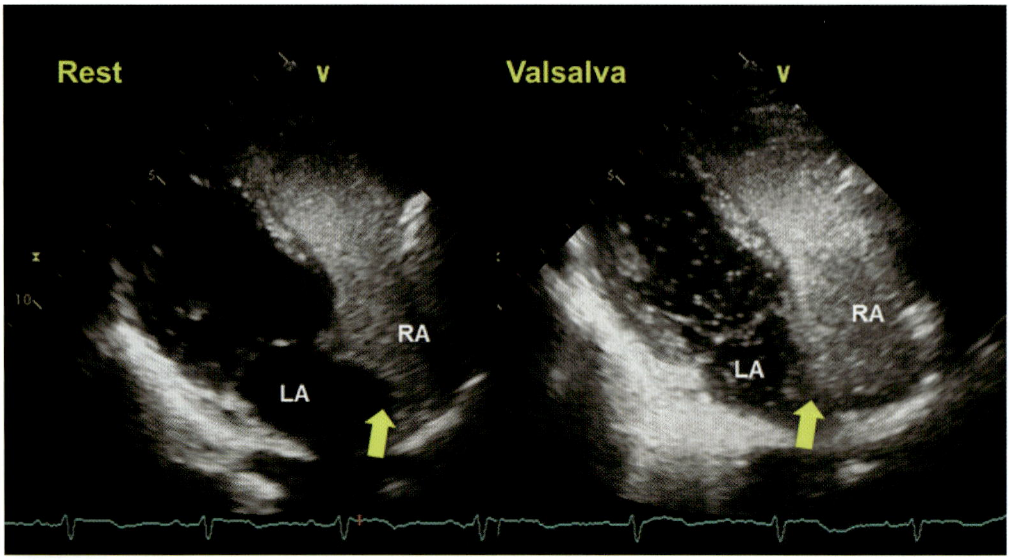

그림1

우-좌 단락의 존재의 확인. 심방중격(노란 화살표)이 Valsalva maneuver 시에 좌심방 쪽으로 이동하며 심장내 단락이 형성되는 것이 확인된다.

[표2] 중등도의 평가

Grade1	<5
Grade2	5-25
Grade3	> 25
Grade4	Opacification of chamber

석에 주의하며, 심방 중격의 이동 및 bubble이 들어오는 방향을 확인할 수 있으면 판단에 도움이 된다.

Bubble의 개수에 따라 아래와 같이 중등도를 평가한다[표2].

Ⅲ. 경식도 초음파

1. 2D 경식도 초음파

2D 경식도 초음파는 해상도가 높고 단락 혈류가 생기는 부위를 직접 확인할 수 있기 때문에 PFO 진단시 가장 선호되는 검사 방법이다. 또한 우-좌 단락이 확인된 경우 경식도 초음파를 통해 심방 중격의 모양, PFO의 모양과 사이즈, 기타 시술에 필요한 확인 사항을 직접 관찰하고 평가할 수 있고, 심장외 단락이나 심방 중격 결손에 의한 단락 여부를 확인 할 수 있다. 컬러 도플러는 스케일을 줄여서 관찰하는 편이 낮은 속도의 PFO나 작은 fenestration으로 인한 단락을 관찰하는 데에 용이하다.

정확한 PFO 모양의 확인을 위해서는 동시에 2D 컬러 영상을 확인하는 것이 유용하다(side by side). PFO 터널 내에 혈류가 존재를 확인할 때는 컬러 도플러 영상의 스케일을 줄여(20-30 cm/sec)서 관찰한다. PFO의 모양이 확인되면, 경흉부 초음파와 마찬가지로 agitated saline 조영 심초음파를 시행하여 기저 상태나 Valsalva maneuver 시행 시에 우심방에서 좌심방으로 단락 혈류가 보이는 것으로 진단할 수 있다. Valsalva maneuver 시에 심방 중격이 우측에서 좌측으로 이동하는 것을 확인하여야 적절히 Valsalva maneuver가 시행된 것이며, 이상적으로는 PFO를 통해서 bubble이 이동하는 것을 관찰하는 것이 좋다[그림2].

좌심방이 확장된 경우에는 PFO 주변 조직이 늘어나면서 전체 심주기에 지속적으로 심방간 단락 혈류(주로 좌-우 단락)가 보이기도 하며 이를 "stretched PFO" 라고 한다[그림3].

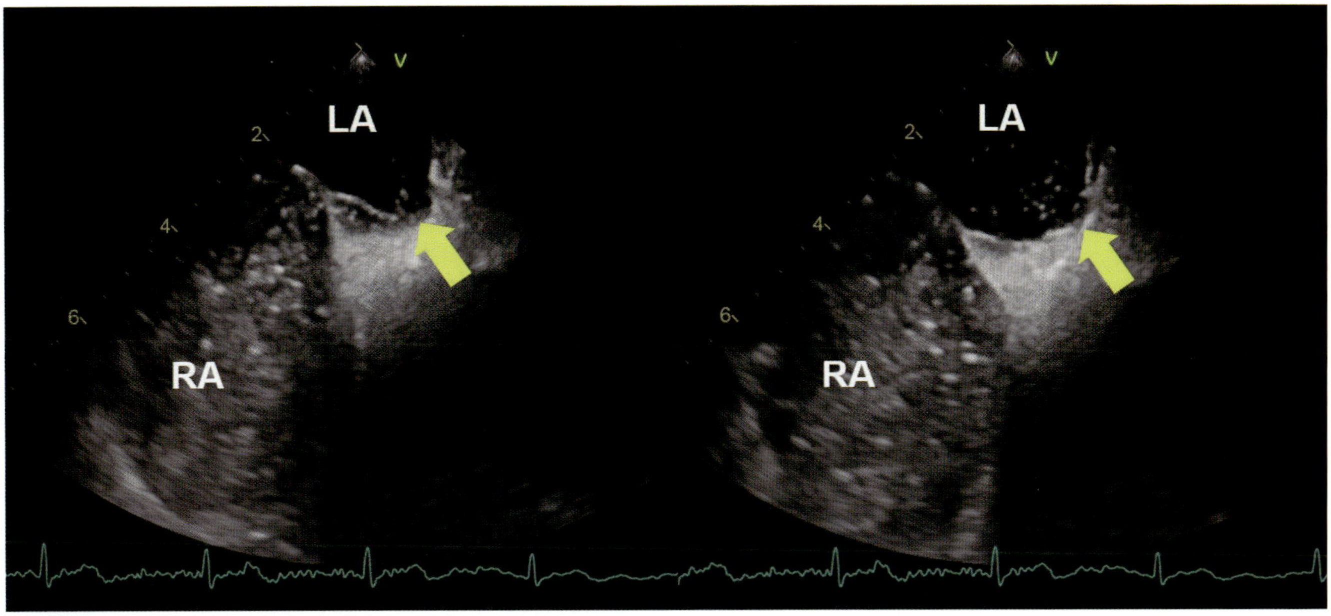

그림2

PFO의 진단 PFO를 통해서 bubble이 이동하는 것을 관찰할 수 있다(노란 화살표).

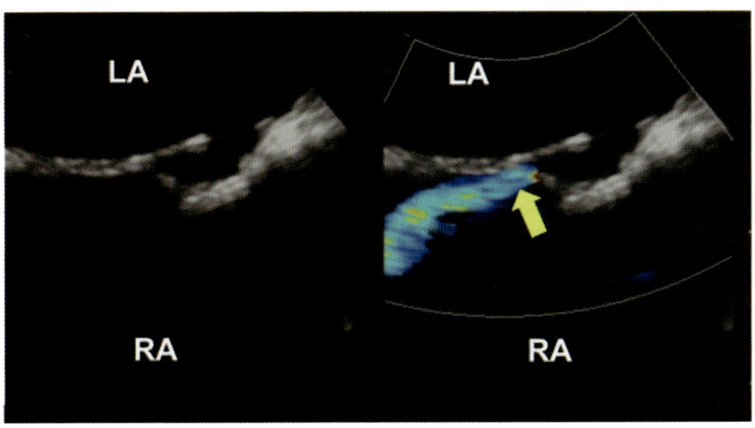

그림3

Stretched PFO (노란 화살표)
지속적인 좌-우 단락(left to right shunt)이 관찰된다.

2. 경식도 초음파 영상 프로토콜

1) Transverse plane, 0도[그림4][1]

상행대정맥(superior vena cava, SVC) 레벨에서 영상 획득을 시작하며 프루브를 아래쪽으로 지속적으로 이동시켜 PFO, 하행대정맥(inferior vena cava, IVC), 관상동맥동의 아래 레벨까지 영상을 확인한다.

2) Longitudinal plane, 90도[그림5][1]

SVC 레벨에서 시작하며, 프루브를 가볍게 우에서 좌측으로 돌리면 심방 중격을 관찰할 수 있다. 이후 IVC 레벨까지 아래로 이동하며 영상을 확인한다.

3) Specialized view, 30도~120도[그림6][1]

50도 mid-esophagus에서 PFO와 함께 대동맥판막과 대동맥궁을 확인할 수 있다. 이 영상에서는 대동맥판막과 함께 좌심방 쪽으로의 PFO의 개구부(opening)를 관찰할 수 있다. 30도에서 120도까지 각도를 변경하면서 PFO의 좌심방 개구부의 범위, PFO 트랙의 길이, PFO 터널 안의 혈류 여부 등을 확인한다.

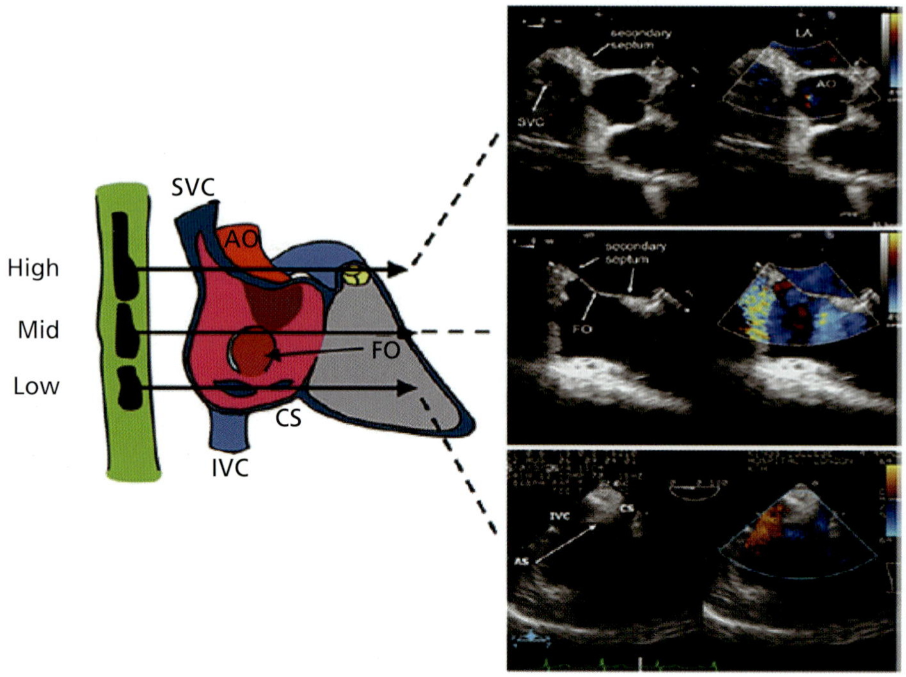

그림4

0도 영상에서 high-, mid-, low-esophagus에서 TEE 영상

(Rena et al. JACC: Cardiovascular Imaging 2010:3:749-60)

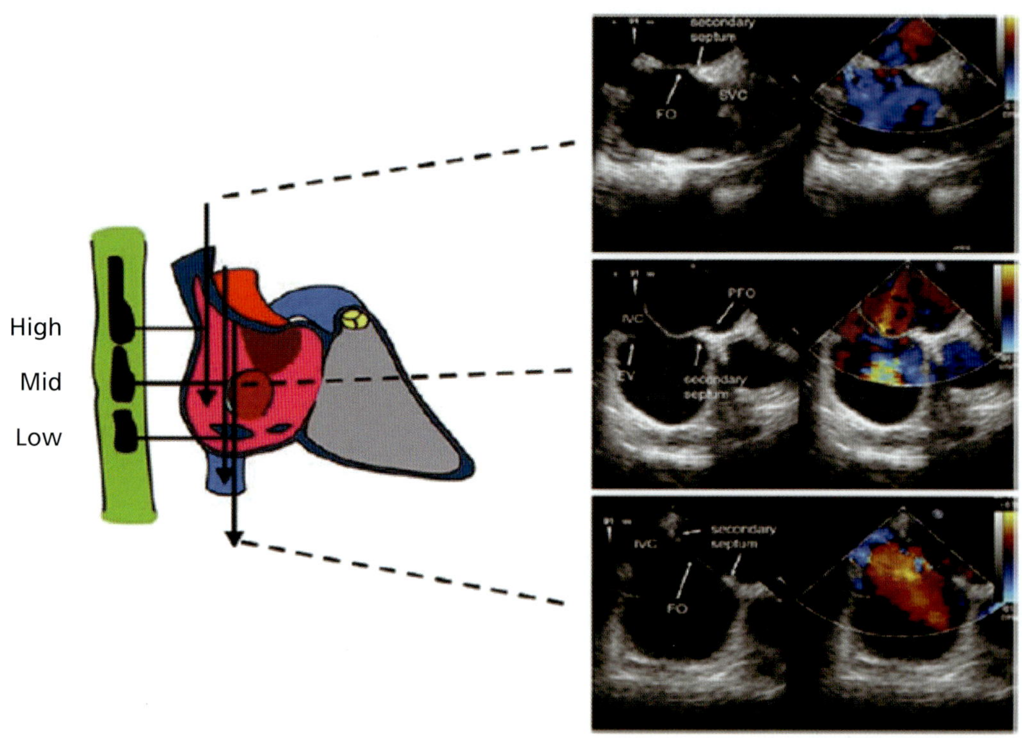

그림5

90도 영상에서 high-, mid-, low-esophagus에서 TEE 영상

(Rena et al. JACC: Cardiovascular Imaging 2010:3:749-60)

3. 경피적 시술을 위한 확인 사항

1) PFO 모양의 확인

개구부의 크기, 트랙(tract)의 길이, 단락 혈류의 존재 여부

2) 심방중격류의 동반 여부 확인

심방중격류(Atrial septal aneurysm, ASA)는 심방중격이 가상의 중심라인에서 어느 한쪽 심방쪽으로 10 mm 이상 이동하거나 전체적으로 15 mm이상 이동하는 경우로 정의한다[그림7]. 심방중격류는 주로 큰 사이즈의 PFO와 동반되는 경우가 많으며, multiple fenestration이 있는 경우가 많으므로 컬러 도플러를 통해서 단락 여부를 잘 확인해야 한다.

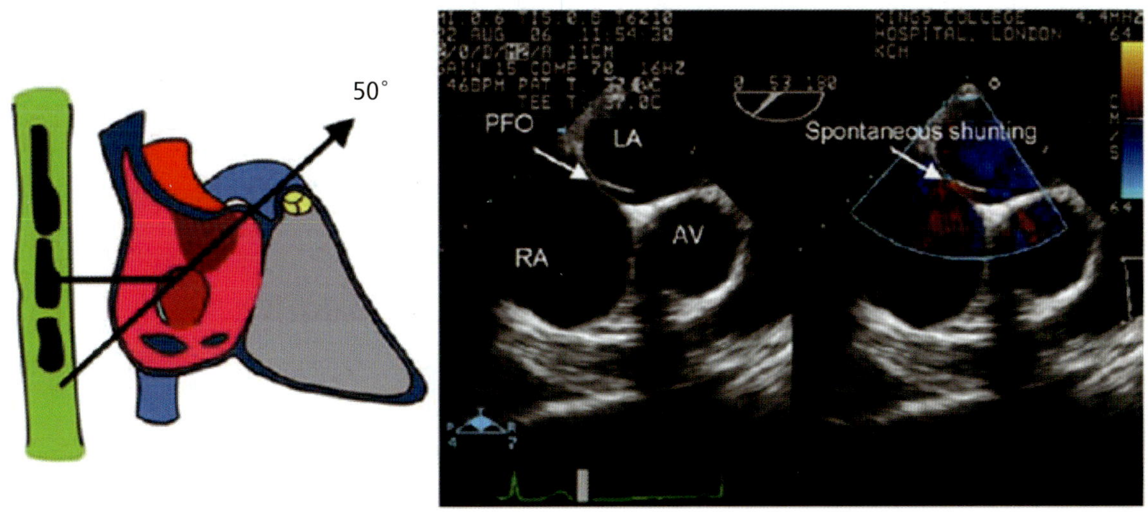

그림6

TEE 50도 영상 PFO와 대동맥판막, 대동맥궁과 심방중격, PFO와의 관계를 확인할 수 있다.
(Rena et al. JACC: Cardiovascular Imaging 2010:3:749-60)

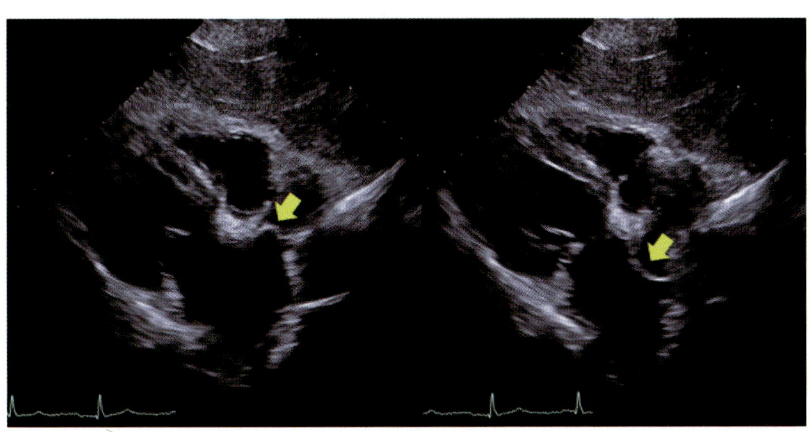

그림7

심방중격류 심방중격이 심방압력 변화에 따라 좌우로 이동하는 것을 관찰할 수 있다(노란 화살표).

3) 중격의 길이[그림8]

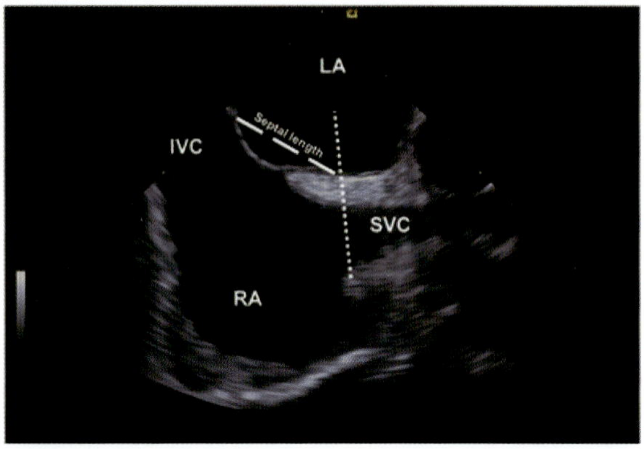

그림8

심방중격의 길이 측정

4) 결손과 주위 조직과의 거리

시술을 계획하고 있을 때에는 PFO와 상행정맥, 하행정맥, 대동맥궁, 폐동맥, 승모판막, 삼천판막, 관상동맥동(coronary sinus)과의 상관 관계에 대하여 주의 깊은 평가가 필요하다. ASD와 같은 방식으로 주변 조직 테두리(rim)의 길이를 평가하여, 여러 연속적인 영상에서 5mm 미만인 경우에는 deficient rim으로 시술 시에 주의를 요한다.

5) 동반된 심방 중격 결손이 있는지 확인

6) 기구 삽입술을 저해할 수 있는 동반 기형의 존재 여부 확인(Eustachian valve, Chiari network)

4. 3D 경식도 초음파

2D 영상을 보완하여 3D 경식도 초음파는 PFO의 모양을 이해하는데 도움을 줄 수 있다. 특히 PFO 결손과 주의 구조물과의 관계를 파악할 수 있어, 기구 삽입 시술 시에 유용하다. 주로 "3D zoom" 모드를 통해서 심방 중격 영상을 얻는다. 가장 좋은 영상은 초음파 빔이 심방 중격과 직각이 되는 방향에 있을 때 얻을 수 있으며(주로 약 130도 영상), SVC와 IVC를 모두 영상 범위 안에 넣을 수 있도록 하여 촬영한다[그림9].

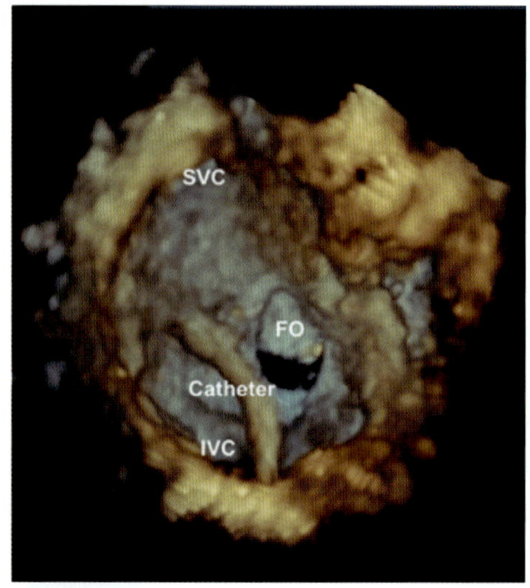

그림9

TEE enface view. RAO view 방향으로 구성한 심방 중격의 3D 영상

5. 시술중 경식도 초음파의 역할

시술중 경식도 초음파를 통해서 기구가 PFO를 통과하고 위치를 잡는데 가이딩을 하고, 삽입한 기구의 위치 및 안정성을 가시적으로 보여 줄 수 있다. 시술 후 승모판막, 관상동맥동과 같은 주위 구조의 이상 소견 유무 확인하며, 시술 후 심초음파로 확인 가능한 합병증의 동반 유무를 확인해야 한다[표3].

[표3] PFO 기구 삽입술의 합병증

발생 가능한 합병증	빈도 (%)
조기 합병증	
심장 천공 (주로 좌심방이)	0.5-1
좌심방 부정맥	
출혈	
폐색전증	
조기 기구 탈출	
후기 합병증	
단락 잔존	3
기구 침식 (Device erosion)	0.11
혈전 생성	2
후기 기구 탈출	>0.1
전기 전도 장애	>0.1
감염성 심내막염	드뭄

참고 문헌

(1) Rana BS, Thomas MR, Calvert PA, Monaghan MJ, Hildick-Smith D. Echocardiographic evaluation of patent foramen ovale prior to device closure. JACC Cardiovasc Imaging. 2010;3:749-60.
(2) Kutty S, Sengupta PP, Khandheria BK. Patent foramen ovale: the known and the to be known. J Am Coll Cardiol. 2012;59:1665-71
(3) Silvestry FE, Cohen MS, Armsby LB, Burkule NJ, Fleishman CE, Hijazi ZM, Lang RM, Rome JJ, Wang Y. Guidelines for the Echocardiographic Assessment of Atrial Septal Defect and Patent Formen Ovale: From the American Society of Echocardiography and Society for Cardiac angiography and Interventions. J Am Soc Echocardiogr. 2015:28:910-58.

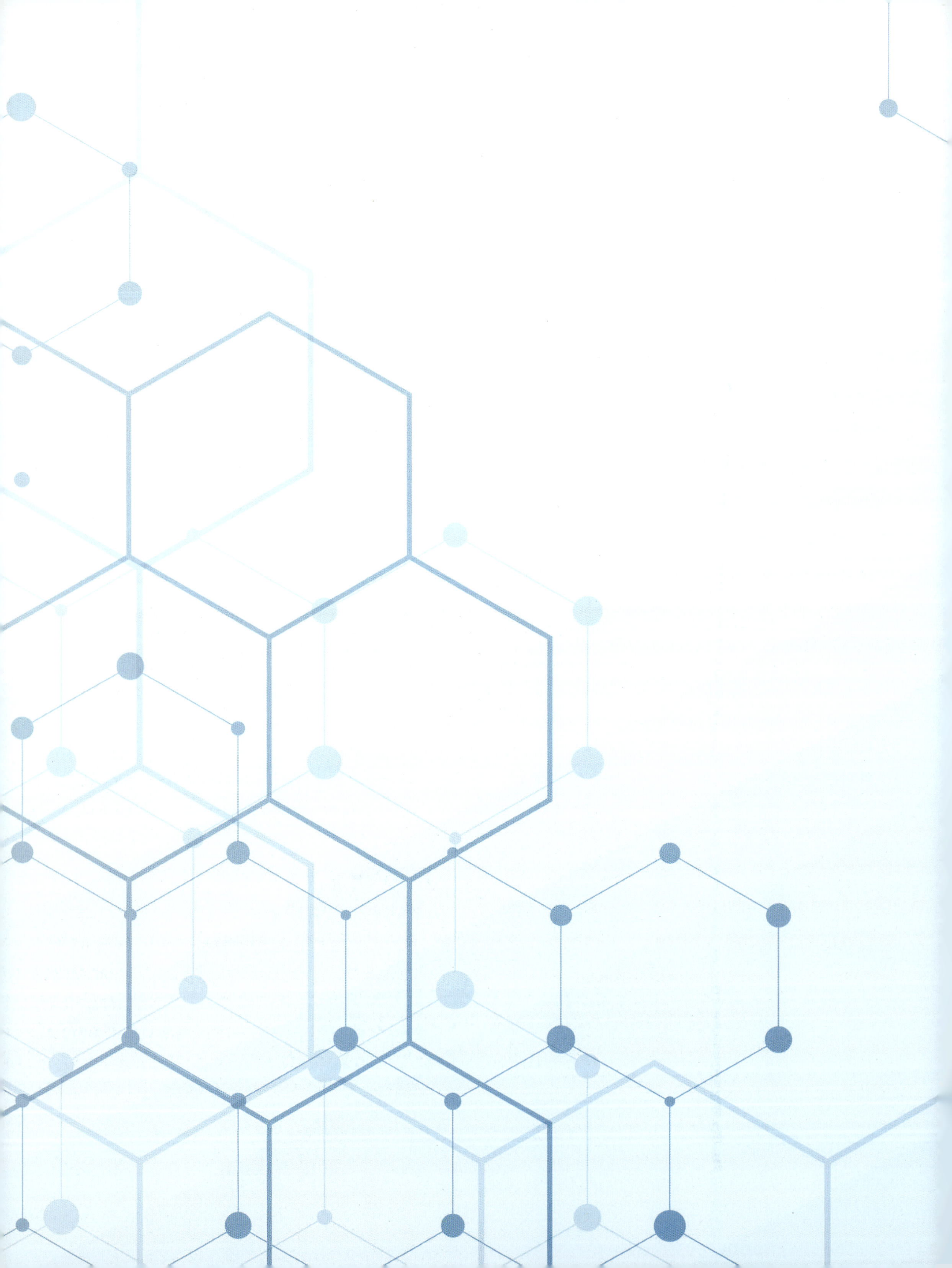

Chapter

7 동맥관 개존증(PDA)의 기본 영상(CT)

Basic Imaging (PDA, CT)

세브란스병원 서영주

태아 순환(fetal circulation)에서는 동맥관(ductus arteriosus)을 통해 폐동맥에서 근위 하행대동맥으로 혈류를 보내주어, 우심실에서의 혈류가 태아의 폐를 거치지 않고 우회하는 역할을 한다. 출생 이후 태아 순환에서 벗어나게 되면서 정상적으로 출생 1일 이내에 자연적으로 동맥관이 닫히게 되어 생후 2~3주에는 완전히 폐쇄된다. 일부 환자에서 이러한 동맥관 폐쇄가 일어나지 않으며 근위 하행대동맥에서 폐동맥으로 혈류가 흐르게 되는데, 이것을 patent ductus arteriosus (PDA, 동맥관개존증)이라고 부른다.

성인에서는 PDA로 인한 증상이 나타나기 전까지는 발견되지 않는 경우가 많으나, 최근 대동맥 혹은 폐동맥 평가 등의 다른 목적으로 시행한 CT에서 PDA가 우연히 발견되는 경우가 늘고 있어서, PDA의 평가에서 영상 검사 및 CT의 역할에 대해 숙지하는 것이 필요하다.

I. PDA 평가를 위한 CT 영상 획득 및 재구성 방법

PDA를 진단하는 일차 영상 검사법(diagnostic method of choice)은 심초음파이기 때문에, CT는 PDA의 진단 자체에는 그 역할이 크지 않다. 그러나 PDA를 알고 있는 환자에서 CT를 이용하여 PDA의 위치, 크기와 모양, 동반된 calcification 유무 등의 정보를 얻을 수 있으며, 이러한 정보를 치료 계획 수립, 특히 transcatheter closure 전에 유용하게 사용할 수 있다.

1. 심전도 동기화 조영 증강 CT의 촬영 기법

심전도 동기화를 시행하지 않은 (non-ECG gated) 조영증강 CT에서 우연히 PDA가 발견되는 경우가 있으며, 이러한 경우에도 CT 영상에서 PDA의 위치, 크기, 석회화 유무 및 정도, 주변 구조물과의 관계에 대한 어느 정도의 정보를 줄 수 있다.

그러나 심전도 동기화(ECG-gated) 조영증강 CT는 심장 및 대혈관의 움직임 인공물(motion artifact)을 감소시키기 때문에, PDA를 평가를 위해서 CT 촬영 시에는 심전도 동기화를 시행하는 것을 추천한다. 촬영 방법은 일반적인 관상동맥 평가를 위한 심장 CT와 크게 다르지 않으나, PDA가 있는 근위 상행대동맥 및 폐동맥이 포함이 되어야 하기 때문에 thorax 전체를 포함하는 더 긴 scan range가 필요하다.

2. CT 영상 재구성 기법

1) 축상(axial) 영상

PDA유무의 평가뿐 아니라 주폐동맥의 직경을 평가하는 데 유용하며, 이는 PDA로 인해 폐동맥 고혈압이 있는 경우 주폐동맥 직경의 확장 소견이 동반되기 때문이다. 일반적으로 주폐동맥 직경 29 mm이상 혹은 주폐동맥 직경: 인접 상행 대동맥의 직경의 비가 1:1 이상이면 주폐동맥 확장이 있다고 간주한다[그림1A–B].

2) Multiplanar reformation 혹은 maximal intensity projection 영상

PDA의 유무를 진단하는데 가장 중요하며, 대동맥과 폐동맥 사이의 연결 및 조영 증강 jet의 여부를 통해 진단할 수 있다[그림1C].

3) 3차원 볼륨 렌더링 영상(three-dimensional volume-rendering)

대동맥, 폐동맥과 PDA의 해부학적 관계를 한 눈에 파악하는데 도움을 준다[그림1D].

II. CT 해석 시 꼭 필요한 정보와 주의점

1. 위치

일반적으로 근위 하부 대동맥(좌쇄골하 동맥 기시부 아래)과 주폐동맥의 천장(좌폐동맥기시부 부근)을 연결한다.

2. 크기 및 모양, 석회화

- 경피적 시술 혹은 수술 전 PDA의 크기 측정은 필수적인 정보이다. 대동맥쪽 말단(aortic end), 중간 부위(mid portion), 폐동맥쪽 말단(pulmonary end)의 직경 및 PDA의 길이(length)를 측정하여 시술 전 device의 결정에 도움을 받는다[그림1E].
- PDA의 모양 또한 시술 계획 및 경과 예측에 필요한 정보이며, angiography에서 기반한 Krichenko 분류법을 사용한다.
- 비교적 젊은 환자에서도 PDA에 석회화가 자주 동반이 되며, PDA에 동맥류성 확장(aneurysmal dilatation, Krichenko 분류 D 혹은 E 타입)이나 심한 석회화가 동반된 경우 수술의 위험도가 커서 수술의 부적절한 대상으로 간주한다.

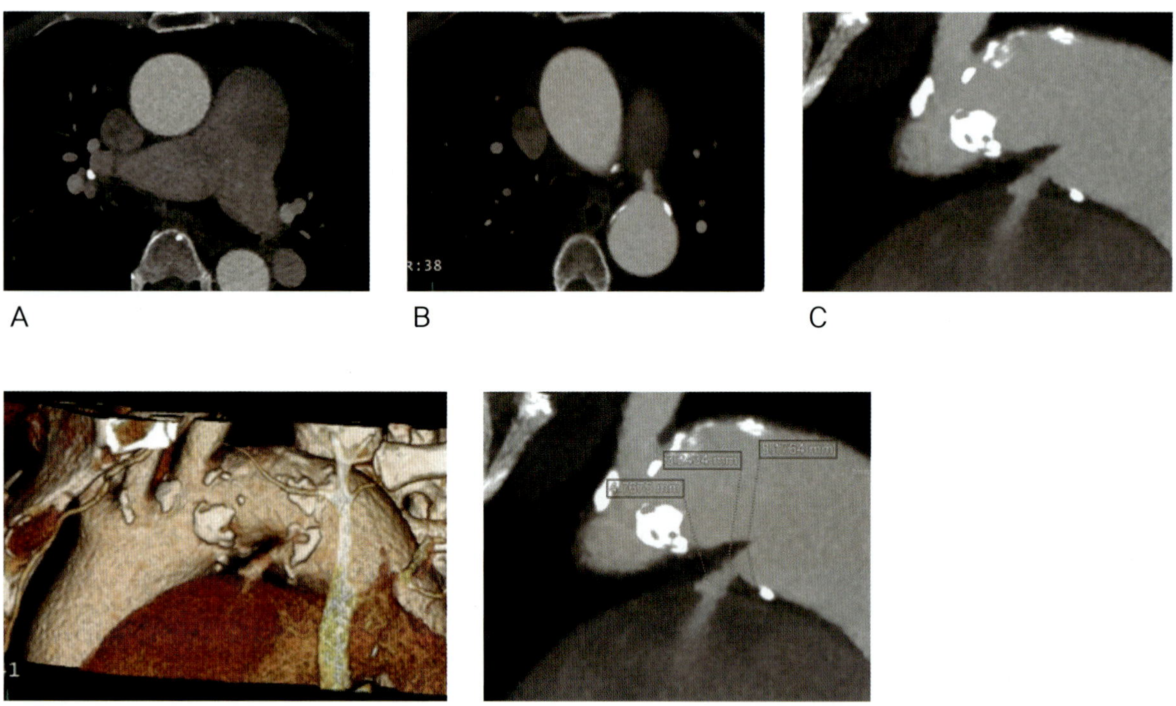

A B C D E

그림1

66세 무증상 여자 환자에서 우연히 발견된 PDA
(A-B) axial CT 영상 (C,E) MIP영상
(D) 3D volume rendering 영상에서 PDA의 위치, 모양, 크기 평가가 가능함

3. Eisenmenger syndrome의 평가

- PDA가 있으면 대동맥의 혈류가 PDA를 통하여 압력과 혈관 저항이 낮은 폐동맥 방향으로 흘러 들어가게 되므로 폐혈류가 증가하며, 큰 PDA를 막아주지 않고 오래 두면 폐동맥압력이 높아지면서 점차 폐혈관들이 막히는 Eisenmenger reaction이 생긴다. 이러한 경우에는 혈류의 방향이 바뀌어서 폐동맥에서 대동맥 쪽으로 혈류가 흐르게 되므로(우좌 단락), 청색증이 나타나고 PDA를 막아주는 시술/수술을 해줄 수 없다.
- Eisenmenger syndrome인 경우 CT에서 주폐동맥의 확장 및 폐실질의 mosaic attenuation, centrilobular nodule, neovascularity를 의미하는 tourtous intrapulmonary vessel 등이 관찰된다[그림2].

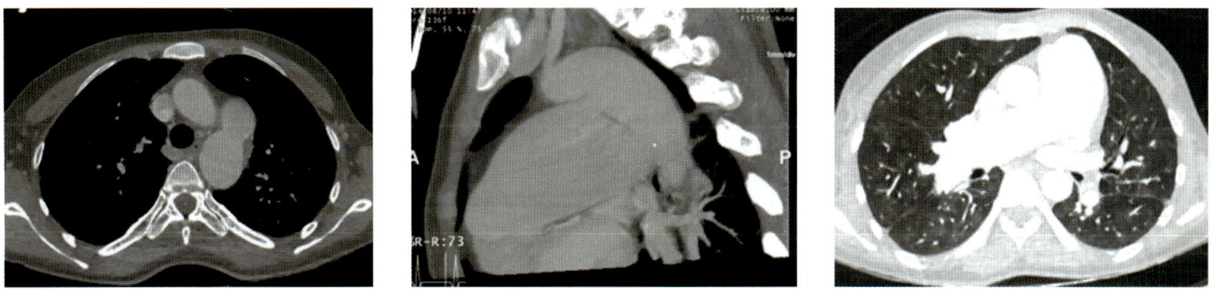

A B C

그림2

Large PDA와 Eisenmenger syndrome을 동반한 42세 여자 환자의 CT영상
(A) axial image (B) MIP image에서 large PDA (직경 17 mm)
(C) 주폐동맥의 심한 확장 및 폐실질의 mosaic attenuation이 관찰됨

참고 문헌

(1) Therrien, J. Webb GD. Congenital heart disease in adults. In: Braunwald E, ed. Heart disease: a textbook of cardiovascular medicine. Philadelphia, PA: Saunders, 2001:1589-1621

(2) Therrien J, Warnes C, Daliento L, et al. Canadian Cardiovascular Society Consensus Conference 2001 update: recommendations for the management of adults with congenital heart disease. Part III. Can J Cardiol 2001; 17:1135-1158 [Medline] [Google Scholar]

(3) Morgan-Hughes GJ, Marshall AJ, Roobottom C. Morphologic assessment of patent ductus arteriosus in adults using retrospectively ECG-gated multidetector CT. AJR 2003; 181:749-754

(4) GoiteinO, Fuhrman CR, Lacomis JM. Incidental finding on MDCT of patent ductus arteriosus: use of CT and MRI to assess clinical importance. AJR Am J Roentgenol2005; 184: 1924–1931.

(5) Leschka S1, Oechslin E, Husmann L, Desbiolles L, Marincek B, Genoni M, Prêtre R, Jenni R, Wildermuth S, Alkadhi H.Pre- and postoperative evaluation of congenital heart disease in children and adults with 64-section CT. Radiographics. 2007 May-Jun;27(3):829-46.

(6) 박인숙 저. 선천성 심장병 – 고려의학.

Chapter

8 동맥관 개존증(PDA)의 기본 영상(심초음파)

Basic Imaging (PDA, Echo)

고려대학교안산병원 장기영

동맥관(Patent Ductus Arteriosus, PDA)은 좌쇄골하동맥(left subclavian artery)이 기시하는 부위의 바로 아래 하행대동맥과 좌폐동맥이 기시하는 부위의 폐동맥을 연결하는 혈관 구조물이며, 대체적으로 동맥관의 굵기는 대동맥측 기시부에서 제일 굵다. 동맥관은 생후 12시간에서 18시간내에 기능적으로 닫히며(functional closure), 해부학적으로는 생후 2-3주경에 폐쇄된다. 만일 동맥관이 만삭아에서 생후 3개월이상 닫히지 않고 열려 있거나, 미숙아에서 생후 1년이상 닫히지 않고 열려 있다면, 대개 이 동맥관은 평생 지속적으로 열려 있게 되어 혈역학적 이상을 초래할 수 있다. 동맥관 혈류의 방향은 체혈관 저항(systemic vascular resistance) 과 폐혈관 저항의 차이에 의해서 결정되게 되는데, 출생 후 체혈관 저항이 급격하게 상승하면서, 동맥관 혈류의 흐름은 대동맥에서 폐동맥으로 흐르게 되며, 이로 인해 폐울혈(pulmonary congestion) 및 좌심방, 좌심실에 용적 과부하(volume overloading)를 초래하게 된다. 동맥관의 크기가 작으면, 의미 있는 용적 과부하(volume overloading)가 없으므로, 겉으로 뚜렷하게 드러나는 심부전 증상이 없지만, 동맥관의 크기가 중등도 이상으로 커지게 되면, 대동맥에서 폐동맥으로 흐르는 혈류량이 많아지게 되어 폐울혈 및 좌측심장으로의 용적 과부하는 증가하게 된다. 이는 심부전 증상 및 성장 부전을 초래하게 되므로 동맥관 개존에 대한 치료가 필요하게 된다. 따라서 동맥관 개존의 조기 진단은 중요하며, 동맥관 개존을 진단 할 때 가장 필수적으로 사용되는 방법이 심장 초음파이다. 경흉부 심장초음파(Transthoracic echocardiogram)로 동맥관 개존을 보기 위해서는 탐촉자를 좌측 셋째, 넷째 늑간(intercostal space)에 두고, 흉골연 장축상 영상(high parasternal short-axis view) 을 만들어서 시계방향, 반시계 방향으로 탐촉자를 돌려가면, 동맥관 개존을 관찰할 수 있게 된다[그림1].

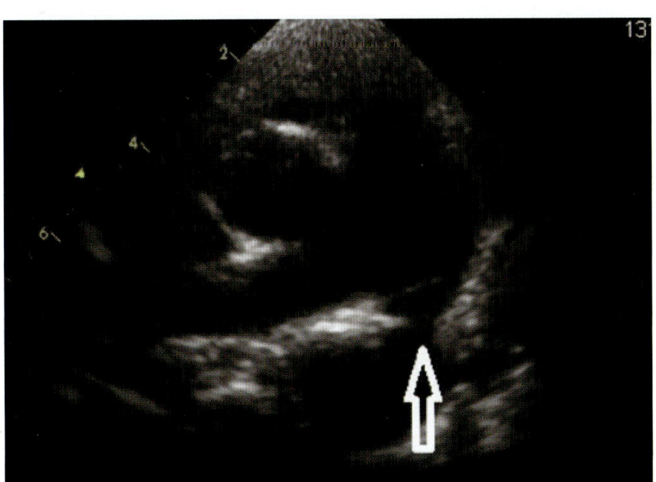

그림1

2D-Echocardiogram showing Patent ductus arteriosus at high parasternal short axis view (arrow).

동맥관은 해부학적 모양에 따라 conical type, window type, tubular type, complex type, elongated type 등 대개 5가지 유형으로 분류된다(Krichenko's classification, [그림2]). 동맥관의 유형에 따라 심장 초음파에서 관찰되는 동맥관의 형태도 다르게 보일 수는 있지만, 심장초음파 검사로는 위의 5가지 유형을 정확하게 구분하기는 쉽지 않다. 그렇지만, 동맥관의 유무, 동맥관의 크기, 좌심방, 좌심실의 용적 과부하 상태 및 동맥관 개존으로 인한 폐동맥 고혈압 여부를 진단하고 평가할 때 심장 초음파 검사는 매우 유용하게 사용된다. 심장 초음파로 동맥관을 진단할 때, 주의 해야 할 점은 동맥관으로 생각되는 구조물이 반드시 하행대동맥과의 연결이 있어야 하고, 경우에 따라서는 좌폐동맥을 동맥관으로 오인할 수도 있기 때문에, 좌폐동맥과 동맥관을 구분해서 관찰해야 한다. 흉벽이 두터운 체형인 경우, 비만 등으로 심장 초음파의 영상이 좋지 않은 경우에는 2-D image 만으로는 동맥관을 진단하기기 쉽지 않은데, 이런 경우 Color Doppler 가 동맥관의 진단에 매우 유용하게 사용될수 있다. Color Doppler 로 동맥관을 관찰하면, 탐촉자를 향해서 동맥관 개존에서 들어오는 난류(turbulent flow)가 mosaic pattern으로 보이게 된다[그림3]. 이 때 주의할 점은 동맥관 개존이 아닌 다른 일부 심혈관 질환에서도, Color Doppler 검사시 폐동맥에서 난류(turbulent flow)가 mosaic pattern으로 보이게 되는 경우가 있으므로 동맥관 개존과의 감별이 필요하다. 폐동맥에서 난류(turbulent flow)가 mosaic pattern으로 보이게 되는 질환으로는 폐동맥 협착, 폐동맥과 연결된 관상 동맥류(Coronary fistula), 대동맥폐동맥 개창(Aortopulmonary window), 폐동맥과 연결된 파열된 대동맥 류(ruptured aortic aneurysm into the pulmonary artery) 등이 있다. 임상 증상이 없고, 심잡음이 들리지 않는 동맥관 개존의 경우에도 Color Doppler 로 동맥관 개존을 진단할 수 있다.

Continuous wave Dopper를 이용하면, 동맥관 개존의 진단에 도움을 얻을 수 있게 되는데, Continuous wave Dopper를 동맥관 개존의 유입구로 향하였을 때 continuous wave Doppler 모양을 볼 수 있으며[그림4], Audio signal을 이용하여 그 소리를 듣게 되면 정맥혈관에서 들리는 laminar flow의 부드러운 소리 대신, harsh한 기계음을 들

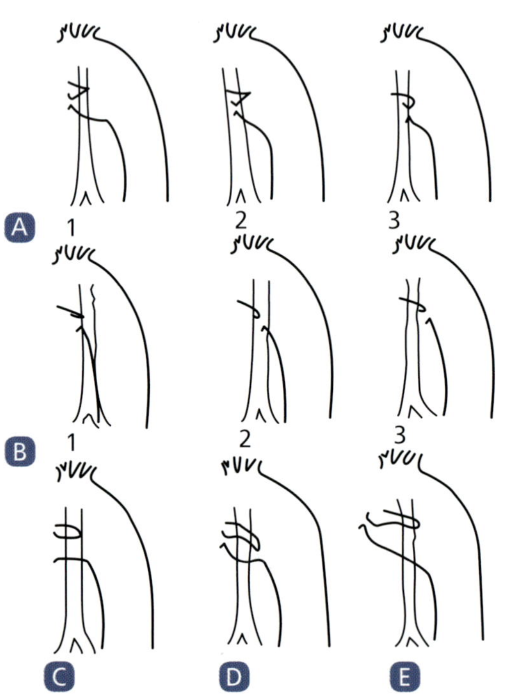

그림2

Types of Patent ductus arteriosus adapted from Krichenko's classification.

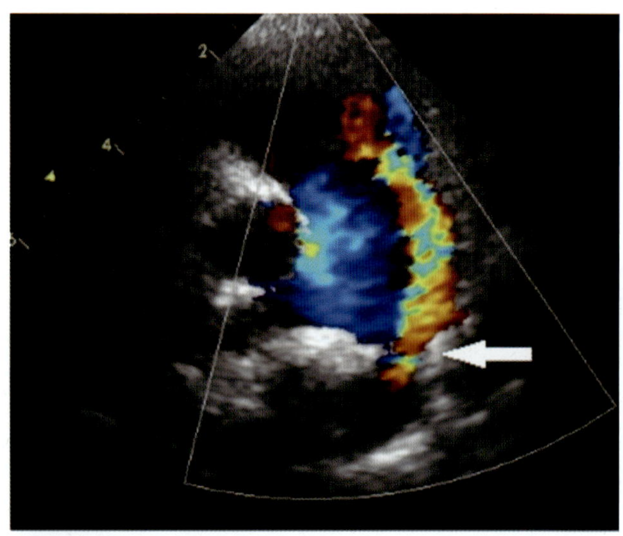

그림3

High parasternal short axis view with color flow imaging showing the Patent ductus arteriosus (arrow).

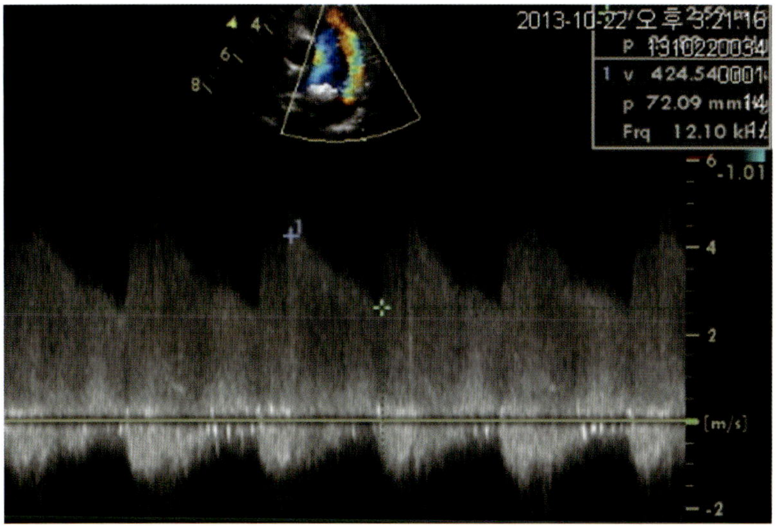

그림4

Continuous wave Doppler along the axis of the Patent ductus arteriosus flow during systole and diastole at high parasternal short axis view.

을 수 있다. 또한 이 때 얻은 Continuous wave Dopper의 최대 혈류 속도를 이용하여 폐동맥 압력을 추정할 수 있게 된다. 폐동맥 압력이 증가된 경우에는 양측성 혈류(bidirectional flow) 패턴이 동맥관 개존을 통하여 관찰이 된다. 폐동맥 고혈압이 심하게 진행하여 Eisenmenger 증후군이 된 경우에서는 동맥관 개존을 통하여 우 좌 단락(right to left shunt) 만이 관찰될 수도 있는데, 이런 경우에는 좌폐동맥의 혈류가 동맥관을 통한 우 좌 단락의 방향과 같아서 진단이 용이하지 않을 수도 있다. 2 D image 영상이 좋지 않고, Color Doppler로 일반적인 color Doppler의 image가 관찰이 되지 않는 심한 폐동맥 고혈압이 동반된 동맥관 개존 환자에서는 심장 CT를 촬영해 보면 동맥관 개존의 진단에 많은 도움을 얻을 수 있다[그림5].

M-mode를 이용하여 좌심방/대동맥 크기비(LA/Ao ratio)를 측정할 수 있는데, 동맥관 개존의 환자의 경우 좌심방, 좌심실의 용적 과부하로, 좌심방/대동맥 크기비(LA/Ao ratio)가 증가하는 것을 관찰할 수 있다. 좌심방/대동맥 크기비(LA/Ao ratio)가 1.3/1 이상인 경우 혈역학적으로 유의한 동맥관 개존이라고 여겨지고 있다.

동맥관 개존 환자에서 동맥관 개존류(Patent Ductus Arteriosus Aneurysm)가 간혹 동반되는 경우가 있는데, 주로 출생직후 신생아 시기에 관찰되는 경우가 흔하다. 대개의 경우는 동맥관 개존의 폐동맥측 입구가 막히면서 동맥관 개존류의 크기는 점차 작아진다. 그렇지만 드물게 동맥관 개존류의 크기가 줄지 않고 기관지와 같은 주변 구조물을 압박할수도 있고, 파열되는 경우도 있어서, 동맥관 개존류가 발견될 경우 그 변화를 주의 깊게 관찰하는 것이 필요하다.

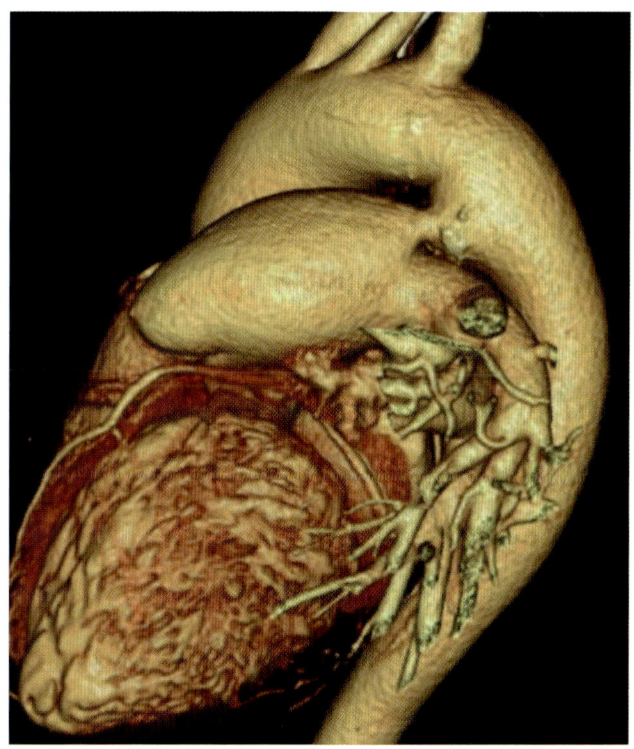

그림5

Computed Tomography showing the image of the Patent ductus arteriosus.

참고 문헌

(1) Chugh R, Salem MM. Echocardiography for patent ductus arteriosus including closure in adults. Echocardiography. 2015; 32:S125-39.
(2) Anilkumar M. Patent ductus arteriosus. Cardiol Clin. 2013; 31:417-30.
(3) Jan SL, Hwang B, Fu YC, Chai JW, Chi CS. Isolated neonatal ductus arteriosus aneurysm. J Am Coll Cardiol. 2002; 39:342-7.
(4) Krichenko A, Benson LN, Burrows P, Möes CA, McLaughlin P, Freedom RM. Angiographic classification of the isolated, persistently patent ductus arteriosus and implications for percutaneous catheter occlusion. Am J Cardiol. 1989 ;63:877-80.
(5) Swensson RE, Valdes-Cruz LM, Sahn DJ, Sherman FS, Chung KJ, Scagnelli S, Hagen-Ansert S. Real-time Doppler color flow mapping for detection of patent ductus arteriosus. J Am Coll Cardiol. 1986; 8:1105-12.

Chapter 9

선천성 대동맥판막, 폐동맥판막 협착에 대한 풍선판막 성형술

Balloon Valvuloplasty for Congenital Aortic & Pulmonic stenosis

서울아산병원 김영휘

I. 선천성 대동맥판막 협착

1984 Lababidi 등에 의해 처음 선천성 대동맥판막 협착증에 대한 풍선판막 성형술이 보고된 이래 풍선판막 성형술에서 사용된 풍선도자(balloon catheter), 유도철심(guide wire), 시술술기 등에 많은 발전으로 이 시술의 성공률을 향상시키고 사망률과 합병증을 감소시켜 왔다. 따라서 1차 치료로서 대부분의 센터에서 표준치료로 받아들여지고 있다. 연령에 따른 풍선판막성형술의 적응증에 차이가 있다. 즉 신생아기 대동맥판막 협착은 대부분 임계형 협착(critical aortic valve stenosis)으로 좌심실과 대동맥 사이의 압력차가 심하지 않으나 좌심실 기능부전으로 인한 심부전증상이 나타나기 때문에 즉시 시술을 시행해 주어야 한다. 일반적으로 사용되는 풍선도자는 저 압력풍선도자(low-pressure balloon catheter) 이용하며 대개 대동맥 판막 윤에 대한 풍선 크기의 비는 0.9-1을 기준으로 풍선도자를 선택하여 과도한 판막손상으로 인한 대동맥폐쇄부전을 감소시키는 것이 중요하다. 또한 대동맥판막 폐쇄부전을 감소시키면서 성공률을 높이기 위해 풍선도자 2개를 이용한 시술(double balloon technique)이 권고된다 이때 두 balloon 의 크기의 합은 대동맥 판막윤의 1.2-1.3배까지 가능하다. 따라서 일반적으로 받아드릴 수 있는 협착의 정도(permissible degree of stenosis)를 남겨두는 대신에 판막의 폐쇄부전을 최소화하는 전략이 중요하겠다.

1. 신생아 시기의 임계형 대동맥판막 풍선성형술 (balloon aortic valvuloplasty of critical aortic valvar stenosis in neonates)

1) 사용하는 혈관

신생아 시기에는 대퇴 동맥을 이용한 후향적 접근의(retrograde approach) 경우에 혈관합병증의 위험도가 높고 대동맥에서 좌심실로 유도철심을 접근시키기 어려워 널리 이용하지 않는 추세이며 대개 난원공개존이 남아있어 대퇴정맥을 이용한 전향적 접근(antegrade approach)을 이용하거나 경동맥 절개술(carotid cutdown)를 이용한 접근으로 시술후 vascular surgery를 통해 경동맥을 재건하는 방법을 많이 이용하게 된다.

2) 시술과정[그림1]

① 환자에게 전신마취를 시행한다.

② 소아심장 외과의 와의 협진하에 우측 경동맥 절개술을 시행하고 5F 동맥 sheath를 삽입한다. 그리고 헤파린을 체중당 100단위를 투여한다.

③ 4F 우측 Jadkin 관동맥 도자를 삽입하여 대동맥밑둥 혈관조영술로 대동맥 판막윤의 크기를 측정한다. 만약 환자가 혈역학적으로 안정되어 있지 않는 경우는 조영술을 시행하지 않고 심초음파 검사상의 대동맥판막윤의 크기로 정한다.

④ 0.018 inch floppy guiding wire를 대동맥판막을 통해 좌심실로 진행시킨후 4 Fr 우측 Jadkin 도자를 유도철심을 따라 전진시켜 대동맥-좌심실압력을 동시에 측정

⑤ 도자를 통해 J tipped stiff-guidewire를 좌심실에 위치시킨다. 이때 유도철심이 승모판막이나 좌심실 후벽에 손상을 주지않도록 주의해서 위치시킨다.

⑥ 대개 심실기능이 저하되어 있어 풍선도자의 움직임이 적어서 심실빈맥을 일시적으로 유발시켜 풍선도자의 움직임을 감소시키는 과정은 생략해도 된다.

⑦ 풍선도자의 크기는 판막윤의 80-90% 크기로 선택하고 유도철심을 통해 판막의 위치에 풍선도자를 위치시키고 풍선을 확장시키면서 풍선파열압력(4-6기압)직전까지 혹은 waist가 없어 질 때까지 압력을 증가 시킨 후 즉시 수축시킨다.

⑧ 풍선도자를 제거하고 4F 도자를 좌심실에 위치시키고 동시에 대동맥과 좌심실의 압력을 측정하고난 후에 대동맥 조영술을 시행하고 결과를 평가한다.

⑨ 소아심장 외과의를 통해 경동맥재건술을 시행해 준다.

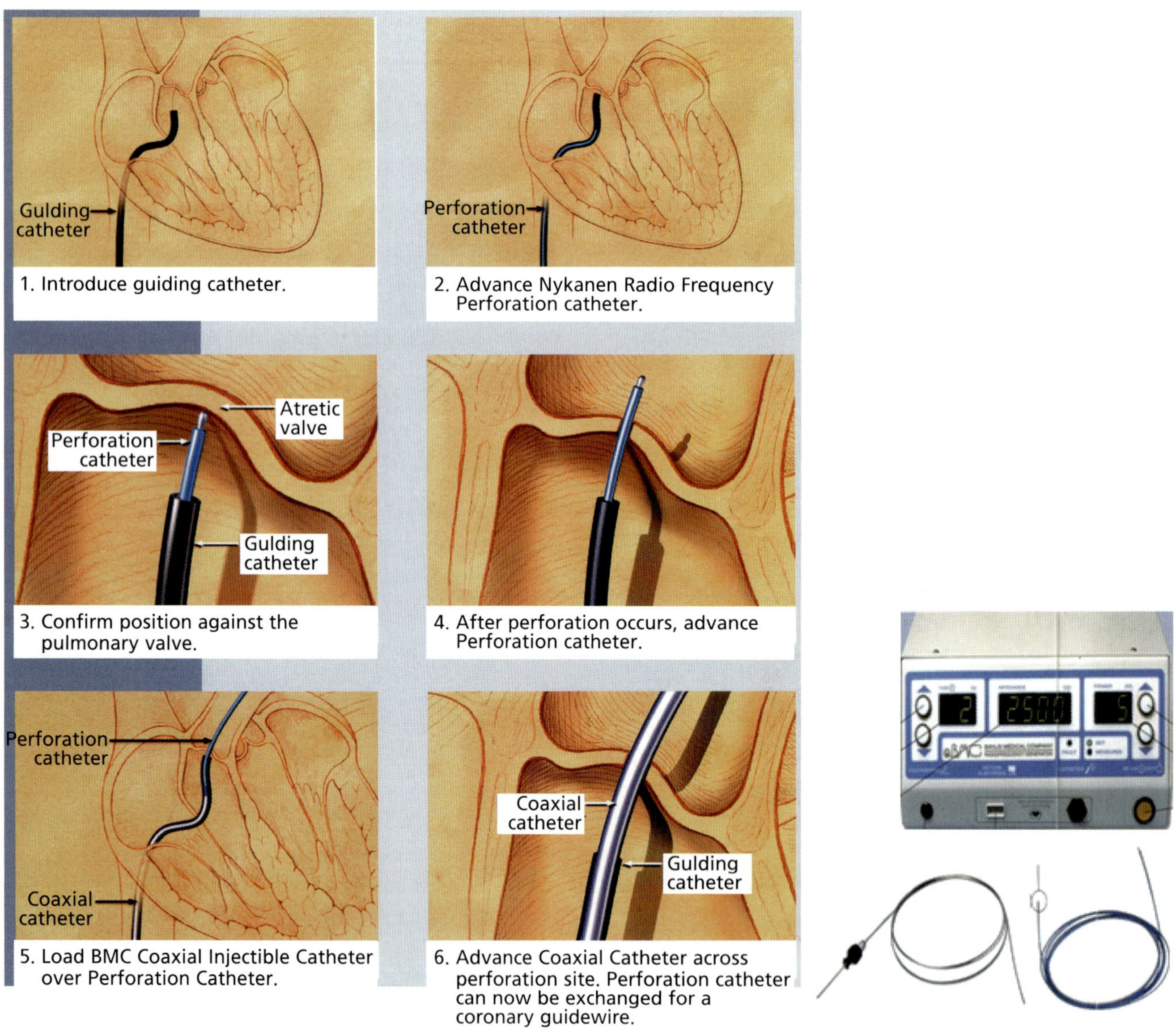

그림1

Nykannen system: 폐동맥판막 천공하는 법

2. 신생아기 이후의 대동맥판막 풍선성형술

1) 적응증

① 실신, 흉통, 심부전, 운동시 호흡곤란 등의 증상이 있는 경우(압력차 정도와 무관)

② 최고대 최고의 압력차 50 mmHg이상 혹은 최고 도플러 압력차 75 mmHg 이상

③ 무증상 환자로 최고 대 최고 압력차 40 mmHg 이상 혹은 최고 도플러 압력차 50 mmHg 이상이면서 심전도상 ST-T 변화를 보이는 경우

④ 무증상이고 최고 대 최고 압력차 40 mmHg 혹은 최고 도플러 압력차 50 mmHg이상이면서 임신한 경우나 스포츠 운동선수인 경우

⑤ 좌심실 기능이 저하된 경우

2) 사용하는 혈관

일반적으로 대퇴동맥을 통한 후향적으로 시행하나 일부에서는 경심방중격 천자술(transseptal puncture)를 통한 전향적인 방법으로 시행할 수도 있다.

3) 시술과정

① 대퇴정맥과 대퇴동맥천자 후 Seldinger 방법으로 각각의 혈관에 sheath를 삽입한다.

② 심도자를 이용하여 혈역학적 검사를 시행(좌심실압력 및 이완기말압력, 대동맥압력을 포함)하여 수축기 대동맥최고-좌심실최고 압력사이의 압력차(peak to peak pressure gradient)을 측정한다.

③ 좌심실 혹은 대동맥 밑둥부위(Aortic root)조영술로 대동맥판막윤을 측정한다.

④ 풍선의 크기는 처음에 대동맥판막윤의 90%에 해당하는 크기를 선택해서 시행하고 성공적인 결과에 도달할 때 까지 1 mm 씩 증가시키면서 시행하며 balloon의 길이는 연령에 따라 1세에서 3세 사이는 3 cm, 4-12세 사이는 4 cm, 13세 이상은 5 cm 길이를 선택한다.

⑤ 대퇴정맥 sheath를 통해 전극도자를 우심실에 위치시키고 우심실 pacing 할 준비를 한다. 우심실을 분당 220~240 회의 비율로 pacing 하면서 심실빈맥을 유발하여 풍선확장시 풍선도자의 움직임을 최소화한다.

⑥ 압력게이지로 풍선압력을 서서히 증가시키면서 파열압력전(4-6기압) 혹은 풍선의 잘록한 허리가 없어지면 즉시 풍선을 수축(deflation)시킨다.

⑦ 다시 혈역학적 평가를 하고 압력차가 이전 압력차의 50% 이하이고 대동맥판막 부전의 정도가 변하지 않는 경우에 대동맥판윤과 같은 크기까지 풍선 크기를 증가시키거나 두개의 풍선도자를 이용한 시술을 다시 시행한다.

⑧ 시술이 종료된 후에 다시 혈역적 평가 및 대동맥조영술을 통한 대동맥판막 폐쇄부전의 정도를 평가한다.

4) 시술성공에 대한 기준

다음 중 1가지를 만족하면 성공으로 평가한다.

① 최대 좌심실-최대 대동맥 압력차가 술전에 비해 50% 이상 감소, 혹은 40 mmHg 미만

② 좌심실 이완기말 압력의 정상화

③ 좌심실 기능의 정상화

④ 증상의 소실

II. 선천성 폐동맥판막 협착

1. 신생아시기에 증상이 심하고 우심부전증후군이 동반된 경우(Pulmnary valve atresia or critical PS with intact ventricular septum)

우심실의 발달정도에 따라 치료방침이 달라진다 즉 우심실 형성부전이 경도인 경우는 양심실교정, 중등도인 경우에는 우심실의 반만 사용하는 수술, 심한 경우는 단심실 교정으로 치료방침이 정해진다. 우심실의 발달 정도를 결정하는 지표로 대개는 삼첨판막윤의 Z score로 결정하며 Z score가 -5이상인 경우는 풍선판막 성형술 혹은 수술적 치료를 시행한 후 우심실의 발달과 기능의 향상을 추적관찰한다.

1) 사용하는 혈관

대퇴정맥: 대부분의 경우에 이용됨

제대정맥: 심도자의 취급에 어려움이 많다

대퇴동맥: 역행적 접근으로 가능

2) 시술방법[그림2]

① 대퇴정맥을 천자하여 5F 정맥 sheath를 삽입한다.
② 5F multipurpose 도자를 이용하여 혈역학적 검사를 시행항다(좌심실 압력, 좌우심방압력, 우심실압력).
③ 좌심실 조영술을 시행하여 관상동맥을 확인하고 폐동맥판막의 위치 및 크기를 확인
④ 5F 우측 관동맥 심도자(right Judkin)를 이용하여 우심실의 조영술을 시행하여 우심실 의존형 관상동맥 순환유무를 확인
⑤ 우측 관동맥용 심도자를 우심실 유출로 판막 바로 아래로 위치시키고 0.014~0.018 inich 유도철심으로 폐동맥판막을 통과시킨다. 이때 유도철심이 정확이 폐동맥을 뚫고 지나간 것을 조영술로 확인한다. 폐동맥판막 폐쇄인 경우에는 유도철심으로 폐동맥판막을 천공시키거나 Nykanen RF system을 이용해서 시행한다. 이때 가능하면 유도철심을 동맥관을 통해 하행대동맥으로 위치시키는 것이 시술하기가 용이하다.
⑥ 작은 관상동맥용 풍선도자로부터 단계적으로 폐동맥 판막윤의 120%까지 풍선도자의 크기를 증가시켜 풍선판막 성형술을 시행한다.
⑦ 시술후 다시 혈역적 평가를 시행한다.(하행대동맥압, 중심폐동맥압, 우심실압, 우심방압)
⑧ 최종적으로 우심실 조영술을 시행한다.

2. 신생아기 이후의 선천성 폐동맥판막 협착

1) 적응증

① 증상이 있는 경우(운동시 호흡곤란, 부종, 흉통 등)
② 우심실-폐동맥 최고 대 최고 압력차 40 mmHg 이상(도플러 압력차 50 mmHg 이상)
③ 유아의 경우에는 우심실 압력이 전신압력의 반 이상, 그 이후는 75% 이상인 경우

2) 사용혈관

① 대부분 대퇴정맥을 이용하고 대퇴정맥이 불가능한 경우에는 액와정맥, 내경정맥(internal jugular vein), transhepatic approach로 가능
② 대퇴동맥에 3~5F 도자로 압력 모니터를 시행
③ 대퇴정맥에 5~7F sheath 사용

3) 풍선도자 선택

① 폐동맥판막윤의 1.2~1.4배의 풍선크기를 사용한다.
② 심한 dysplastic한 판막은 1.4~1.5 배의 풍선도자를

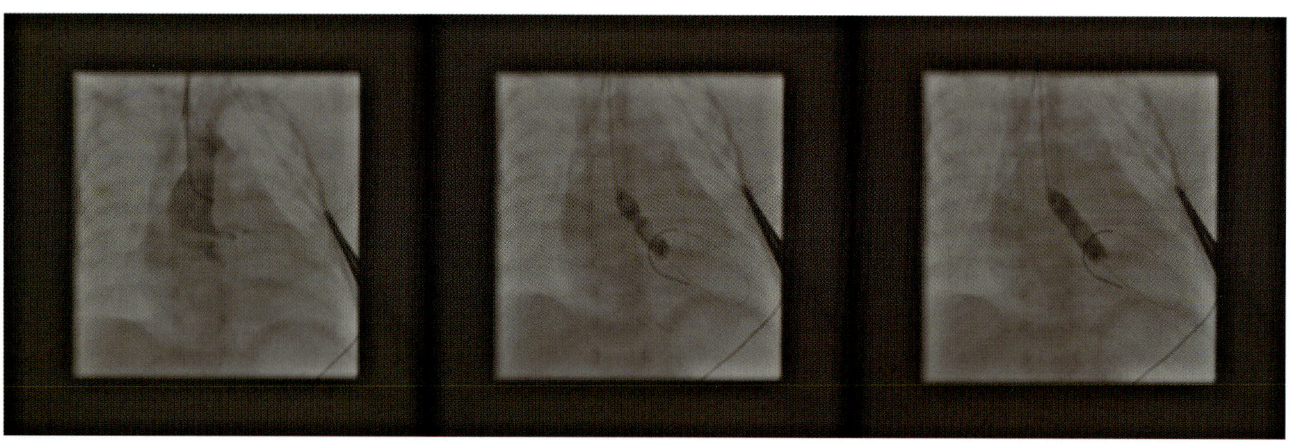

A B C

그림2

critical AS에 대한 풍선판막성형술
(A) 대동맥조영술로 판막윤의크기를 측정 (B) 풍선의 잘록한허리가 보임 (C) 풍선의 잘록한허리가 소실됨

사용할 수 있으나 우심실 유출로의 손상가능성이 높아 세심한 주의를 필요로 한다.

③ 폐동맥판막 폐쇄부전을 최소화 하기 위해서는 되도록 1.2~1.25배 정도의 풍선크기를 선택하도록 추천한다.

④ 풍선도자의 길이는 연령에 따라 결정한다. 즉 신생아, 유아의 경우에는 2 cm, 아동인 경우에는 3 cm, 청소년 이상은 4 cm으로 정한다.

4) 시술방법

① 대퇴정맥을 천자하여 Serdinger방법으로 5~7F sheath를 넣는다

② Berman 심도자를 이용하여 혈역학적 측정을 시행하여 폐동맥압력, 우심실압력, 우심방압력 등을 측정한다.

③ Berman 심도자로 우심실 조영술을 시행하고 폐동맥 판막윤의 크기를 측정

④ multipurpose 심도자와 terumo 철심를 이용하여 심도자를 좌 혹은 우폐동맥분지까지 진행시키고 0.018 inch 혹은 0.025, 0.035 inch soft tipped stiff exchange 유도 철심으로 폐동맥 분지에 고정시킨다.

⑤ multipurpose 심도자로 안될 때에는 우측관상동맥용 심도자 혹은 glider심도자, cobra심도자 등을 이용해서 시행한다.

⑥ 선택된 풍선도자를 유도철심을 따라 진행시켜 풍선도자의 중앙이 폐동맥 판막에 오도록 한다.

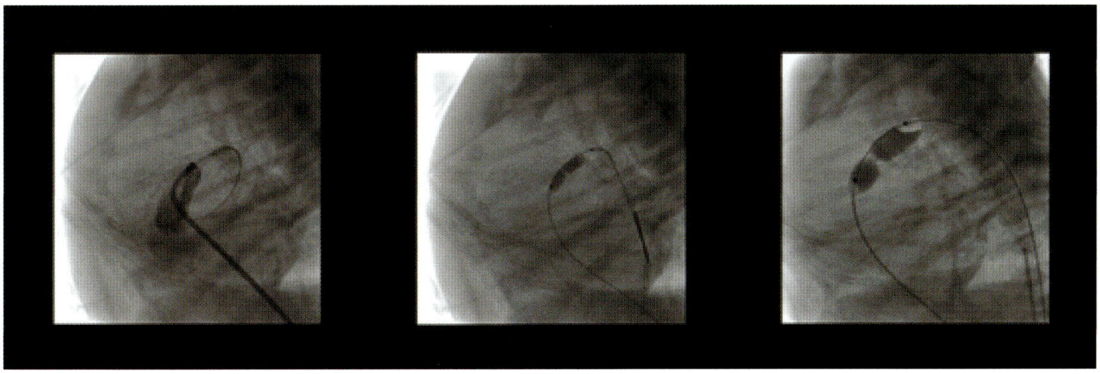

A B C

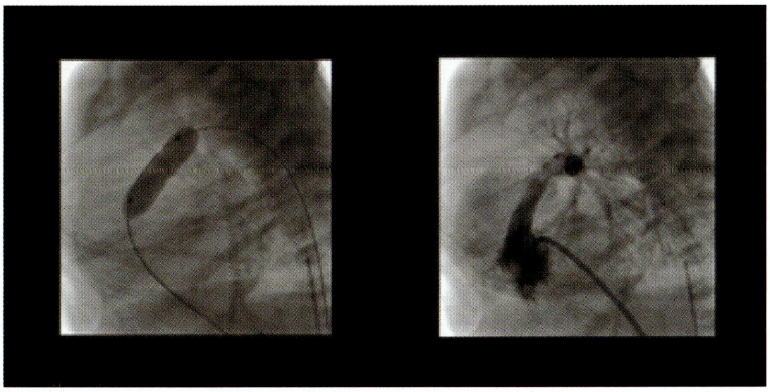

D E

그림3

critical AS에 대한 풍선판막성형술
(A) 대동맥조영술로 판막윤의크기를 측정 (B) 풍선의 잘록한허리가 보임 (C) 풍선의 잘록한허리가 소실됨

⑦ 조영제를 1:4로 희석시킨후 압력게이지가 있는 확장기(inflator)에 적당양을 취해서 풍선내 공기를 제거시킨후 준비한다.

⑧ 확장기로 서서히 풍선을 부풀리면서 풍선의 잘록한 허리를 확인하고 이것이 사라질 때까지 혹은 규정된 풍선파열 압력 직전까지 부풀리고 즉시 풍선을 축소시킨다. 일반적으로 풍선의 종류에 따라 압력게이지로 4기압 혹은 8기압정도 까지 가능하다.

⑨ 풍선판막성형술후 multipurpos 심도자를 유도철심을 따라 전진시켜 혈역적으로 재 평가한다. 성과가 불충분하면 더 큰 크기의 풍선도자를 이용하여 재시도한다.

⑩ Berman 심도자를 이용하여 우심실 조영술을 시행한다.

5) 시술 성공에 대한 기준

다음의 기준들 중에 적어도 1개를 만족하면 성공으로 평가한다.

① 최대 우심실-최대 폐동맥 압력차가 술전에 비해 50% 이상 감소

② 우심실 압력/전신압력의 비 0.5 이하

③ 증상의 소실

④ 우심실 기능 정상화

Chapter 10

심방 중격 결손과 난원공 개존증의 경피적 폐쇄술

Transcatheter Closure of ASD and PFO

가천대길병원 강웅철
세브란스병원 정세용

I. Transcatheter closure of ASD

1976년 심방중격결손의 경피적 기구 폐쇄술이 성공된 이래[1], 현재까지 심방중격결손의 비수술적 치료를 위한 많은 노력이 이루어졌으며 1990년대 초반부터는 여러 기구들이 사용되었다. 그 중 Amplatzer septal occluder (ASO, St Jude Medical Inc., Plymouth, MN, USA)는 그전의 기구들이 갖고 있던 한계점의 많은 부분을 해결하여 2001년 미국 식품의약국(Food and Drug Administration, FDA)의 승인을 받았다. 이후 심방중격결손의 경피적 기구 폐쇄술이 더욱 활발해졌고 이후 보다 다양한 기구를 이용할 수 있게 되면서, 현재는 대부분의 이차공 심방중격결손에서 경피적 기구 폐쇄술이 1차적 치료법으로 인정받게 되었다.

1. 적응증 및 금기증

이차공 심방중격결손 환자에 대한 일반적으로 통용되는 적응증은 증상을 동반하거나, 혈역학적으로 의미있는 (Qp/Qs >1.5 또는 우측 심장의 확대를 동반한) 환자, 또는 크기와 관계없이 뇌졸중, 일과성 허혈 및 말초성 색전을 합병한 역행성 색전증(paradoxical embolism)의 병력이 있는 환자, 또는 편평-기좌 호흡 증후군 환자(Platypnea-orthodeoxia syndrome)이며[2], 이에 대한 2011년 미국심장학회(American Heart Association, AHA)의 진료지침은 [표1]에 기술하였다[3]. 2018년 성인선천성 심장병에 대한 미국심장학회(AHA)의 지침에서의 심방중격결손의 치료방침도 이와 크게 다르지 않으며[4] 일견 수술적 치료와 경피적 시술에 동등한 무게를 두고 있는 것으로 보이지만 "수술적 치료는 적응증이 되는 환자에서 다른 수술적 치료가 필요할 때 하는 것이 합리적이다"라는 표현을 통해 시술적 치료법이 1차적 치료임을 제시하고 있다.

일반적인 금기증에는 수술적 치료가 필요한 다른 형태의 심방중격결손: 정맥동 결손(sinus venosus), 일차공 심방중격결손 및 무개 관상 정맥동(unroofed coronary sinus)환자가 포함되며, 심방중격결손 외에도 수술적 치료가 필요한 다른 심기형을 동반하는 경우에도 수술 시 심방중격결손을 같이 치료해 주는 것이 일반적으로 권장된다. 또한 중재술의 일반적인 금기증 환자- 전신감염 환자, 심장내 혈전을 가진 환자 및 항 혈소판 치료의 금기증 환자 등-는 기구 폐쇄가 적절치 않은 것으로 판단된다.

변연 결핍(rim deficiency) 자체는 금기증이 아니나, 결손의 해부학적 특징을 잘 판단하여 주변 조직에의 손상 및 기계적 마찰에 의한 심장 조직의 미란(erosion) 등에 대한 세심한 고려가 필요하겠다.

폐동맥 고혈압이 동반된 환자들에서는 좀더 신중한 접근이 필요한데 일반적으로 폐혈관 저항이 체순환 저항의 2/3 이하이며(또는 폐동맥 압력이 대동맥압력의 2/3 이하) 결손을 통해 좌-우 단락이 발생하는 경우에는 시술에 문제가

* 특별한 언급이 없는 한, 본 장에서는 이차공 심방중격결손(Secundum atrial septal defect)을 의미한다.

[표1] American Heart Association (AHA) Recommendation for Transcatheter Device Closure of Secundum atrial septal defect (ASD)[3]

Class I

1. Transcatheter secundum ASD closure is indicated in patients with hemodynamically significant ASD with suitable anatomic features *(Level of Evidence: B).**

Class IIa

1. It is reasonable to perform transcatheter secundum ASD closure in patients with transient right-to-left shunting at the atrial level who have experienced sequelae of paradoxical emboli such as stroke or recurrent transient ischemic attack *(Level of Evidence: B).*
2. It is reasonable to perform transcatheter secundum ASD closure in patients with transient right-to-left shunting at the atrial level who are symptomatic because of cyanosis and who do not require such a communication to maintain adequate cardiac output *(Level of Evidence: B).*

Class IIb

1. Transcatheter closure may be considered in patients with a small secundum ASD who are believed to be at risk of thromboembolic events (eg, patients with a transvenous pacing system or chronically indwelling intravenous catheters, patients with hypercoagulable states) *(Level of Evidence: C).*

Class III

1. Transcatheter secundum ASD closure is not indicated in patients with a small secundum ASD of no hemodynamic significance and with no other risk factors *(Level of Evidence: B).*
2. Transcatheter ASD closure should not be performed with currently available devices in patients with ASDs other than those of the secundum variety. This would include defects of septum primum, sinus venosus defects, and unroofed coronary sinus defects *(Level of Evidence: C).*
3. Transcatheter ASD closure is contraindicated in the management of patients with a secundum ASD and advanced pulmonary vascular obstructive disease *(Level of Evidence: C).*

* Hemodynamic significance is defined as evidence of right-sided heart volume overload, right-sided heart failure, and/or elevation of right-sided heart pressures secondary to left-to-right shunting at the atrial level. Suitable anatomic defects are those defects in which there is enough septal rim surrounding the defect so as to ensure device stability, with suitable patient size. Additionally, anatomically suitable defects allow for seating of a device without interference from any vital cardiac structures such as the atrioventricular valves or pulmonary veins

없는 것으로 받아들여 지고 있다[3]. 폐혈관 저항의 절대적인 수치로 판단하자면 일반적으로 8 Wood Unit 이상인 경우는 경피적 기구 폐쇄술의 금기증로 여겨지고 있으나 최근에는 폐혈관 확장제 치료 후 폐혈관 반응성 검사를 통해 폐혈관저항의 감소를 확인하고 시술하는 전략(treat and repair strategy) 및 개창기구(fenestrated device) 사용 등 환자 개개인에 대한 개별적이고 세밀한 평가가 필요하다[5-7].

2. 시술 전 평가 및 고려 사항

시술 전 응고 장애 검사를 포함한 기본 혈액검사, 심전도 및 흉부 방사선 촬영이 필요하며, 경흉부 또는 경식도 초음파를 통해 심방중격결손의 유형, 크기, 개수 및 위치, 주변 구조와의 관계, 동반된 심질환, 판막기능 및 폐동맥 고혈압 등의 여부를 평가하는 것이 중요하다. 통상적인 검사는 아니지만 심장 전산화 단층 촬영은 부분 폐정맥 환류 이상을 포함한 동반 기형의 유무 평가, 또는 일부 성인 환자에서 필요한 관상동맥 평가에 유용하다. 다발성 결손의 평가에는 3차원 실시간 초음파(real time 3-dimensional, RT3D echocardiography)가 매우 유용하며[8], 필요에 따라 시술 전에 24시간 심전도검사나 운동부하 검사를 추가로 시행하기도 한다.

혈역학 및 산소포화도 분석장치와 투시 장비를 갖춘 심도자실이 필요하며, 일반적으로 경식도 심초음파(TEE) 또는 심장 내 초음파(ICE) 장비가 필요하다. 일부 소아에서는 경흉부 초음파(TTE)로도 비슷한 선명도의 영상을 얻을 수는 있으나 일반적으로는 경식도 또는 심장내 초음파가 권장된다. 모든 크기의 폐쇄 기구를 갖추고 있어야 하며 시술에 필요한 다양한 종류의 카테터, 유도철선 및 크기 측정용 풍선 카테터(sizing balloon catheter)를 갖추고 있어야 한다. 이외에도 응급 상황을 대비한 색전 기구 회수용 카테터, 제세동기가 준비되어 있어야 하겠다.

환자는 시술 1~2일전부터 아스피린을 복용하며(5 mg/kg, max 100 mg) 시술 전일 밤부터 금식을 하여야 한다. 시술 중 헤파린을 투여하여 activated coagulation time (ACT) 200-300초를 유지하며 특별한 이유가 없는 한 24시간 유지한다(aPTT 50-80초 유지). 항생제는 시술 중 투여하여 특별한 합병증이 없으면 기구 삽입 시부터 8시간 간격으로 3회 투여한다. 기존에 항 응고 요법을 하고 있던 환자는 헤파린 대체요법을 시행하고 시술 후 헤파린 및 항 응고 요법을 병행하여 INR이 목표치에 도달하면 헤파린을 중지한다.

3. 기본적인 술기 및 시술 과정

적당한 크기의 단순 심방중격결손의 경우 초음파 유도 없이 투시검사(fluoroscopy)로 성공적인 시술을 할 수 있다는 보고들이 있지만[9], 시술 중 투시검사와 유도 심초음파를 함께 이용하는 것이 일반적이다. 많은 환자에서는 국소 마취를 시행하여 심장내 심초음파(ICE) 유도하에 시술을 할 수 있으며 경식도 심초음파(TEE)를 사용하는 경우에는 일반적으로 기관 삽관과 함께 전신 마취 하에 시술을 시행하게 된다. 소아에서는 진정하 마취를 시행하여 심장내 초음파를 사용하는 것이 일반적이다.

일반적으로 우측 대퇴정맥을 이용하며, 정맥 천자 후 나이와 몸무게에 따라 적절한 크기의 유도초(introducer sheath)를 삽입하여 혈역학적 평가를 하고, 이후 delivery sheath를 사용할 기구 크기에 적절한 것으로 교체한다. 정맥이 확보되면 헤파린(소아 60~100 unit/kg, 성인 5000 unit)과 함께 예방적 항생제를 투여한다. 혈전 예방을 위해 시술 중 ACT는 200초 이상을 유지한다.

진단적 심도자술을 시행하여 심실 및 심방, 폐동맥, 대동맥의 압력을 확인하고, 상, 하대정맥, 폐동맥, 폐정맥 및 대동맥의 산소포화도를 측정하여 폐순환/체순환의 비율(Qp/Qs ratio)을 확인한다. 이후 카테터를 우심방에서 좌측 후방을 향하도록 조작하여 심방중격결손을 통과하여 우측 상폐정맥에 위치시키고, 좌전방 35-60도(left anterior oblique, LAO) 및 두개방향 30-35도(cranial) 축전위(angulation)을 하여 좌심방 혈관촬영을 한다. 좌심방 혈관 촬영은 전체적인 공간적 위치 관계 파악에 도움이 되나 결손의 해부학적 특징 파악에는 크게 도움이 되지 않는 경우가 많아 생략하기도 한다.

풍선도자를 이용한 결손 크기 측정(balloon sizing)은 결손과 변연의 해부학적 특성에 따라 생략하는 경우도 있으나 일반적인 시술 지침에서는 모든 시술에 권고된다10. 좌측 상폐정맥에 카테터를 위치시킨 후 stiff exchange-length 가이드와이어를 이용하여, 적절한 크기 측정용 풍선 도자(sizing balloon catheter; St Jude Medical or NuMED Inc.)로 교체한 후 풍선부를 결손을 통과하여 위치시킨다. 이때 다발성 결손(multiple defect)의 경우에는 심초음파를 통하여 카테터가 가장 큰 결손을 통과하였는지 확인하여야 한다. 심초음파 유도하에 풍선을 결손을 통한 혈류가 보이지 않을 때까지 부풀린다(stop-flow technique). 이 때의 풍선의 직경(stop-flow diameter)을 투시도(fluoroscopy) 및 심초음파를 통해 확인한다[11]. ASO나 유사 기구를 사용하는 경우에는 일반적으로 stop-flow diameter와 같거나 약간 큰 사이즈(2 mm 이내)를 선택한다. 몸무게가 작은 영아에서 상대적으로 큰 결손이 있는 경우나 또는 변연 결손이 있는 경우 등에는 좌심방 디스크의 길이를 고려하여 기구 크기를 결정하기도 한다.

기구를 중격결손부에 위치시키는(device positioning) 과정은 공기 색전증을 예방하기 위해 고도의 주의가 필요하다. 사용할 기구의 크기 및 종류를 결정하고 이에 따라 사용할 delivery sheath가 결정되면 풍선도자를 적절한 delivery sheath로 교환하여 delivery sheath의 말단부를 좌측 상폐정맥에 위치시킨다. 다음에는 주의 깊게 dilator와 가이드 와이어를 천천히 후퇴시켜서 제거하는데, 이때 delivery sheath의 체외부 끝을 심장 위치보다 아래로 유지시켜서 충분히 피가 역류하게 함으로써 공기 색전의 가능성을 제거한다. Delivery cable과 loader 및 기구를 조립하고 생리식염수로 채운 용기 내에서 기구를 loader에 장착 후 sheath에 연결하는데 이 과정에서도 공기 색전 예방을 위한 주의가 필요하다. 이후 delivery cable을 밀어서 기구를 delivery sheath의 끝까지 밀어 넣은 후 기구가 장착된 sheath를 폐정맥에서 좌심방으로 후퇴시키고 기구의 좌심방측 디스크, waist 및 우심방측 디스크를 차례대로 펴면서 결손부에 위치 시킨다. 여러 이유로(큰 결손, 변연 결핍 및 작은 좌심방 등) 좌심방측 디스크가 결손을 통해 빠져 나오는 경우(LA disk prolapse)가 문제가 될 수 있는데, 이러한 문제점을 해결하기 위해 여러가지 변형 술기가 고안되었으며[표2], 이중 흔히 폐정맥측(RUPV or LUPV technique)으로부터 기구를 펼치는 방법들과 좌심방 디스크 탈출을 막기 위해 풍선도자를 보조적으로 사용하는 방법(Balloon-assisted technique) 등이 많이 이용된다.

심초음파 유도 상에서 기구가 결손부에 잘 위치한 것이 확인 되면 부드럽게 delivery cable을 중격 부위로 밀고 당기면서 기구의 위치 안정성을 확인한다(Minnesota wiggle). 시술의 전 과정을 투시 검사와 심장 초음파를 통해 실시간 평가 및 확인을 해야 하며, 특히 기구를 sheath와 분리하기(release device) 전에 다시 한 번 기구의 안정적인 안착여부, 잔존 단락(residual shunt)의 존재, 주변 구조물과의 관계 등을 평가하여야 한다. 기구 분리 시에는 delivery system에 밀거나 당기는 힘이 가해지지 않도록 유의하며 이후 다시 한번 투시도와 심초음파로 시술 결과를 평가한 후 sheath를 제거하고 천자 부위를 국소 압박하여 지혈한다.

4. 시술 후 평가 및 추적관찰

시술 다음날까지 환자의 활력 징후, 증상 및 심전도의 변화 등을 확인한다. 시술 다음날 심전도, 흉부 방사선 촬영 및 심초음파를 시행하여 기구의 안정성 및 잔존 결손의 여부, 혈역학적 이상, 심전도 변화 등을 평가하여 이상이 없으면 퇴원한다. 심전도, 흉부 방사선 촬영 및 심초음파 추적관찰은 1, (3), 6, 12개월에 시행하고, 이후 결과에 따라 1~2년 간격으로 시행하며 장기적으로 안정적인 경우에는 3~5년 간격으로 추적관찰을 한다(ASO를 사용한 경우 미국 FDA에서는 10년간 매년 추적 관찰을 권장하고 있음). 6개월 째 추적관찰에서 완전 폐쇄를 확인한 후 다른 적응증이 없으면 아스피린과 심내막염 예방요법을 중단할 수 있다. 과격한 신체접촉은 2~4주간 피하도록 교육하며 일상적인 운동은 천자부위가 아무는 대로 재개할 수 있다. 기구에 의한 미란의 위험성에 관한 설명 하며, 갑작스런 흉통, 호흡곤란 등의 특이 증상이 있을 때에는 빨리 병원을 찾도록 설명한다.

5. 합병증

경피적 기구 폐쇄술의 중요한 합병증으로는 기구 색전, 미란(erosion), 감염, 부정맥 및 혈전 등이 있으며, Abaci 등[14]은 메타 분석으로 통해 심방중격 결손의 기구 폐쇄 환자 13,526명에서 약 1%의 시술관련 주요 합병증(major complication) 및 1.3%의 경미한 합병증(minor complication) 을 보고하였고, 9,445명의 추적 관찰군에서 각각 0.1% 정도의 기구 색전 및 미란과, 2.4%의 부정맥 및

[표2] Various technical modifications to prevent left atrial disk prolapse during device positioning

1. Waist deployment in LA
2. Rotation of sheath in LA[15]
3. Bending (pre-shaping)[15] / cutting of sheath tip[16]
4. RUPV technique[17,18] (hypomochlion technique, LA roof technique)
5. LUPV technique[17]
6. Stiff sheath (dilator) technique[19]
7. Use of Hausdorf-Lock sheath[17]
8. Balloon-assisted technique[20-22]
9. Straight side hole sheath technique
10. Steerable sheath technique
11. Use of JR coronary guiding catheter[23]

Abbreviations: LA, left atrium; LUPV, left pulmonary vein; RUPV, right upper pulmonary vein; JR, Judkin's right.

0.6% 정도의 기구 골절(device fracture)을 보고하였다. 기구 색전은 적절한 크기의 기구 삽입을 통해 대부분 예방할 수 있으며, 감염은 멸균 소독법 및 예방적 항생제의 적절한 사용을 통해, 혈전은 시술 중 및 시술 후 1일까지의 헤파린 사용과 시술 후 적절한 기간의 아스피린 사용을 통해 대부분 예방할 수 있다.삽입된 기구에 의해 발생하는 대동맥이나 심방 벽의 미란(erosion)에 의한 천공은 특히 주의를 요하는데 이 합병증은 드물게 나타나고(0.1%) 사망까지 이어지는 경우는 더욱 드문 것으로 알려져 있으며, 위험인자로는 대동맥 변연의 결핍(aortic rim deficiency)과 결손에 비해 비교적 큰 기구를 사용한 경우(oversizing of device) 등이 거론되고 있으나[11-13], 명확한 기전은 밝혀지지 않은 상태로 심초음파를 통한 면밀한 평가 및 미란을 예방하기 위한 권고사항의 준수가 필요하다[표3][11,14].

6. 결론

심방중격결손 경피적 기구 폐쇄술은 대부분의 이차공 심방중격결손에서 일차적인 치료법으로 자리 매김 하였다. 그러나 일부 환자에서는 동반 질환(co-morbidity)이나 기구 폐쇄의 위험성을 증가시키는 형태학적 특성으로 인해 경피적 치료보다 수술적 치료가 유리할 수 있어 환자 개개인의 특성을 감안한 세심한 접근이 필요하다. 다른 모든 중재적 치료법과 마찬가지로 무시할 수 없는 위험이 존재하므로 시술자는 심방중격결손의 경피적 폐쇄술의 기본 술기뿐 아니라 변형 술기에 대해서도 풍부한 경험을 쌓아야 하며 심방중격결손의 해부학적 지식과 병태생리에 대한 이해를 바탕으로 시술 전, 중의 면밀한 평가 및 시술 후 환자의 추적관찰에도 유의하여야 하겠다.

II. Transcatheter closure of PFO

1. 적응증 및 합병증

난원공 개존은 성인의 20~34%에서 발견되는 흔한 구조적 이상으로, 난원공 개존의 경피적 폐쇄술에서 가장 중요한 이슈는 시술이 도움이 될 수 있는 환자의 적절한 선택이다. 특히 원인불명 뇌졸중 환자에서의 재발 예방 효과 및 이와 관련된 시술 합병증의 경우에는 최근까지도 무작위 대조군 연구가 계속되고 있어 이에 대한 면밀한 관심을 가지고 지속적으로 최신 지견을 업데이트 하여야 하겠다.

1) 원인불명 뇌졸중

원인불명 뇌졸중(cryptogenic stroke) 환자에서 난원공 개존의 빈도가 높다는 것이 알려진 이후 난원공개존의 경피적 폐쇄술의 유효성 및 안정성에 대한 연구가 진행되어 왔다.

2010년대 초반의 무작위 대조 연구에서는 난원공개존 경피적 폐쇄술의 뇌졸중 예방효과의 명확한 입증이 이루어지지 않았으나[24-26], 세부분석에서 뇌졸중 예방효과의 가능성을 제시하였다. 이 3개의 무작위 대조군 연구에서 뇌졸중 재발률이 기존의 관찰 연구에 비해 현저하게 낮다는 점에서, 환자 수가 유의한 차이를 도출하기에는 적을 수 있다는 점이 지적되었고 이러한 배경에서 시행된 메타분석에서는 경피적 폐쇄 치료군에서 뇌졸중 재발 예방효과가 강하게 제시되었으며[27,28], 이후 2017년에 발표된 3

[표3] Recommendations to avoid erosion[11]

- Follow instructions for use when performing balloon sizing
- Avoid overstretching the balloon when balloon sizing the defect
- Use stop-flow technique for maximum inflation of sizing balloon
- Be gentle with to and fro of the device (Minnesota wiggle) while the device is attached to the delivery cable
- Identify patients who may be at higher risk and will require closer follow-up
  - Patients who require significantly larger ASO (1.5 times) than the native diameter of the ASD
  - Patients with development of small pericardial effusion at 24-hr follow-up
  - Patients with deformation of the ASO at the aortic root (significant splaying of the device edges by the aorta)
  - Patients with high defects (minimal aortic and superior rims)
- Mandatory 24-hr follow-up in all patients
- Educate patients about the risk and need for echocardiography with symptoms

Abbreviations: ASO, Amplatzer septal occluder; ASD, atrial septal defect.

개의 무작위 대조 연구를 통해 난원공개존 경피적 폐쇄술의 뇌졸중 예방효과가 입증되었다[29-31].

2) 편두통

편두통(Migraine) 환자에서 정상 대조군 및 전조를 동반하지 않은 편두통 환자에 비해 난원공개존의 빈도가 높다는 많은 보고가 있으며[32,33], 이러한 배경에서 난원공 개존 경피적 폐쇄술이 편두통의 호전을 가져온다는 연구들이 있었으나[34-36], 무작위 대조군 연구가 아니며, 뇌졸중 환자에서의 재발 예방 목적의 경피적 폐쇄술을 시행한 것으로 편두통 자체의 호전 효과에 대한 연구도 아니었다. 이후 무작위 대조군 연구가 시행되었으나 편두통의 소실 또는 호전의 일차 유효성 평가에 실패하였다[37-39]. 따라서 현재로서는 편두통의 소실 또는 호전 목적의 난원공 개존 경피적 폐쇄술은 일반적으로 인정되지 않는다 하겠다.

3) 편평-기좌호흡 증후군

편평-기좌호흡(Platypnea-Orthodeoxia syndrome)은 서있거나 앉아있을 때 호흡곤란 및 청색증이 발생하며(orthodeoxia), 누워있을 때는 증상이 호전되는 현상(platypnea)으로 그 원인은 크게 심장 내 단락(shunt), 폐 실질의 환기/관류 불균형 및 폐 동-정맥 단락에 의한 것으로 나눌 수 있다. 심장 내 단락은 난원공개존이 가장 흔한 원인이며, 심방중격결손 및 심방중격류에 의한 순으로 보고되었다[40]. 심장 내 우-좌 단락에 의한 편평-기좌 호흡 증후군은 우심의 압력이 좌심의 압력을 상회하는 경우(폐색전증, 특발성 폐동맥 고혈압 등) 와 정상 압력을 보이는 경우로 나뉘어 지는데 후자의 경우에는 심장 내 혈류의 변화를 초래할 만한 요인을 동반하는 경우가 흔하며[41,42] 이에 대한 연구로 인해 난원공개존에서의 역행성 색전증의 병태 생리의 이해가 확대되었다. 편평-기좌호흡을 보이는 난원공개존 환자에서 시술적 폐쇄에 대한 무작위 대조군 연구는 시행된 적이 없으나 환자 보고 및 후향적 연구 등에서 치료의 안전성과 효과가 보고되었다[43-45].

체위변경과 관계없는 저산소증 및 호흡곤란은 난원공개존에서 잘 알려지지 않은 증상으로, Fenester 등은 난원공개존의 우-좌 단락에 의한 저산소증 환자 97명를 대상으로 시행한 후향적 연구에서 99%의 경피적 폐쇄성공률과 70%의 임상적 호전률을 보고하였으며, NYHA class의 호전을 기대할 수 있는 양호예후 인자로 큰 단락, 고연령군, 내원 당시의 높은 NYHA class를, 불량예후 인자로는 동반된 폐질환, 남성환자를 제시하였다[46].

4) 난원공개존 폐쇄 적응증의 요약

1992년도에 난원공개존의 경피적 폐쇄술이 시행된 이후로 기구와 술기의 발달로 인해 경피적 폐쇄술의 안정성과 효과는 향상되어 왔으나, 치료 대상 및 시기에 대한 명확한 치료 지침은 아직까지도 확립되지 않은 실정이다. 전조 편두통 자체의 치료 및 재발 방지 목적의 경피적 폐쇄술은 현재로서는 일반적으로 인정되지 않으며, 향후 후속 연구의 결론이 나오기 전까지는 합병된 뇌졸중 및 일과성 허혈에 대한 치료원칙을 따르는 것이 좋을 것으로 생각된다. 편평-기좌 호흡을 합병한 난원공 개존의 경우 대규모 무작위 대조군 연구는 없으나, 비교적 명확한 병태 생리와 호흡곤란 및 저산소증의 호전의 치료 효과 등을 감안할 때 난원공개존의 경피적 폐쇄술 치료가 확대되어야 할 것으로 생각되며, 이에 대한 국내외 후속 연구가 필요하겠다.

난원공개존을 동반한 원인 불명의 뇌졸중 환자에서는 최근의 무작위 대조군 연구들에서 경피적 폐쇄술이 뇌졸중 재발방지 효과가 입증되어 시술의 당위성이 높아졌다 할 수 있다. 특히 젊은 나이, 저절로 발생하는 우-좌 단락, 우-좌 단락의 양이 많은 경우, 심방중격류를 동반한 난원공개존 및 항응고인자 결핍 등의 기존에 알려진 위험요인이 있는 경우에는 반드시 경피적 폐쇄술 치료를 고려해야 하겠다[47]. 하지만, 심부정맥 혈전증/폐색전증[29], 심방세동[31]의 합병증의 증가가 무작위 대조군 연구에서 보고되었다는 점도 반드시 염두에 두어 세심한 환자 선택을 하여야 하겠다.

5) 합병증

기구 폐쇄의 중요한 합병증으로는 기구 색전(device embolization), 부정맥, 뇌혈관 질환 등이 있으며, Abaci 등은 메타 분석을 통해 난원공개존의 기구 폐쇄 환자 10,893명에서 약 0.5%의 시술 관련 주요 합병증(major complication) 및 1.7%의 부정맥, 0.8%의 경미한 합병증

(minor complication)을 보고하였고, 10,113명의 추적 관찰군에서 각각 0.1%의 기구 색전, 1.5%의 뇌혈관 질환 및 3.3%의 부정맥을 보고하였다[48]. 부정맥 및 뇌혈관 질환의 예방을 위해서는 동반된 질환의 치료 및 항혈전요법, 항응고요법과 함께 주기적인 평가가 필요하며, 기구 색전을 예방하기 위해서는 시술 전 난원공개존의 형태에 대한 정확한 평가와 더불어, 복잡한 형태의 경우에는 경험이 풍부한 시술자에 의한 시술이 중요하겠다.

2. 시술 방법(step-by-step) 및 추적 관찰

1) 환자 선택 및 초기 평가

시술의 적응증은 전술한 바와 같으며 일반적인 금기증은 수술적 치료가 필요한 다른 심기형을 동반한 경우, 패혈증 등 전신 감염 환자, 심장 내 혈전을 가진 환자 및 항혈소판 치료가 불가능한 환자 등에서는 기구 폐쇄가 적절치 않은 것으로 판단된다.

시술 전 혈전성향증(thrombophilia) 검사를 포함한 혈액검사 및, 심전도 및 흉부 방사선 촬영이 필요하며, 원인 불명의 뇌졸중 환자에서는 뇌 자기공명 영상(brain magnetic resonance imaging, MRI)과 경동맥 초음파(carotid Doppler) 등이 필요하다. 심장 초음파 검사를 통해 심장 내 혈전 여부 및 혈전의 위험 인자가 되는 기저 심장 질환의 동반 여부를 확인하여 다른 원인에 의한 뇌졸중을 감별 진단하여야 하며, 난원공개존의 유무, 모양 및 우-좌 단락의 여부를 확인해야 하는데, 정확한 평가를 위해 경식도 심장 초음파(Transesophageal echocardiography) 가 선호된다. 개개인마다 다양한 난원공개존의 모양을 정확하게 평가할 수 있는 3차원 심장 초음파(three dimensional, 3D echocardiography)는 성공적인 시술을 위해 도움이 되며[49], 공기 대조 심장 초음파(bubble contrast echocardiography)는 우-좌 단락을 확인하는데 필수적이다[50]. 뇌졸중 병력 환자에서 공기 대조 두경부 초음파(contrast transcrainal Doppler ultrasonography)는 우-좌 단락을 확인 할 수 있는 비침습적이고 매우 예민한 검사로[51] 공기 대조 심초음파의 좋은 보조적 검사도구이다.

난원공개존 폐쇄 기구를 제외한, 필요 장비, 기구 및 인력은 심방중격결손 경피적 폐쇄 시술과 동일하며, 환자는 1~2일 전부터 이중 항혈전요법(dual anti-platelet therapy)으로 아스피린(75~100 mg) 및 또는(and/or) 클로피도그렐(75 mg)을 복용하며, 보통 전일 밤부터의 금식을 요한다. 시술 중, 후 헤파린 및 항생제의 사용, 시술 직후 평가 및 퇴원의 지침은 심방중격결손 폐쇄술 시와 동일하다.

2) 시술

일반적인 시술의 원칙은 앞서 기술한 심방중격결손과 비슷하다.

난원공의 통과 시에는 보통 다목적(multi-purpose) 카테터로 난원공을 통과한 후 0.035 인치 J-tip 가이드 와이어를 좌측 상폐정맥에 위치시킨다. 실패할 경우에는 카테터 끝을 간정맥 하방에 위치시키고 내측(medial)을 향해 중격으로 가이드 와이어를 진입시킨다(보통 왼쪽 어깨를 향한 방향). 이러한 방법으로 되지 않는 경우에는 다목적 카테터를 8시 방향에서 2시 방향으로 조금씩 돌리면서 난원공의 위치를 찾는다. 이 과정에서 테루모(Terumo) 가이드 와이어와 가동(steerable) 관상동맥 가이드 와이어가 도움이 될 수 있다.

카테터를 제거하고 가이드와이어를 따라 크기산정 풍선(sizing balloon) 카테터를 난원공 부위까지 진입시키는데, 이 과정에서 공기 색전증을 예방하기 위한 고도의 주의가 필요하다. 적절한 위치에 자리잡으면 천천히 부풀게 하면서 이때 압력을 가하지 않도록 하며 풍선의 모양과 함몰부를 관찰하면 난원공개존의 성상 및 크기를 확인할 수 있다[52].

Amplatzer PFO occluder는 우심방 측 디스크의 직경을 기준으로 35 mm, 30 mm, 25 mm, 18 mm직경의 4 가지 크기의 기구가 있는데 18 mm 및 30 mm 기구는 좌우 심방측의 디스크 크기가 같으나 25 mm 가구와 35 mm 기구는 좌심방측 디스크의 크기가 우심방측 디스크의 크기보다 작다(각각 18 mm, 25 mm). 기구 크기의 선택에 있어 권장 사항은 난원공에서 대동맥에 이르는 거리의 두 배보다 작은 크기의 기구를 사용하도록 하고 있으나(기구가 대동맥에 닿아서 미란의 잠재적 위험을 일으키지 않도록 하기 위함) 다소 가까운 경우에도 대동맥 쪽으로 잘 돌출(encroach)되지는 않는다. 일반적으로 25 mm 기구가 적합한 경우가 많으며 주로 35 mm 기구는 심방중격류를 동반한 결손에서, 18 mm 기구는 작은 PFO 환자에서 일차공 심방중격이 안정적일 때 선택된다. 난원공의 개구부(opening)가 큰 결손의 경우에는 심방중격폐쇄기구(Atrial septal occluder)를 사용할 수도 있다. 기구의 삽입, 위치 확인, 분리 및 삽입 후 평가는 전체적으로 심방중격결손 폐쇄술 시와 동일한 과정으로 이루어진다.

3) 시술 후 평가 및 추적 관찰

시술 후 일반적인 관리 지침은 심방중격결손의 경우와 동일하며, 추적 관찰 시 잔존 우-좌 단락 평가를 위하여 대조 심장 초음파 검사를 시행한다. 이중 항혈전요법(dual antiplatelet therapy)의 유지 시기는 명확한 진료 지침이 존재하지 않는 실정으로 대부분의 시술자들은 3-6개월간 유지하는 편이나 기구의 내피화 및 잔존 단락의 폐쇄뿐 아니라 혈전의 위험 요소를 같이 고려하여 신중하게 결정하여야 한다. 뇌졸중의 2차 예방 요법으로서의 아스피린 치료의 효용성이 입증되어 있으므로 뇌졸중을 이유로 난원공개존 폐쇄술을 받은 환자들은 아스피린을 일생 동안 복용하는 것이 좋겠다는 의견도 있다[53].

3. 결론

난원공개존 환자에서의 경피적 폐쇄술에서 가장 중요한 부분은 시술이 도움이 될 수 있는 적절한 환자 선택이다 난원공개존 경피적 폐쇄술의 정확한 이해와 충분한 경험이 필요하며, 환자의 약물에 대한 순응도를 포함한 개별적 요인, 치료의 기대효과 및 합병증에 대한 충분한 상담 후 신중하게 치료를 결정하여야 한다. 또한 시술 전 및 시술 중 정확한 심장 초음파 검사를 통해 난원공개존의 정확한 형태 및 성상을 파악하는 것이 시술 성공률을 높이는데 가장 중요한 요인이라 할 수 있다.

참고 문헌

(1) King TD, Thompson SL, Steiner C and Mills NL. Secundum atrial septal defect. Nonoperative closure during cardiac catheterization. *Jama*. 1976;235:2506-9.

(2) Baumgartner H, Bonhoeffer P, De Groot NM, de Haan F, Deanfield JE, Galie N, Gatzoulis MA, Gohlke-Baerwolf C, Kaemmerer H, Kilner P, Meijboom F, Mulder BJ, Oechslin E, Oliver JM, Serraf A, Szatmari A, Thaulow E, Vouhe PR and Walma E. ESC Guidelines for the management of grown-up congenital heart disease (new version 2010). *Eur Heart J*. 2010;31:2915-57.

(3) Feltes TF, Bacha E, Beekman RH, 3rd, Cheatham JP, Feinstein JA, Gomes AS, Hijazi ZM, Ing FF, de Moor M, Morrow WR, Mullins CE, Taubert KA and Zahn EM. Indications for cardiac catheterization and intervention in pediatric cardiac disease: a scientific statement from the American Heart Association. *Circulation*. 2011;123:2607-52.

(4) Stout KK, Daniels CJ, Aboulhosn JA, Bozkurt B, Broberg CS, Colman JM, Crumb SR, Dearani JA, Fuller S, Gurvitz M, Khairy P, Landzberg MJ, Saidi A, Valente AM and Van Hare GF. 2018 AHA/ACC Guideline for the Management of Adults With Congenital Heart Disease: Executive Summary: A Report of the American College of Cardiology/American Heart Association Task Force on Clinical Practice Guidelines. *Circulation*. 2019;139:e637-e697.

(5) Balint OH, Samman A, Haberer K, Tobe L, McLaughlin P, Siu SC, Horlick E, Granton J and Silversides CK. Outcomes in patients with pulmonary hypertension undergoing percutaneous atrial septal defect closure. *Heart (British Cardiac Society)*. 2008;94:1189-93.

(6) Yong G, Khairy P, De Guise P, Dore A, Marcotte F, Mercier LA, Noble S and Ibrahim R. Pulmonary arterial hypertension in patients with transcatheter closure of secundum atrial septal defects: a longitudinal study. *Circulation Cardiovascular interventions*. 2009;2:455-62.

(7) Jung IH, Lee SY, Lee SJ, Lee JY, Park NJ, Ahn DS, Jung JH, Shin DH and Lim DS. Device closure of a large atrial septal defect in a patient with severe pulmonary arterial hypertension after 1 year use of an oral endothelin receptor antagonist. *Journal of cardiovascular ultrasound*. 2013;21:140-4.

(8) Roberson DA and Cui VW. Three-dimensional transesophageal echocardiography of atrial septal defect device closure. *Current cardiology reports*. 2014;16:453.

(9) Praz F, Wahl A, Schmutz M, Pfammatter JP, Pavlovic M, Perruchoud S, Remondino A, Windecker S and Meier B. Safety, feasibility, and long-term results of percutaneous closure of atrial septal defects using the amplatzer septal occluder without periprocedural echocardiography. *J Invasive Cardiol*. 2015;27:157-62.

(10) Kazmouz S, Kenny D, Cao QL, Kavinsky CJ and Hijazi ZM. Transcatheter closure of secundum atrial septal defects. *J Invasive Cardiol*. 2013;25:257-64.

(11) Amin Z, Hijazi ZM, Bass JL, Cheatham JP, Hellenbrand WE and Kleinman CS. Erosion of Amplatzer septal occluder device after closure of secundum atrial septal defects: review of registry of complications and recommendations to minimize future risk. *Catheterization and cardiovascular interventions : official journal of the Society for Cardiac Angiography & Interventions*. 2004;63:496-502.

(12) El-Said HG and Moore JW. Erosion by the Amplatzer septal occluder: experienced operator opinions at odds with manufacturer recommendations? *Catheterization and cardiovascular interventions : official journal of the Society for Cardiac Angiography & Interventions*. 2009;73:925-30.

(13) Crawford GB, Brindis RG, Krucoff MW, Mansalis BP and Carroll JD. Percutaneous atrial septal occluder devices and cardiac erosion: a review of the literature. *Catheterization and cardiovascular interventions : official journal of the Society for Cardiac Angiography & Interventions*. 2012;80:157-67.

(14) Amin Z. Echocardiographic predictors of cardiac erosion after Amplatzer septal occluder placement. *Catheterization and cardiovascular interventions : official journal of the Society for Cardiac Angiography & Interventions*. 2014;83:84-92.

(15) Harper RW, Mottram PM and McGaw DJ. Closure of secundum atrial septal defects with the Amplatzer septal occluder device: techniques and problems. *Catheterization and cardiovascular interventions : official journal of the Society for Cardiac Angiography & Interventions*. 2002;57:508-24.

(16) Spies C, Boosfeld C and Schrader R. A modified Cook sheath for closure of a large secundum atrial septal defect. *Catheterization and cardiovascular interventions : official journal of the Society for Cardiac Angiography & Interventions*. 2007;70:286-9.

(17) Varma C, Benson LN, Silversides C, Yip J, Warr MR, Webb G, Siu SC and McLaughlin PR. Outcomes and alternative techniques for device closure of the large secundum atrial septal defect. *Catheterization and cardiovascular interventions : official journal of the Society for Cardiac Angiography & Interventions*. 2004;61:131-9.

(18) Kannan BR, Francis E, Sivakumar K, Anil SR and Kumar RK. Transcatheter closure of very large (>or= 25 mm) atrial septal defects using the Amplatzer septal occluder. *Catheterization and cardiovascular interventions : official journal of the Society for Cardiac Angiography & Interventions*. 2003;59:522-7.

(19) Wahab HA, Bairam AR, Cao QL and Hijazi ZM. Novel technique to prevent prolapse of the Amplatzer septal occluder through large atrial septal defect. *Catheterization and cardiovascular interventions : official journal of the Society for Cardiac Angiography & Interventions*. 2003;60:543-5.

(20) Dalvi BV, Pinto RJ and Gupta A. New technique for device closure of large atrial septal defects. *Catheterization and cardiovascular interventions : official journal of the Society for Cardiac Angiography & Interventions*. 2005;64:102-7

(21) Pillai AA, Rangaswamy Balasubramanian V, Selvaraj R, Saktheeswaran M, Satheesh S and Jayaraman B. Utility of balloon assisted technique in trans catheter closure of very large (>/=35 mm) atrial septal defects. Cardiovascular diagnosis and therapy. 2014;4:21-7.

(22) Narin N, Baykan A, Argun M, Ozyurt A, Pamukcu O, Bayram A and Uzum K. New modified balloon-assisted technique to provide appropriate deployment in the closure of large secundum atrial septal defect using amplatzer septal occluder in children. J Invasive Cardiol. 2014;26:597-602.

(23) Fu YC, Cao QL and Hijazi ZM. Device closure of large atrial septal defects: technical considerations. Journal of cardiovascular medicine (Hagerstown, Md). 2007;8:30-3.

(24) Furlan AJ, Reisman M, Massaro J, et al. Closure or medical therapy for cryptogenic stroke with patent foramen ovale. N Engl J Med 2012; 366(11):991-999.

(25) Carroll JD, Saver JL, Thaler DE, et al. Closure of patent foramen ovale versus medical therapy after cryptogenic stroke. N Engl J Med 2013; 368(12):1092-1100.

(26) Meier B, Kalesan B, Mattle HP, et al. Percutaneous closure of patent foramen ovale in cryptogenic embolism. N Engl J Med 2013; 368(12):1083-1091.

(27) Rengifo-Moreno P, Palacios IF, Junpaparp P, Witzke CF, Morris DL, Romero-Corral A. Patent foramen ovale transcatheter closure vs. medical therapy on recurrent vascular events: a systematic review and meta-analysis of randomized controlled trials. Eur Heart J 2013; 34(43):3342-3352.

(28) Pandit A, Aryal MR, Pandit AA, et al. Amplatzer PFO occluder device may prevent recurrent stroke in patients with patent foramen ovale and cryptogenic stroke: a meta-analysis of randomised trials. Heart Lung Circ 2014; 23(4):303-308.

(29) Saver JL, Carroll JD, Thaler DE, , et al. Long-Term Outcomes of Patent Foramen Ovale Closure or Medical Therapy after Stroke. The New England journal of medicine. 2017;377:1022-1032.

(30) Mas JL, Derumeaux G, Guillon B, et al.. Patent Foramen Ovale Closure or Anticoagulation vs. Antiplatelets after Stroke. The New England journal of medicine. 2017;377:1011-1021.

(31) Sondergaard L, Kasner SE, Rhodes JF, et al. Patent Foramen Ovale Closure or Antiplatelet Therapy for Cryptogenic Stroke. The New England journal of medicine. 2017;377:1033-1042.

(32) Del Sette M, Angeli S, Leandri M, et al. Migraine with aura and right-to-left shunt on transcranial Doppler: a case-control study. Cerebrovasc Dis 1998; 8(6):327-330.

(33) Carod-Artal FJ, da Silveira Ribeiro L, Braga H, Kummer W, Mesquita HM, Vargas AP. Prevalence of patent foramen ovale in migraine patients with and without aura compared with stroke patients. A transcranial Doppler study. Cephalalgia 2006; 26(8):934-939.

(34) Schwerzmann M, Wiher S, Nedeltchev K, et al. Percutaneous closure of patent foramen ovale reduces the frequency of migraine attacks. Neurology 2004; 62(8):1399-1401.

(35) Reisman M, Christofferson RD, Jesurum J, et al. Migraine headache relief after transcatheter closure of patent foramen ovale. J Am Coll Cardiol 2005; 45(4):493-495.

(36) Spies C, Schrader R. Transcatheter closure of patent foramen ovale in patients with migraine headache. J Interv Cardiol 2006; 19(6):552-557.

(37) Dowson A, Mullen MJ, Peatfield R, et al. Migraine Intervention With STARFlex Technology (MIST) trial: a prospective, multicenter, double-blind, sham-controlled trial to evaluate the effectiveness of patent foramen ovale closure with STARFlex septal repair implant to resolve refractory migraine headache. Circulation 2008; 117(11):1397-1404.

(38) Mattle HP, Evers S, Hildick-Smith D, et al. Percutaneous closure of patent foramen ovale in migraine with aura, a randomized controlled trial. Eur Heart J 2016; 37:2029-36.

(39) Tobis JM, Charles A, Silberstein SD, et al. Percutaneous Closure of Patent Foramen Ovale in Patients With Migraine: The PREMIUM Trial. J Am Coll Cardiol 2017; 70:2766-74.

(40) Rodrigues P, Palma P, Sousa-Pereira L. Platypnea-orthodeoxia syndrome in review: defining a new disease? Cardiology 2012; 123(1):15-23.

(41) Shiraishi Y, Hakuno D, Isoda K, Miyazaki K, Adachi T. Platypnea-orthodeoxia syndrome due to PFO and aortic dilation. JACC Cardiovasc Imaging 2012; 5(5):570-571.

(42) Sanikommu V, Lasorda D, Poornima I. Anatomical factors triggering platypnea-orthodeoxia in adults. Clin Cardiol 2009; 32(11):E55-57.

(43) Blanche C, Noble S, Roffi M, et al. Platypnea-orthodeoxia syndrome in the elderly treated by percutaneous patent foramen ovale closure: a case series and literature review. Eur J Intern Med 2013; 24(8):813-817.

(44) Guerin P, Lambert V, Godart F, et al. Transcatheter closure of patent foramen ovale in patients with platypnea-orthodeoxia: results of a multicentric French registry. Cardiovasc Intervent Radiol 2005; 28(2):164-168.

(45) Zavalloni D, Lisignoli V, Barbaro C, et al. Platypnoea-orthodeoxia syndrome secondary to patent foramen ovale (PFO): a challenging subset for PFO percutaneous closure. Heart Lung Circ 2013; 22(8):642-646.

(46) Fenster BE, Nguyen BH, Buckner JK, Freeman AM, Carroll JD. Effectiveness of percutaneous closure of patent foramen ovale for hypoxemia. Am J Cardiol 2013; 112(8):1258-1262.

(47) Rohrhoff N, Vavalle JP, Halim S, Kiefer TL, Harrison JK. Current status of percutaneous PFO closure. Curr Cardiol Rep 2014; 16(5):477.

(48) Abaci A, Unlu S, Alsancak Y, Kaya U, Sezenoz B. Short and long term complications of device closure of atrial septal defect and patent foramen ovale: meta-analysis of 28,142 patients from 203 studies. Catheter Cardiovasc Interv 2013; 82(7):1123-1138.

(49) Rana BS, Shapiro LM, McCarthy KP, Ho SY. Three-dimensional imaging of the atrial septum and patent foramen ovale anatomy: defining the morphological phenotypes of patent foramen ovale. Eur J Echocardiogr 2010; 11(10):i19-25.

(50) Rana BS, Thomas MR, Calvert PA, Monaghan MJ, Hildick-Smith D. Echocardiographic evaluation of patent foramen ovale prior to device closure. JACC Cardiovasc Imaging 2010; 3(7):749-760.

(51) Lange MC, Zetola VF, deSouza AM, Novak FM, Piovesan EJ, Werneck LC. Intracranial embolism characteristics in PFO patients: a comparison between positive and negative PFO by transesophageal echocardiography: the rule of nine. J Neurol Sci 2010; 293(1-2):106-109.

(52) Mullins CE, Occlusion of the PFO. In: Mullins CE ed. Cardiac catheterization in congenital heart diseae: Pediatric and adult. 1st Ed. Malden: Blackwell Publishing, 2006;780-802.

(53) Hart RG, Benavente O, McBride R, Pearce LA. Antithrombotic therapy to prevent stroke in patients with atrial fibrillation: A meta-analysis. Ann Intern Med 1999;131:492-501.

Chapter

11 동맥관 개존증의 경피적 폐쇄술

Transcatheter Closure of PDA

고려대학교안산병원 장기영

동맥관 개존은 선천성 심장질환의 약 5-10%를 차지하는 심장질환으로, 그 크기가 작은 경우에는 겉으로 드러나는 증상이 없지만, 동맥관의 크기가 중등도 이상으로 커지게 되면, 대동맥에서 폐동맥으로 흐르는 혈류의 양이 많아지게 되어 폐울혈 및 좌측심장으로의 용적 과부하를 일으켜 심장관련 증상이 나타내게 된다. 과거에는 이러한 동맥관 개존의 치료를 수술에 의존해왔으나, 최근에는 동맥관 개존의 치료는 대부분 기구를 이용한 중재적 심도자술에 의해 이뤄지고 있다. 동맥관 개존의 경피적 폐쇄술에 사용되는 기구들로 Rashkind double umbrella, Sideris button device 등이 있었으나 지금은 거의 사용되고 있지 않으며, 현재 사용되고 있는 기구들로는 Coil (Gianturco coil, detachable coil), Amplatzer Duct Occluder (ADO, type I, type II), Occlutech Duct Occluder, Cocoon Duct Occluder, PFM Nit Occlud 등이 있다. 이 중에서 Coil은 2-3 mm 이하의 비교적 작은 크기의 동맥관 개존의 폐쇄에 유용하게 사용되고 있으나, 최근에는 더 이상 수입이 되고 있지 않아서 국내에서의 사용은 어려운 형편이다. 중등도 이상 크기의 동맥관 개존 폐쇄시술에는 Amplatzer Duct Occluder가 주로 사용되어 왔고, 최근에 개발된 Occlutech Duct Occluder, Cocoon Duct Occluder 기구의 사용도 점차 증가하고 있다. 동맥관 개존은 대개 1세이하의 시기에 발견되므로, 대부분의 동맥관 개존 경피적 폐쇄술은 소아연령에서 주로 이뤄지고 있으나, 소아 연령에서 진단이 되지 않은 경우는 성인 시기에 발견되어 그 치료가 이뤄지고 있다. 동맥관 개존의 경피적 폐쇄술은 사용하는 기구에 따라서, 그 시술방법에도 약간의 차이가 있기는 하지만 기본원리는 대개 유사하므로, 주로 사용되고 있는 Amplatzer Duct Occluder (ADO), Occlutech Duct Occluder, Cocoon Duct Occluder 기구의 경피적 폐쇄술에 대해 알아보고자 한다.

대개 몸무게가 6 kg 이하에서는 그 시술의 위험도가 증가하게 되어, 주로 6 kg 이상의 환자에게서 동맥관 개존의 경피적 폐쇄술이 시도되지만, 최근에는 3 kg 이하의 신생아 및 미숙아에서도 동맥관 개존의 경피적 폐쇄술이 시도되고 있다. 일반적으로 대퇴 정맥과 대퇴 동맥이 사용되며, 대동맥 조영술을 위해서는 5-6 Fr의 Pigtail 카테터가 주로 사용되고, 심장 각 부위의 압력과 산소포화도를 측정하기 위해 5-6 Fr의 NIH 또는 multi-purpose 카테터가 사용된다. 동맥관 개존의 모양을 잘 보기 위해서는 대동맥 조영술의 측면부 촬영(lateral projection, [그림1])과 우전사위 촬영(right anterior oblique, [그림2])이 유용하다. 대개의 동맥관은 대동맥측의 개구부가 크며, 폐동맥 쪽으로 갈수록 동맥관의 크기기 줄어드는 형태(conical type)를 취하지만[그림3], 그 외에도 window type, tubular type, complex type, elongated type 등 다양한 유형의 동맥관 의 형태들이 있다[그림4], [그림5], [그림6].

동맥관 폐쇄술을 위한 기구를 선택할 때는 동맥관의 유형, 동맥관의 크기(대동맥측 크기와 폐동맥측 크기), 동맥관의 길이 등을 잘 측정한 후 선택할 기구를 고려하게 된다. 기구의 크기를 선택할 때, ADO 의 경우 가장 작은 동

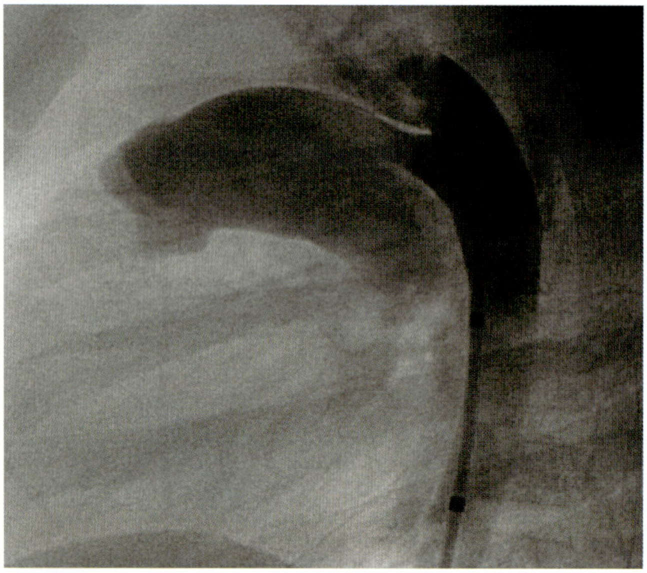

그림1

Lateral angiographic view of the patent ductus arteriosus.

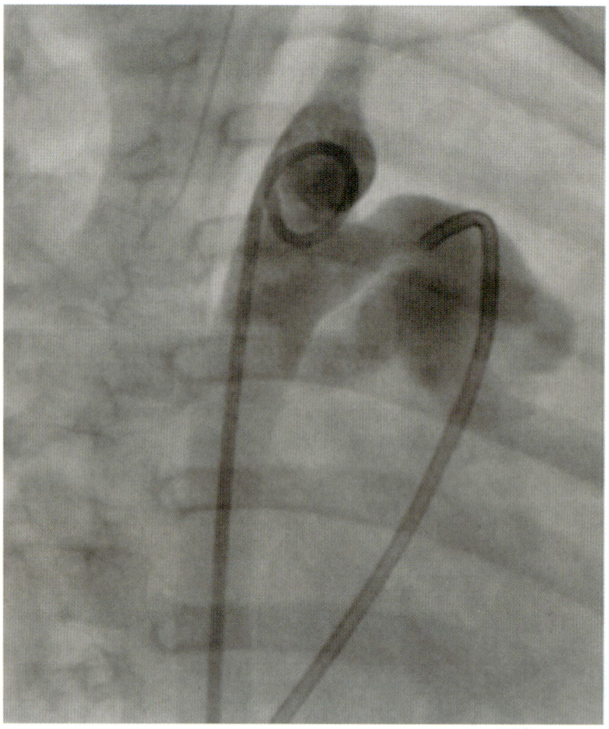

그림2

Right anterior oblique angiographic view of the patent ductus arteriosus.

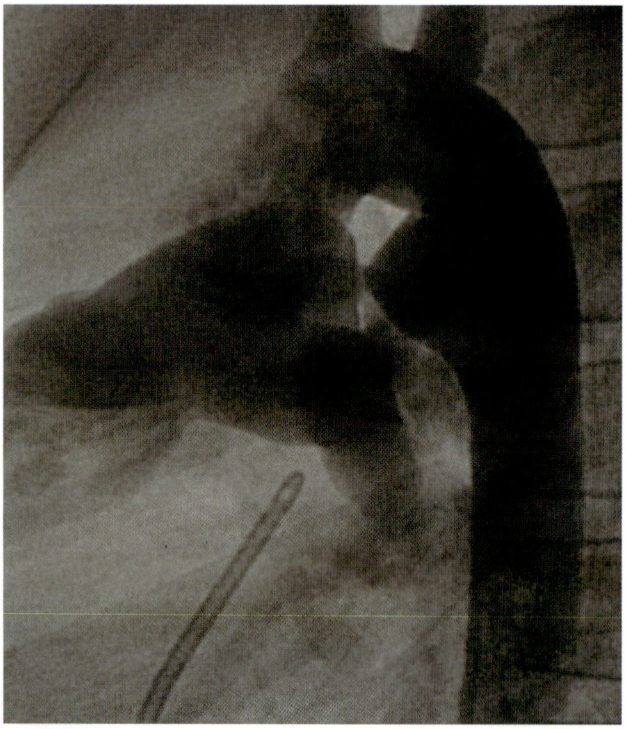

그림3

Aortography showing the conical type of patent ductus arteriosus.

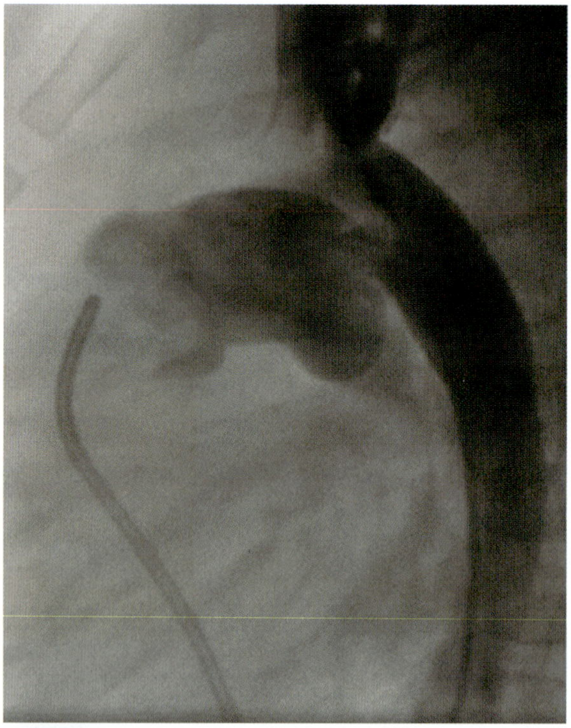

그림4

Aortography showing the tubular type of patent ductus arteriosus.

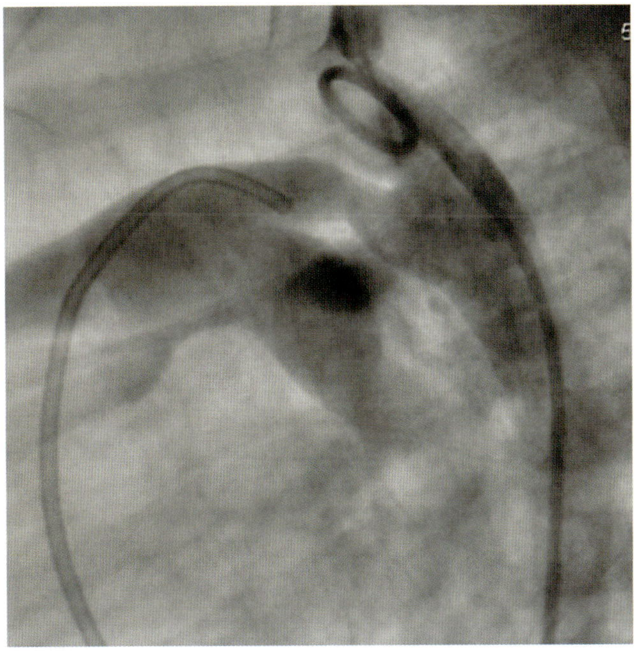

그림5

Aortography showing the complex type of patent ductus arteriosus.

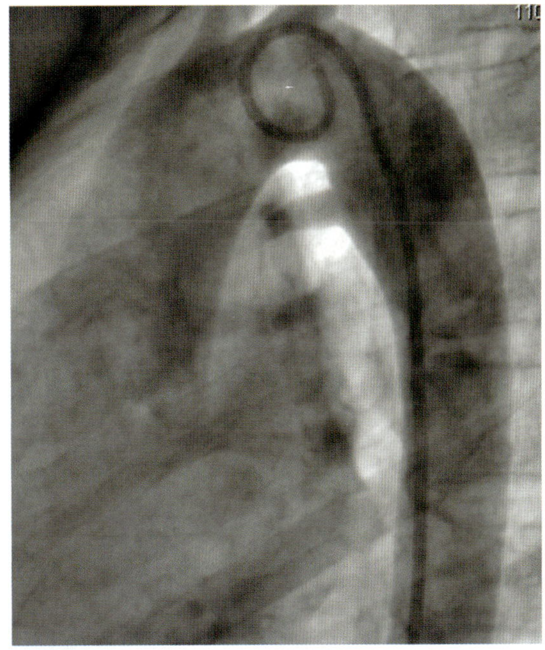

그림6

Aortography showing the elongated type of patent ductus arteriosus.

맥관의 크기(narrowest PDA diameter) 보다 2 mm 이상 큰 기구를 선택하게 된다. 예를 들면, 가장 작은 동맥관의 크기(narrowest PDA diameter)가 4 mm 라면, 8/6 mm 혹은 10/8 mm 크기의 기구를 선택하는 것이 일반적이다. 그렇지만, 큰 크기의 동맥관을 가지고 있는 성인의 경우, 가장 작은 동맥관의 크기(narrowest PDA diameter) 보다 2 mm 큰 기구를 선택할 경우 기구가 이탈(embolization) 할 가능성이 있으므로, 4 mm이상 큰 기구를 선택하는 것이 안전할 수 있다. 또한 동맥관의 크기가 비정상적으로 그 길이가 긴 경우에는 ADO 기구가 부적합할 수 있기 때문에, 이런 경우는 ADO type II 기구를 이용하거나, Vascular plug 또는 Occlutech Duct Occluder with Long Shank 등의 기구를 고려해 볼 수 있다. 동맥관의 모양과 크기에 기초하여, 기구를 선택한 이후에는, 5-6 Fr의 multi-purpose 카테터를 대퇴정맥을 통하여 우심방, 우심실, 폐동맥까지 전진시키고, 동맥관을 통과시켜서 하행대동맥에 카테터를 위치시킨다. 그리고, 0.035 exchange guidewire만 남겨놓은 채로, multi-purpose 카테터를 delivery sheath와 dilator로 교체한 후, delivery sheath 는 하행 대동맥에 위치시켜 놓은 후 dilator는 제거한다. 동맥관 개존 기구를 delivery sheath에 loading 하여 하행대동맥까지 전진시킨 후, 기구의 대동맥쪽 디스크(Retention disk)만 delivery sheath바깥으로 펼친 후, delivery sheath와 기구를 동시에 동맥관쪽으로 끌어당기다가, 기구의 retention disk가 동맥관 개존의 ampulla에 도달하면 끌어당김을 멈춘다[그림7]. 이 위치에서 Fluoroscopy를 보면서 기구는 그대로 둔채로, delivery sheath만 끌어당기면, 기구의 retention disk는 동맥관 개존의 ampulla에 걸쳐져 있고, 기구의 몸체 부분(cylindrical portion)은 동맥관 개존과 폐동맥에서 펼쳐지게 된다[그림8]. 기구를 delivery cable과 분리시키기 전에, 대동맥 조영술을 시행하여, 기구가 동맥관에 정확하게 위치하고 있는지 확인하는 것이 중요하며, 만일 기구의 위치가 부적절하다고 판단되면, 기구를 delivery sheath 안으로 re-capture 한 후에, 다시 정확하게 동맥관에 위치시키는 작업을 수행하는 과정이 필요하다. 대동맥 조영술에서 기구의 위치가 적합하다고 판단되면, delivery cable 과 기구를 분리시키면 된다.

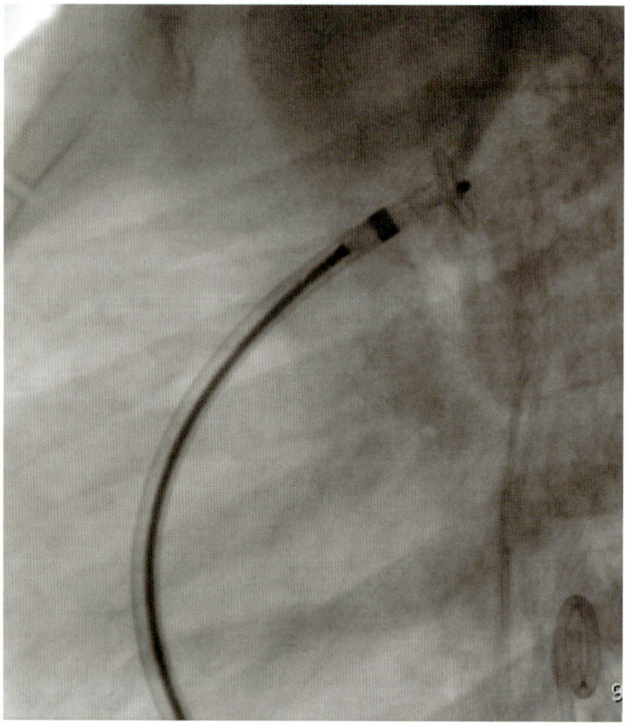

그림7

The device and delivery sheath have been pulled together into the ductus.

기구를 분리시키고, 약 5-10분 후에 대동맥 조영술을 재차 실시하여 동맥관 개존의 폐쇄 여부와 기구의 위치를 확인한 후 시술을 마친다[그림9].

대부분의 동맥관 개존은 경피적 폐쇄시술을 통해 그 치료가 가능하지만, 너무 몸무게가 작은 경우(3 kg 이하), 동맥관 개존의 모양이 비정상적으로 긴 형태인경우(long tubular type), 심한 폐동맥 고혈압이 동반된 동맥과 개존의 경우 등에서는 경피적 폐쇄시술이 부적합할 수 있기 때문에, 시술을 시행하기 전에 먼저 동맥관 개존의 정확한 모양과 크기, 그리고 환자의 전신 상태와 혈역학적 상태 등을 면밀히 파악한 후에 적합한 기구의 선택과 시술이 고려되어져야 하겠다.

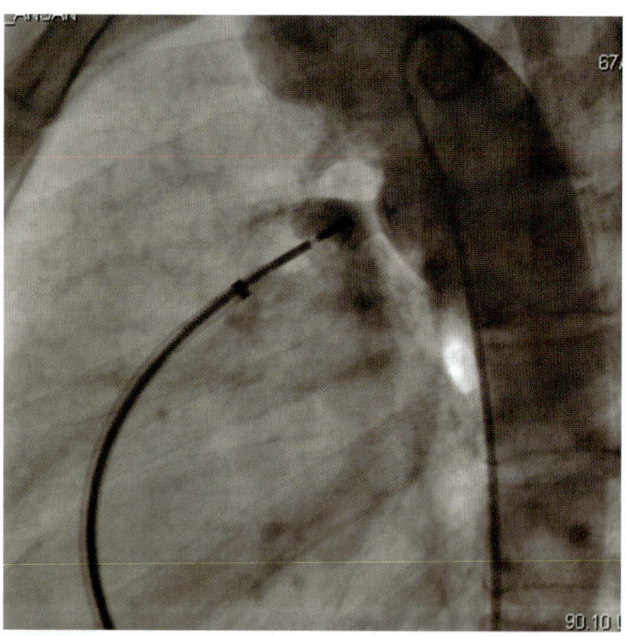

그림8

Aortography showing that the device was seated well into the ductus.

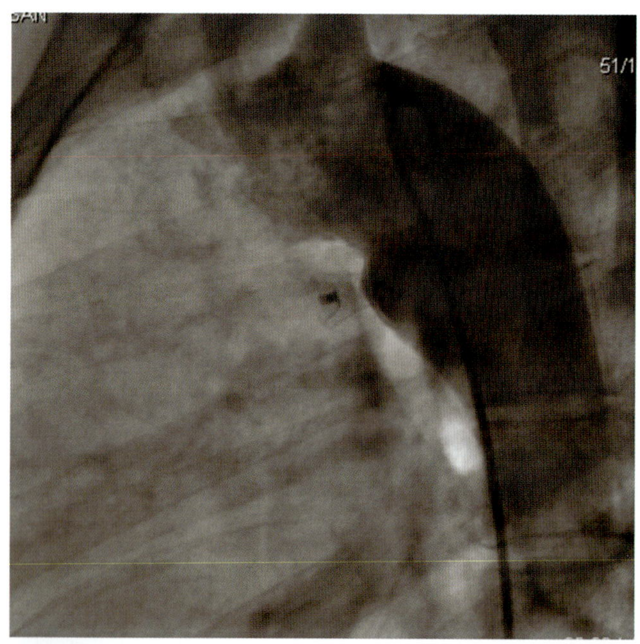

그림9

Aortography showing that the patent ductus arteriosus was completely occluded by the device.

참고 문헌

(1) Thanopoulos BD, Hakim FA, Hiari A, Goussous Y, Basta E, Zarayelyan AA, Tsaousis GS. Further experience with transcatheter closure of the patent ductus arteriosus using the Amplatzer duct occluder. J Am Coll Cardiol. 2000; 35:1016-21.
(2) Faella HJ, Hijazi ZM. Closure of the patent ductus arteriosus with the amplatzer PDA device: immediate results of the international clinical trial. Catheter Cardiovasc Interv. 2000; 51:50-4.
(3) Pass RH, Hijazi Z, Hsu DT, Lewis V, Hellenbrand WE. Multicenter USA Amplatzer patent ductus arteriosus occlusion device trial: initial and one-year results. J Am Coll Cardiol. 2004 ;44:513-9.
(4) Al-Ata J, Arfi AM, Hussain A, Kouatli AA, Jalal MO. The efficacy and safety of the Amplatzer ductal occluder in young children and infants. Cardiol Young. 2005 ;15:279-85.
(5) Krichenko A, Benson LN, Burrows P, Möes CA, McLaughlin P, Freedom RM. Angiographic classification of the isolated, persistently patent ductus arteriosus and implications for percutaneous catheter occlusion. Am J Cardiol. 1989 ;63:877-80.

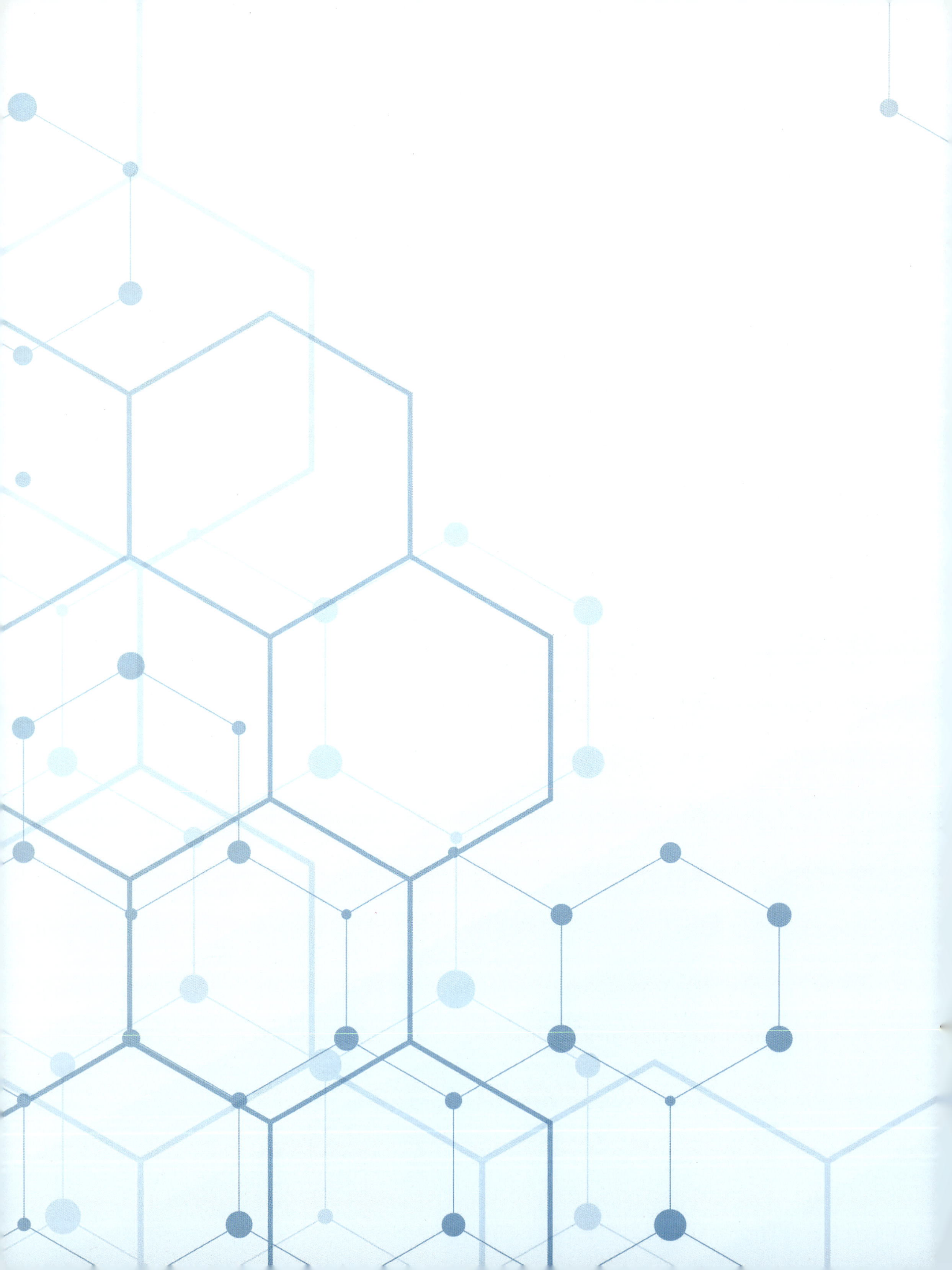

Chapter

12 대동맥 축착의 경피적 카테터 중재술

Balloon Coarctoplasty and Coarctation Stenting

삼성서울병원 송진영

대동맥 축착은 대부분 흉부대동맥의 동맥관이 기시하는 위치에 국한하여 내경이 줄어든 모습으로 관찰되지만 다양한 정도의 tubular hypoplasia가 관찰되기도 한다. 이와 같은 대동맥 축착의 영향은 좌심실의 후부하 증가, 상체의 고혈압, 흉부 대동맥의 혈류 저하로 인한 하체로의 저관류 등으로 나타나게 된다. 따라서 심부전으로 매우 위급한 신생아로부터 고혈압을 가지고 있으나 무증상의 소아나 성인에 이르는 다양한 양상으로 내원한다. 치료를 하지 않을 경우 평균 수명은 35세이고 46세까지 75%의 사망률이 보인다고 알려져 있다[1]. 많은 경우 이엽성 대동맥 판막, 승모판막 이상이 심장이상으로 동반되고 간혹 intracranial aneurysm이 함께 발견되기도 한다. 수술적 중재술이 유일한 치료법이었으나, 1982년 풍선확장술이 신생아 환자에게 처음 시도되고 1990년대 초에 endovascular stent가 소개되면서 catheter 중재술이 대동맥 축착의 다른 치료법으로 인정받고 있다.

I. 대동맥 축착의 종류

1. Native coractation of aorta

대동맥벽 media가 ridge 모양으로 두꺼워져서 동맥관이 기시하는 반대편으로 튀어나와 하행 대동맥의 내경을 좁게 만드는 모양으로 post-stenotic dilatation이 대부분 보이고 드물지 않게 isthmus나 일부 transverse arch의 hypoplasia를 동반하기도 한다.

2. Recoarctation of aorta

성공적인 수술적 혹은 catheter 중재술 이후 남아있던 협착이거나 성장하면서 협착이 다시 발생한 것이다. 수술 후 대개 10% 정도에서 발생하며 발생률과 수술방법과는 관계가 없는 것으로 알려져 있다[2].

II. 중재술의 시기와 종류

비교적 보편적으로 받아들이는 중재술의 시기와 조건은 상하지 혈압차이가 20 mmHg 이상 되면서 고혈압이 있는 경우이다. 그러나 mild coractation이라고 하더라도 좌심실의 장기적인 기능보전을 위해 중재술을 시행하는 경우도 있다. 특히 만성 고혈압이 있거나 운동시 과도한 혈압 상승혹은 좌심실의 비후가 진행하는 경우 고려해볼 수 있다. 또한 복잡 선천성 심장병의 경우, 특히 폰탄 수술을 하고 난 뒤에는 적극적인 중재술을 시행할 수 있다.

2008년 미국 AHA/ACC 성인 선천성 심장병 치료 가이드라인[1]에 의하면 peak-to-peak 압력차가 20 mmHg 이상이거나 20 mmHg 미만이라고 하더라도 의미있는 대동맥축착과 함께 collateral flow가 영상에서 관찰될 경우 중재술을 권하고 있다. 신생아의 'critical' 대동맥축착이라고 하는 것은 동맥관이 막힐 경우 심부전과 사망에 이를 수 있는 상태로 이 경우 prostaglandin E1의 지속적인 정주로 동맥관을 막히지 않도록 하는 것이 매우 중요하기 때문에 반드시 조기에 진단하여야 한다.

중재술의 종류는 수술적 치료와 catheter 중재술이 있다. 여기서는 수술적 치료 외에 catheter 중재술에 대해 설명하고자 한다.

1. 풍선 확장술(Balloon angioplasty)

대동맥축착의 치료로 30년 이상 인정받은 방법으로 intima와 media를 적정하게 파열시켜서 혈관의 직경을 넓히는 방법이다. Recoarctation인 경우 비교적 안전하고 효과적인 치료법이지만 native coarctation인 경우, discrete narrowing이 있으면서 arch hypoplasia가 없는 영유아이거나 매우 심한 좌심실 부전이 동반된 'critically ill' 환자인 경우 연령에 관계없이 고려해 볼 수 있다. 그러나 최근 stent의 도입과 비교적 높은 빈도의 aneurysm의 발생으로 적용범위가 줄어들고 있는 형편이다. 또한 recoarctation은 풍선 확장술 이후 흔한 합병증인데 대부분의 신생아에서 5주 내지 12주 이후 관찰하게 된다. 따라서 arch hypoplasia를 동반한 영유아인 경우 풍선 확장술은 권고할 만하지 않다. 결국 수술에 비하여 풍선 확장술은 합병증인 recoarctation이나 aneurysm 발생의 위험성이 높다고 할 수 있다[3,4].

2. 스텐트 삽입술(stenting)

스텐트 삽입술은 단독적으로나 풍선확장술 혹은 수술 이후 사용할 수 있는데 recoil에 의한 recoarctation이나 혈관 내벽 손상의 합병증을 줄이면서 혈역학을 개선하는 좋은 방법이다. 그러나 일반적으로 체중 25 kg 미만의 환자에게서는 권장하지 않는데 이는 어린 환자인 경우 대동맥의 성장이 끝나지 않아서 추후 다시 stent dilatation이 필요하거나 femoral artery가 작아서 시술 중 혈관 손상의 위험성이 높기 때문이다. 최근 다양한 종류의 stent 가 국내외적으로 사용할 수 있는데 그 가운데 스텐트의 선택은 대동맥 축착의 모양이나 구조, 환자의 크기 그리고 시술자의 선호도에 따라 결정된다[그림1]. Balloon expandable bare metal stent

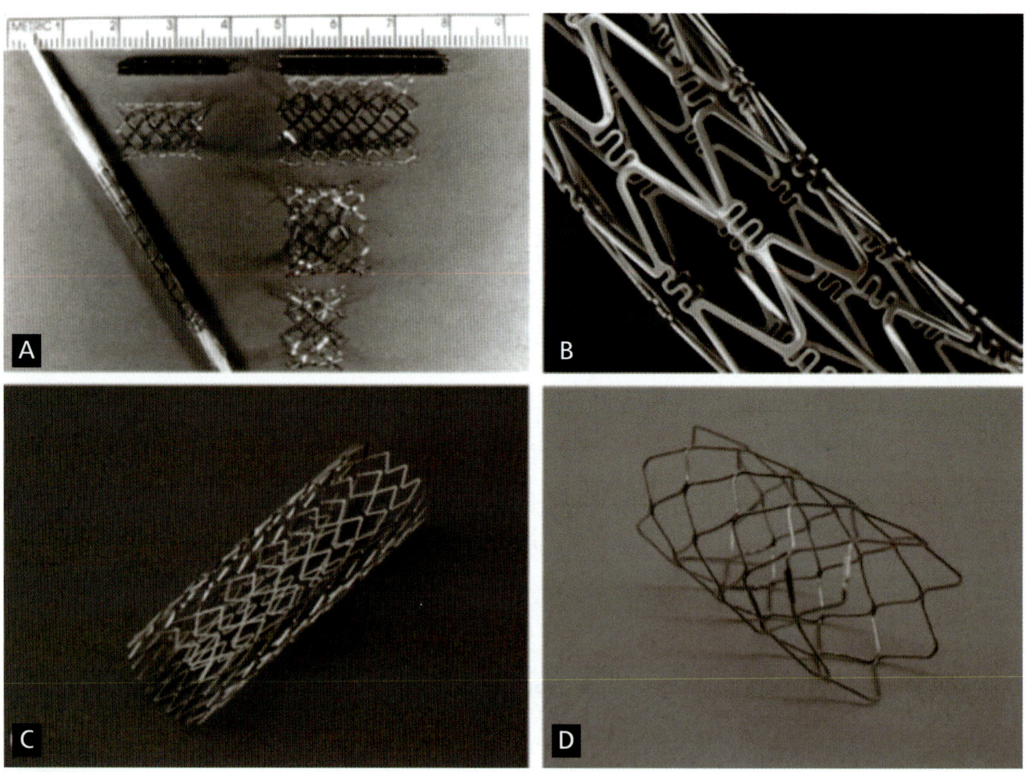

그림1

다양한 스텐트; (A) Palmaz XL 10-series stent (B) 'sigma' hinge in the Genesis stent (C) ev3 Intrastent Max LD (D) C-P stent

가 가장 많이 쓰이는 데 stainless steel (Palmaz Genesis, Johnson and Johnson; Mega LD and Maxi LD series, ev3), platinum-iridium alloy (Cheatham-Platinum stent, NED)나 chromium-cobalt alloy (Andrtent XL and XXL, Andramed)가 있다. chromium-cobalt alloy는 stainless steel보다 강해서 lower profile system으로 사용할 수 있는 장점이 있고 closed cell stent는 radial force가 강하기는 하지만 rigid하고 foreshorten이 확실하게 올 수 있다. 반면 open cell stent인 경우 비록 radial force가 약하지만 foreshorten이 적고 대동맥 모양에 잘 적응하고 분지에 손상이 적다고 볼 수 있다. 1989년부터 2005년까지 500명 이상의 native coarctation이나 recoarctation 환자를 대상으로 연구한 스텐트 삽입술의 결과는 98%의 성공률과 함께 2명의 시술 관련 사망을 포함하여 14%의 환자에서 급성 합병증 발생을 보고하고 있다[5,6]. Balloon-expandable covered stent는 closed cell design (CP stent)이거나 open cell design (Advanta V12 LD, Atrium Medical)으로 사용이 가능하다. covered stent는 혈관 내벽의 손상을 미리 예측할 경우 혹은 대동맥 파열 등의 치명적인 상황에 대응하기 위해 사용할 수 있다. 하지만 120명의 심한 native coarctation 환자를 대상으로 한 randomized trial에서 bare metal stent와 covered stent 사이에 recoarctation이나 pseudoaneurysm의 합병증 발생에 큰 차이가 없는 것으로 조사된 바도 있었다[7]. 일부 balloon expandable stent의 사용이 제한적이거나 불가능할 경우 self-expandable stent의 사용이 보고되고도 있는데 특히 성인 환자인 경우 풍선 확장술과 함께 사용할 수도 있다. 특히 이 경우 급작스러운 혈관 내경의 확장보다는 장시간에 걸친 점진적인 혈관의 확장을 기대할 수 도 있다[8].

Ⅲ. 시술 방법

풍선 확장술이나 스텐트 삽입술 모두 전신마취 하에서의 시술을 권장하고 있는데 이는 확장 당시의 통증과 환자의 움직임이 시술의 성패에 매우 중요한 요소이기 때문이다.

먼저 동맥을 확보한 뒤 헤파린을 정주하여 activated clotting time (ACT)을 200초 이상으로 목표한다. 그리고 straight-tip catheter와 soft-tip wire로 축착부위를 지나서 상행대동맥에 위치한 뒤 pigtail catheter로 교체한다. 대동맥 축착을 전후하여 압력을 측정한 뒤 축착 부위의 바로 proximal에 pigtail catheter를 위치하고 biplane 영상을 위해 left anterior oblique와 straight lateral projection을 시행한다. 주어진 영상에서 풍선이나 스텐트의 크기를 정하기 위한 측정을 한다. 풍선의 크기는 축착 부위 proximal의 정상 대동맥 크기보다 1-2 mm 큰 사이즈를 넘지 않거나 횡경막 근처의 정상 대동맥 크기를 넘지 않아야 한다. 특히 post-stenotic dilatation을 풍선의 크기를 정하는데 사용하지 않도록 한다. 풍선 확장술의 경우 풍선은 high-pressure balloon이나 low-pressure balloon을 사용할 수 있는데 Tyshak II 풍선과 같은 low-pressure/low profile 풍선이 선호될 수 있으나 대동맥 축착의 종류에 따라 맞추어 사용할 수 있다. 매우 심한 대동맥 축착인 경우 단계적인 풍선 확장술이 필요할 수도 있다.

스텐트 삽입술에서 스텐트의 선정은 축착의 구조와 모양, 환자의 크기 그리고 시술자의 선호도에 따라 결정하는데 스텐트의 길이를 선택할 때는 foreshorten을 반드시 고려하여야 한다. 스텐트를 풍선 카테타에 crimping 할 경우, guide wire를 풍선 카테타에 통과한 뒤 장착하도록 권고한다. single large balloon catheter를 사용하는 경우 스텐트 edge가 먼저 펴지면서 혈관 내벽에 손상을 줄 수 있기 때문에 주의를 하여야 하며 따라서 balloon-in-balloon catheter (NED, Hopkinton, NY)를 쓰면 상당히 유용하다. balloon-in-balloon catheter는 inner balloon보다 1 cm 길고 두배 직경의 outer balloon을 가지고 있으며 outer balloon의 크기는 8-24 mm 이다. 따라서 single balloon보다 정확한 위치 선정이 가능하고 혈관의 손상을 방지할 수 있는 장점이 있다. Long sheath를 사용하여 풍선 catheter를 위치하는데 대개 Mullins sheath (Cook, Bloomington)를 선호한다. 이 delivery long sheath는 balloon catheter에 권장되는 것 보다 1-2 French 더 큰 것을 사용한다. end-hole catheter로 축착 부위를 통과한 뒤 Amplatzer extra or super stiff wire로 교체한 뒤 delivery long sheath를 축착 부위 바로 위까지 위치한다. 일단 스텐트가 축착 부위를 걸쳐서 위치하면 스텐트 위치를 고정하고 sheath 를 천천히 빼낸다. 이후 스텐트 위치는 sheath의 side arm 을 통한 조영제를 사용하여 확인한다. 정확한 스텐트 위치를 확인한 뒤 시술자에 따라서는 rapid right ventricular pacing을 하여 스텐트 확장을 하는 동안에 스텐트의 움직임을 방지할 수 있다. 스텐트 삽입술을 하는 경우 간혹 정확한 축착 크기를 측정하기 위해 balloon sizing을 하는 경우도 있으나 pre-stent balloon angioplasty는 권장하지 않는다. 또한 스텐트의 distal end가 대부분 post-stenotic dilatation 에 의해 혈관 내벽과 떨어지게 되는데 이로 인해 flaring을 하는 것은 오히려 합병증의 위험을 높일 수 있다. 최종적으로 시술 후 혈역학적 평가를 하고 angiography를 시행하여 성공적인 결과와 합병증의 유무를 확인한다[그림2].

Ⅳ. 중재술 결과와 합병증

보편적으로 인정되는 시술 성공의 기준은 심각한 합병증이 없고 peak pressure gradient < 20 mmHg and/or 축착부위/하행대동맥 직경 >0.8 이다. 이에 근거하여 565명의 환자에게 stenting 을 시행한 결과는 97.9%의 성공률을 보고하고 있으며 시술 전 축착부위가 discrete 한 경우, 축착부위의 직경이 큰 경우 그리고 압력 차가 높지 않은 경우 성공률이 높은 것으로 관찰되었다[5].

catheter 중재적 시술은 심각한 합병증을 유발 할 수 있기 때문에 즉각적인 대응과 수술적 중재가 가능한 경험있는 기관에서 하도록 권고하고 있다. 스텐트 삽입술과 관련하여 다양한 급성 합병증의 발생률은 다양하지만 높게는 14.3% 정도까지 보고되었다[5].

1. Recoarctation

환자가 작거나, 어린 시기에 일찍 풍선확장술을 한 경우 그리고 arch hypoplasia가 동반되어 있는 경우 많이 발생한다.

2. Aortic wall complication

Intimal tears, dissection 그리고 aneurysm 형성을 말하고 있는데 high-pressure 풍선을 사용한 경우, 40세 이상의 환자, 풍선/축착 직경 > 3.5인 경우에 위험성이 높은 것으로 보고된 바 있다[5]. Intimal tears 는 대개 추가적인 중재가 필요하지 않고 관찰하는 경우가 많으나 dissection은 매우 심각한 합병증으로 즉각적인 중재술이 필요하다. Aneurysm 형성은 시술 전에 없던 것으로 정상 혈관에 비해 10% 가 넘는 직경의 확장을 보인 경우로 볼 수 있다. 이는 시술 즉시 발생할 수도 있고 경과 관찰 중에 발생하기도 한다[그림3]. stenting 후 늦게 발생하는 경우가 약 3%에 이른다고 한다[9]. 대부분의 aneurysm은 작고 관찰하는 것으로 충분하지만 수술이나 covered stent가 필요할 수도 있다.

3. 기술적인 합병증

stent migration이나 풍선 파열이 있는데 이는 장비의 발전과 함께 점차 감소하고 있다. stent migration은 너무 큰

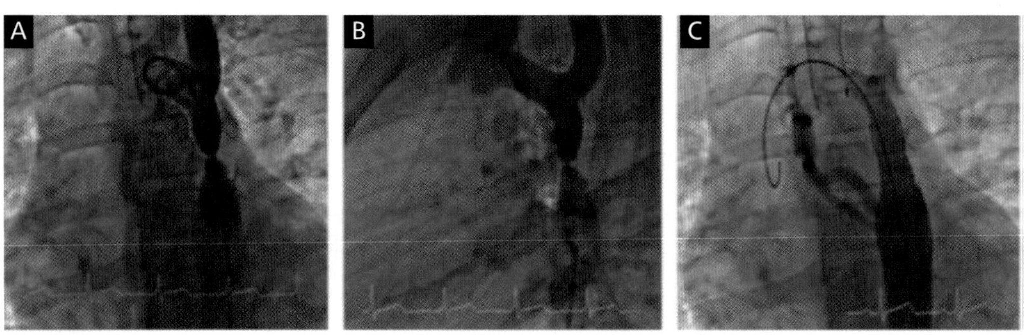

그림2

Stenting of tight native coarctation. Native coarctation with multiple collaterals in (A) LAO and (B) straight lateral views. (C) No residual stenosis following stent implantation[10]

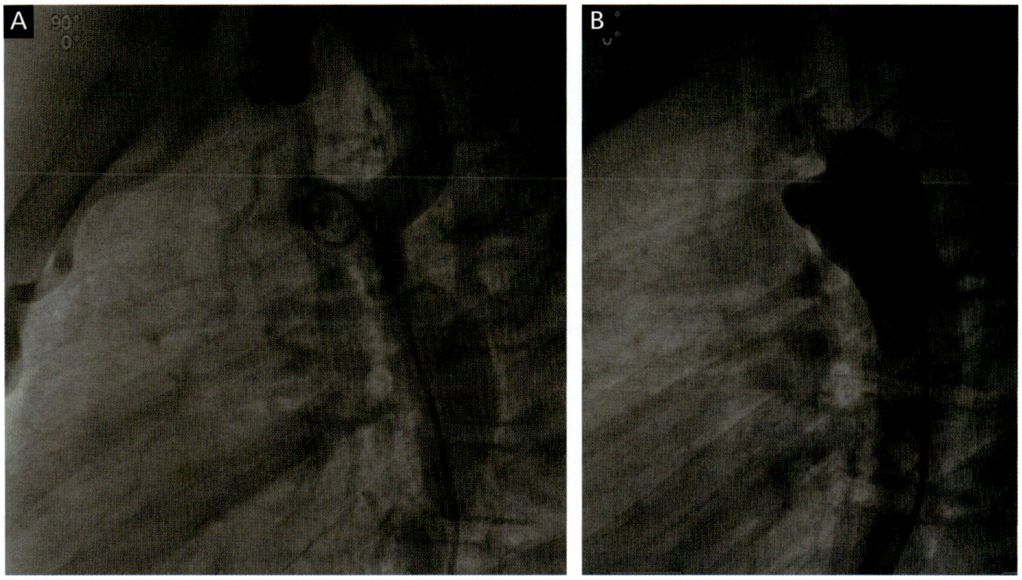

그림3

풍선 확장술 후 aneurysm 형성 (A) 풍선확장술 전 (B) 풍선확장술 후

풍선이나 너무 작은 풍선을 쓴 경우 그리고 풍선 확장 중에 풍선이 터지는 경우 생길 수 있다. stent migration이 생긴 경우는 다시 위치를 잡거나 그렇지 못할 경우 안전한 장소에 위치 시킬 수 있다.

4. 혈관 합병증

femoral vessel 손상은 출혈, thrombotic 합병증 그리고 혈관 손상 등이 나타날 수 있다. Femoral vessel 손상은 대부분 conservative management가 충분하지만 헤파린 정주나 혈관 수술이 필요할 수도 있다. retroperitoneal hematoma는 심각한 합병증으로 시술 후 심한 복통이나 low back 통증을 호소하는 경우 반드시 확인을 해야 한다. 나이가 많은 환자인 경우 뇌혈관 합병증 역시 중요한 합병증이다.

V. 중재술 후 관찰

모든 대동맥축착 환자는 치료를 받았다고 하여도 잠재적인 long-term 합병증으로 인해 평생 주의 깊은 관찰을 해야 한다. 2008년 AHA/ACC 가이드라인을 따르면 다음과 같은 장기적인 관찰이 필요하다고 한다.

- 고혈압의 발생
- 5년 내지 그 이하의 간격으로 MRI 나 CT 영상 촬영
- 정기적인 심초음파 영상

VI. 결론

진단의 발달과 적극적인 catheter 중재술의 시도로 치료의 효과가 좋아지고 합병증이 점차로 잘 관리되고 있다. 최근 다양한 스텐트의 도입과 biodegradable stent의 발달은 신생아나 영유아의 대동맥축착를 치료하는데 매우 유용할 것으로 보인다. 하지만 여전히 심각한 수준의 합병증으로 dissection이나 aneurysm이 발생할 수 있기 때문에 조심스러운 시술과 함께 시술 이후에도 지속적으로 관찰하는 것이 중요하다.

참고 문헌

(1) Warnes, C.A., et al., *ACC/AHA 2008 guidelines for the management of adults with congenital heart disease: a report of the American College of Cardiology/American Heart Association Task Force on Practice Guidelines (Writing Committee to Develop Guidelines on the Management of Adults With Congenital Heart Disease). Developed in Collaboration With the American Society of Echocardiography, Heart Rhythm Society, International Society for Adult Congenital Heart Disease, Society for Cardiovascular Angiography and Interventions, and Society of Thoracic Surgeons.* J Am Coll Cardiol, 2008. **52**(23): p. e143-e263.

(2) Midulla, M., et al., *TEVAR in patients with late complications of aortic coarctation repair.* J Endovasc Ther, 2008. **15**(5): p. 552-7.

(3) Shaddy, R.E., et al., *Comparison of angioplasty and surgery for unoperated coarctation of the aorta.* Circulation, 1993. **87**(3): p. 793-9.

(4) Cowley, C.G., et al., *Long-term, randomized comparison of balloon angioplasty and surgery for native coarctation of the aorta in childhood.* Circulation, 2005. **111**(25): p. 3453-6.

(5) Forbes, T.J., et al., *Procedural results and acute complications in stenting native and recurrent coarctation of the aorta in patients over 4 years of age: a multi-institutional study.* Catheter Cardiovasc Interv, 2007. **70**(2): p. 276-85.

(6) Forbes, T.J., et al., *Intermediate follow-up following intravascular stenting for treatment of coarctation of the aorta.* Catheter Cardiovasc Interv, 2007. **70**(4): p. 569-77.

(7) Sohrabi, B., et al., *Comparison between covered and bare Cheatham-Platinum stents for endovascular treatment of patients with native post-ductal aortic coarctation: immediate and intermediate-term results.* JACC Cardiovasc Interv, 2014. **7**(4): p. 416-23.

(8) Shim, W.S., et al., *An adolescent patient with coarctation of aorta treated with self-expandable nitinol stent.* Korean Circ J, 2013. **43**(3): p. 207-11.

(9) Suarez de Lezo, J., et al., *Percutaneous interventions on severe coarctation of the aorta: a 21-year experience.* Pediatr Cardiol, 2005. **26**(2): p. 176-89.

(10) Suradi, H. and Z.M. Hijazi, *Current management of coarctation of the aorta.* Glob Cardiol Sci Pract, 2015. **2015**(4): p. 44.

Chapter 13

선천성 심장 질환에서의 풍선 성형술과 스텐트 삽입술

Balloon Angioplasty and Stent Implantation in CHD

서울대학교병원 김기범

선천성 심장병 중 심방중격결손이나 심실중격결손과 같은 결손을 폐쇄하는 수술 이외의 대부분의 판막과 혈관에 대하여 시행하는 수술은 성형 수술에 해당하고, 이렇게 치료가 된 질환군은 재협착이 발생할 수 있어 다시 넓혀야 하는 상황을 많이 겪게 된다. 또한 처음부터 수술하지 않고, balloon이나 stent를 사용하여 협착된 부분을 넓혀 치료하는 질환군이 있다[표1].

[표1] Balloon이나 stent를 사용하여 협착된 부분을 넓혀 치료하는 선천성 심장질환

	Balloon	Stent
Native		
Pulmonary valve stenosis	O	
Aortic valve stenosis	O	
Coarctation of aorta	O	O
Pulmonary atresia with intact ventricular septum	O	
Patent foramen ovale in TGA	O	O
RVOT in TOF	O	O
Pulmonary vein stenosis	O	O
Systemic vein stenosis	O	O
Post-operative		
Branch pulmonary artery stenosis	O	O
Pulmonary valve stenosis	O	
Aortic valve stenosis	O	
Coarctation of aorta	O	O
Pulmonary vein stenosis	O	O
Systemic vein stenosis	O	O
Pulmonary pre-implanted tissue valve	O	O
Tricuspid pre-implanted tissue valve	O	
Mitral valve stenosis	O	

TGA; Transposition of great artery, RVOT; Right ventricular outflow tract, TOF; Tetralogy of Fallot

소아시기에 협착된 부분을 수술을 하지 않고, 시술로 넓히는 경우의 기본적인 치료는 balloon angioplasty이나, 치료 효과는 50% 정도에서만 유지되고 재 협착이 다시 발생할 수 있기 때문에 환자의 성장을 고려하여 일정 연령대에서는 다양한 stent를 삽입하여 치료를 하게 된다.

I. 선천성 심장질환 치료에 적합한 balloon의 특성

- Low profile catheter: 작은 sheath 에도 삽입이 가능하고, 혈관 손상을 최소화하도록
- Shorter distal tip: 작은 distal pulmonary artery 등으로 접근이 용이하도록
- Shorter length balloon: 대부분의 선천성 심장질환은 2~3 cm 길이가 적합함
- Scratch resistance 가 크면서(perforation 위험의 최소화) non-compliant 해야
  : nominal pressure와 burst pressure가 근접하게 높으면 좋음
  : 통상적으로 8 ATM 이상의 nominal pressure를 가져야 high pressure balloon 임
- Rupture 시 longitudinal tear가 일어나는 balloon 이어야 함
  : circumferential tear가 되면 혈관 내에서 제거가 어려워, 특별한 technique이 필요하고 경우에 따라 수술적 제거가 필요함

II. 선천성 심장질환 치료에 사용 가능한 balloon

선천성 심장병을 가진 환자는 갓 태어난 신생아부터 성인기에 이르기까지 다양하기 때문에 다양한 직경과 길이, 그리고 compliance를 가진 balloon이 필요하다. 치료가 필요한 환자들을 고려할 때 여러 사정으로 필요로 하는 balloon 도관의 수입이 원활하지 못하지만, [표2]와 같은 balloon 도관은 현재 국내에서 대부분 공급되고 있으며, 일부 품목은 수입을 추진하고 있다.

[표2]의 Balloon 중 compliance가 좋은 low pressure balloon은 대개 폐동맥 판막 협착이나 대동맥 판막 협착과 같은 판막 풍선 확장술에 주로 쓰이며, 8 ATM 이상의 nominal pressure를 가지는 high pressure balloon은 branch pulmonary artery의 협착이나 대동맥 협착에 대하여 풍선 확장술을 할 때 주로 사용되게 된다. High pressure balloon 으로도 효과적으로 확장되지 않을 때에는 cutting balloon을 사용하게 되며, 이러한 경우에는 long sheath를 사용하여 확장술이 필요한 부위까지 balloon 도관을 삽입한 후 안전하게 시술을 시행하여야 한다.

적절한 Balloon 직경을 결정할 때에는 풍선 확장을 하고자 하는 부위(판막, 폐동맥 혈관, 대동맥 혈관 등)에 따라 좁은 부위의 크기 대비 적절한 직경의 balloon 크기를 정하는 것이 효과적이면서도 혈관 파열 등의 합병증을 최소화하는데 중요하다. 적절한 풍선 직경의 크기는 [표3]과 같다.

폐동맥과 대동맥 판막 주변의 풍선 확장을 할 때에는 판막륜(annulus)의 직경을 고려하여 balloon 도관의 크기를 정하여야 하고, 동맥의 협착 부위를 확장하고자 할 때에는 주변 정상 동맥의 직경을 고려하여 balloon 도관의 크기를 정하여야 한다. 정맥의 협착 부위를 확장하고자 할 때에는 효과적인 풍선 확장을 위해서 동맥을 확장할 때보다 더 큰 직경의 balloon 도관이 필요할 때가 많으며, 재협착율이 높아서 stent 삽입이 뒤따라야 하는 경우가 많다.

III. 선천성 심장질환 치료에 사용 가능한 stent

Balloon 도관을 사용하여 좁은 혈관의 확장을 먼저 시도하지만, 대개 풍선 확장으로 인한 효과는 영구적이지 않고 대부분 재협착을 가지고 올 때가 많다. 이러한 경우 다소 영구적인 효과를 가지기 위해서는 stent 삽입이 불가피하게 된다. Stent 역시 국내에서 치료가 필요한 환자들을 고려할 때 여러 사정으로 필요로 하는 stent의 수입이 원활하지 못하지만, [표4]와 같은 stent는 현재 국내에서 대부분 공급되고 있으며, 일부 품목은 수입을 추진하고 있다.

[표2] 선천성 심장질환 환자에게 사용 가능한 balloon catheter의 예

Name	Diameter (mm)	Length (mm)	Wire (inch)	Guiding Sheath (Fr)	Shaft length (cm)	Burst Pr. (ATM)	Company
Boston coronary cutting	2.5	10	0.014	6	142	12	Boston
Boston coronary cutting	2.75	10	0.014	6	142	12	Boston
Boston coronary cutting	3	10	0.014	6	142	12	Boston
Savvy	3	20	0.018	4	120	10	Cordis
NC Quantum Apex	3	12,15,20	0.014	4	138	20	Boston
Boston coronary cutting	3.5	10	0.014	6	142	12	Boston
NC Quantum Apex	3.5	12,15,20	0.014	4	138	20	Boston
Boston coronary cutting	4	10	0.014	6	142	12	Boston
Savvy	4	20	0.018	4	120	10	Cordis
NC Quantum Apex	4	12,15,20	0.014	4	138	20	Boston
Boston periphery cutting	5	20	0.018	6,7	90	10	Boston
Tyshak II	5	20	0.021	4	70,100	6	B. Brown
Tyshak mini	5	20	0.014	3	120	6	B.Brown
Savvy	5	20	0.018	4	120	10	Cordis
NC Quantum Apex	5	12,15,20	0.014	4	138	18	Boston
Conquest	5	20	0.035	6	75	30	Bard
Boston periphery cutting	6	20	0.018	6,7	90	10	Boston
Tyshak II	6	20	0.021	4	70,100	4	B. Brown
Tyshak mini	6	20	0.014	3	65	4	B. Brown
Savvy	6	20	0.018	4	120	10	Cordis
Sterling	6	20	0.018	4	80	14	Boston
Mustang	6	20	0.035	5	75	24	Boston
Conquest	6	20	0.035	6	75	30	Bard
Boston periphery cutting	7	20	0.018	7	90	10	Boston
Tyshak II	7	20	0.021	4	70,100	4	B. Brown
Tyshak mini	7	20	0.014	3	65	4	B. Brown
Sterling	7	20	0.018	4	80	14	Boston
Mustang	7	20	0.035	5	75	20	Boston
Conquest	7	20,40	0.035	6	75	30	Bard
Boston periphery cutting	8	20	0.018	7	90	10	Boston
Tyshak II	8	20	0.021	4	70,100	4	B. Brown
Tyshak mini	8	20	0.014	3	65	4	B. Brown
Sterling	8	20	0.018	4	80	12	Boston
Mustang	8	20	0.035	6	75	20	Boston

[표2] 선천성 심장질환 환자에게 사용 가능한 balloon catheter의 예

Name	Diameter (mm)	Length (mm)	Wire (inch)	Guiding Sheath (Fr)	Shaft length (cm)	Burst Pr. (ATM)	Company
Conquest	8	20,40	0.035	6	75	27	Bard
Tyshak II	9	20	0.025	5	90	3.5	B. Brown
Sterling	9	20	0.014/18	5	80	10	Boston
Mustang	9	20,40	0.035	6	135	18	Boston
Conquest	9	20,40	0.035	7	75	26	Bard
Tyshak II	10	20	0.025	5	90	3.5	B. Brown
Sterling	10	20	0.014/18	5	80	10	Boston
Mustang	10	20	0.035	6	75	14	Boston
Conquest	10	20,40	0.035	7	75	24	Bard
Tyshak II	12	20	0.025	5	90	3.5	B. Brown
Boston XXL	12	20,40	0.035	7	75,120	8	Boston
Mustang	12	20	0.035	7	75	14	Boston
Conquest	12	20,40	0.035	8	75	20	Bard
Atlas	12	20,40	0.035	7	75,120	18	Bard
Cordis Maxi LD	14	40	0.035	8	80,110	6	Cordis
Boston XXL	14	20,40	0.035	7	75,120	8	Boston
Atlas	14	20,40	0.035	7	75,120	18	Bard
Cordis Maxi LD	15	40	0.035	9	80,110	6	Cordis
Cordis Maxi LD	16	40	0.035	10	80,110	6	Cordis
Boston XXL	16	20,40	0.035	8	75,120	5	Boston
Atlas	16	20,40	0.035	8	75,120	18	Bard
BiB	18	40	0.035	10	110	4	B. Brown
Cordis Maxi LD	18	40	0.035	10	80,110	6	Cordis
Boston XXL	18	20,40	0.035	9	75,120	5	Boston
Atlas	18	20,40	0.035	8	75,120	16	Bard
Sizing balloon	18	35	0.035	8	70	1	SJ medical
BiB	20	40	0.035	10	110	4	B. Brown
Cordis Maxi LD	20	40	0.035	11	80,110	6	Cordis
Atlas	20	20,40	0.035	9	75,120	16	Bard
BiB	22	40	0.035	11	110	3	B. Brown
Cordis Maxi LD	22	40	0.035	12	80,110	5	Cordis
Atlas	22	40	0.035	10	75	14	Bard
BiB	24	40	0.035	11	110	3	B. Brown
Atlas	24	40	0.035	10	75	14	Bard

[표2] 선천성 심장질환 환자에게 사용 가능한 balloon catheter의 예

Name	Diameter (mm)	Length (mm)	Wire (inch)	Guiding Sheath (Fr)	Shaft length (cm)	Burst Pr. (ATM)	Company
Sizing balloon	24	45	0.035	9	70	1	SJ medical
Tyshak II	25	30	0.035	9	100	1.5	B. Brown
Z-Med II	25	40	0.035	14	120	4	B. Brown
Cordis Maxi LD	25	40	0.035	12	80,110	5	Cordis
Atlas	26	40	0.035	12	75	12	Bard
Z-Med II	28	40	0.035	16	120	3.5	B. Brown
Tyshak II	30	30, 40	0.035	10	100	1.5	B. Brown
Sizing balloon	34	55	0.035	10	70	1	SJ medical

[표3] 풍선 확장 부위에 따른 권장되는 balloon 직경

	Annulus	Narrowest area	Adjacent normal area
Pulmonary valve	1.2~1.4 times	Not applicable	Not applicable
Aortic valve	0.8~0.9 times	Not applicable	Not applicable
Main pulmonary artery	< 1.4 times	≥ 2.5 times	Not applicable
Branch pulmonary artery	Not applicable	3-4 times	< 2 times
aorta	Not applicable	≤ 3 times	< 1.1 times
Systemic veins	Not applicable	≥ 5 times	< 2.5 times

10 mm 이내의 stent는 stent가 balloon에 pre-mounted 되어 있어 시술이 용이하나, 10 mm가 넘는 직경의 stent (예: Palmaz XD 또는 Palmaz XD stent)는 balloon 도관에 직접 mounting을 해야 한다. 18 mm 이내의 크기 stent를 삽입하기 위해서는 Boston scientific 사의 XXL balloon과 같은 풍선 도관을 주로 사용하여 stent를 mounting 하고, 18 mm가 넘는 크기의 stent를 삽입하여야 하는 경우에는 Cordis 사의 Maxi LD balloon과 같은 도관을 주로 사용하여 stent를 mounting한 뒤 협착 부위까지 balloon 도관을 삽입한다. Stent migration을 최소화하고 안정적으로 stent를 협착 부위에 삽입하기 위해서는 long sheath를 사용하는 것이 좋다.

소아 연령대에서 stent 삽입을 해야 할 때에는 주변 건강한 vessel의 성장을 고려하여 stent를 선택하는 것이 좋다. 이 경우 stent mesh의 종류가 open cell 특성을 가진 stent를 삽입하는 것이 추가적으로 기존 삽입되어 있던 stent를 더 크게 확장해야 할 때 장점이 있다. 현재 국내에 수입되어 Medtronic 사의 Visi-pro stent의 경우 open cell mesh를 가지고 있어 10 mm stent를 삽입하는 경우 추가적으로 16 mm balloon을 사용하여 확장하여도 잘 확장되어 큰 무리가 없다.

[표4] 선천성 심장질환 환자에게 사용되는 stent의 예

Name	Diameter (mm)	Length (mm)	Wire (inch)	Guiding sheath (Fr)	Shaft length (cm)	Burst Pr. (ATM)	Company
Small size							
Coroflex blue	3.5	8, 13, 16, 19	0.014	5	145	15	B. Brown
Coroflex blue	4	8, 13, 16, 19, 25	0.014	5	145	12	B. Brown
Herculink Elite	4	12, 15, 18	0.014	5	80, 135	14	Abbott
Herculink Elite	4.5	12, 15, 18	0.014	5	80, 135	14	Abbott
Medium size							
Herculink Elite	5	12, 15, 18	0.014	5	80, 135	14	Abbott
Palmaz blue	5	12, 15, 18, 24	0.014	5	80, 142	10	Cordis
Herculink Elite	5.5	12, 15, 18	0.014	5	80, 135	14	Abbott
Herculink Elite	6	12, 15, 18	0.014	5	80, 135	14	Abbott
Palmaz blue	6	12, 15, 18, 24	0.014	5	80, 142	10	Cordis
Herculink Elite	6.5	12, 15, 18	0.014	5	80, 135	14	Abbott
Herculink Elite	7	15, 18	0.014	5	80, 135	14	Abbott
Palmaz blue	7	12, 15, 18, 24	0.014	5	80, 142	10	Cordis
Omnilink Elite	6	12, 16, 19, 29, 39, 59	0.035	6	80, 135	14	Abbott
Palmaz Genesis	6	19, 25, 29, 39, 59, 79	0.035	6	80, 135	8	Cordis
Visi-Pro	6	17, 27, 37, 57	0.035	6	80, 135	12	Medtronic
Omnilink Elite	7	12, 16, 19, 29, 39, 59	0.035	6	80, 135	14	Abbott
Palmaz Genesis	7	19, 25, 29, 39, 59, 79	0.035	6	80, 135	8	Cordis
Visi-Pro	7	17, 27, 37, 57	0.035	6	80, 135	12	Medtronic
Omnilink Elite	8	19, 29, 39, 59	0.035	6	80, 135	14	Abbott
Palmaz Genesis	8	19, 25, 29, 39, 59, 79	0.035	6	80, 135	8	Cordis
Visi-Pro	8	17, 27, 37, 57	0.035	6	80, 135	12	Medtronic
Omnilink Elite	9	19, 29, 39, 59	0.035	6	80, 135	14	Abbott
Palmaz Genesis	9	19, 25, 29, 39, 59, 79	0.035	7	80, 135	8	Cordis
Visi-Pro	9	17, 27, 37, 57	0.035	7	80, 135	12	Medtronic
Omnilink Elite	10	19, 29, 39, 59	0.035	7	80, 135	14	Abbott
Palmaz Genesis	10	19, 25, 29, 39, 59, 79	0.035	7	80, 135	8	Cordis
Visi-Pro	10	17, 27, 37, 57	0.035	7	80, 135	12	Medtronic

[표4] 선천성 심장질환 환자에게 사용되는 stent의 예

Name	Diameter (mm)	Length (mm)	Wire (inch)	Guiding sheath (Fr)	Shaft length (cm)	Burst Pr. (ATM)	Company
Large size							
Palmaz XD	10-18*	19, 29, 39, 59	0.035	10~12*	*	*	Cordis
Palmaz XL	10-25*	30, 40, 50	0.035	12~14*	*	*	Cordis
Optimus L	8~18*	18, 23, 28, 33, 38, 43	0.035	6~7*	*	*	AndraTec
Optimus XL	16~28*	18, 23, 28, 33, 38, 43	0.035	8~9*	*	*	AndraTec
Optimus XXL	22~35*	18, 23, 28, 33, 38, 43	0.035	10~11*	*	*	AndraTec

* diameter, shaft length, guiding sheath와 burst pressure는 mounting하는 balloon의 profile에 따라 다르다.

10 mm가 넘는 stent 가 필요한 경우에는 pre-stenting된 stent는 현재 상용화된 것이 없어서 stent를 10 mm보다 큰 balloon에 hand mounting하여 삽입하여야 한다. Palmaz XD stent의 경우 18 mm balloon에까지 stent를 hand mounting하여 stent를 확장할 수 있다. 10 mm까지 확장하는 경우 stent의 length가 원래 길이보다 7% 단축되며, 18 mm까지 확장하는 경우 38% 정도 단축된다. Palmaz XL stent의 경우에는 25 mm balloon에까지 stent를 hand mounting하여 stent를 확장할 수 있다. Palmaz XL stent의 경우 10 mm까지 확장할 때 stent의 length가 원래 길이보다 2.5% 단축되며, 25 mm까지 확장하는 경우 23% 정도 단축된다. AndraTec사의 Optimus stent는 보다 다양한 크기가 길이가 구비되어 있으며, 최대 35 mm 직경까지 스텐트 삽입이 가능한 장점이 있는 stent로 다양한 구조의 선천성 심장 질환에 쓰이고 있으나 현재 국내에는 수입이 되고 있지 않아, 향후 수입이 가능하게 되면 보다 많은 환자들의 치료에 사용이 가능할 것으로 보인다. Optimus stent를 삽입하기 위해서 AndraTec사에서는 AltoSa XL balloon에 hand mounting 하여 사용할 것을 권장하고 있다.

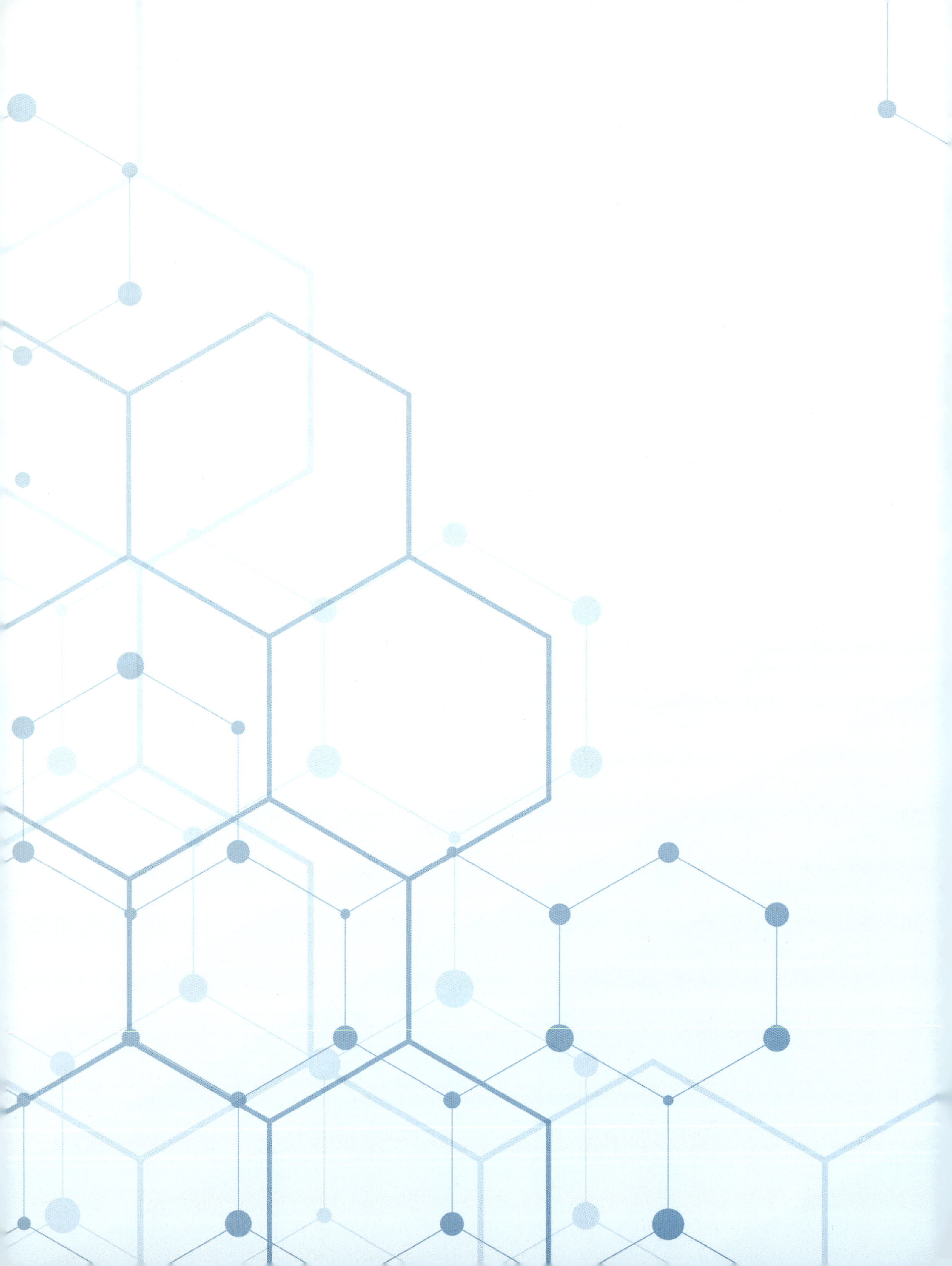

Chapter 14

관상동맥누공과 폐동정맥누공의 경피적 폐쇄술

Transcatheter Closure of Coronary Artery Fistula and Pulmonary Arteriovenous Fistula

가톨릭대학교서울성모병원 이재영

I. 관상동맥누공

관상동맥누공(coronary artery fistula)은 관상동맥과 심방, 심실 또는 대혈관 사이에 비정상적인 연결이 있어서 일부 혈액이 심근의 모세혈관을 통하지 않고 흐르는 관상동맥 이상이다. 일반 인구의 0.002%에서 발견되는 매우 드문 이상이나 혈역학적 이상을 나타내는 가장 흔한 선천성 관상동맥 이상이고, 드물게 외상, 심근경색, 심장 수술 또는 경피적 시술 후 발생하기도 한다[1,2].

관상동맥누공은 우관상동맥에서 약 50~60%, 좌관상동맥에서 약 30~40%, 양측 관상동맥에서 약 5%가 발견된다[3]. 누공은 대부분이 정맥 순환계로 연결되는데, 약 2/3에서 우심실 또는 우심방으로 연결되고, 나머지는 폐동맥, 좌심실, 좌심방, 관상정맥동, 상대정맥 순으로 연결된다. 누공과 연결된 관상동맥은 확장되고 구불구불하게 길어지며 동맥류를 형성하기도 한다[4].

임상 양상은 다양하나 누공이 작을 때는 대부분 증상이 없다. 연속성 심잡음이 청진되거나 심전도 이상 또는 다른 이유로 심초음파 검사나 관상동맥 조영술 때 우연히 발견되기도 한다. 누공을 통한 단락량이 많으면 용적 과부하로 울혈심부전 증상을 보이는데 소아에서 더 흔하다[5]. 또한 혈액이 '빠지는 현상'(steal phenomenon)으로 심근허혈이 생기는데 운동 시 흉통 또는 호흡곤란, 실신, 부정맥, 심근경색 등으로 나타난다. 만성적인 심근 허혈로 확장성 심근병증으로 진행하거나 유두근 허혈로 방실판막 폐쇄부전이 생기기도 한다. 감염성 심내막염이 생길 수 있다. 증상과 합병증의 발생은 나이가 들수록 증가하며 Liberthson 등[6]은 174명의 환자에 대한 조사에서 20세 이전에 19%, 20세 이후에는 63%에서 누공과 관련된 합병증이 있었음을 보고하였다.

1. 진단

대부분의 관상동맥누공은 크기가 작아 증상이 없으며 우연히 발견되는 경우가 많다. 지속성 심잡음이 청진이 되면 동맥관개존, 대동맥폐동맥창(aortopulmoany window), 발살바동파열(ruptured sinus of Valsalva) 등과 함께 관상동맥누공이 있는지 검사해야 한다. 심전도에서는 누공에 의한 이차적 합병증, 즉 심방 또는 심실의 확장, 심근 허혈의 소견을 보일 수 있다. 흉부 방사선에서는 심장 음영의 확장이 관찰되기도 하지만 이는 드물다. 심전도 소견과 마찬가지로 누공의 진단 자체에는 도움이 되지 않으나 이미 진단이 된 환자에서 누공의 혈역학적인 결과를 판단하는 데 의미가 있다.

심초음파는 관상동맥누공을 진단하는데 기본적인 검사지만 진단이 쉽지 않다. 그래서 쉽게 설명되지 않는 울혈심부전, 심근 허혈 또는 기능 저하가 있는 환자에서는 관상동맥기형을 반드시 의심해야 한다. 관상동맥 근위부가 비정상적으로 늘어나 있으면서 색도플러(color Doppler)에서 관상동맥 혈류가 '비정상적으로 잘' 보이며 연속적인 혈류가 뚜렷이 보이면 관상동맥누공을 시사하는 실마리이다. 또한 심장의 각 방(chamber) 또는 대혈관으로 비정상적인 혈류 유입이 있으면 관상동맥누공이 있을 가능성이 높다. 누공을 통한 단락이 매우 작으면 관상 동맥의 확장은 관찰할 수 없고, 누공이 커서 단락이 많으면 누공의 시작 부위에서 누공이 연결된 끝 부위까지 추적이 가능한 경우도 있다. 심장 각 방의 늘어난 정도, 심실의 전반적 기능, 허혈 상태 및 국소 운동 이상, 판막의 기능 이상 여부를 조사하고 관상동맥누공의 혈역학적 중요성을 판단한다. 또한 다른 선천성 관상동맥 이상인 좌관상동맥폐동맥기시(anomalous origin of left coronary artery from pulmonary artery, ALCAPA)와의 감별이 중요하다. 이 때에는 좌관상동맥의 정상적이 기시를 확인할 수 없고, 우관상동맥이 늘어나 있으며, 폐동맥으로 연결된 좌관상동맥을 통한 혈류 유입을 확인할 수 있다. 최근에는 컴퓨터단층촬영(CT)이나 자기공명영상(MRI)이 관상동맥이상을 진단하는 매우 중요한 비침습적 도구로 많이 사용되고 있다. 초음파검사가 불확실하거나, 경피적 또는 수술적 치료를 계획하고 있는 환자에서 관상동맥이상을 전반적으로 평가하고 치료 계획을 세우는데 매우 유용하다.

주된 진단 방법은 심도자 및 관상동맥 조영술이다. 관상동맥누공의 혈역학적 상태를 평가하고 자세한 해부학적 형태를 파악하여 적절한 치료 계획을 세우는 것이 중요하다. 누공의 시작부위, 경로, 형태, 크기 및 누공이 연결된 부위를 파악한다. 또한 다발성 누공, 동맥류, 협착부위의 존재여부와 심근을 관류하는 정상 관상동맥 분지들과의 관계를 잘 파악해야 한다. 심초음파나 CT, MRI 등 비침습적인 검사에서 혈역학적 이상이나 심근 허혈 등 합병증이 없는 작은 누공은 혈관 조영술 없이 경과 관찰할 수 있으며, 치료가 필요하다고 판단이 되는 경우에 혈관조영술을 시행한다.

2. 치료

좌우 단락이 많은 큰 누공은 증상에 상관없이 치료를 고려하고, 심실의 확장 및 기능 부전, 심근 허혈, 부정맥, 심내막염 등 합병증이 있으면 치료를 한다[7]. 그러나 현재 증상이나 합병증이 없더라도 장기적인 관점에서 누공과 관련된 합병증을 예방하기 위하여 치료를 권고하는 연구자도 있다[4]. 특히 소아는 장기적으로 관상동맥의 협착 및 심근 허혈, 동맥류 발생, 심내막염의 위험에 노출되므로 누공의 시작 부위, 경로, 형태 등을 참작하고 경피적 폐쇄의 가능성 등을 고려하여 선택적인 치료를 한다[8].

치료는 수술하거나 경피적 폐쇄를 한다. 최근 다양한 크기와 형태, 기능이 있는 유도관(guiding catheter), 유도선(guiding wire), 폐쇄 기구들의 사용이 가능하므로 경피적 폐쇄를 우선 고려하며, 실제로 90% 이상에서 성공적인 폐쇄가 가능함이 보고되고 있다[9-11]. 수술은 증상이 심한 어린 영아, 매우 크고 단락량이 많은 누공, 다발성 연결이 있는 누공, 폐쇄 부위가 관상동맥의 원위부에 있으며 유도관 접근이 어려운 경우, 주위 관상동맥 혈류 장애의 위험이 있는 경우, 다른 이유로 심장 수술이 필요한 환자에서 고려한다.

경피적 폐쇄를 위해서 우선 대퇴동맥을 통하여 일반적으로 시행하는 방법으로 선택적 관상동맥 조영을 한다. 그리고 누공의 시작 부위에서 선택적으로 여러 각도에서 조영을 하여 경로, 협착 부위 또는 동맥류 여부, 연결 부위를 파악하고 가장 원위부에서 기시하는 관상동맥 분지의 위치를 확인한 후 정상 관상동맥 혈류를 방해하지 않는 부위를 폐쇄해야 한다. 보통 누공 경로의 대부분에서 정상 관상동맥 분지가 나오는 원위부형의 누공에서는 가능한한 원위부를(as distal as possible) 폐쇄하고, 누공의 경로가 비교적 근위부에서 기시하여 누공 경로가 정상 관상 동맥 분지를 포함하지 않는 근위부형 누공에서는 정상 관상 동맥 혈류를 방해하지 않는 근위부를 폐쇄하여 상행성 혈전(ascending thrombosis)에 의한 정상 관상동맥 혈류에 방해가 될 수 있는 요인을 최소화하여야 한다. 폐쇄 기구는 누공의 해부학적 특성에 따라 여러 종류의 기구들이 사용되며[그림1], 폐쇄 부위의 접근성에 따라 적절한 유도선과 유도관을 선택한다. 누공의 시작 부위가 관상동맥의 기시부와 가깝고 경로가 길지 않고 심하게 굴절되어 있지 않으면 일반적인 0.035" 유도선이나 5Fr-6Fr 유도관을 사용하여 코일(Gianturco coil 또는 detatchable coil)이나 Amplatzer vascular plug 또는 duct occluder 등으로 폐쇄할 수 있다[그림2], [그림3], [그림4]. 경우에 따라서는 대퇴정맥으로 접근하여 우측심장 쪽에서 기구를 이용하여 폐쇄할 수도 있다[그림3]. 누공을 폐쇄할 부위까지 경로가 멀고 구불구불하며 유입 혈관(feeding vessel)이 가는 때에는 일반적인 유도선이나 유도관으로는 접근이 어렵기도 하고 오히려 위험할 수도 있다. 이 때에는 0.018" 굵기(caliber)의 탈착식 코

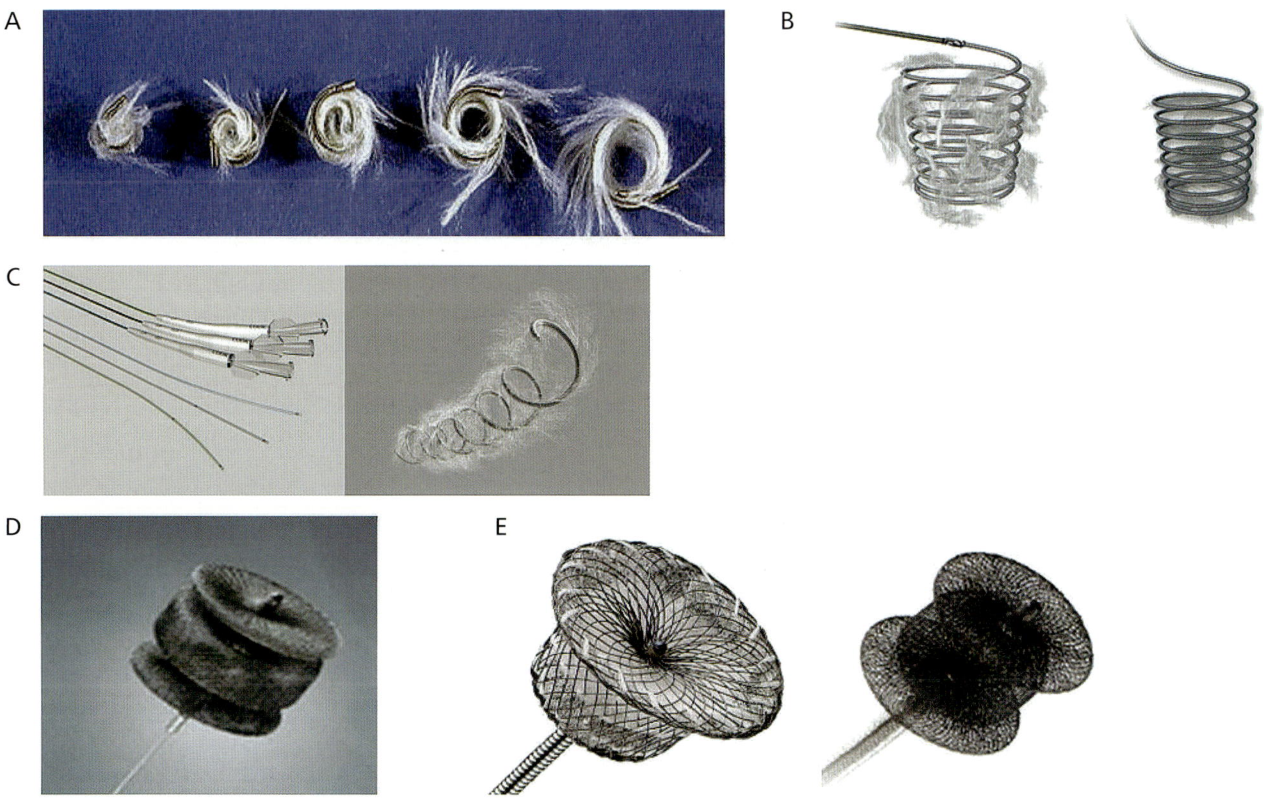

그림1

누공 폐쇄에 사용되는 여러 가지 기구들
(A) Giantruco coils (B) Interlock™ detachable coils (Boston scientific)
(C) Cantata® microcatheter (2.5Fr) and Nester® (Cook)®
(D) Amplatzer vascular plug II E) Amplatzer duct occluder I and II

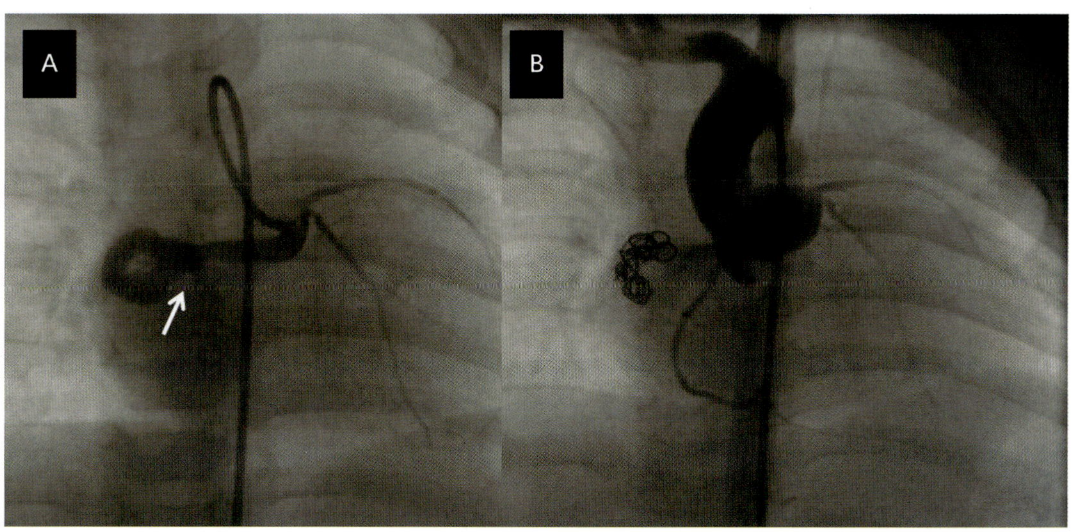

그림2

(A) 좌관상동맥에서 우심방으로 연결된 누공. 근위부는 확장되어 있으며 경로는 비교적 곧다. 원위부는 심하게 구부러져 있으며 우심방과 연결된 부위가 좁아져 있다(화살표). (B) 여러 개의 코일을 이용하여 폐쇄하였다.

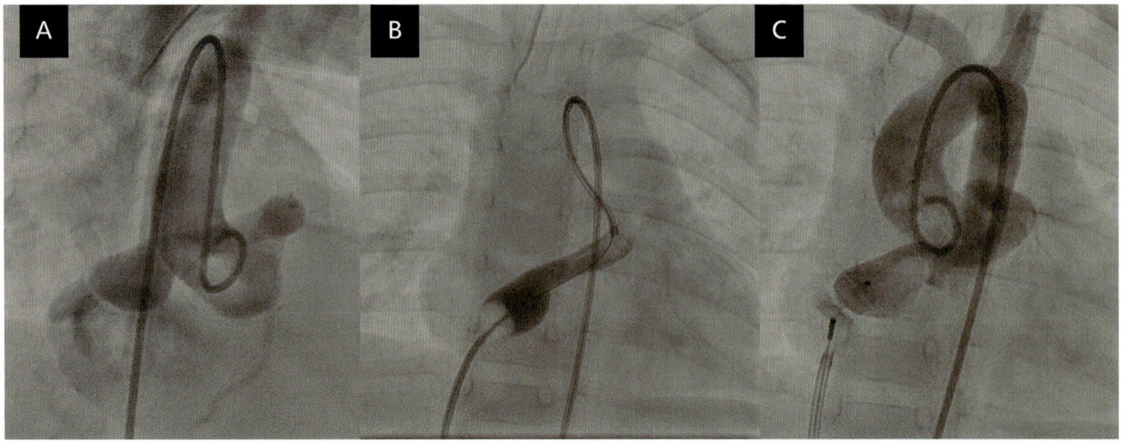

그림3

(A) 좌관상동맥에서 상대정맥-우심방 연결 부위로 연결된 누공. 근위부는 늘어나 있고 원위부에 동맥류가 형성되어 있으며 우심방과 연결 부위는 좁아져 있다. (B) 유도선을 누공에 통과시키고 우심방에서 유도선을 올가미로 대퇴정맥으로 뺀 후 유도관을 대퇴정맥 쪽에서 접근시킬 수 있다. 정맥 쪽에서 풍선을 접근시켜 시험 폐쇄를 하고 있다. (C) Amplatzer vascular plug II를 이용하여 우심방 쪽에서 폐쇄하였다.

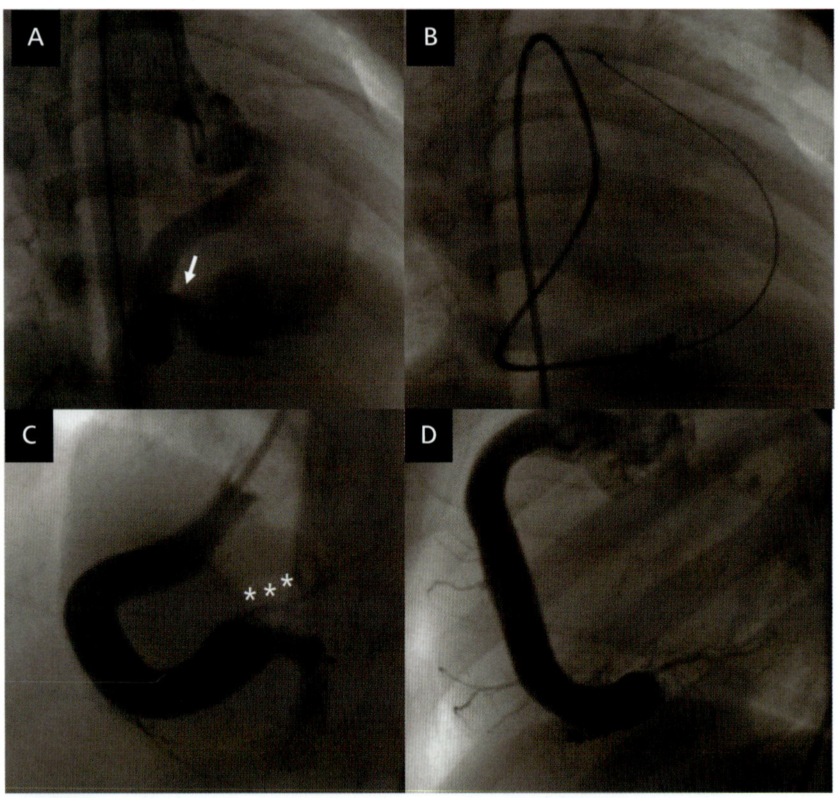

그림4

(A) 우관상동맥에서 우심실 유입부로 연결된 누공. 우관상동맥이 전반적으로 늘어나 있으며 우심실과 연결된 누공 부위가 좁아져 있다(화살표). 좌우 단락량이 많아 심부전 증상을 보였던 증례였다. (B) 유도선이 누공을 통과하여 우심실, 폐동맥까지 들어가 있고 유도관이 누공의 좁은 부위를 통과하여 우심실에 들어가 있다. (C) Amplatzer vascular plug로 폐쇄 후의 관상동맥 조영. 폐쇄 후 기구 이탈 전에 정상 관상동맥 혈류에 장애가 없는지 확인한다(*). (D) 누공은 잘 폐쇄되었고 늘어난 우관상동맥에서 기시하는 혈관들이 잘 보인다.

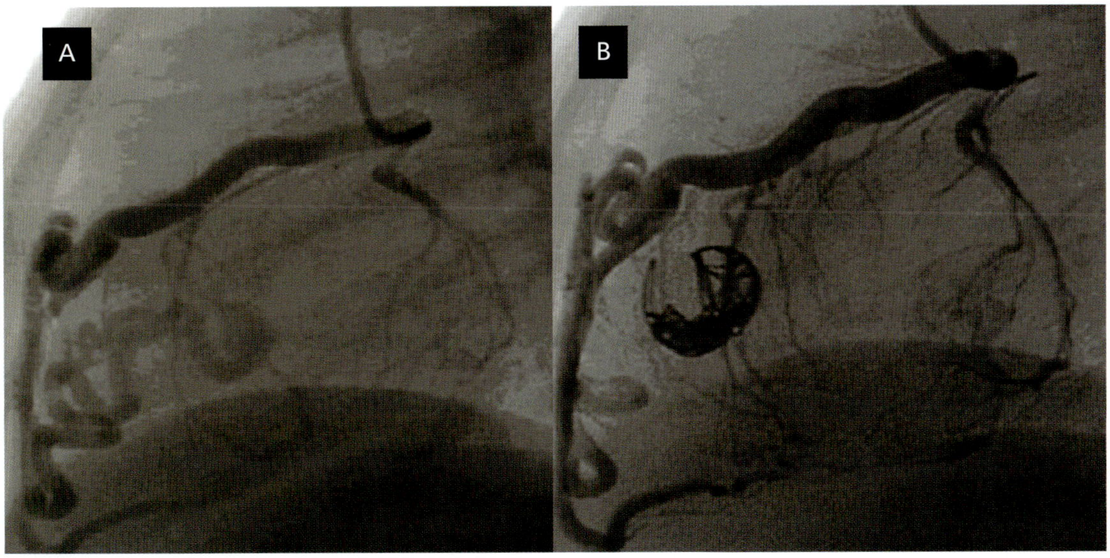

그림5

(A) 좌전관상동맥에서 시작하여 매우 길고 구불구불한 경로로 우심실로 연결되는 누공
(B) 미세 유도관과 탈착 가능한 미세 코일을 이용하여 폐쇄한 모습 (Reproduced from Qureshi, et al [9])

일(intrerlocking-detatchable coil)을 사용하여 폐쇄한다 [그림1B,1C]. 동축(co-axial) 미세도관(2.5-2.8Fr)을 일반 관상동맥 유도관(5Fr)을 통하여 접근시키는데, 부드러우며 (superfloppy) 조절이 가능한(steerable) 0.014" 관상동맥 유도선을 사용하면 상당히 먼 부위까지 접근 및 폐쇄가 가능하다[그림5]. 또한 탈착식 미세코일은 위치 조절이 가능하고 때에 따라 재수거가 가능하므로 유용하게 사용할 수 있다. 관상동맥 누공의 경피적 폐쇄의 합병증으로 폐쇄기구의 부적절한 위치 선정 또는 색전(embolization), 일시적인 심근허혈, 심근경색, 부정맥 등이 매우 드물게 보고되었다. 폐쇄 후에도 관상 동맥 확장부의 변화(remodeling)에 대한 장기적 관찰이 필요하며 폐쇄 후 남아있는 관상동맥 확장부의 크기에 따라 일정 기간 항응고 요법, 항혈소판제 투여가 필요하며 관상동맥의 이상이 남아있는 한 최소한 항혈소판제 투여가 필요하다.

3. 결론

관상동맥 누공은 매우 드문 이상으로 어린 나이에는 대부분 증상이 없다. 큰 누공은 울혈심부전, 심근 허혈, 부정맥 등의 합병증을 보이고, 증상의 발현 시기는 영아기부터 고령의 성인에 이르기까지 다양하다. 어린 나이에 발견된 증상이 없는 누공은 보존적 치료와 정기적인 관찰이 원칙이다. 치료는 환자의 나이, 증상의 정도, 누공의 해부학적 특성을 고려하여 결정한다. 치료는 경피적 폐쇄를 우선 고려하는데, 성공률이 매우 높고, 관련된 합병증은 낮으며, 장기적인 예후도 뛰어나다. 경피적 폐쇄의 목표는 가급적 누공의 원위부에서 주위 정상 혈류에 영향이 없이 완전히 폐쇄하는 것이다. 최근 다양한 종류의 기구들을 사용할 수 있어서 환자의 나이, 누공의 해부학적 특성을 잘 고려하여 치료하면 좋은 결과를 얻을 수 있다.

II. 폐동정맥누공

폐동정맥누공(Pulmonary arteriovenous fistula)은 폐동맥과 폐정맥이 비정상적인 혈관으로 직접 연결되어 폐혈류가 정상적인 폐모세혈관계(capillary bed)를 거치지 않고 우회하는 혈관 기형으로 폐동정맥기형(Pulmonary arteriovenous malformation)이라 부르기도 한다. 약 80% 이상이 선천성 기형이며, 이 중에 47~80%가 유전출혈모세혈관확장증(hereditary hemorrhagic telangiectasia)과 관련이 있다. 그 외에는 특이한 질환과 관련이 없이 산발적으로(sporadic) 발견된다. 이차적(secondary) 폐동정맥누공은 복잡 선천심질환으로 단심실 교정(폰탄 수술)을 받은 환자에서 자주 생기는 것으로 알려져 있다[1,2].

형태학적으로는 단일 폐동맥과 정맥으로 동맥류 주머니(aneurysmal sac)가 연결된 단순형(simple)이 90% 정도를 차지한다[그림6A]. 나머지는 다수의 폐동맥과 정맥으로 연결되고 동맥류 주머니도 여러 개 또는 격막을 가지는 복잡형(complex)이고[그림6B], 이 중 약 5%는 광범위한 형태(diffuse-type)를 보이며 폰탄 수술을 받은 환자에서 종종 관찰된다[그림6C].

임상 양상은 폐혈류가 정상적인 폐모세혈관계(capillary bed)를 거치지 않고 우회함으로써 폐의 주요 기능인 산소화(oxygenation)와 여과(filtration) 기능 장애의 결과로 나타난다. 누공을 통한 우-좌 단락의 결과 저산소혈증이 나타나고, 심한 경우 임상적으로 피로, 운동 시 호흡곤란을 보인다. 청색증이 오래 지속하면 적혈구증가증이 생기고 이와 관련된 과다점도증후군(hyperviscosity syndrome) 등 합병증이 생길 수 있다. 또한 여과 기능의 장애로 모순색전증(paradoxical embolism)이 생겨 작은 혈전이나 세균 등이 체순환으로 유입되어 편두통, 뇌졸중, 뇌농양이 생길 수 있다. 이 외에도 다른 주요 전신 장기에 허혈성 또는 감염성 합병증을 유발할 수 있고, 심근경색이나 골수염의 원인이 되기도 한다. 동맥류 파열에 의한 폐출혈은 매우 중한 합병증이나 드물다.

1. 진단

잘 설명되지 않는 저산소혈증이나 전신 장기의 색전증 또는 감염성 농양이 발생한 환자에서 폐동정맥누공을 의심해 보는 것이 중요하다. 물론 기질적 폐질환이나 심장내에서 우-좌 단락을 보일 수 있는 선천심장병 또는 난원공개존 여부를 먼저 조사하여야 한다.

신체 진찰에서 청색증이 관찰되거나 누공이 클 때는 폐부위에서 잡음(bruit)이 정진되는 수도 있다. 흉부 x-선 검사는 누공이 크면 둥근 종괴 모양의 음영을 보일 수 있으나[그림7], 정상소견이 누공의 존재를 배제하지 못하므로 진단적 가치는 높지 않다.

폐동정맥누공이 의심될 때 일차 선별 검사로 조영 심초음파(contrast echocardiography)가 매우 유용하다. 공기와 혼합한 식염수(agitated saline)를 정맥 주사하면 미세 기포(microbubble)가 우심방으로 즉시 유입되는 것을 관찰할 수 있고, 만약 폐동정맥누공이 있으면 적어도 3-4 심박주기 후 다시 좌심방으로 유입되는 것을 관찰할 수 있다[그

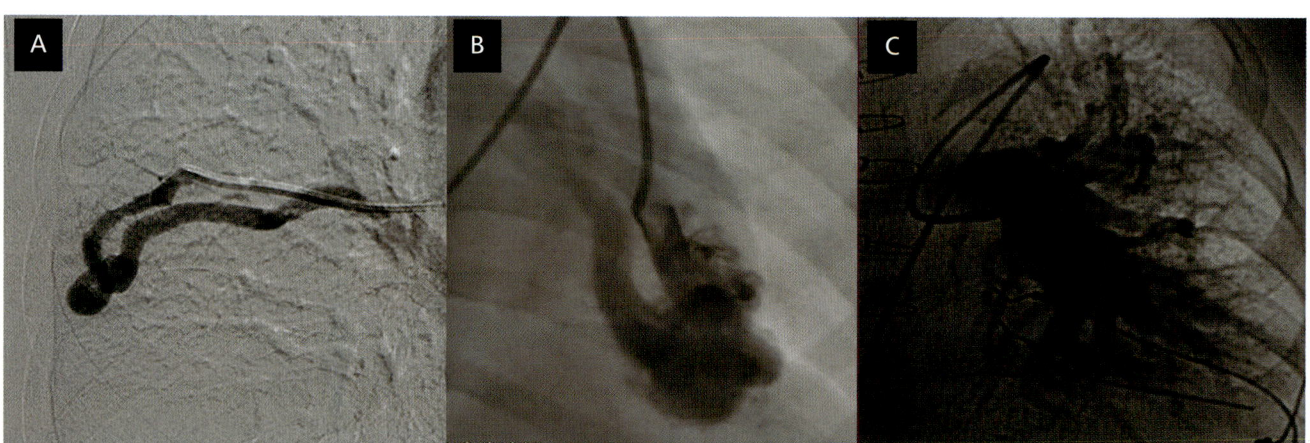

그림6

다양한 형태의 폐동정맥누공
(A) 하나의 폐동맥과 정맥으로 동맥류 주머니(aneurysmal sac)가 연결된 단순형(simple type)
(B) 다수의 폐동맥과 정맥으로 연결되고 동맥류 주머니도 여러 개인 복잡형(complex type)
(C) 전반적인 폐동맥 및 모세혈관의 확장을 보이는 광범위한 형태(diffuse-type). 폰탄 수술을 받은 환자에서 생긴 예로 심한 청색증과 곤봉지를 보였다.

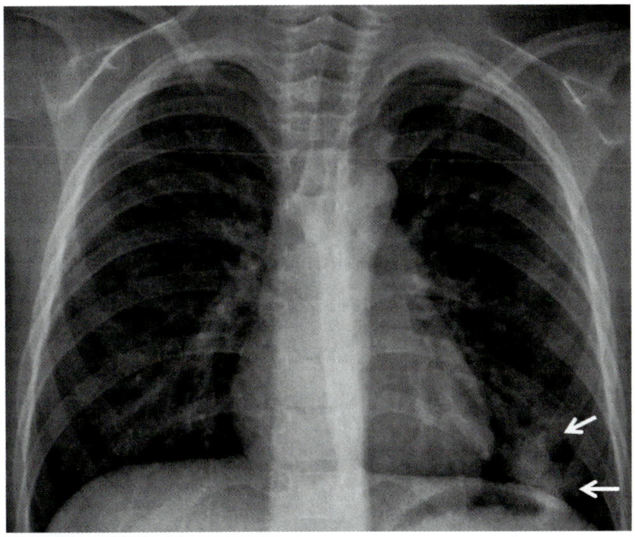

그림7

동맥혈 저산소증이 있었던 12세 남아의 흉부 x-선 사진. 좌측 아래 폐엽에 종괴 모양의 음영이 지속적으로 관찰되었다.

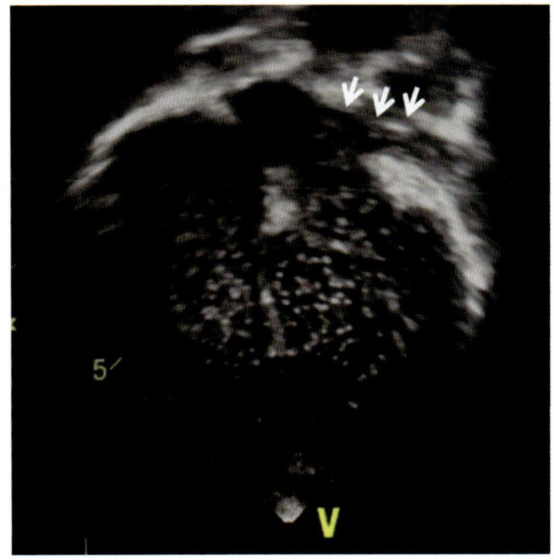

그림8

조영 심초음파
공기 혼합 식염수(agitated saline)를 정맥 주입 후 우심방, 우심실에 미세 기포 음영이 나타나고, 이후 약 3-4 심박동 주기 후에 좌심방, 좌심실로 미세 기포가 좌측 폐정맥을 통하여 유입되는 것이 관찰된다(화살표). 좌심실 전체가 조영이 되지만 심내막 경계가 뚜렷이 구분되지는 않는다(Grade 3+).

림8]. 또한 좌심방으로 미세 기포가 유입되는 폐정맥을 인지하면 어느 쪽 폐에 누공이 있는지 미루어 짐작할 수도 있다. 난원공개존 등 심장 안에 단락이 있으면 1-2 심박 주기 이내에 미세 기포가 좌심방에 나타난다. 조영 심초음파검사가 음성이면 누공의 존재를 거의 배제할 수 있다. 그러나 정상인에서도(~10%) 폐동정맥누공이 없이 기능적 폐내단락(intrapulmonary shunt)이 있을 수 있어서 결과 해석에 유의하여야 한다[3,4]. Zukotynski 등[5]은 조영 심초음파검사 양성의 정도를 좌심실을 미세 기포가 채우는 정도에 따라 4 단계(Grade 1: minimal left ventricular opacification, Grade 2: moderate, Grade 3: extensive without outlining the endocardium, or Grade 4: extensive with endocardial definition)로 구분하고 이를 컴퓨터단층촬영 결과와 비교하여 폐동정맥누공이 존재하는 양성예측도를 조사하였다. 양성 예측도는 각각 Grade 1: 0.02, Grade 2: 0.25, Grade 3: 0.56, Grade 4: 1.0로 조사 되었다. 따라서 Grade 1 양성 환자에서 컴퓨터단층촬영을 해야 하는지는 논란거리며, 임상적으로 의미 있는 폐동정맥누공을 완전히 배제하기 위하여 컴퓨터단층촬영을 시행하는 것이 좋다는 주장도 있다[6].

컴퓨터단층촬영에서 폐동정맥누공을 확인하면 확진이 되고 다른 검사는 필요하지 않다[7,8]. 누공의 위치, 크기, 연결된 폐동맥 및 폐정맥의 수와 크기 및 주행 등을 미리 파악하여 경피적 폐쇄의 계획을 미리 세울 수 있다[그림9]. 누공의 구조가 복잡하거나 여러 개인 경우에도 가능하면 한 번에 시술하기 위해 다양한 종류의 기구를 미리 준비하는 것이 좋다[그림1].

2. 치료

어떤 폐동정맥누공을 치료해야 하는가에 대해서는 오랫동안 논란이 되어 왔다. 증상이 있는 누공은 일반적으로 치료의 대상으로 받아들여지고 있다[6,7]. 현재 증상이 뚜렷하지 않고 합병증이 없는 경우가 문제인데, 1992년 Rosenblatt 등의 보고 이후 유입 혈관(feeding vessel)의 크기가 3 mm 보다 작으면 모순색전증(paradoxical embolism)의 위험이 거의 없어서 치료가 필요하지 않다는 통념이 있어 왔다("3-mm guideline")[9]. 그러나 이후의 여러 연구에서는 모순색전증의 발생과 유입 혈관의 크기는 상관이 없음이 보고되

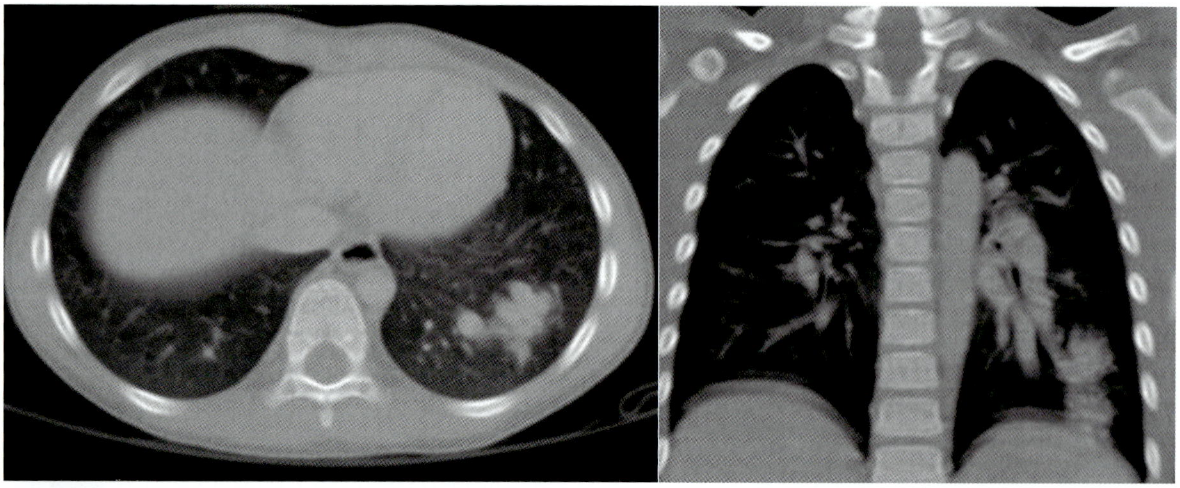

그림9

[그림6B]와 [그림7]의 환자에서 시행한 컴퓨터단층촬영
좌측 아래 폐엽에 여러 개의 늘어난 동맥류들과 확장된 폐동맥, 폐정맥이 관찰된다.

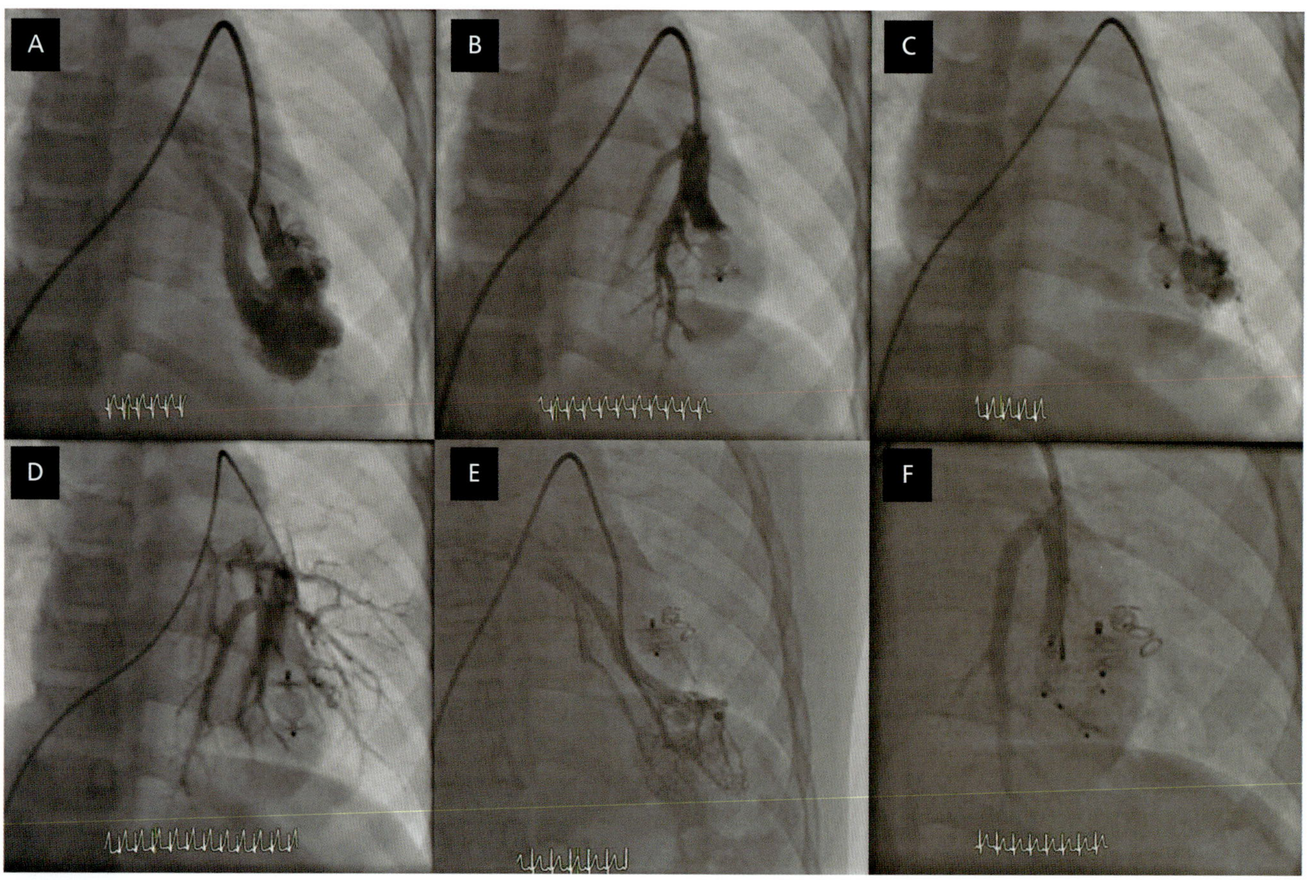

그림10

[그림9] 환자에서 시행한 경피적 폐쇄
누공으로 유입되는 폐동맥을 선택 조영하고(A) Amplatzer vascular plug II를 이용하여 폐쇄하였다(B). 이후 혈관 조영에서 또 다른 누공이 발견되어(C) 코일을 이용하여 폐쇄하였다(D). 1년 후 원래 누공이 있던 근처에 또 다른 누공이 발견되었고(E) 두 개의 Amplatzer vascular plug II를 이용하여 폐쇄하였다(F).

었으며[10], 최근에는 증상의 유무 또는 유입혈관이나 누공의 크기에 상관없이 영상검사에서 확인 되는('radiologically-visible') 누공은 경피적 폐쇄를 고려하도록 권고하고 있다[7]. 다만 임신 중이거나, 폐동맥고혈압 또는 콩팥 기능에 이상이 있는 환자에서는 상대적 금기이며, 현재 합병증의 위험과 치료의 이득을 고려하여 결정한다. 소아에서 증상이 없는 폐동정맥누공의 치료에 대해서는 아직 이견이 있다. Faughnan 등[11]은 42명의 소아(4~18세)에서 172개의 폐동정맥누공에 대한 경피적 폐쇄를 보고하였는데, 소아 연령에서도 운동능력의 감소(57%), 청색증(60%), 곤봉지(45%), 폐출혈(7%), 뇌경색(14%), 뇌농양(5%) 등 다양한 합병증이 발생했고, 경피적 폐쇄와 관련된 심각한 합병증은 없었다고 하였다. 따라서 증상이 없는 소아에서도 나이(3~4세 이상)와 각 기관 및 시술자의 숙련도를 고려하여 선택적으로 경피적 폐동정맥누공 폐쇄를 고려하는 좋다.

폐동맥누공 폐쇄를 위해서 일반적으로 대퇴정맥으로 접근하며, 시술에 쓰이는 도구 및 방법은 관상동정맥누공 폐쇄 때와 거의 같다[그림1]. 좌, 우 각각의 폐동맥에 대한 선택적 혈관 조영을 먼저 한다. 누공의 크기 및 위치에 따라 알맞은 유도선과 유도관을 선택하는데, 보통은 일반적인 0.035" 유도선이나 5Fr-6Fr 유도관을 사용하여 누공으로 유입되는 혈관을 선택하여 조영술을 하고 폐쇄할 수 있다[그림10]. 시술 중에 전신 색전증이 생길 수 있으므로 헤파린을 미리 투여해야 하고, 조영제를 주입할 때에도 공기 유입이 되지 않도록 특히 조심하여야 한다. 경피적 폐쇄의 목표는 가급적 누공과 가까운 유입 폐동맥 부위에서 주위 정상 폐혈류에 영향이 없이 완전히 폐쇄하는 것이다. 주요 누공을 폐쇄한 후 근위부에서 혈관 조영을 다시 시행하여 또 다른 유입 혈관이나 누공이 있는지 확인한다[그림10C]. 누공이 폐의 가장자리에 있고 유입 혈관이 작으면 미세 유도관과 조절 가능한 미세 코일(controlled release microcoil)로 폐쇄할 수 있다[그림1C].

시술 후 보통 6개월에 추적 평가를 한다. 추적 평가는 산소 포화도 등 임상 증상으로 하고 흉부 x-선 검사를 한다. 폐쇄 전 흉부 x-선에서 음영이 보였던 경우 성공적인 폐쇄 후에는 보통 음영이 사라진다. 컴퓨터단층촬영을 재차 할 필요는 없지만 흉부 x-선에서 음영이 사라지지 않거나, 산소 포화도 저하 또는 의미 있는 조영 심초음파 양성이 지속되면 누공의 재개통(reperfusion or recanalization)의 가능성이 있으므로 시행하고, 재시술 여부를 판단한다[7]. 영상에서 확인된 누공을 모두 폐쇄하지 못했거나 의미 있는 조영 심초음파 양성이 지속되면 잔여 폐동정맥누공이 존재함을 의미하므로 추적 관찰을 할 때 심내막염 예방을 위한 항생제요법과 뇌졸중 예방을 위한 조치(항혈소판제)가 필요하다[6].

3. 결론

폐동정맥누공은 드문 폐혈관 기형이나 저산소증 및 모순 색전증 등으로 인한 전신 장기에 위중한 합병증이 생길 수 있다. 진단을 위해서는 임상적 의심이 중요하고 조영 심초음파 검사가 선별 검사에 유용하다. 컴퓨터단층촬영으로 임상적으로 의미가 있는 폐동정맥누공을 진단 또는 배제할 수 있다. 경피적 폐쇄술이 폐동정맥누공 치료의 근간으로 영상검사에서 확인되는 누공은 원칙적으로 치료의 대상이 된다. 최근 다양한 시술 기구들의 사용이 가능하게 되어서 경피적 폐쇄의 성공률이 높고, 시술과 관련된 합병증은 드물다.

참고 문헌

(1) Harris WO, Andrews JC, Nichols DA, Holmes DR Jr. Percutaneous transcatheter embolization of coronary arteriovenous fistulas. Mayo Clin Proc 1996;71:37–42.
(2) Schumacher G, Roithmaier A, Lorenz HP, et al. Congenital coronary artery fistula in infancy and childhood: diagnostic and therapeutic aspects. Thorac Cardiovasc Surg 1997;45:287–294.
(3) Levin DC, Fellows KE, Abrams HL. Hemodynamically significant primary anomalies of the coronary arteries: angiographic aspects. Circulation 1978;58:25 – 34.
(4) Dodge-Khatami A, Mavroudis C, Backer CL. Congenital Heart Surgery Nomenclature and Database Project: anomalies of the coronary arteries. Ann Thorac Surg 2000;69(4, Suppl)S270–S297.
(5) Kugelmass AD, Manning WJ, Piana RN, Weintraub RM, Baim DS, Grossman W. Coronary arteriovenous fistula presenting as congestive heart failure. Cathet Cardiovasc Diagn 1992;26:19 –25.
(6) Liberthson RR, Sagar K, Berkoben JP, Weintraub RM, Levine FH. Congenital coronary arteriovenous fistula. Report of 13 patients, review of the literature and delineation of management. Circulation 1979;59:849–54.
(7) Warnes CA,Williams RG, Bashore TM, et al. ACC/AHA 2008 Guidelines for the Management of Adultswith Congenital Heart Disease: Executive Summary: a report of the American College of Cardiology/American Heart Association Task Force on Practice Guidelines (writing committee to develop guidelines for the management of adults with congenital heart disease). Circulation 2008;118:2395–2451.
(8) Latson LA. Coronary artery fistulas: how to manage them. Catheter Cardiovasc Interv 2007;70:110–116.
(9) Qureshi S. Coronary arterial fistulas. Orphanet J Rare Dis 2006;1:51.
(10) Challoumas D, Pericleous A, Dimitrakaki IA, Danelatos C, Dimitrakakis G. Coronary arteriovenous fistulae: a review. Int J Angiol 2014;23:1-10.
(11) Mavroudis C, Backer CL, Rocchini AP, Muster AJ, Gevitz M. Coronary artery fistulas in infants and children: a surgical review and discussion of coil embolization. Ann Thorac Surg 1997;63:1235– 42.
(12) Agnoletti G, Borghi A, Annecchino FP, et al. Regression of pulmonary fistulas in congenital heart disease after redirection of hepatic venous flow to the lungs. Ann Thorac Surg 2001;72:909–11.
(13) Larsson ES, Solymar L, Eriksson BO, et al. Bubble contrast echocardiography in detecting pulmonary arteriovenous malformations after modified Fontan operations. Cardiol Young 2001;11:505–11.
(14) Romac R, Barak O, Glavas D, et al. Characterization of blood flow through intrapulmonary arteriovenous anastomoses and patent foramen ovale at rest and during exercise in stroke and transient ischemic attack patients. Echocardiography 2017;34:676–82.
(15) Laurie SS, Elliott JE, Goodman RD, et al. Catecholamine-induced opening of intrapulmonary arteriovenous anastomoses in healthy humans at rest. J Appl Physiol 2012;113:1213–22.
(16) Zukotynski K, Chan RP, Chow CM, Cohen JH, Faughnan ME. Contrast echocardiography grading predicts pulmonary arteriovenous malformations on CT. Chest 2007;132:18-23.
(17) Trerotola SO, Pyeritz RE. PAVM embolization: an update. Am J Roentgenol 2010;195:837-45.
(18) Shovlin CL, Condliffe R, Donaldson JW, Kiely DG, Wort SJ; British Thoracic Society. British Thoracic Society Clinical Statement on Pulmonary Arteriovenous Malformations. Thorax 2017;72:1154-1163.
(19) Khurshid I, Downie GH. Pulmonary arteriovenous malformation. Postgrad Med J 2002;78:191-7.
(20) Rosenblatt M, Pollak J, Fayad P, Egglin T, White RI Jr. Pulmonary arteriovenous malformations: what size should be treated to prevent embolic stroke ? (abstr) Radiology 1992; 185(P):134
(21) Shovlin CL, Jackson JE, Bamford KB, et al. Primary determinants of ischaemic stroke/brain abscess risks are independent of severity of pulmonary arteriovenous malformations in hereditary haemorrhagic telangiectasia. Thorax 2008; 63:259–266.
(22) Faughnan ME, Thabet A, Mei-Zahav M, et al. Pulmonary arteriovenous malformations in children: outcomes of transcatheter embolotherapy. J Pediatr 2004;145:826–831.

PART III

경피적 대동맥 판막 치환술

Transcatheter Aortic Valve Implantation

Chapter 1

기본 영상(CT)

Basic imaging (CT)

가톨릭대학교서울성모병원 정정임

경피적 대동맥판막 치환술(Transcatheter Aortic Valve Implantation [TAVI] or Transcatheter Aortic Valve Replacement [TAVR])을 시행하기 위해서는 Aortic root와 Aorto-iliofemoral vasculature의 해부학적 구조를 시술 전에 꼭 확인해야 하는데, Aortic root는 치환판막의 크기 측정을 위한 것이고 Aorto-Iliofemoral vasculature는 경피적 시술이 가능한지 알아보기 위한 것이다.

조영증강 CT로 Aortic Root와 Aorto-iliofemoral vasculature를 한번에 검사할 수 있다. 영상을 얻기 위한 촬영방법은 CT 장비와 기관의 선호도에 따라 차이가 날 수 있지만 기본적인 원칙은 aortic root 영상을 얻을 때에는 인공음영이 없는 깨끗한 영상을 얻기 위해서 심전도 동기화 영상(ECG-assisted data acquisition)을 얻어야 한다[그림 1]. 그 외 부분의 촬영은 심전도 동기화 영상획득이 필수적 이진 않다. 심전도 동기화 영상획득과 재구성 방법도 retrospective ECG gated cardiac CT, prospective ECG gated cardiac CT, High-pitch helical data acquisition 방법 등이 있는데, TAVI를 위한 영상은 retrospective ECG gated cardiac CT로 full phase 영상을 얻는 것을 많이 선호한다. 이유는 aortic annulus 측정을 mid systolic phase에 하는 것이 좋고, 관상동맥질환에 대한 검토를 함께 할 수 있고, 대상자가 고령으로 방사선 위해에 대한 부담이 없기 때문이다.

TAVI 시술전에 치환 판막의 크기를 정하기 위해서는 aortic annulus의 크기를 측정해야 한다. TAVI시술의 초기에는 aortic annulus의 측정을 echocardiography로 하였었다. 그러나 aortic annulus의 모양이 완전한 원형이 아니고 난형(ovoid shape)이므로 echocardiography로 측정한 2차원적인 길이로 판막의 크기를 정한 것 보다 CT로 3차원적인 annulus perimeter나 area를 측정하여 판막의 크기를 정한 것이 시술 후의 perivalvular leakage등의 합병증이 더 적었다. 이후로 TAVI 시술을 위한 Aortic annulus의 측정은 CT로 하는 것이 표준이 되었다.

CT로 aortic annuls 측정을 위해서는 우선 aortic root의 해부학적인 구조를 이해해야 한다. Aortic annulus는 실제 존재하는 해부학적인 구조는 아니고 aortic valve cusp이 aorta에 닿는 가장 낮은 점을 연결한 가상의 원형구조로서 이 원형의 크기로 TAVI판막의 크기를 결정한다[그림 2]. 이 annulus 단면(plane)의 위치를 잡을 때 aortic valve는 좌우로도 기울어져 있고, 위아래로도 기울어져 있기 때문에 axial image하나만으로 결정하기가 어렵다. 따라서 CT로 재구성한 coronal과 sagittal image로 multiplanar reformation (MPR)을 통해 annulus plane을 잡게 된다[그림3]. 최근에는 자동으로 annulus plane을 잡아주는 다양한 software가 소개되어 편리하게 사용하고 있으며 software로 측정한 것이 inter/intraobserver variance가 적다고 한다.

Aortic annulus는 cardiac cycle에 따라 크기가 달라지며 수축기에 크기가 커지고 이완기에는 크기가 작아진다[그림4]. 수축기의 큰 aortic annulus size로 치환판막의 크기를 정하는 것이 TAVI 시술후의 paravalvular leakage

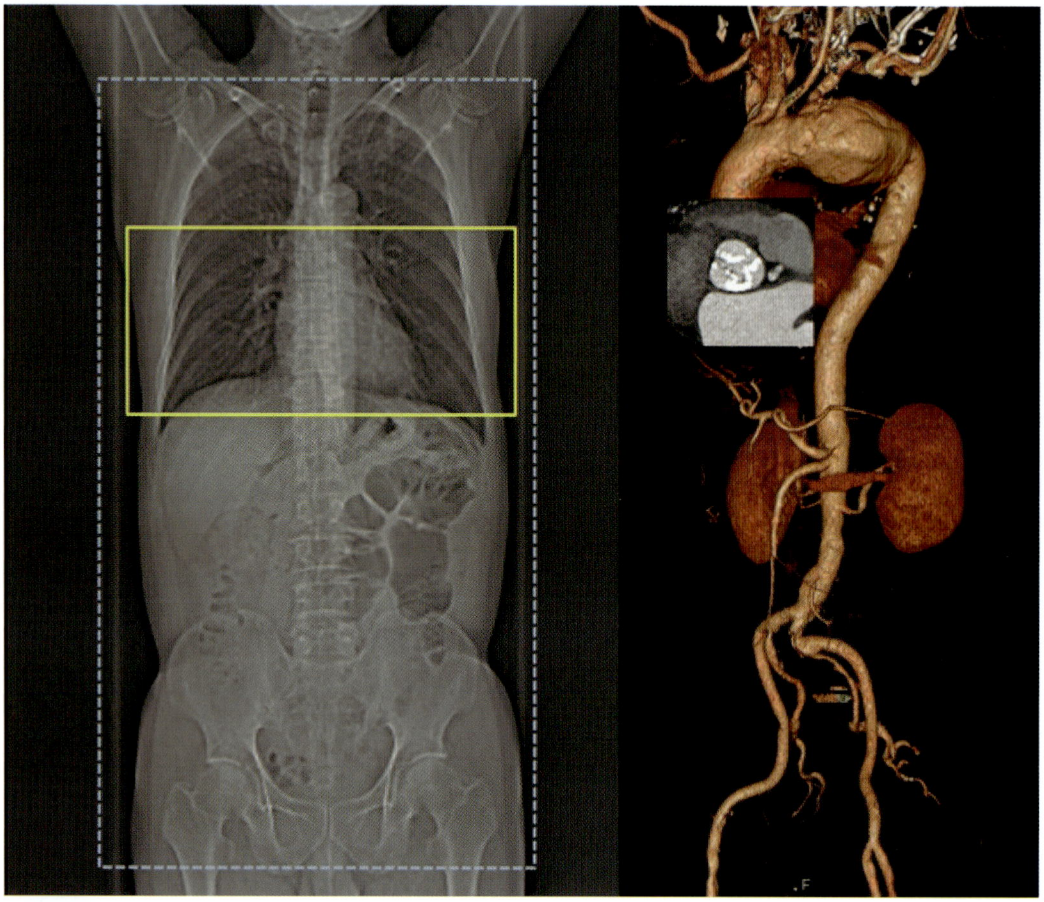

그림1

TAVI 시술을 위한 CT 영상획득
Aortic root가 있는 부위는 인공음영을 피하기 위해서 반드시 ECG-gated CT로 촬영하여야 하고(노란색 box) Aorto-iliofemoral vasculature의 경우에는 반드시 ECG-gated CT로 촬영하지 않아도 된다(파란색 점선 box).

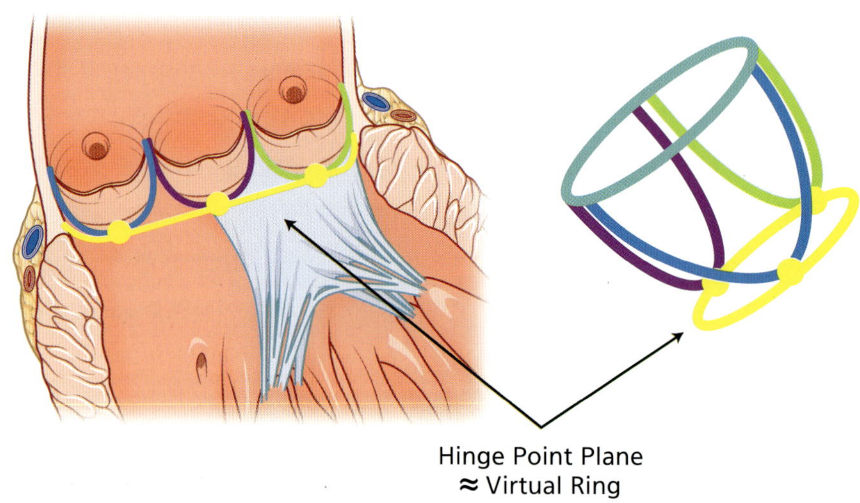

그림2

Aortic annulus
Aortic annuls는 aortic valve cusp이 aorta에 닿는 가장 낮은점을 연결한 가상의 원형구조이다.

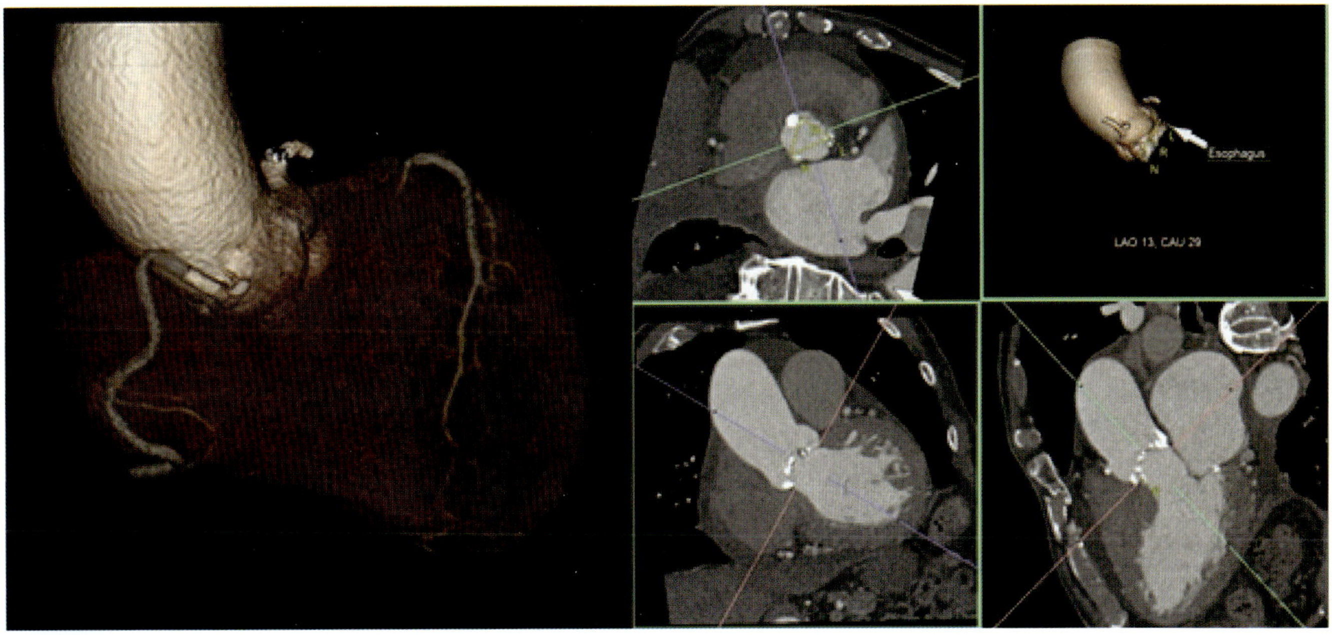

그림3

Aortic annulus의 planning

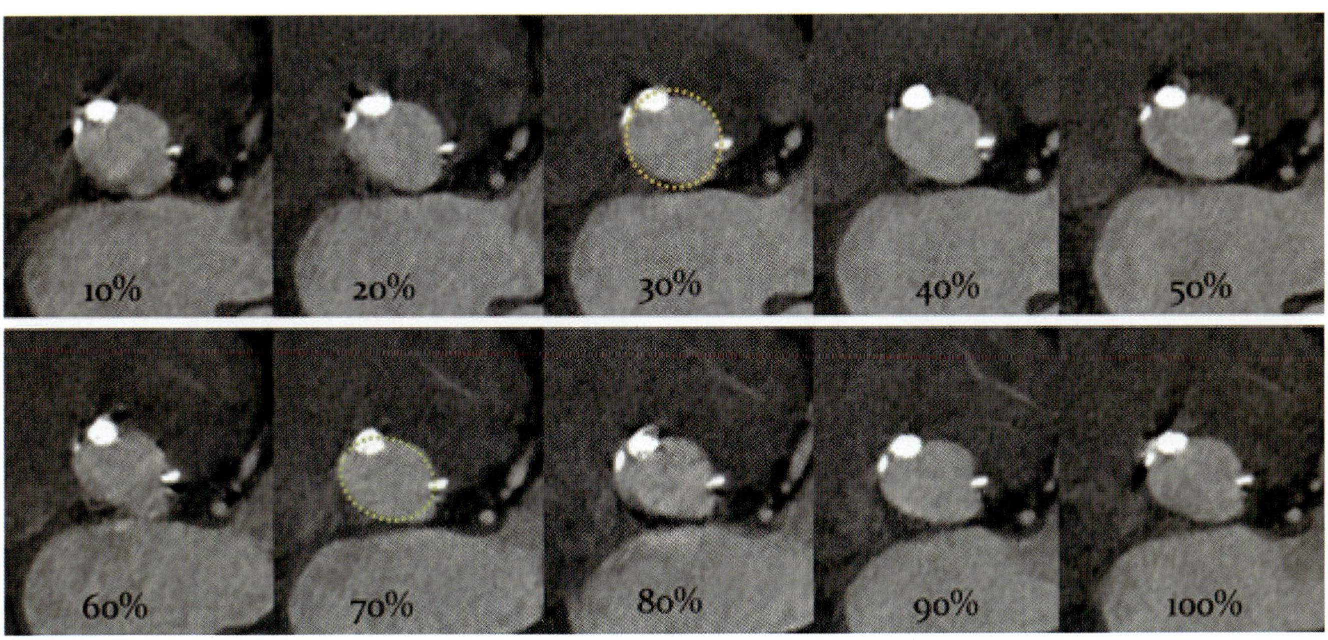

그림4

Cardiac cycle에 따른 aortic annulus의 변화
Systolic phase (30%)에 가장 크고, diastolic phase때 가장 작다.

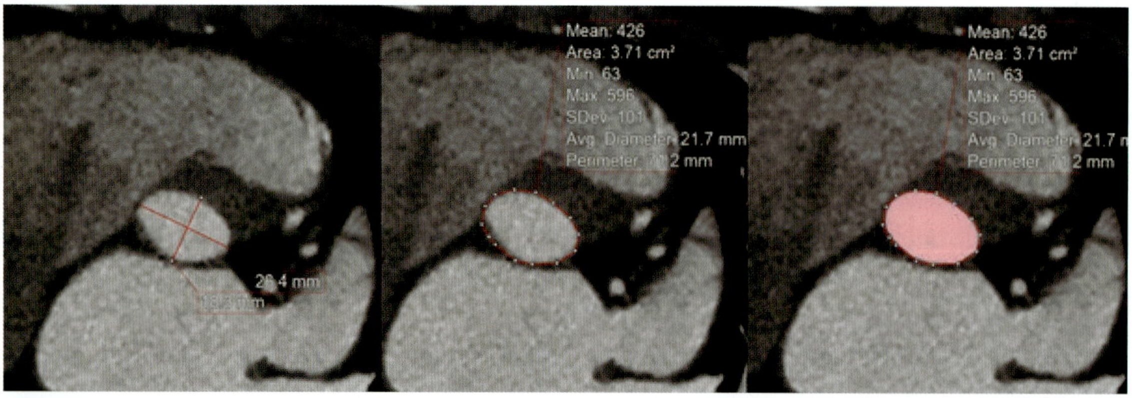

그림5

Aortic annulus 측정 방법 (A) Diameter (B) perimeter (C) area

의 빈도를 줄일 수 있어 mid systolic phase (20%-40%)에 aortic annulus 측정을 한다. 또한 aortic annulus의 크기를 diameter, perimeter, area의 방법으로 측정할 수 있으며 이 중 perimeter가 cardiac cycle에 영향을 가장 덜 받는 것으로 되어있어 선호되지만, 3가지 parameter를 모두 고려하여 valve 크기를 선정한다[그림 5].

Aortic annulus에 calcification이 있는 경우에는 calcification이 없는 것으로 생각하여 annulus의 크기를 그린다[그림6]. 또한 치환판막의 landing zone에 calcification이 있는지 없는지를 기술하는 것이 매우 중요하며 Subannular region (annulus에서 0-2 mm 아래), upper left ventricular outflow tract (LVOT) (annulus로부터 2-6 mm 이하부위)의 calcification 유무를 기술해주어야 한다.

Aortic annulus plane으로부터 fluoroscopic angulation, coronary artery ostia까지의 길이, sinus height, LVOT의 이상소견, 그리고 ascending aorta length등을 측정, 기술한다.

Fluoroscopic angulation을 예상하여 알려줄 수 있는데,

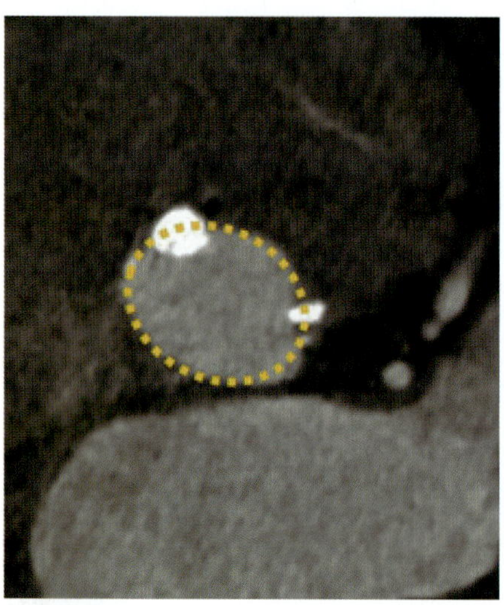

그림6

Aortic annulus에 calcification이 있는 경우에는 없다고 가정했을 때의 가상의 선을 그려서 측정한다.

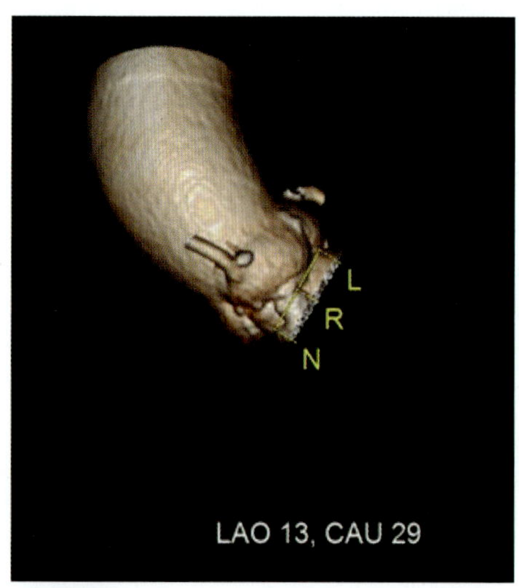

그림7

Prosthetic valve implantation을 위한 최적의 fluoroscopic projection angle을 CT 영상으로 미리 구성해서 제공할 수 있다.

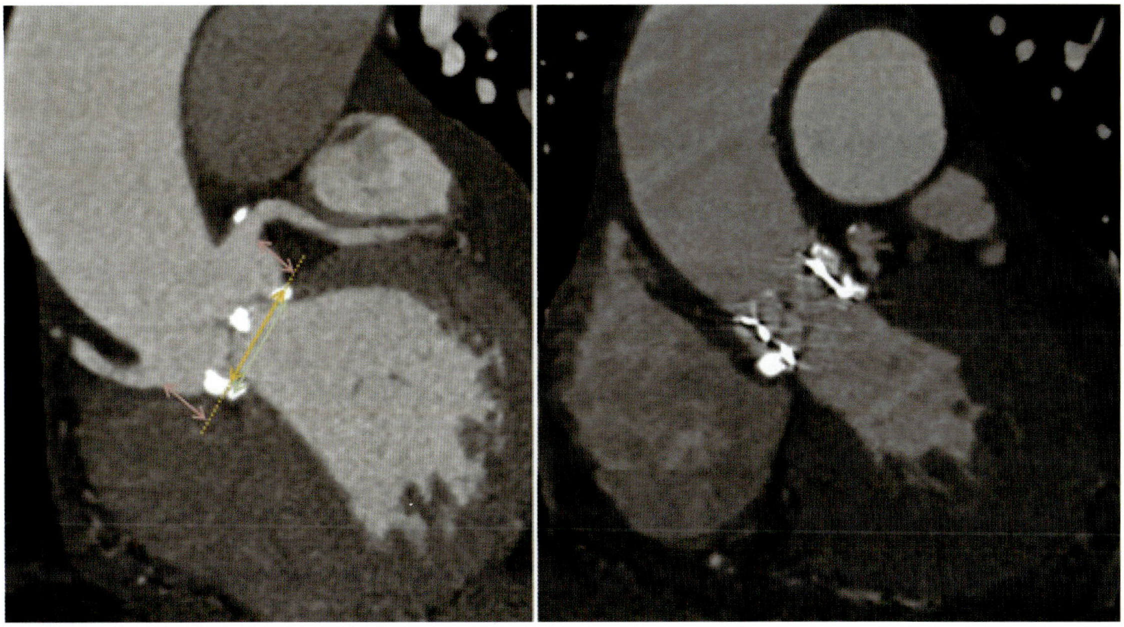

그림8

Aortic annulus로부터 coronary artery ostium까지의 거리
Prosthetic valve가 위치하게 되면 원래 valve leaflet과 calcification은 sinus쪽으로 이동하게 되는데 이때 annulus와 coronary ostium간의 거리가 너무 짧거나 sinus가 납작하여 공간이 없게 되면 coronary artery ostium을 막을 수 있다. Annulus로부터 ostium까지의 거리는 최소한 1cm 이상이 되어야 한다.

이를 통해서 aortogram의 횟수를 줄이고 fluoroscopic time을 줄일 수 있다. 대부분의 post-processing platforms의 angulation report는 MPR의 angulation degree로 나타낸다(RAO/LAO, CRA/CAU)[그림7].

Annular plane으로부터 coronary artery ostia까지의 길이 측정은 low coronary height 환자를 발견하는 것이 중요하다. 치환 판막이 원래 판막의 첨판(leaflet)이나 calcification을 sinus쪽으로 이동시키게 되는데 low coronary height 환자의 경우 이동된 leaflet과 calcification으로 ostium이 막힐 수 있다. 대개 annulus plane으로 부터 coronary artery ostia까지의 길이가 1cm 이상이어야 하며 이보다 낮을 경우 ostium이 막히는 합병증을 예방하기 위해 guide wire를 미리 넣고 시술을 한다[그림8].

Sinotubular junction height는 high implantation의 경우 prosthetic valve가 sinotubular junction에 contact할 수 있으므로 중요하다.

LVOT는 calcification의 유무와 septal hypertrophy로 인한 bulging 유무를 확인하여 기술한다[그림9].

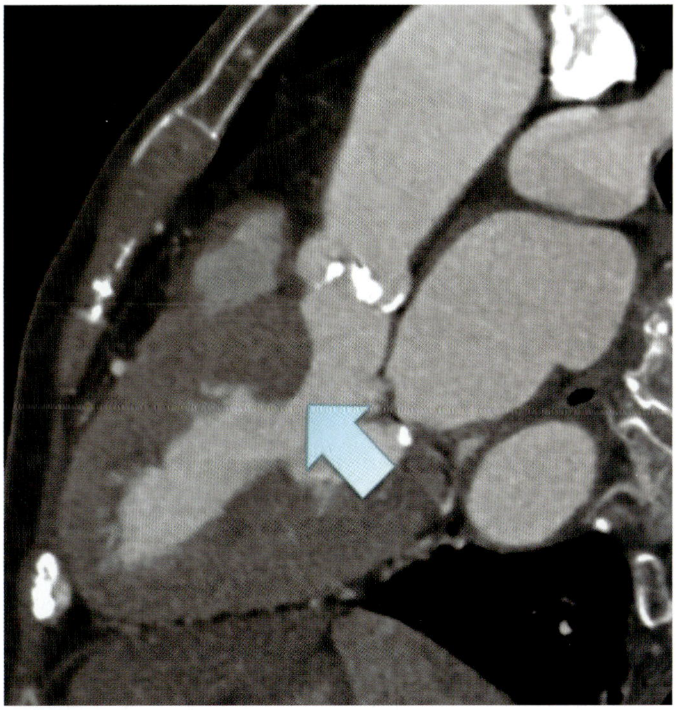

그림9

LVOT의 septal hypertrophy

Ascending aorta length는 transaortic approach가 가능한지 알아보는 길이고 puncture site로부터 annulus까지의 길이가 6 cm 이상인 것이 좋다.

Sinus of Vasalva의 직경은 sinus내의 공간이 충분한지알아보기 위함으로 너무 공간이 없으면 TAVI 판막삽입으로 인해 제쳐진 valve leaflet이 coronary ostium을 막을 수 있음을 고려해야 한다[그림8].

Ascending aorta의 diameter는 aorta aneurysm의 유무를 알기 위해 측정하며 대개 annulus상방 4 cm에서 aorta plane에 맞추어 측정한다.

Aorto-iliofemoral vasculature 영상에서는 Aorta의 tortuosity/aneurysm의 유무 특히 partially thrombosed aneurysm이 있는지 확인이 필요하고 특히 색전의 위험이 높은 돌출된 형태의 plaque이 있는지를 확인한다.

Iliofermoral vasculature의 경우 vessel diameter, vascular calcification, tortuosity, dissection유무를 확인한다. 대부분의 software가 curved MPR image를 제공하여 손쉽게 확인할 수 있다. Vascular calcification은 spotty, confluent, horse-shoe and circumferential로 나누어 기술하며 특히 vessel dimension이 borderline인 경우 horse-shoe and circumferential calcification이 중요할 수 있다.

Puncture site의 calcification 유무와 위치는 언급해야 하며, 앞쪽에 위치한 calcification의 경우 흔히 사용하는 suture system을 방해할 수 있다.

Chapter

2 기본 영상(심초음파)

Basic imaging (Echo)

가톨릭대학교서울성모병원 정우백

경피적 대동맥판막 치환술(transcatheter aortic valve implantation, TAVI)에서 심초음파는 TAVI 시술 전반에 걸쳐 중요한 역할을 수행하며, 시술 전에는 중증 대동맥판막 협착증 환자를 진단하는 데에 다른 어떤 영상 기법(imaging modality) 보다 효과적이며, 시술 중에는 시술 관련 합병증 감시(monitoring)와 삽입된 대동맥판막의 기능 및 주변부 누출(paravalvular leakage, PVL)의 평가에 중요한 역할을 한다. 시술 후에는 TAVI의 장기적 내구성 평가에 정기적인 심초음파 검사가 필수적이다. TAVI 시술에서 심초음파의 가장 기본적인 역할은 시술이 필요한 환자의 선별이라고 할 수 있다.

I. 대동맥판막 협착증의 기본 평가[1]

1. 대동맥판막 협착증의 원인과 형태

유럽 심장학회 보고에 따르면, 대동맥판막 협착증의 원인은 크게 선천성(congenial, 5.6%), 류마티스성(rheumatic, 11.2%), 퇴행성(degenerative, 81.9%)으로 나눌 수 있다[2] [그림1]. 류마티스성 과 퇴행성 원인의 감별 진단은 쉽지 않

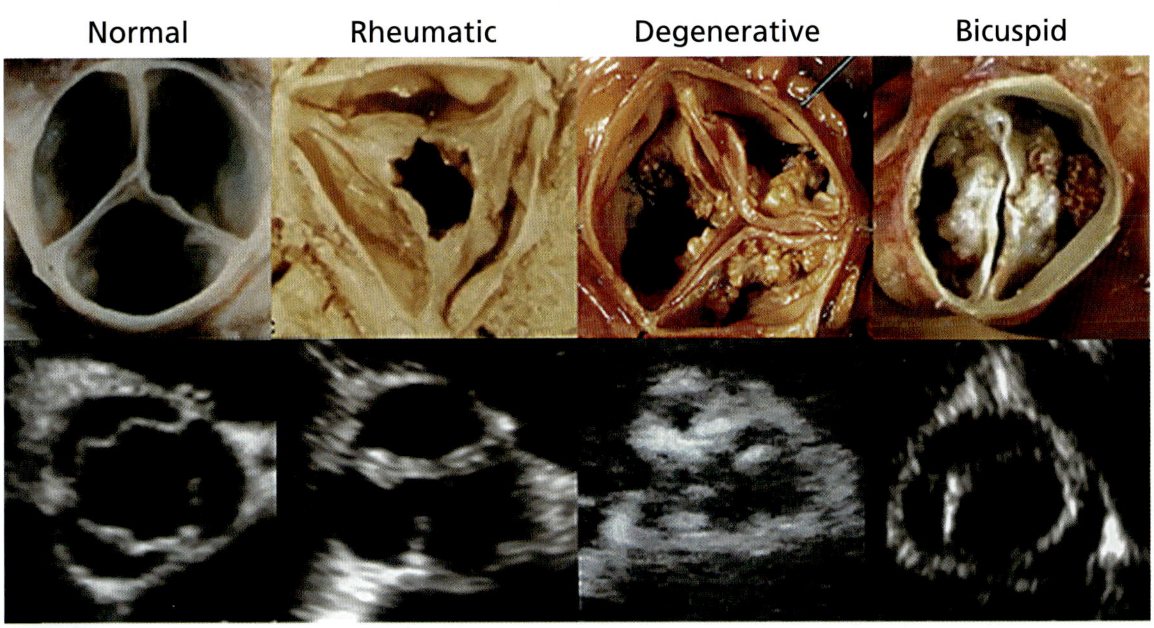

그림1

대동맥판막 협착증의 원인에 따른 심초음파 소견

으나, 대동맥판막 뿐아니라 다른 판막에도 동반된 접합부 융합(commissural fusion)이 관찰될 경우 류마티스성으로, 각 엽(leaflet)의 비후와 석회화 결절이 우세한 경우 퇴행성으로 진단할 수 있다.

2. 대동맥판막 협착증의 중증도 평가

심초음파를 이용한 혈역학적 평가를 위한 기본 변수(standard parameters)는 대동맥판막의 최대분출속도(peak jet velocity), 평균압력차(mean pressure gradient), 대동맥판막열림면적(aortic valve area, AVA)이다.

경흉부 심초음파 영상에서 AVA를 이차원 평면측정법(2D planimetry)으로 측정하는 것은 판막의 석회화 결절에 의한 그림자(shadow)와 반향(reverberation)으로 인하여 정확한 입구를 식별하기 어렵기 때문에 권장되지 않는다. 2D planimetry를 이용한 AVA 측정은 경식도 심초음파를 이용하여 측정한 것이 비교적 정확하며, CT나 심도자법(cardiac catheterization)를 이용한 측정에 뒤지지 않는다[3].

3. 심초음파로 측정한 기본 혈역학적 변수의 중증 대동판막 협착증 기준

- Peak jet velocity > 4.0 m/sec
- Mean pressure gradient >40 mmHg
- Aortic valve area < 1.0 cm^2

II. 대동맥판막 협착증의 추가 평가[1]

대동맥판막 협착의 중증도 평가 변수들이 합치하지 않는 경우 추가적인 평가가 필요하다. 비교적 흔하게 나타나는 평가 변수 불합치에 따라 다음과 같이 나눌 수 있다.

1. Low flow, low gradient AS with reduced ejection fraction

- Effective AVA < 1.0 cm^2
- Peak jet velocity < 4 m/s
- Mean aortic pressure gradient < 40 mmHg
- Stroke volume index < 35 mL/m^2
- LV ejection fraction < 50%

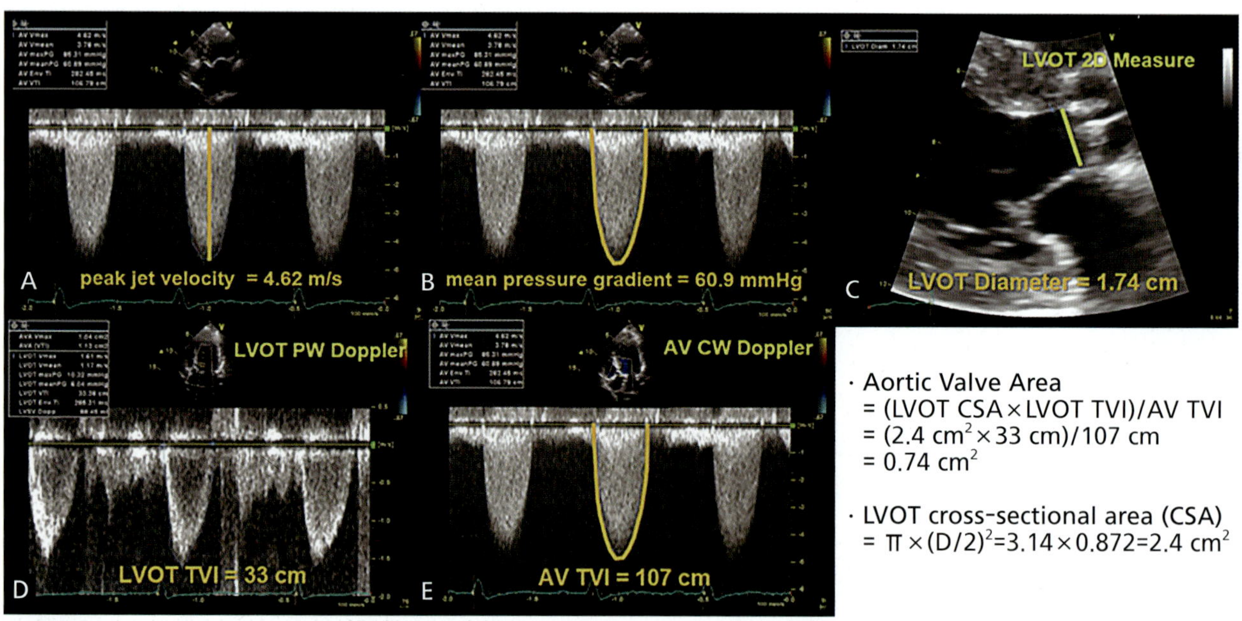

그림2

심초음파를 이용한 대동맥판막 협착증의 중증도 평가
A) 대동맥판막 최대분출속도 측정 B) 대동맥판막 평균압력차 측정
C) 좌심실유출로(left ventricular outflow track, LVOT) 직경 측정
D) 좌심실유출로 time velocity integral (TVI) 측정 E) 대동맥 판막 TVI 측정

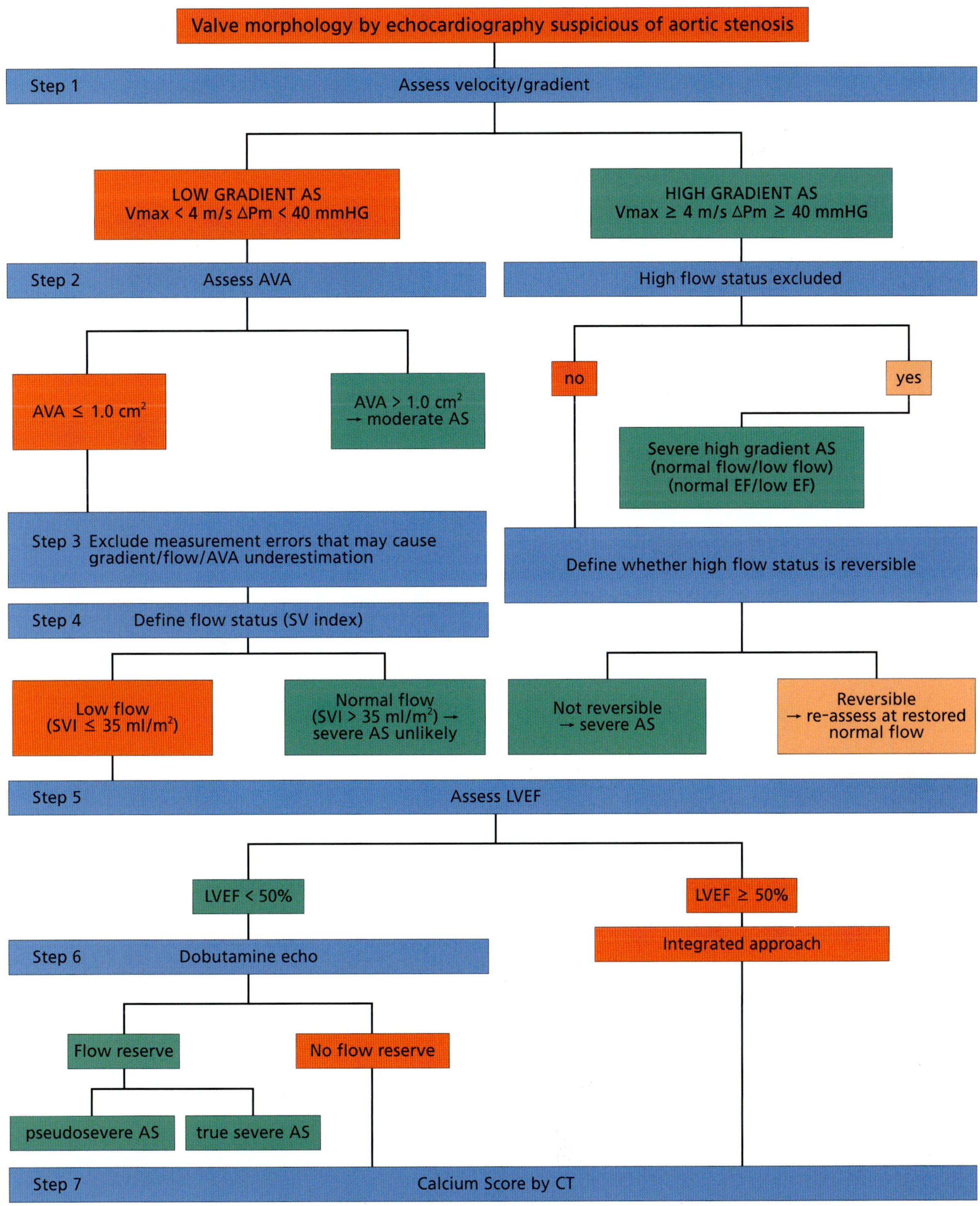

그림3

대동맥판막 협착증의 단계적 중증도 평가[1]

도부타민 부하 심초음파의 적응증이 되는 환자군으로 부하 심초음파 중에 AVA ≥1.0 cm^2으로 증가하면 중증 대동맥판막 협착증을 제외할 수 있다. AVA < 1.0 cm^2로 유지되면서 peak jet velocity > 4.0 m/s 또는, mean pressure gradient > 30-40 mmHg 로 증가하면 중증 협착증으로 진단한다. Stroke volume이 검사 전 보다 20% 이상 증가하지 않으면 좌심실 수축 예비능(contractile reserve)이 없는 것으로 평가하며, 나쁜 예후를 예측하게 한다.

2. Low flow, low gradient AS with preserved ejection fraction

- Effective AVA < 1.0 cm^2
- Peak jet velocity < 4 m/s
- Mean aortic pressure gradient < 40 mmHg
- Stroke volume index < 35 mL/m^2
- LV ejection fraction ≥ 50%

측정에 오차가 있는지 다시 평가를 하는 것이 좋으며, 검사 중에 심한 고혈압이 동반되었는지 확인한다. 체구가 작은 환자에서 임상적으로 중등도(moderate) 협착증의 경과를 보이는 경우가 있다. 환자의 증상, 나이, 좌심실 비대 여부, 석회화 점수(calcium score) 등을 추가로 평가하여 중증 협착증 여부를 판단한다.

3. Normal flow, low gradient AS with preserved ejection fraction4

- Effective AVA < 1.0 cm^2
- Peak jet velocity < 4 m/s
- Mean aortic pressure gradient < 40 mmHg
- LV ejection fraction ≥50%
- Stroke volume index ≥35 mL/m^2

혈역학적으로 설명이 되지 않은 상태이나 종종 발견이 되기도 한다. 측정 오차가 있는지 다시 확인하는 것이 필요하다. 일부 연구에서 중등도 협착증의 환자들과 비슷한 경과를 보인다는 보고도 있고[5,6], 대동맥판막 치환술이 효과적이라는 보고도 있다[4].

참고 문헌

(1) Baumgartner HC, Hung JC-C, Bermejo J, et al. Recommendations on the echocardiographic assessment of aortic valve stenosis: a focused update from the European Association of Cardiovascular Imaging and the American Society of Echocardiography. *Eur Heart J Cardiovasc Imaging.* 2017;18:254-275.

(2) Iung B, Baron G, Butchart EG, et al. A prospective survey of patients with valvular heart disease in Europe: The Euro Heart Survey on Valvular Heart Disease. *Eur Heart J.* 2003;24:1231-1243.

(3) Klass O, Walker MJ, Olszewski ME, et al. Quantification of aortic valve area at 256-slice computed tomography: comparison with transesophageal echocardiography and cardiac catheterization in subjects with high-grade aortic valve stenosis prior to percutaneous valve replacement. *Eur J Radiol.* 2011;80:151-157.

(4) Ozkan A, Hachamovitch R, Kapadia SR, Tuzcu EM, Marwick TH. Impact of aortic valve replacement on outcome of symptomatic patients with severe aortic stenosis with low gradient and preserved left ventricular ejection fraction. *Circulation.* 2013;128:622-631.

(5) Mehrotra P, Jansen K, Flynn AW, et al. Differential left ventricular remodelling and longitudinal function distinguishes low flow from normal-flow preserved ejection fraction low-gradient severe aortic stenosis. *Eur Heart J.* 2013;34:1906-1914.

(6) Eleid MF, Sorajja P, Michelena HI, Malouf JF, Scott CG, Pellikka PA. Flow-gradient patterns in severe aortic stenosis with preserved ejection fraction: clinical characteristics and predictors of survival. *Circulation.* 2013;128:1781-1789.

Chapter 3

대동맥 판막 협착증의 역학과 자연 경과

Epidemiology and natural course of aortic valve stenosis

가톨릭대학교서울성모병원 정우백

대동맥판막 협착증은 판막 소엽(leaflet)의 퇴행성 변화로 인하여 대동맥판막의 열림(opening)에 제한이 발생하는 질환으로 최근 고령화에 따른 환자의 증가가 두드러지는 질환이다. 국내 판막 질환의 원인이나 유병률 역시 급격한 고령화로 인한 변화가 보고되고 있다.[1]

I. 대동맥판막 협착증의 역학

최근 보고된 우리나라의 퇴행성 대동맥판막 질환의 유병율은 인구 10만명당 72명으로 보고되었다[1]. 그러나 65세 이상 인구에서의 유병율이나, 중등증 이상(moderate to severe) 대동맥판막 협착증의 유병율은 추가 조사가 필요한 상태이다. 미국의 인구집단 연구에서 보고된 대동맥판막 협착증의 유병율은 0.4%로 보고되었으며[2], 코호트 연구를 통해 보고된 중등증 이상 대동맥판막 협착증의 유병율은 65세 이후 급격히 증가하는 것으로 나타났으며, 75세 이상 노인인구의 약 3~5%로 보고되었다.[3]

미국 인구집단 연구에서 보고된 바에 의하면, 역류증을 포함한 중등도 이상의 판막질환의 유병율은 대동맥판막 질환 보다 승모판막 질환이 더 높은 것으로 나타났으나[2], Euro Heart Survey에서 보고한 바에 의하면 수술적 치료가 필요한 판막질환 환자의 46.6%가 대동맥판막 협착증 환자로 가장 많은 비율을 차지하는 것으로 나타났다.[4]

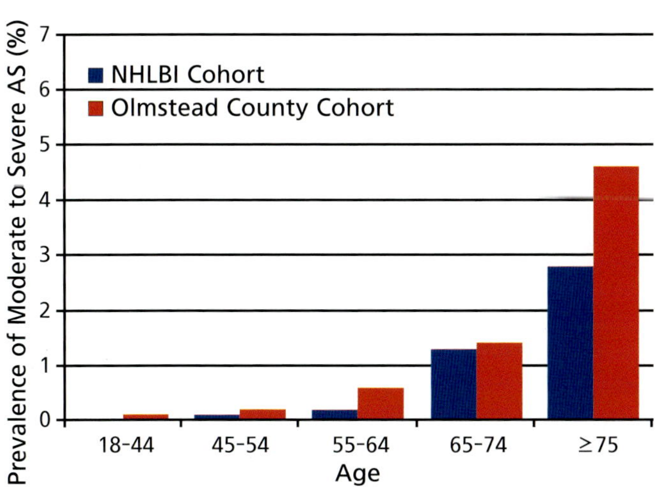

그림1

연령에 따른 대동맥판막 협착증의 유병율 변화[3]

II. 대동맥판막 협착증의 자연경과

가장 먼저 보고된 관찰 연구를 통해 알려진 대동맥판막 협착증의 자연경과(natural history)는 매년 대동맥판 혈류속도(aortic jet velocity)는 0.3 m/s, 대동맥판 압력 차(aortic pressure gradient)는 7 mmHg 증가하고, 대동맥판막 입구 면적(aortic valve area)은 매년 0.1 cm^2 감소한다[5]. 협착증의 진행에 영향을 미치는 인자로는 나이, 동반된 관상동맥 질환, 고지질혈증, 당뇨, 만성신장병 등이 보고되고 있다. 심초음파를 이용한 관찰 연구에서 경증 협착증 환자의 경우 대동맥판 압력 차가 매년 4±4 mmHg 증가하고, 중등증 협착증은 6±5 mmHg, 중증 협착증은 10±8 mmHg 증가하며, 경증환자의 35%, 중등증 환자의 74%가 중증 대동맥판막 협착증으로 진행하는 것으로 보고되었다[6].

Otto 등에 의해 가장 먼저 보고된 무증상 대동맥판막 협착증의 2년 무사건 생존율(event-free survival)은 경증 협착증에서 84%, 중등증 환자에서 66%로 보고되었고, 16년 뒤에 발표된 SEAS 연구에서는 경증 협착증의 2년 무사건 생존율이 96.1%, 중등증 협착증에서 82.6%로 보고되었다[5]. 또한 같은 연구에서 전체 경증 및 중등증 대동맥 판막 협착증의 4년 사망률은 11%, 대동맥판막 치환술은 받은 비율은 26%, 주요 심장 사건(major cardiac event)의 발생은 32%로 보고되었다[7]. 5년의 추적 기간 중 경증과 중등증 대동맥판막 협착증 간에 유의한 생존율 차이를 보이는 것을 관찰할 수 있었다[그림 2].

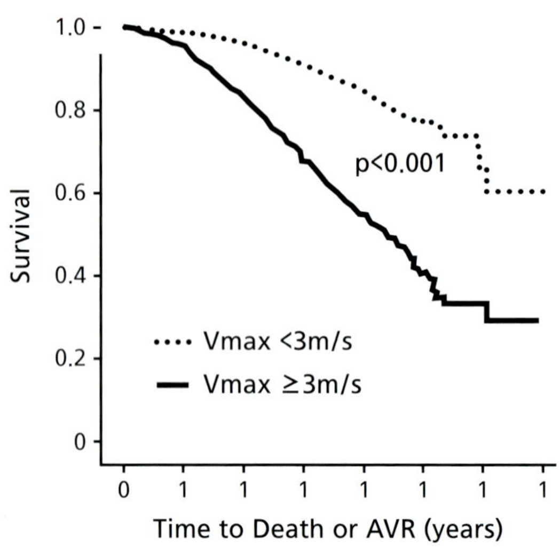

No. at Risk

Vmax <3m/s	815	803	781	741	680	47	15	1
Vmax ≥3m/s	948	905	761	644	515	32	9	0

그림2

Kaplan-Meier event-free survival (all-cause death and AVR) in mild and in moderate AS in SEAS study.
Combined AVE, defined as AVR and all-cause death were significantly lower in patients with mild AS: 1.3% at 1 year, 3.9% at 2 years, 7.5% at 3 years, and 18.9% at 5 years compared with 4.3% at 1 year, 17.4% at 2 years, 31.5% at 3 years, and 50.9% at 5 years in patients with moderate AS (P = 0.001)

중증 대동맥판막 협착증 환자의 경우, 5년 생존율이 88%, 대동맥판 혈류속도 5m/s 이상, 또는 대동맥판 평균 압력차 50 mmHg 이상의 심한 중증(very severe) 대동맥판막 협착증 환자의 5년 생존율은 69%로 알려져 있으며, 증상이 없는 경우가 증상이 있는 경우보다 예후가 좋다[8]. 최근 국내 연구를 통해서 보고된 바에 의하면, 증상이 있는 평균 연령 78±7세의 노인 중증 대동맥판막 협착증 환자가 치료 받지 않고 경과 관찰할 경우, 1년 사망률 21.1%, 3년 사망률 43.1%, 5년 사망률 56.5%로 나타났다[9]. 무증상 중증 대동맥판막 협착증 환자의 66%에서 증상이 발생하며, 이중 75%가 사망하거나 대동맥판막 치환술을 받는다고 한다[10]. 무증상 중증 대동맥판막 협착증 환자의 1%가 급성 심장사 한다고 알려져 있어[11], 이를 예측하기 위한 연구가 보고 되었고, 심초음파를 이용한 이완기 심근 벽 strain이 나쁜 예후를 예측한다거나[12], 자기공명영상 등 영상 검사를 통하여 심근 내 섬유화를 평가하는 것이 나쁜 예후를 예측한다는 연구결과가 꾸준히 보고되고 있다[13].

저압력차 중증 대동맥판막 협착증(low grade severe aortic stenosis, LGSAS)의 유병율은 대동맥판 입구 면적 <1 cm^2을 기준으로 할 때, 약 24% 정도 되는 것으로 보고 되었다[14]. 이 환자군의 3% 정도가 좌심실 박출량(stroke volume)이 낮은 역설적 저혈류 저압력차 중증 대동맥판막 협착증(paradoxical low flow, low-gradient severe aortic stenosis) 소견을 보이는 것으로 보고 되었다[14]. 저압력차 중증 대동맥판막 협착증 환자 중 좌심실 박출량이 낮은 환자군의 3년 생존율은 76%로, 정상 혈류 저압력차 중증 대동맥판막 협착증 환자의 86%에 비하여 유의하게 낮은 것으로 보고되며, 중등도 대동맥판막 협착증 환자의 사망률에 두 배에 이르는 것으로 알려져 있다[15].

참고 문헌

(1) Jang SY, Ju EY, Seo SR, et al. Changes in the etiology of valvular heart disease in the rapidly aging Korean population. *Int J Cardiol.* 2014;174:355-359.
(2) Nkomo VT, Gardin JM, Skelton TN, Gottdiener JS, Scott CG, Enriquez-Sarano M. Burden of valvular heart diseases: a population-based study. *Lancet.* 2006;368:1005-1011.
(3) Thaden JJ, Nkomo VT, Enriquez-Sarano M. The global burden of aortic stenosis. *Prog Cardiovasc Dis.* 2014;56:565-571.
(4) Iung B, Baron G, Butchart EG, et al. A prospective survey of patients with valvular heart disease in Europe: The Euro Heart Survey on Valvular Heart Disease. *Eur Heart J.* 2003;24:1231-1243.
(5) Gohlke-Barwolf C, Minners J, Jander N, et al. Natural history of mild and of moderate aortic stenosis-new insights from a large prospective European study. *Curr Probl Cardiol.* 2013;38:365-409.
(6) Rosenhek R, Klaar U, Schemper M, et al. Mild and moderate aortic stenosis. Natural history and risk stratification by echocardiography. *Eur Heart J.* 2004;25:199-205.
(7) Rossebo AB, Pedersen TR, Boman K, et al. Intensive lipid lowering with simvastatin and ezetimibe in aortic stenosis. *N Engl J Med.* 2008;359:1343-1356.
(8) Kitai T, Honda S, Okada Y, et al. Clinical outcomes in non-surgically managed patients with very severe versus severe aortic stenosis. *Heart.* 2011;97:2029-2032.
(9) Oh JK, Park JH, Hwang JK, et al. Long-term Survival in Korean Elderly Patients with Symptomatic Severe Aortic Stenosis Who Refused Aortic Valve Replacement. *Korean Circ J.* 2019;49:160-169.
(10) Pellikka PA, Sarano ME, Nishimura RA, et al. Outcome of 622 adults with asymptomatic, hemodynamically significant aortic stenosis during prolonged follow-up. *Circulation.* 2005;111:3290-3295.
(11) Genereux P, Stone GW, O'Gara PT, et al. Natural History, Diagnostic Approaches, and Therapeutic Strategies for Patients With Asymptomatic Severe Aortic Stenosis. *J Am Coll Cardiol.* 2016;67:2263-2288.
(12) Obasare E, Bhalla V, Gajanana D, et al. Natural history of severe aortic stenosis: Diastolic wall strain as a novel prognostic marker. *Echocardiography.* 2017;34:484-490.
(13) Bing R, Cavalcante JL, Everett RJ, Clavel MA, Newby DE, Dweck MR. Imaging and Impact of Myocardial Fibrosis in Aortic Stenosis. *JACC Cardiovasc Imaging.* 2019;12:283-296.
(14) Eleid MF, Sorajja P, Michelena HI, Malouf JF, Scott CG, Pellikka PA. Flow-gradient patterns in severe aortic stenosis with preserved ejection fraction: clinical characteristics and predictors of survival.Circulation. 2013;128:1781-9
(15) Hachicha Z, Dumesnil JG, Bogaty P, Pibarot P. Paradoxical low-flow, low-gradient severe aortic stenosis despite preserved ejection fraction is associated with higher afterload and reduced survival. *Circulation.* 2007;115:2856-2864.

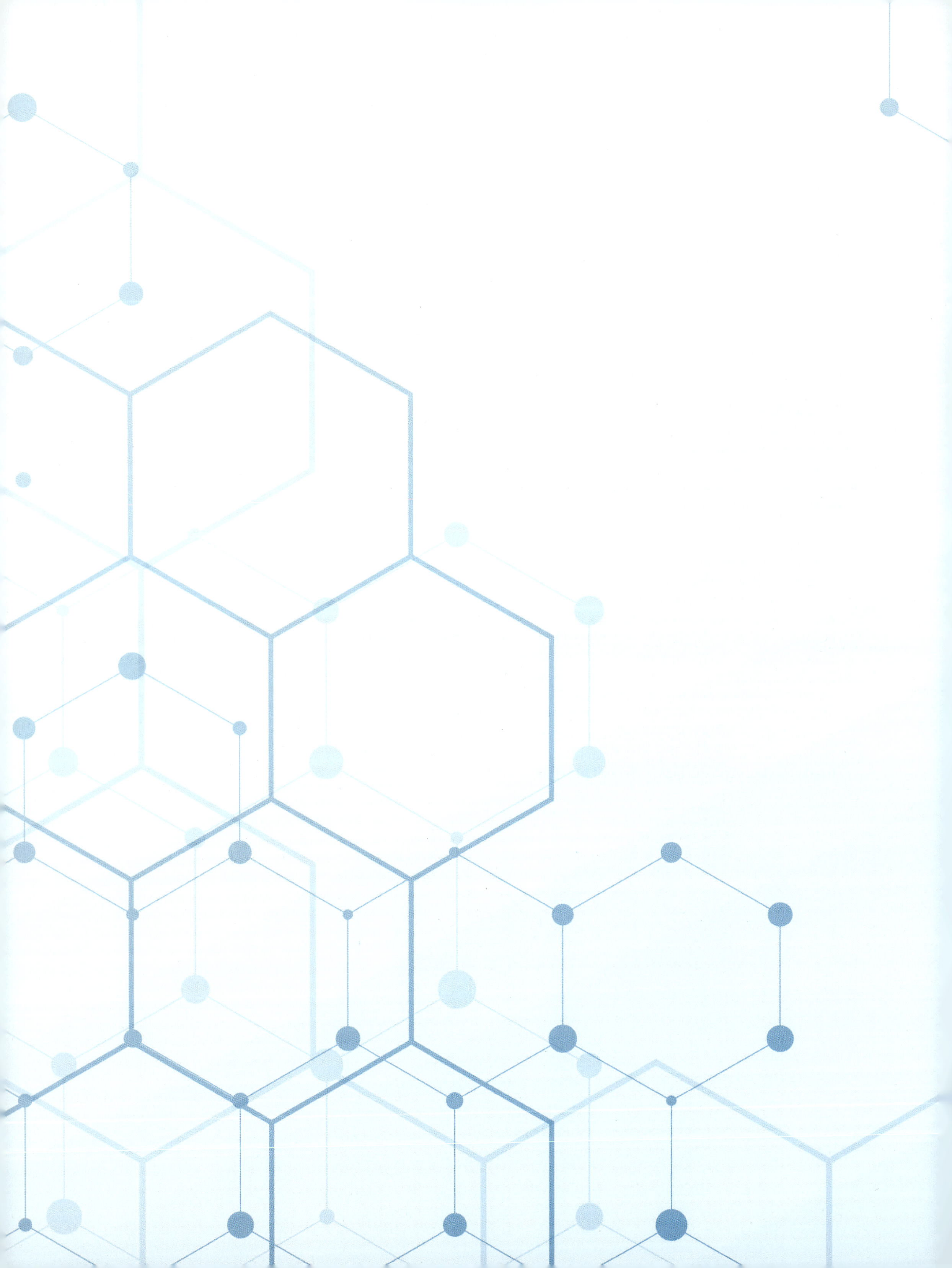

Chapter

4 환자 선정 및 시술 전 평가

Patient selection and preprocedural evaluation

전남대학교병원 김주한

환자가 대동맥판 협착증을 진단받고 내원하였을 때 우선 증상 및 질환의 중증 정도를 평가한다. 증상이 없거나 대동맥판 협착증이 심하지 않은 경우에는 정기적 경과 관찰을 한다. 증상이 동반되어 있거나 대동맥판 협착증이 심하다고 판단되면 환자의 신체적, 정신적 기능 평가를 시행한다. 기대 여명이 많지 않거나 시술 또는 수술 후 무익성이 예상된다면 보존적 치료를 고려해야 한다. 기대 여명이 1년 이상이거나 시술 후 증상 및 삶의 질이 호전될 것으로 판단되면 전반적인 시술 또는 수술 위험성을 평가하고 환자에게 적절한 방법을 선택한다[그림1].

I. 환자 선정

대동맥판 협착증 환자에서 치료 계획 시 첫 번째 평가 사항은 대동맥판 협착증 단계가 되겠다. 증상이 불명확하거나 없는 중증 대동맥판 협착증 환자는 적어도 6개월에 한번씩, 경도 또는 중등도 대동맥판 협착증 환자는 매년 재평가

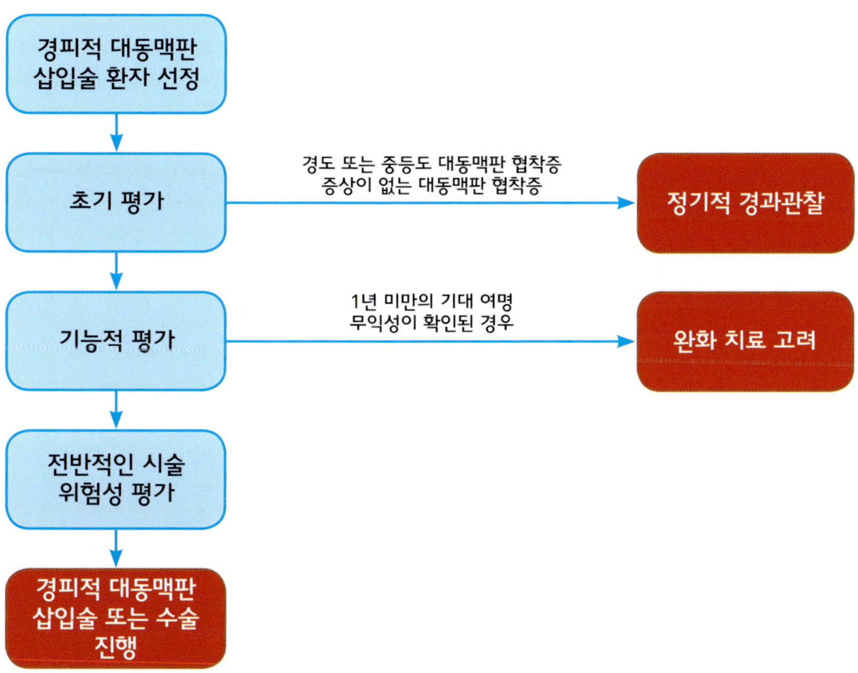

그림1

경피적 대동맥판 삽입술 전 고려 사항

를 해야한다. 증상을 동반한 중증 대동맥판 협착증은 단계 D에 해당되며[표1] 이 경우 대동맥판 치환술을 고려할 수 있다.

1. 중증 대동맥판 협착증 단계 D

❶ 증상을 동반한 고압력차 중증 대동맥판 협착증(D1): 대동맥판 최대 혈류 속도가 4 m/s 이상이거나 평균 압력차가 40 mmHg 이상, 대동맥판 면적이 1.0 cm^2 이하거나 대동맥판 면적 지수가 0.6 cm^2/m^2 인 경우에 해당된다.

❷ 증상을 동반한 저혈류/저압력차 중증 대동맥판 협착증(D2): 좌심실 구혈률이 50%미만인 환자에서, 대동맥판 최대 혈류 속도가 4 m/s 미만이거나 평균 압력차가 40 mmHg 미만이면서 대동맥판 면적이 1.0 cm^2 이하인 경우 도부타민 스트레스 심초음파를 시행하여 최대 혈류 속도가 4 m/s 이상으로 증가할 때 해당된다.

❸ 증상을 동반한 역설적 저혈류(또는 정상 좌심실 구혈률)/저압력차 중증 대동맥판 협착증(D3): 좌심실 구혈률이 50% 이상인 환자에서, 대동맥판 최대 혈류 속도가 4 m/s 미만이거나 평균 압력차가 40 mmHg 미만이면서 대동맥판 면적이 1.0 cm^2 이하인 경우 좌심실 내경이 작거나 좌심실 비후가 동반될 때 해당된다.

Ⅱ. 시술 전 평가

대동맥 판막 치환술을 고려할 때 노쇠 정도(frailty), 신체 활동력, 인지기능 및 무익성(futility)여부 등을 포함하는 기능적 평가와[표2], 수술에 따른 위험 정도를 고려하여[표3] 수술적 대동맥판 치환술 또는 경피적 대동맥판 삽입술 시행을 결정한다. 경피적 대동맥판 삽입술은 중등도 수술 위험군, 높은 수술 위험군 및 수술 금기에 해당하는 군에서 시행할 수 있다[그림2]. 기능적 평가 상 무익성이 고려되는 환자에게는 본인 및 가족과 상의를 통해 보존적 치료를 할지 결정한다[표4].

우리나라에서는 경피적 대동맥판 삽입술 전 심장통합진료를 하며, 순환기 내과 세부전문의 2인 이상, 흉부외과 전문의 2인 이상, 마취통증의학과 전문의 1인 이상, 영상의학과 전문의 1인 이상이 참여한다. 대상 환자의 수술 위험과 편익 고려 시 시술이 적합하다고 판단된 경우, 심장통합진료에 참여한 전문의 전원의 동의 하에 경피적 대동맥판 삽입술을 진행한다.

1. 기능적 평가

1) 노쇠 및 신체적 장애

보행 속도가 0.83 m/s 이상이면서 인지기능이 보존되고, 독립적 활동이 가능하다면 노쇠 가능성은 떨어진

[표1] 증상을 동반한 중증 대동맥판 협착증 단계

D: 증상을 동반한 중증 대동맥판 협착증				
D1 증상을 동반한 고압력차 중증 대동맥판 협착증	중증 판막엽 석회화 or 심한 판막엽 열림 장애를 동반한 선천적 협착	대동맥판 최대 혈류 속도 > 4 m/s or 평균 압력차 > 40 mmHg 대동맥판 면적 ≤ 1.0 m^2	좌심실 이완기 기능 장애 좌심실 비후 폐동맥 고혈압 존재 가능	활동 시 숨가쁨 활동량 감소 활동 시 가슴 통증 활동 시 실신 또는 실신 전단계
D2 증상을 동반한 저혈류/저압력차 중증 대동맥판 협착증	심한 판막엽 운동 장애를 동반한 중증 판막엽 석회화	휴식 시 대동맥판 최대 혈류 속도 < 4 m/s 또는 평균 압력차 < 40 mmHg+대동맥판 면적 ≤ 1.0 cm^2 도부타민 스트레스 심초음파 상 대동맥판 최대 혈류 속도 > 4 m/s + 대동맥판 면적 ≤ 1.0cm^2	좌심실 이완기 기능 장애 좌심실 비후 좌심실 구혈률 <50%	심부전 협심증 실신 또는 실신 전단계
D3 증상을 동반한 역설적 저혈류/저압력차 중증 대동맥판 협착증	심한 판막엽 운동 장애를 동반한 중증 판막엽 석회화	대동맥판 최대 혈류 속도 < 4 m/s or 평균 압력차 < 40 mmHg + 대동맥판 면적 ≤ 1.0 cm^2 대동맥판 면적지수 ≤0.6 cm^2/m^2 심박출량계수 <35 mL/m^2	좌심실벽 상대적 비후 적은 심박출량 + 작은 좌심실 용적 제한적인 이완기 충만 좌심실 구혈률 ≥50%	심부전 협심증 실신 또는 실신 전단계

[표2] 기능적 평가

노쇠 및 기능 장애	노쇠 평가	보행 속도(<0.5 m/s 또는 <0.83 m/s + 신체 기능 장애/인지 기능 장애) 노쇠
	영상 상태/ 위험성	영양상태 평가 (BMI < 21 kg/m^2, albumin < 3.5 mg/dL, > 10-lb 최근 1년 사이 체중 감소, 또는 ≤ 11 MNA)
신체 기능 평가	신체 기능 및 지구력 생활 의존도	6분 보행 검사 < 50 m 또는 보행 불가
인지 기능 평가	인지 기능 장애 우울증 장애를 동반한 뇌졸중	MMSE < 24 또는 치매 우울증 병력
무익성	기대 여명	1년 미만의 기대 여명 시술 후 2년간 NYHA 또는 CCS 등급이 1이상 호전될 확률 25%미만

[표3] 중증 대동맥판 협착증 환자에서 위험군 분류

위험군 분류	저 위험군	STS-PROM < 4% and 노쇠 (-) and 동반 질병 (-) and 특별한 시술 시 장애 요소 (-)
	중등도 위험군	STS-PROM 4%-8% or 경도의 노쇠 or 수술 후 호전되지 않는 1개의 주요 기관 장애 or 시술 시 장애 요소 발생 가능
	고 위험군	STS-PROM > 8% or 중등도- 중증의 노쇠 or 수술 후 호전되지 않는 2개 이상의 주요 기관 장애 시술 시 장애 요소 발생 가능
	수술 금기군	1년 경과 시 PROMM > 50% or 중증의 노쇠 수술 후 호전되지 않는 3개 이상의 주요 기관 장애 심한 시술 시 장애 요소 존재

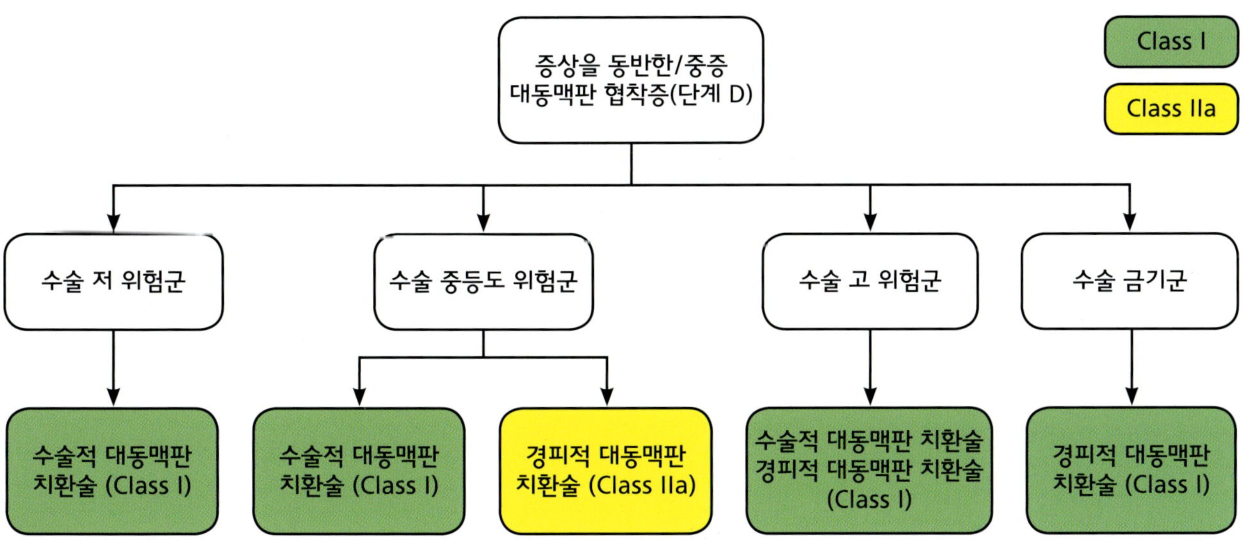

그림2

증상을 동반한 중증 대동맥판 협착증 환자에서 경피적 대동맥판 삽입술 및 수술적 대동맥판 치환술 선택

[표4] 경피적 대동맥판 삽입술 시 유익성 및 위험성 통합적 평가

대동맥판 치환술 적응증 (-)	경도 또는 중등도 대동맥판 협착증 증상이 없는 대동맥판 협착증	대동맥판 협착 정도 및 증상 주기적인 관찰 중증 대동맥판 협착이 있거나 증상 발생 시 재평가
대동맥판 치환술 적증증 (+) 경피적 대동맥판 치환술보다 수술적 대동맥판 치환술에 적합	수술적 대동맥판 치환술의 낮은 위험도 기계적 판막이 적합한 경우 다른 수술적 치료를 고려하는 경우	수술 위험도가 낮은 환자에게 수술적 대동맥판 치환술 권유 젊은 환자에서 판막 내구성 고려 동반된 다른 수술이 존재하는 경우
위험보다 이익이 더 많을 것으로 판단되는 경피적 대동맥판 치환술 대상자	증상 호전 또는 생존률 향상 합병증 발생 가능성 및 회복 가능성 평가 목표 및 기대를 재평가	가족 및 환자와 상의 경피적 대동맥판 치환술 전 영상 검사를 포함한 평가 진행
이익보다 위험이 더 많을 것응로 판단되는 증상을 동반한 중증 대동맥판 협착증	1년 미만의 기대 여명 시술 후 2년간 NYHA 또는 CCS 등급이 1이상 호전될 확률 25%미만	가족 및 환자와 상의 완화 치료 선택적인 환자에서 풍선 판막 성형술 시행

다. 보행 속도가 0.5 m/s 이하거나 0.83 m/s 이하면서 신체적 장애가 있거나 인지 기능 장애가 있다면 CSHA (Canadian study of health and aging) 등의 추가 검사를 시행한다.

2) 무익성

기대 여명이 1년 미만인지, 시술 후 2년간 NYHA (New York Heart Association)나 CCS (Canadian Cardiovascular Society class angina symptoms) 등급이 1이상 호전될 확률이 25% 미만인지 평가한다.

2. 중증 대동맥판 협착증 환자에서 위험군 분류

1) 저 위험군

STS (The Society of Thoracic Surgery) 4% 이하면서 시술 시 노쇠, 동반 질환 및 시술 시 특별한 장애가 없는 경우에 해당된다.

2) 중등도 위험군

STS 4% 이상 8% 미만이면서 경도의 노쇠 또는 수술 후 호전이 기대되지 않은 1개의 주요 기관 장애 및 최소 침습적 시술 시 특별한 장애가 동반된 경우에 해당된다.

3) 고 위험군

STS 8% 이상이거나 중등도-중증 노쇠, 수술 후 호전이 기대되지 않은 1-2개 주요 기관 장애, 시술 시 특별한 장애가 동반될 수 있는 경우에 해당된다.

4) 수술 금기군

1년 내 사망률 및 질병률이 50% 이상이거나 수술 후 호전이 기대되지 않은 3개 이상 주요 기관 장애, 심한 노쇠가 동반된 경우에 해당된다.

3. 경피적 관상동맥 삽입술 전 이미지 평가

❶ 경흉부초음파를 통해 대동맥판 모양(삼엽성, 이엽성/석회화/판막엽 움직임/대동맥판륜 크기), 대동맥판 기능(대동맥판 최대 혈류 속도, 평균 압력 차이, 대동맥판 면적, 대동맥판 역류 정도), 좌심실 상태(좌심실 구혈률, 벽운동, 좌심실 비대 여부, 승모판 상태) 등을 평가 한다.

❷ 심장 CT 검사를 통해 대동맥판 모양, 좌심실 유출로, 대동맥판륜, 발살바동, 관상동맥, 대동맥 근부의 크기, 석회화 여부 및 형태를 평가한다. 그 밖에 CT 검사를 통해 대동맥, 장골동맥, 대퇴동맥의 직경, 석회화 정도 및 굴곡 정도를 평가한다[그림3].

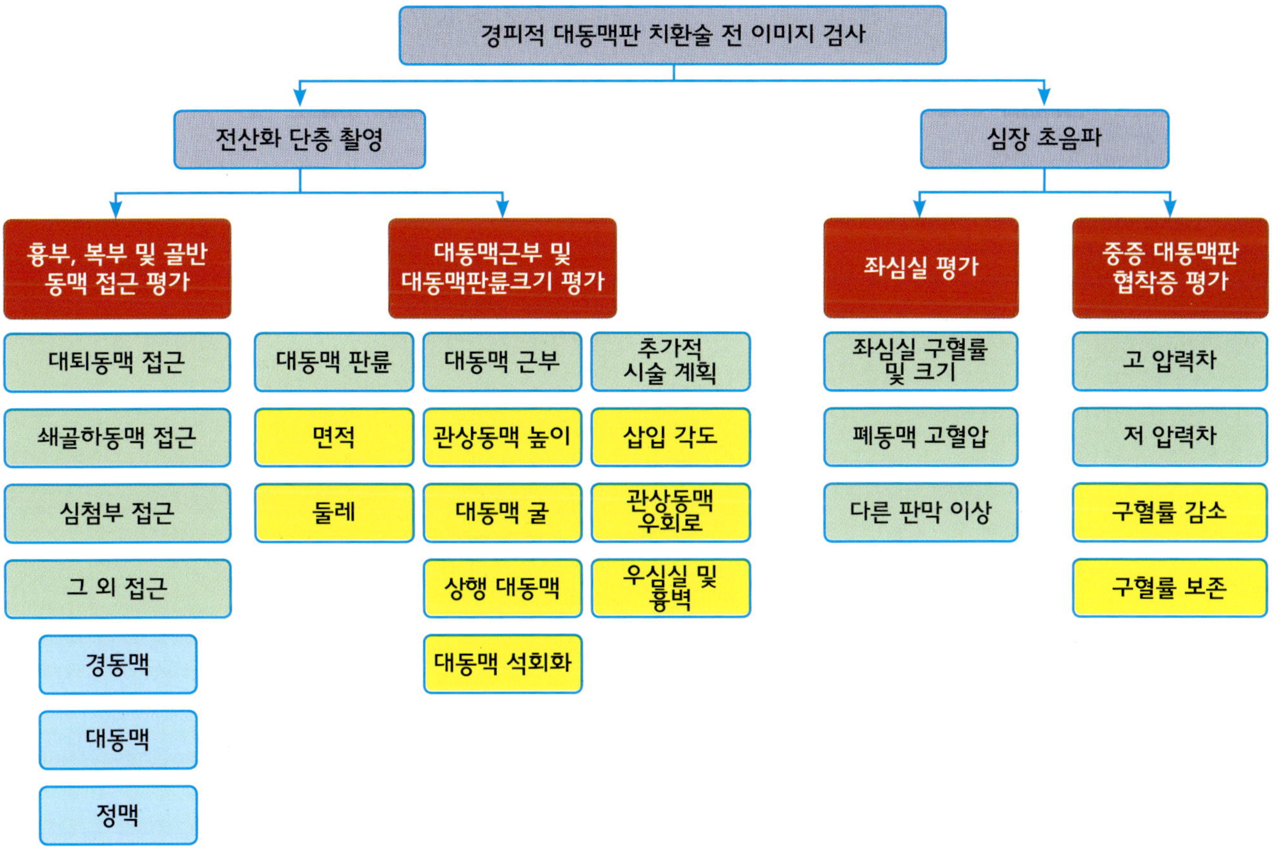

그림3

경피적 대동맥판 삽입술에서 이미지 검사

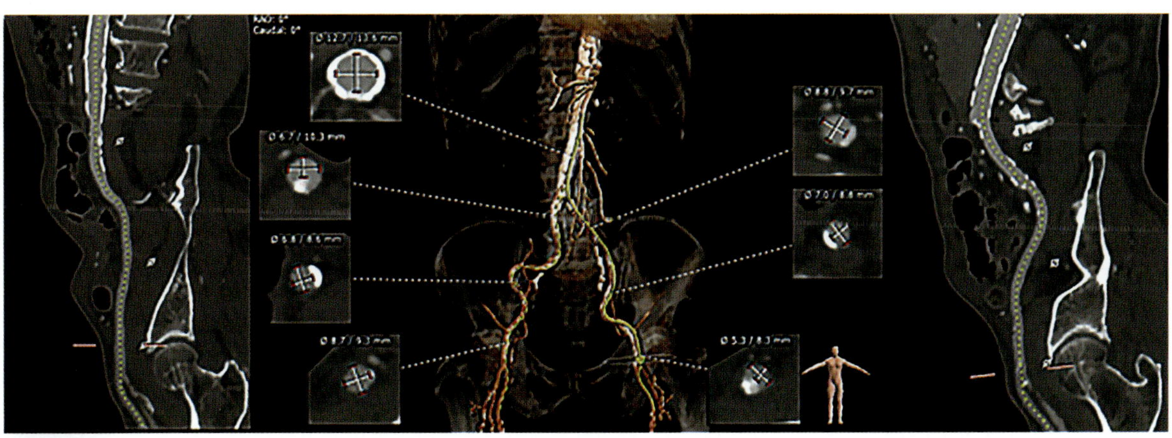

그림4

경대퇴동맥 접근법을 통한 경피적 대동맥판 삽입술 가능성 평가

[표5] 경피적 대동맥판 치환술에서 환자 선정 및 시술 전 평가 순서

심장통합진료	환자 선정 및 평가	
순환기 내과 세부 전문의 흉부외과 전문의 마취통증의학과 전문의 영상의학과 전문의	임상적 정보 - 주요 동반 심장 질환 - 주요 동반 심장 외 질환 - 위험도 점수 기능적 평가 - 노쇠 - 신체 및 인지 기능 위험도 분류 - 저 위험군 - 중등도 위험군 - 고 위험군	경피적 대동맥판 치환술 전 심장 초음파 - 대동맥판 구조 - 대동맥판 협착증 정도 - 좌심실 기능 - 승모판 역류, 대동맥판 역류, 폐동맥 혈압, 우심실 기능 전산화 단층 촬영 혈관조영술 - 혈관 접근 - 대동맥 판륜 크기 - 대동맥근부 구조 - 시술 계획
	경피적 대동맥판 치환술	
	시술 계획 - 밸브 및 접근 방법 선택 - 마취 및 시술 위치 - 예상되는 합병증 처치 세부 시술 내용 - 혈관 접근 및 봉합 - 밸브 이동 및 삽입 - 밸브 삽입 후 평가 - 합병증 처치	경피적 대동맥판 치환술 중 심장 초음파 - 대동맥 판륜 크기 - 밸브 위치 - 대동맥판 주위 역류 - 시술 합병증

참고 문헌

(1) 2017 ACC Expert Consensus Decision Pathway for Transcatheter Aortic Valve Peplacement in the Managemnet of Adults With Aortic Stenosis: A Report of the American College of Cardiology Task Force on Clinical Expert Consensus Documents. Otto CM, Kumbhani DJ, Alexander KP, Calhoon JH, Desai MY, Kaul S, Lee JC, Ruiz CE, Vassileva CM. J Am Coll Cardiol. 2017 Mar 14;69(10):1313-1346

(2) 2017 AHA/ACC Focused Update of the 2015 AHA/ACC Guideline for the Management of Patient with Valvular Heart Disease. Nishimura RA, Otto CM, Bonow RO, Carabello BA, Erwin JP 3rd, Fleisher LA, Jneid H, Mack MJ, McLeod CJ, O'Gara PT, Rigolin VH, Sundt TM 3rd, Thompson A. Circulation. 2017 Jun 20;135(25):e1159-e1195

(3) 2017 ESC/EACTS Guidelines for the management of valvular heart disease. Baumgartner H, Falk V, Bax JJ, De Bonis M, Hamm C, Holm PJ, Iung B, Lancellotti P, Lansac E, Rodriguez Muñoz D, Rosenhek R, Sjögren J, Tornos Mas P, Vahanian A, Walther T, Wendler O, Windecker S, Zamorano JL; ESC Scientific Document Group. Eur Heart J. 2017 Sep 21;38(36):27392791

(4) 2014 AHA/ACC Guideline for the Management of Patients with Valvular Heart Disease. Nishimura RA, Otto CM, Bonow RO, Carabello BA, Erwin JP 3rd, Guyton RA, O'Gara PT, Ruiz CE, Skubas NJ, Sorajja P, Sundt TM 3rd, Thomas JD; ACC/AHA Task Force Members. Circulation.2014 Jun 10; 129(23):2440-92

(5) Text of Clinical Echocardiography, Edit

(6) 건강보험심사평가원 공고 제2018 – 235호

Chapter

5 시술 혈관 접근의 선택

Options for vascular access

세브란스병원 안철민

경피적 대동맥 판막이식술(이하 TAVI)은 최근 지속적으로 증가되고 있고 이에 대한 임상적 경험들이 충분히 쌓여 많은 기관들로 확장되고 있는 추세이다. 하지만 고위험군을 대상으로의 TAVI 시술은 아직 넘어야 할 많은 걸림돌이 존재한다. 특히 혈관 접근의 문제는 시술 자체의 가능여부와 직접 연결된다는 점에서 매우 중요한 부분으로 고려되어야 한다. 최근 기구들의 직경이 더욱 작아지고 있고 혈관 관련한 경험들도 더 쌓여 가면서 이와 관련한 문제들의 극복 노력은 더욱 향상 되고 있지만 시술의 시작과 끝이 혈관 합병증과 관련된 문제를 충분히 다룰 수 있어야 하는 부분에서 정확한 상태 파악과 적절한 문제 해결은 시술의 준비에 있어서 매우 중요하고 기본이 되는 부분이 될 것이다.

I. 시술 전 준비 사항

1. 시술 전 혈관 적합성 검사

가장 보편적으로 사용되는 혈관 접근 경로는 총대퇴동맥(common femoral artery) 으로 심한 동맥경화가 동반 되지 않은 경우에는 동맥 보다 약간 더 큰 직경의 유도초 삽입이 가능하나, 중등도 이상의 석회화가 동반된 경우에는 유도초의 외경이 동맥의 최소 내경보다 커서는 안된다. 최근 대부분의 TAVI 시술에 있어 18 F 이하의 유도초가 사용되기에 총 대퇴동맥은 TAVI 시술을 하기에 매우 적합한 혈관 경로라고 여겨진다.

1) 혈관조영술

TAVI 시술을 받는 거의 대부분의 환자에서 시술 전 평가의 일환으로 관상동맥 조영술을 시행 하고 있는데, 이와 함께 말초 혈관 조영술을 시행할 수 있다. 장골 동맥 분지부 위에 pigtail 카테터를 위치 시키고 20-35 mL 의 조영제를 2초에 걸쳐 주입하면 양측 장골 동맥과 대퇴 동맥을 조영할 수 있다. 정확한 천자 위치를 확인 하기 위하여 대퇴 골두와 대퇴동맥 분지의 상대적인 관계를 확인해야 한다. 총대퇴동맥의 죽상경화반의 존재, 심한 석회화 및 높이 위치하는 대퇴동맥 분지와 같은 요소는 천자 위치와 혈관폐쇄기구(vascular closure device) 사용 여부에 영향을 미친다. 뿐만 아니라 pigtail 카테터의 눈금자를 이용한 조율(calibration) 과정을 통해 장골 동맥과 대퇴 동맥의 직경을 측정할 수 있다. 조영술은 높은 해상도로 혈관 구조를 보여줄 뿐만 아니라, 조영술시에 발생하는 혈관의 움직임을 평가하여 혈관의 강직도를 유추할 수 있다. 한 편 혈관의 굴곡 정도와 동맥 경화 정도의 평가에는 제한점이 있다. 디지털 감산 혈관조영술(DSA) 은 매우 우수한 공간 해상도에 근거하여 혈관 구조 평가에 있어서 표준 기법으로 여겨지고 있다. 한 편, 고식적인 혈관조영술 및 디지털 감산 혈관조영술 모두 카메라를 회전시키면서 촬영하지 않는 한 2차원 적인 영상만을 얻을 수 있기에, 한쪽에 콜레스테롤 침착이 집중된 관상동맥 협착의 경우 평가에 제한점이 있겠다.

2) 컴퓨터 단층 촬영

컴퓨터 단층 촬영을 통해서 얻어지는 영상 정보는 해상도가 높을 뿐만 아니라 3차원 공간 정보를 제공하기에 혈관조영술 및 디지털 감산 혈관조영술의 한계를 극복할 수 있다. 컴퓨터 단층촬영을 통하여 혈관의 외경, 내경, 동맥 경화 정도, 석회화 정도, 굴곡 정도, 내막 박리의 여부 등을 종합적으로 평가할 수 있을 뿐만 아니라 [그림1] 대동맥의 크기와 관상동맥 협착 여부에 대한 정보 역시 매우 높은 수준의 정확성으로 제공할 수 있기에 최근에는 TAVI 시술을 예정하는 거의 대부분의 환자에서 시행 하고 있다. 정맥을 통해 80에서 120 mL 가량의 조영제를 투여하게 되는데 eGFR 이 40-60 ml/min 의 신장 기능을 가진 환자에서는 0.6% 의 빈도로 조영제 유도 신장병이 보고 되었으며, eGFR 30 ml/min 이하의 중증 신부전을 가진 환자에서는 7.8% 정도로 조영제 유도 신장별이 발생된다고 보고된 바 있다. 따라서 중증의 신기능 장애를 지닌 환자에서는 컴퓨터 단층촬영을 시행하지 않고 대체 검사를 이용하여 TAVI 를 시행 하는 경우가 많다. 디지털 감산 혈관조영술과 비교하여 93% 가량의 정확도를 보유하고 있는 것으로 알려져 있으나 석회화가 심한 혈관에서는 죽상경화반 침착의 정도를 과대평가하는 경향이 있어서 혈관 내경이 실제 보다 작게 보고될 수 있다.

3) 자기공명영상

자기공명영상 혈관조영술은 비록 컴퓨터 단층 촬영을 통한 영상 보다는 해상도가 떨어지지만 신독성이 더 적다는 장점이 있으며, 최근에는 50% 이상의 혈관 협착에 대하여 95% 이상의 민감도로 정확하게 진단할 수 있다. 뿐만 아니라 eGFR 30 ml/min 미만의 중증 신기능 장애를 지닌 환자에서는 조영제를 사용하지 않고 촬영 하더라도 상당히 높은 정확도로 혈관의 구조 및 협착 정도를 평가할 수 있기에 신장 기능이 저해된 환자에서 고려해 볼 수 있는 시술 전 평가 방법으로 여겨진다.

2. 기타 고려 사항

1) 유도초의 선택

시술 과정 중에 혈관 손상을 방지 하고 혈액 손실을 막기 위하여 유도초를 삽입 하게 되며, TAVI 시술 시에는 30-35 cm 의 긴 유도초를 이용 하여 장골 동맥을 넘어 대동맥에 밸브가 바로 위치할 수 있도록 유도하는 역할을 한다. 초창기에는 24~25 F 의 매우 두꺼운 직경을 지닌 유도초가 사용 되었으나 최근에는 14~18 F 까지 유도초의 직경이 감소하였다 [표1]. 또한 Edwards 사의 eSheath

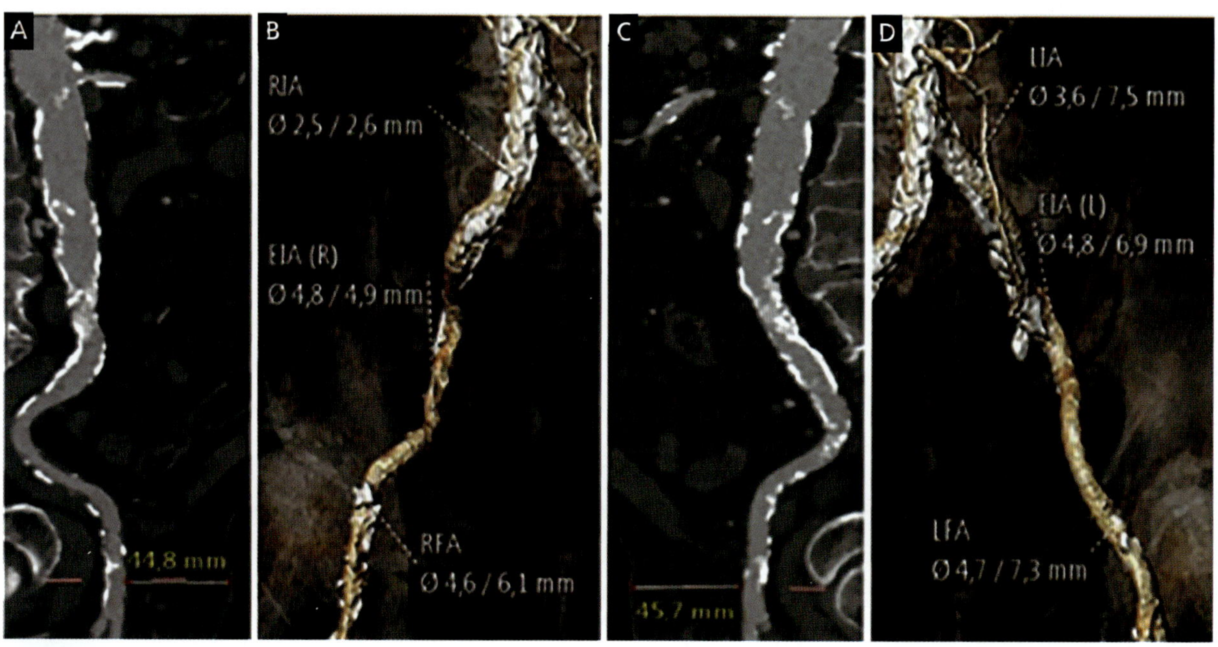

그림1

컴퓨터 단층 촬영 영상에서 관찰 되는 심한 석회화와 굴곡을 보이는 말초 동맥

[표1] 기구 크기에 따른 유도초 및 기준 혈관 직경

기구 이름	Sapien 3 (Edwards Lifesciences)		Evolut R (Medtronic)	
기구 크기	20, 23, 26	29	23, 26, 29	34
유도초 직경	14 F	16 F	14 F	
기준 혈관 직경	≥ 5 mm	≥ 5.5 mm	≥ 5 mm	≥ 5.5 mm

유도초의 경우 밸브를 삽입할 때는 순간적으로 팽창하여 부드러운 기구 넘김을 유도할 뿐만 아니라 기구가 넘어간 이후에는 다시 원래의 직경으로 회복 하여 혈관 손상의 위험도를 최소화 하였다.

II. 혈관의 접근 방법

1. 대퇴동맥 접근

국소마취 후에 경피적으로 대퇴동맥을 천자한 후 시술 하는 방법은 비침습적이며, 유도초의 직경이 점차 얇아지면서 현재 대분의 시술이 가능하기에 현재 가장 선호되며 널리 사용되는 접근법이다. 기구가 점차 얇아지면서 대퇴동맥 접근을 위해 수술적인 절개(cut down) 를 하는 경우는 거의 없지만, 매우 비만한 환자나 대퇴 동맥에 혈관 치환술 혹은 스텐트 시술을 받은 경우, 대퇴 분지부가 높이 존재하는 일부 환자의 경우에는 천자 부위를 정확히 결정 하고, 천자부 상 하방에 대한 제어를 공고히 하기 위하여 수술적 접근의 시행을 고려할 수 있다. 천자 위치는 일반적으로 대퇴 골두의 중간 높이에서 총대퇴동맥을 천자하는 것이 가장 바람직하며, 이를 위해 지혈겸자(hemostat)를 투시조영검사(fluoroscopy) 상 대퇴골두 중간 높이에 위치하게 하거나[그림2A], 반대쪽 대퇴동맥으로 pigtail 카테터를 삽입 하여 장골 분지를 지나 동측의 서혜부까지 전진 시키고, 소량의 조영제를 주사하여 대퇴부 분지를 확인함으로써 정확한 천자 부위를 결정하는 데에 도움을 받을 수 있다[그림2B]. 최근에는 초음파로 대퇴 분지부 및 총대퇴동맥의 위치를 확인하여 천자 위치를 결정함으로써 부작용 발생 빈도를 낮출 수 있다.

또한 대퇴 동맥을 통한 시술시에는 큰 직경의 유도초를 삽입 하기 전에 2개의 경피적 혈관 봉합기(Perclose®, Abbott, USA) 를 이용하여 10시 방향과 2시 방향에 매듭이 지어지도록 하여 선-봉합(Preclosure)을 시행한 후, 유도선을 따라 유도초를 거치하고 시술을 시행 한다[그림3]. 시술 종료 후에는 봉합 실패 및 혈관 파열 가능성에 대비하여, 유도선(guidewire)을 혈관 내에 거치한 상태에서 유도초를 제거하고 저혈압 및 빈맥 등의 소견이 없는 것을 확인한다.

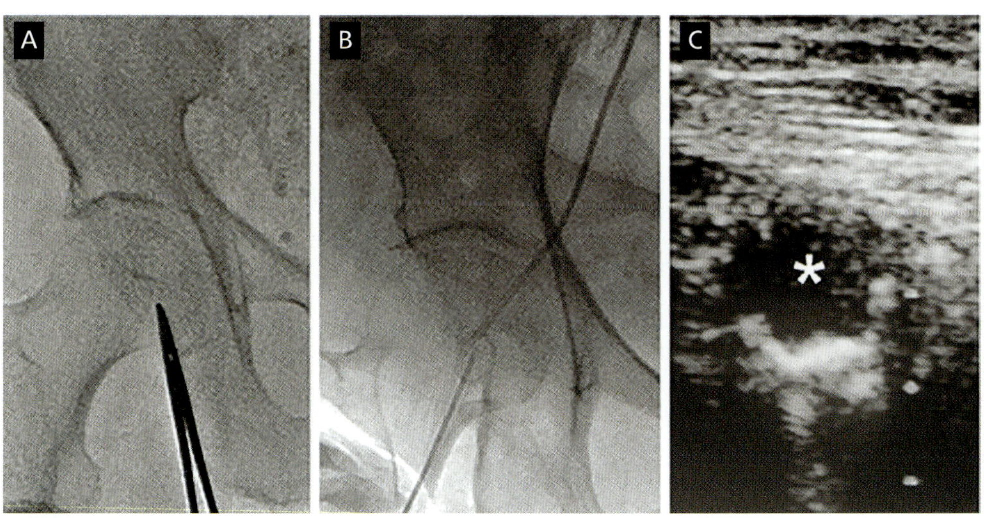

그림2

지혈 겸자, 카테터 및 초음파 유도하 총대퇴동맥 천자

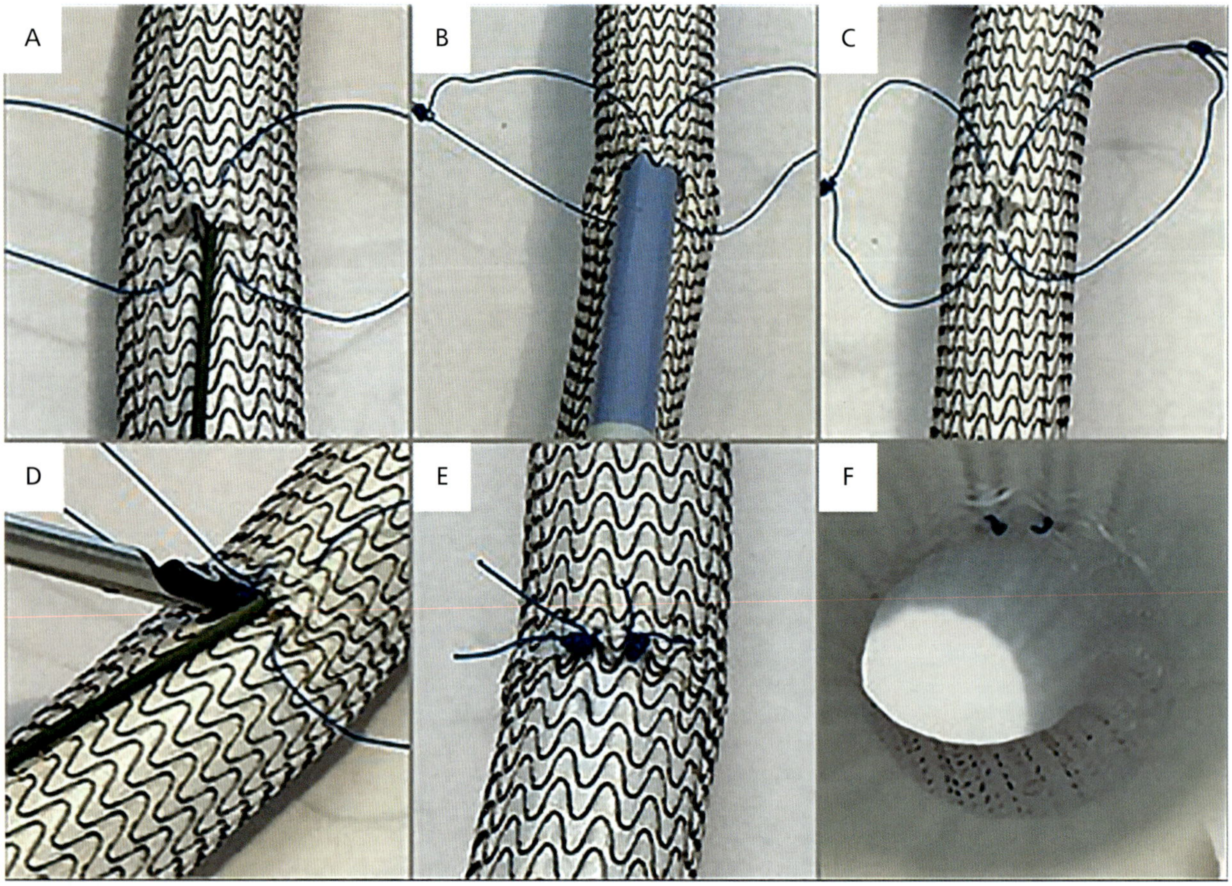

그림3

총대퇴동맥 천자 후 유도선을 위치 시키고, 두 개의 경피적 혈관봉합기가 90도 각도를 유지하도록 하여 10시 방향과 2시 방향에 결찰을 하여 선봉합을 시행한다.

이상 소견이 없으면 유도선을 제거한 후 선-봉합 해두었던 봉합사의 결찰을 공고히 하여 혈관 폐쇄를 완료한다. 시술 시에 22 F 이상의 유도초를 사용 하였거나, 선-봉합이 불완전 하게 시행 되었거나 환자가 매우 비만한 경우에는 반대쪽 대퇴 동맥을 통해 8-12 mm 직경의 말초 동맥 중재 시술용 풍선을 천자부 근위 부에 위치 시키고 압력을 주어 지혈을 유도하고 선-봉합 시에 만들어 두었던 매듭을 공고히 결찰하는 방법도 있다.

1) 기타 접근 방법들

말초 동맥의 협착, 굴곡 및 석회화가 심하여 대퇴 동맥을 경유하여 시술이 어려운 경우 하기와 같은 대체 경로를 통해 성공적으로 TAVI 시술을 시해할 수 있다[그림4].

2. 대동맥접근

기구가 발전함에 따라 근래에는 Medtronic 사의 CoreValve 뿐만 아니라 Edwards 사의 SAPIEN 3 밸브와 SAPIEN XT 밸브도 심첨부를 통해 삽입이 가능하다. 상행대동맥의 해부학적 위치, 대동맥의 휘어짐 정도 및 석회화의 위치에 따라 부분 우측 소흉부절개(right mini-thoracotomy)법[그림5] 혹은 J-형 흉골절개술(J-shaped sternotomy)을 통해 상행 대동맥으로의 접근 경로를 확보할 수 있다. 상행 대동맥의 석회화가 함께 존재하는 경우가 많은데 비교적 동맥경화의 정도가 심하지 않고 부드러운 곳을 선택하여 유도초를 삽입한다. 하지만 광범위한 대동맥의 석회화 소견을 보이는 porcelain aorta를 가진 환자에서는 시술 이후 굉장히 심한 출혈로 이어질 수 있기에 대동맥접근법은 실시하지 않는 것이 바람직 하겠다. Medtronic

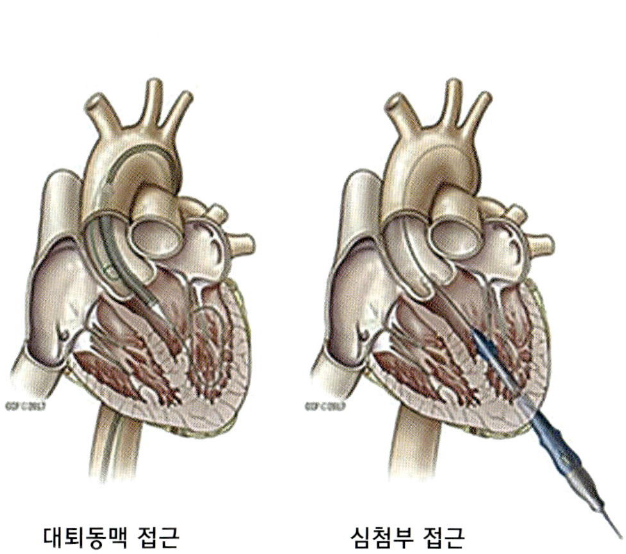

그림4

대퇴동맥 및 기타 경로를 경유한 TAVI 시술

사의 CoreValve의 경우 유도초 바깥에 기구를 성공적으로 배치하기 위해서는 대동맥 판막으로부터 6-7 cm 상방에 유도초를 삽입하여야 한다. 대동맥 경유 접근법은 대퇴동맥을 이용한 접근과 마찬 가지로 후향성 접근(retrograde approach)에 해당 하기 때문에 큰 이질감 없이 시술을 진행할 수 있으며, 직경이 큰 유도초를 삽입하더라도 혈관 손상의 가능성이 적다는 장점이 있다.

3. 심첨부접근

심첨부 접근법은 대동맥의 방향과 일치하는 방향으로 전향적인 접근을 (antegrade approach)통해 밸브를 삽입 하기에 안정적인 지지력을 확보할 수 있으며, 대동맥궁에 존재하는 칼슘이나 죽상경화반이 기구 통과 시에 이탈 하는 것을 막을 수 있다는 장점을 지닌다. 좌측 5번째 혹은 6번째 늑간에서 전방외측 소흉부절개(left anterolateral mini-thoracotomy) 를 실시하고[그림6], 늑골을 위아래로 미세

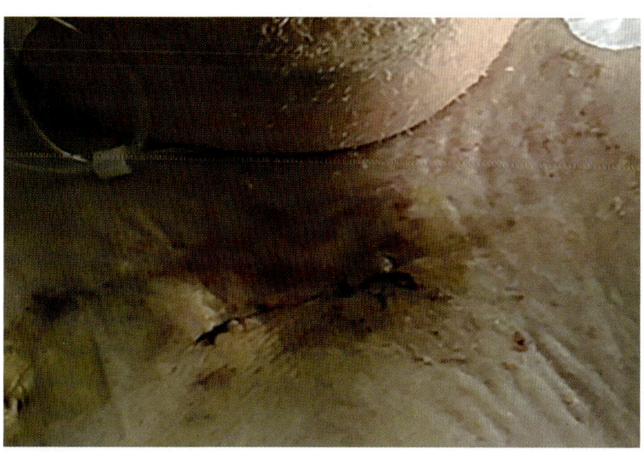

그림5

우측 소흉부절개를 통한 대동맥접근 후 상처 부위의 봉합사를 제거한 모습

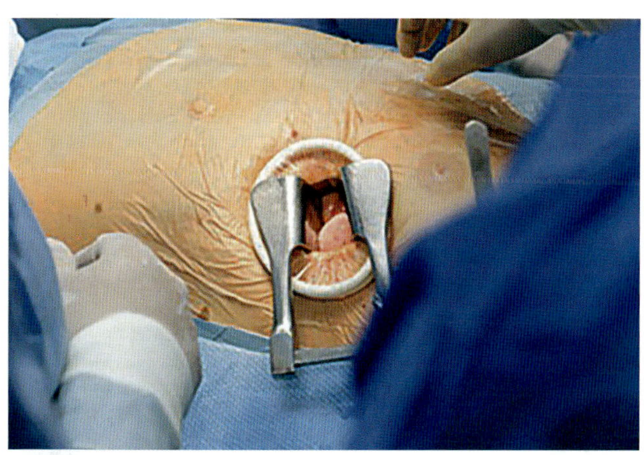

그림6

좌측 6번째 늑간에서 전방외측 소흉부절개를 실시하여 심첨부를 노출시킨 모습

하게 젖힌 후 심낭을 절개하면 심첨부가 노출된다. 충분한 지지력을 확보하기 위해 심첨부에서 전방외측에 근육 조직이 많은 부위를 선택 하여 이중쌈지봉합(double pursestring suture)을 먼저 실시하고 유도초를 통해 밸브를 삽입 한 후, 유도초를 제거하고 미리 만들어 둔 이중쌈지봉합의 매듭을 공고히 하여 지혈을 시행한다. 심첨부 파열은 매우 드물 지만, 발생 하는 경우에는 심폐체외순환 하에 수술을 시행한다.

4. 액와동맥 및 쇄골하동맥 접근

액와동맥을 통해 대동맥으로 접근할 때에 쇄골하동맥을 경유하게 되는데, 척추동맥이 분지되고 나면서 각도가 급격히 꺾이게 되기에, 꼬임에 강한 유도초를 사용하는 것이 바람직하다. 18 F 유도초를 기준으로 할 때 성공적인 밸브의 전달을 위해서는 최소 6 mm의 동맥 내경이 확보되어야 하며, LIMA를 사용 하여 관상동맥 우회수술을 시행한 환자에서는 유도초 주변으로 혈류가 원활히 흐르기 위해 최소 7.5 mm의 내경이 확보되어야 한다. 또한 밸브를 상행 대동맥 까지 이동 시킨 후 유도초를 LIMA 입구 보다 원위부로 후퇴 시켜서 우회 혈관으로 혈류가 흐르도록 할 수 있다. 또한 쇄골하동맥을 통한 접근은 대부분의 심장혈관외과 집도의에게는 매우 익숙한 방법이며, 최근에는 수술적 방법을 거치지 아니하고 경피적으로 접근하는 방법도 보고된 바 있다. 액와 동맥 접근법과 마찬 가지로 18 F 유도초를 기준으로 할 때 6 mm 의 혈관 내경이 성공적인 밸브의 전달을 위해 요구된다. 쇄골하동맥 접근법은 대퇴 동맥 접근법과 비교할 때 천자 부위로부터 대동맥 판막 까지의 경로가 짧고 완만하며, 복부 동맥 및 말초 동맥의 혈관 질환이 있을 때에도 안전 하게 시술을 할 수 있다는 장점이 있다.

5. 경정맥접근

경정맥접근법은 다른 동맥을 통한 접근이 용이하지 않은 환자에서 시도해 볼 수 있는 방법으로 비교적 최근 들어 시도되고 있는 방법이다[그림7A]. 대퇴정맥을 천자하여 하대

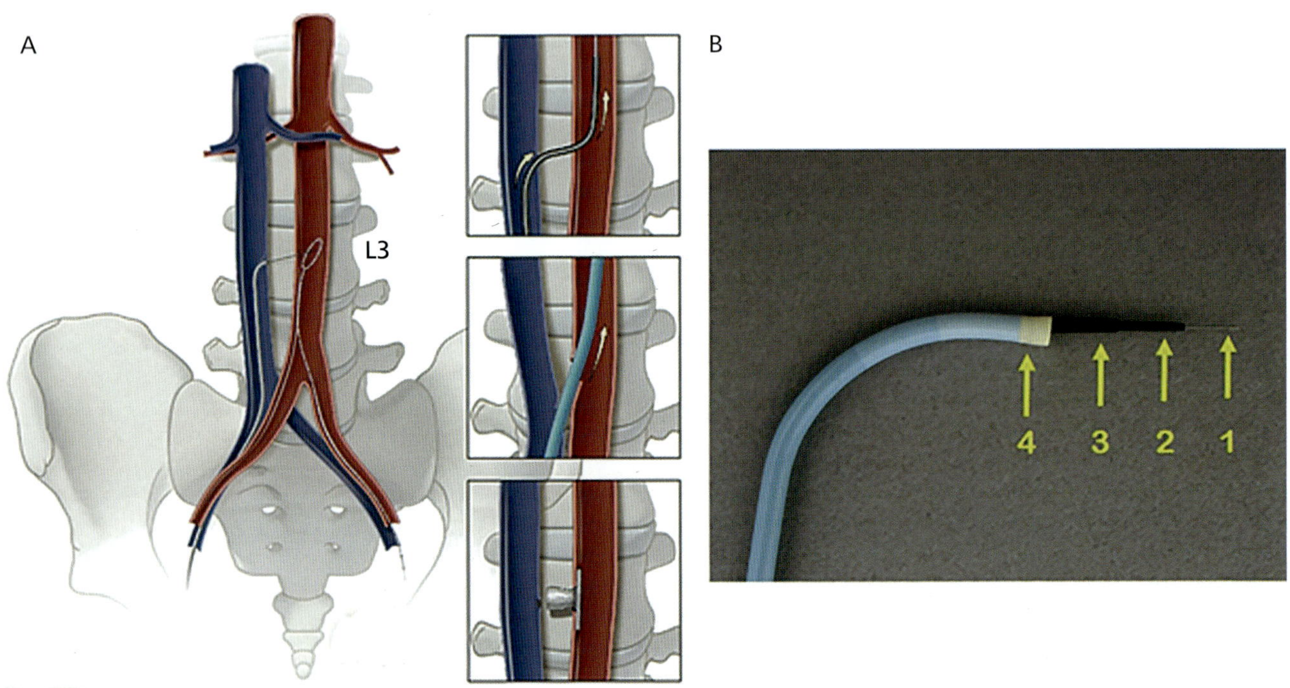

그림7

(A) 경정맥 접근법의 모식도 (B) 대동맥 천자를 위한 Coaxial crossing system
(1) 0.014 인치 유도선을 (2) 0.035 인치 전환기가 감싸고 있으며, 이를 다시 (3) 마이크로카테터와 (4) 55 cm 길이의 가이팅 카테터가 감싸는 구조로 이루어져 있다.

정맥으로 천자 기구(Coaxial crossing system) 을 진입 시키고[그림7B], 복부 대동맥에는 원형 스네어 카테터를 위치 시킨다. 하대정맥과 복부대동맥 사이에 다른 해부학적 구조물이 존재하지 않는 것을 확인하고, 하대정맥에서 대동맥을 향해 천자하고 0.014 inch 유도선을 Snare 카테터로 이를 낚아채어 고정한 후 0.035 inch 의 단단한 유도선으로 교환한 이후 TAVI 시술을 위한 유도초를 대동맥을 향해 진입시킨다. 장골대퇴정맥은 장골대퇴동맥에 비하여 혈관의 유순도가 높고 물리적 충격에 강하며, 동정맥루의 발생 빈도가 낮다. 복부대동맥을 천자하고 나면 대량 출혈의 우려가 있겠으나 복부 대동맥의 압력을 대략 120 mmHg 로 가정할 때, 하대정맥의 압력(~ 10 mmHg)에 비해 후복막강 내부의 압력(~ 20 mmHg)이 더 높기에 대동맥에서 누출되는 혈액은 하대정맥으로 유입 되어 대량 출혈의 발생은 매우 드물다. 성공적으로 시술을 마치고 나서는 Nitinol 로 이루어진 폐쇄 기구를(Amplatzer Duct Occluder 혹은 Amplatzer Ventricular Septal Defect Occluder, St.Jude Medical) 이용 하여 하대정맥-복부대동맥 연결 통로를 폐쇄한다.

Ⅲ. 시술 후 혈관 관련 합병증

시술 초기에는 혈관 관련 부작용의 발생 빈도가 매우 높았으나, 최근 기술의 발전과 시술 기구의 소형화로 인해 점차 그 발생빈도가 감소하고 있다. 한편, TAVI 시술 이후 혈관 관련 부작용의 발생 빈도는 연구자에 따라 4%에서 34%까지 다양하게 보고되고 있는데, Valve Academic Research Consortium (VARC)은 수많은 연구자들에 의해 보고되는 임상 사건의 발생 빈도를 표준화 하고 수치화 하여 객관적으로 의견을 공유하기 위한 권고안을 발간 하였다. [표2]에 제시되어 있듯이 주요한 혈관 관련 합병증과 경미한 혈관 관련 합병증으로 나누어서 제시하고 있으며, 이 중에서 주요한 혈관 관련 합병증은 임상 경과를 악화 시킨다고 알려져 있기에 최대한 발생을 예방하고자 하는 노력을 기울 여야 하며, 합병증 발생 시에 조기에 인지하여 적절히 대처하는 능력이 필수적이다.

[표2] VARC 에서 제시한 혈관 관련 부작용

주요한 혈관 관련 합병증
• 흉부 대동맥 박리 • 접근 경로 혈관의 박리, 협착, 천공, 파열, 동정맥루, 가성동맥류, 혈종, 신경 손상 및 구획 증후군으로 인하여 사망에 이르거나, 4 unit 이상의 수혈을 하거나 중재 시술 및 수술을 다시 하거나 비가역적인 장기 손상이 발생하는 경우 • 혈관내 거치한 기구의 원위부 색전으로 인해 수술을 요하거나 사지의 절단을 하거나 비가역적인 장기 손상이 발생하는 경우
경미한 혈관 관련 합병증
• 접근 경로 혈관의 박리, 협착, 천공, 파열, 동정맥루, 가성동맥류, 혈종이 발생 하였으나 수술적 처치를 요하지 않고 2팩 이상 4팩 미만의 수혈을 요하는 경우 및 일시적인 장기 기능이 손실이 발생 했으나 회복한 경우 • 혈관내 기구의 원위부 색전이 발생 하였으나 색전 제거술 및 혈전 제거술로 해소되어 사지 절단 및 장기 기능의 소실이 발생하지 아니한 경우 • 혈관 폐쇄 기구로 성공적인 결과를 얻지 못하였으나 시술 및 수술적 처치로 해결된 경우

1. 대퇴동맥 합병증

대퇴동맥을 경유한 TAVI 시술에 있어서 장골대퇴부의 합병증이 가장 빈번 하며 작은 혈관 직경, 중등도 이상의 석회화, 경험이 적은 시술자 등이 주요한 예측인자로 알려져 있다. 기존에는 수술적 재건이 치료의 표준이었으나 최근에는 내시경적 기법을 이용해서도 성공적으로 대부분의 합병증에 대처할 수 있다.

1) 장골대퇴 내막 박리(Iliofemoral dissection)

접근 경로의 혈관에 내막 박리가 발생 하였을 시에는 박리의 진행 범위와 혈류 장애의 정도에 따라 치료 방침을 성한다. 대부분은 적절한 직경의 말초동맥중재술용 풍선을 확장 시켜서 주면 내막과 중막의 접합(apposition)이 일어나 해소되는 경우가 많으나 광범위한 내막 박리의 경우 스텐트를 삽입하고 혈전증 예방을 위해 헤파린을 단기간 사용하는 것이 좋다.

2) 장골대퇴 파열

장골대퇴동맥의 파열(Iliofemoral rupture)은 조기에 인지하지 못할 경우에 후복막강의 대량출혈로 이어져서 치명적일 수 있다. 장골대퇴동맥의 파열을 인지하였을 시에는 조속히 확장기(dilator), 유도초 혹은 폐쇄성 풍선을 삽입 하여 지혈을 유도해야 한다. 이후에 10분 정도 풍선 확장을 통해 혈류를 막아주면 작은 혈관 파열의 경우 성공적인 지혈이 일어나며, 지속적인 출혈이 조영술에서 확인될 경우에 덮힌 스텐트(covered stent)를 삽입한다.

3) 경피적 혈관 폐쇄 기구의 실패

18 F 유도초를 기준으로 할 때 경피적 혈관 폐쇄 기구의 실패(failed percutaneous closure)로 인해 추가적인 시술 및 수술적 처치가 필요한 경우가 4.4% 정도로 보고된 바 있다. 경피적 혈관 폐쇄 기구로 성공적인 지혈이 이루어 지지 않았을 때에는 수기 압박, 풍선을 이용한 지혈, 스텐트 삽입 및 수술적 봉합을 고려하여야 한다.

2. 대동맥 합병증

대동맥 부작용의 발생 빈도는 낮으나, 발생 하였을 경우에는 매우 치명적인 경우가 많고, 적절한 수술적 처치에도 불구하고 사망률이 높은 것으로 알려져 있다. TAVI 시술을 받는 환자 중에서 장골 동맥 및 복부 대동맥의 대동맥류를 지닌 환자의 빈도가 높고, 이러한 환자 에서 TAVI 시술 직후나, 시술 종료 후 4시간 까지도 대동맥 파열이 발생할 수 있는 것으로 알려져 있다. 대부분의 경우 전달 유도초(delivery sheath)의 사용을 통해 안전하게 밸브를 삽입할 수 있지만 대동맥류가 매우 심한 경우에는 대체적 접근 경로를 고려하여야 하겠다. 또한 대동맥륜을 풍선으로 확장시키고 밸브를 삽입하는 과정에서 대동맥륜의 파열이 발생하게 되면 심낭압전, 심장 파열 및 사망으로 이어질 가능성이 매우 높기에 사전에 다중 채널 컴퓨터 단층촬영 및 경식도 초음파 등을 통해 정확한 밸브 크기를 결정하는 것이 매우 중요하다.

3. 심첨부 접근에 따른 합병증

심첨부 접근법은 심첨부의 천자 부위로부터 출혈이 계속되거나 심근이 찢어져서 수술을 요하는 경우가 있다. 이 경우 수술적 처치 후에도 국소적인 운동 장애가 남을 수 있는데, 심실의 박출량이 떨어진 환자에서 심첨부의 운동 능력만 보존 되어 있는 경우가 존재하기에 이러한 환자에서는 중요한 문제가 될 수 있다. 또한 천자 부위가 좌전하행동맥 근처에 위치할 경우 압력으로 인해 혈류 장애가 발생할 수 있고, 장기적으로는 동맥류 형성, 갈비뼈 연축에 따른 만성적인 통증, 늑막 박리 및 늑간 신경 손상등이 존재한다.

4. 액와 및 쇄골하동맥 접근에 따른 합병증

굵은 직경의 유도초를 액와동맥 및 쇄골하동맥 내에서 조작할 경우 혈관 손생이 발생할 수 있고 혈전 생성의 빈도도 다른 경로에 비해 높은 것으로 보고되어 있다. 또한 LIMA를 이용하여 관상동맥 우회 수술을 받은 경우에는 쇄골하동맥 시술 시에 내막 박리가 발생하지 않도록 각별한 주의를 기울여야 하겠다.

5. 대동맥 접근에 따른 합병증

매우 고령의 환자에서는 대동맥 조직 역시 매우 약하여, 봉합사를 매듭 짓는 과정에서 대동맥이 찢어질 수 있다. 또한 부분 흉골 절개 후에 대동맥의 심부 감염 및 종격동염이 발생할 수 있으며 이는 매우 치명적이다. 또한 우측의 소형 흉부절개를 실시하였을 때에는 우심실의 동맥류가 형성 되거나 늑간 동맥 및 내흉동맥(internal mammary artery)의 손상이 발생할 수 있다.

Ⅳ. 결론

대퇴동맥 접근에 따른 시술은 가장 비침습적이기에 대부분의 TAVI 시술에 있어서 선호되는 경로이다. 히지만 지속적인 유도초 직경의 감소에도, 여전히 대퇴동맥으로 시술이 불가능한 환자가 존재하며 이 떄에는 대동맥 접근, 심첨부 접근, 액와동맥 접근, 경정맥 접근법 등을 고려해야 하겠으며 이 때에 환자의 심장 기능 및 혈관의 질병 상태를 종합적으로 고려해야 하겠다. 한편 TAVI 시술의 건수가 증가하면서 혈관 관련 합병증 역시 지속적으로 발생 하고 있으나, 유도초의 크기가 감소하고 시술자의 경험이 축적 되면서 중증의 합병증 발생의 빈도는 점차 감소하고 있다. 또한 최근에는 수술적 처치를 하지 않고 중재시술을 이용해서 대부분의 혈관 합병증에 적절히 대처할 수 있기에, 중재시술을 담당하는 심장내과 의사는 반드시 조기에 혈관 관련 합병증을 인지하고 적절하 대처하는 능력을 함양 해야 하겠다.

참고 문헌

(1) Toggweiler S, Leipsic J, Binder RK et al. Management of vascular access in transcatheter aortic valve replacement: part 1: basic anatomy, imaging, sheaths, wires, and access routes. JACC Cardiovasc Interv 2013;6:643-53.

(2) Toggweiler S, Leipsic J, Binder RK et al. Management of vascular access in transcatheter aortic valve replacement: part 2: Vascular complications. JACC Cardiovasc Interv 2013;6:767-76.

(3) Pascual I, Carro A, Avanzas P et al. Vascular approaches for transcatheter aortic valve implantation. J Thorac Dis 2017;9:S478-S487.

(4) Piazza N, Lange R, Martucci G, Serruys PW. Patient selection for transcatheter aortic valve implantation: Patient risk profile and anatomical selection criteria. Archives of Cardiovascular Diseases 2012;105:165-173.

(5) Leon MB, Piazza N, Nikolsky E et al. Standardized endpoint definitions for Transcatheter Aortic Valve Implantation clinical trials: a consensus report from the Valve Academic Research Consortium. J Am Coll Cardiol 2011;57:253-69.

(6) Biasco L, Ferrari E, Pedrazzini G et al. Access Sites for TAVI: Patient Selection Criteria, Technical Aspects, and Outcomes. Front Cardiovasc Med 2018;5:88.

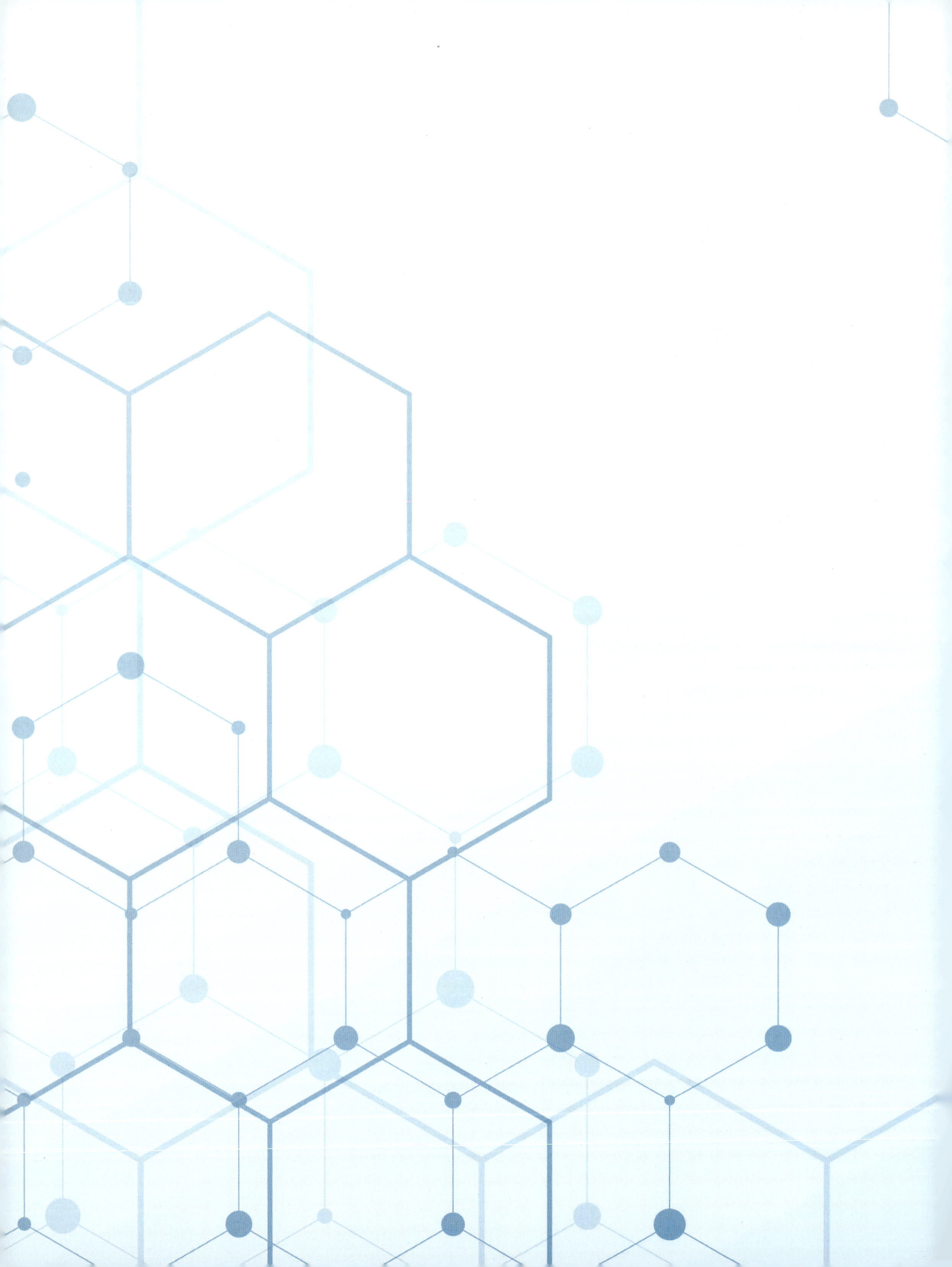

Chapter 6

풍선 확장형 판막의 특성, 시술 테크닉과 시술 과정

Balloon expanding valve: Sapien valve system (characteristics of the valve, implantation technique and procedure steps)

삼성서울병원 최승혁

Sapien3 valve system은 심한 대동맥 판막 협착증이 있는 환자 또는 수술적으로 치료 받은 인공판막의 기능부전이 발생한 환자의 판막 기능을 대체할 수 있는 생체 재질의 인공심장판막 중 하나이다. 주로 대퇴동맥을 통하여 경피적으로 삽입하며, 쇄골하 동맥 및 상행 대동맥을 통하여 삽입할 수도 있다. 과거 시행되던 대동맥 판막 풍선 확장술의 개념을 도입하여, 풍선도자에 인공판막을 장착한 후, 협착된 대동맥 판막을 풍선확장을 통하여 밖으로 밀어내면서 새로운 인공판막이 그 안쪽에 자리잡게 하는 시술이 1980년대 후반부터 개발되기 시작하였다. 2002년 Cribier 박사가 처음으로 Cribier-Edwards valve로 임상실험에 성공한 이후 equine pericardium을 bovine pericardium으로 대체한 Sapien valve가 사용되기 시작하였으며, PARTNER trial등이 성공적으로 진행되면서 이 시술이 정착되었다. 이후 stent 재질과 디자인을 새롭게 하여 delivery system를 작게 만들고 catheter의 끝을 구부릴 수 있게 만든 Sapien XT가 2009년부터 사용된 후 PARTNER II trial이 성공적으로 진행되었다. 최근에는 Delivery system을 더 작게 만들고 PET fabric cuff를 추가하여 시술 후 발생할 수 있는 para-valvular leakage를 최대한 줄이고자 개발된 Sapien 3 valve가 전 세계적으로 널리 사용되고 있으며, Sapien 3 trial이 성공적으로 진행되어 좋은 임상결과를 보이고 있다. 이에 가장 최근 모델인 Sapien 3 valve system에 대해서 알아보고, 이 기구를 이용하여 시술을 성공적으로 진행할 수 있는 방법에 대해서 알아보고자 한다.

I. Sapien3 valve의 모양 및 구조

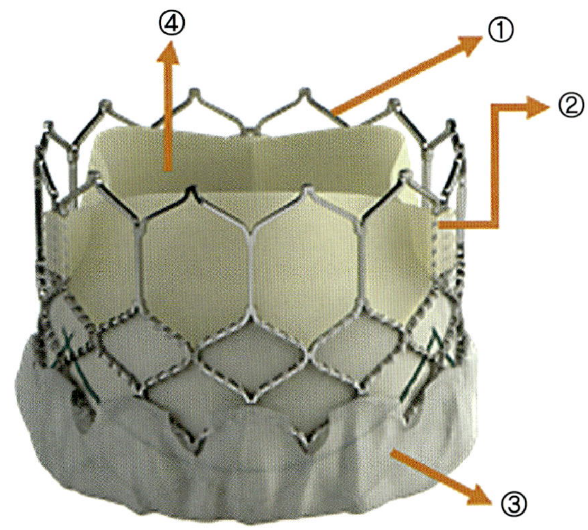

번호	명칭	기능
①	프레임(Frame)	코발트크롬의 Stent 프레임
②	접합부와 지지용 바	판막(Valve) 연결부와 지지부
③	Undirectional valve	단 방향성 소유래 대동맥 판막
④	PET fabric cuff	PET 재질의 천으로 된 커브

본 제품은 코발트크롬 재질의 풍선확장형 스텐트 골격에 소유래 조직에서 만들어진 인공심장판막이 내부에 결합되어 있으며 대퇴동맥, 쇄골하 동맥, 상행대동맥, 또는 좌측 심첨을 통해 혈관에 접근하는 전달시스템을 사용하여 삽입한다. 인공심장 판막은 대동맥 판륜의 크기와 협착된 판막과 주위의 석회화 정도에 따라서 적당한 사이즈를 선택하

여 전달시스템에 미리 장착을 하여 사용한다. 구성품으로는 Introducer sheath, Balloon catheter, Crimper, Inflation device가 있으며 인공판막을 catheter에 장착하고 확장할 때 사용된다[그림1].

II. Sapien3 valve 디자인 특징

[그림2]를 참고한다.

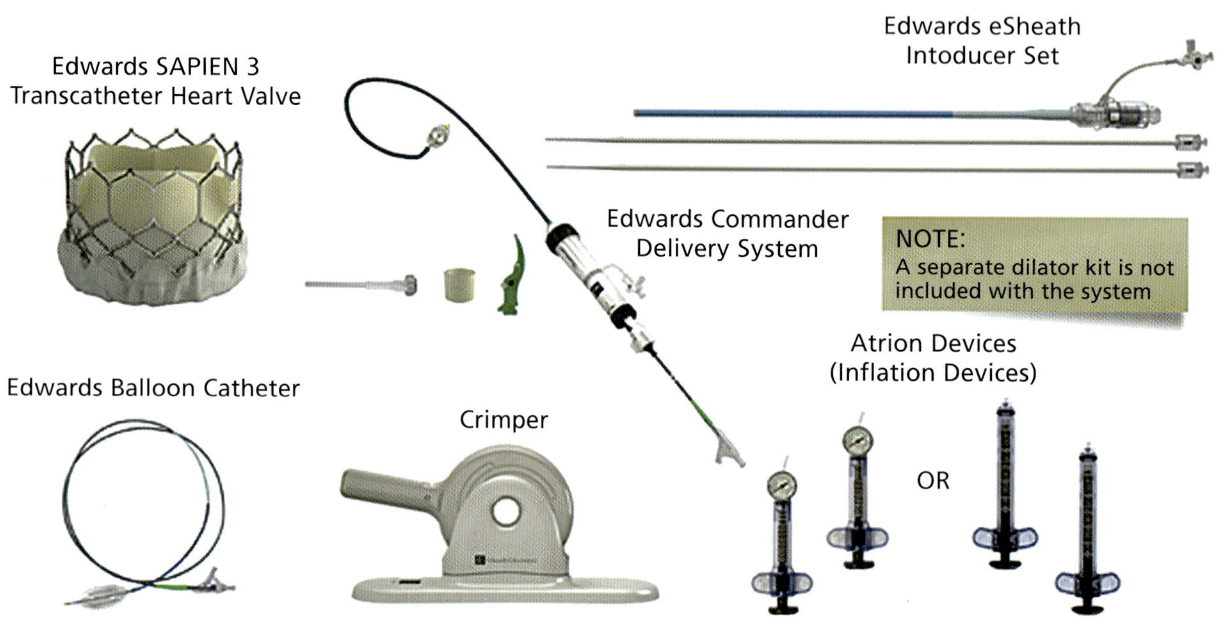

그림1

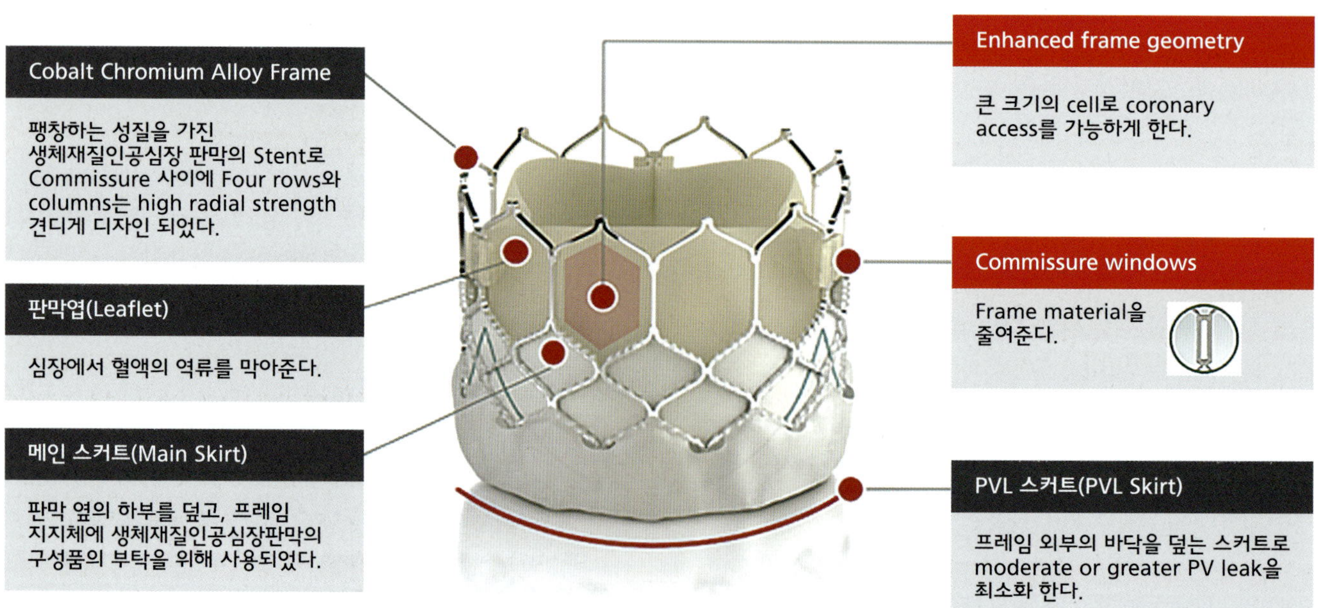

그림2

Ⅲ. Sapien3 valve의 Frame Height

[그림3]을 참고한다.

Ⅳ. Sapien3 valve Size 결정

1) 시술 전 CT 이미지와 경식도 심장초음파 검사(TEE) 측정에 따라 대동맥 판륜 사이즈를 측정하여 삽입할 valve 사이즈를 선정한다. 총 4가지의 사이즈를 아래 표로 확인할 수 있다.
2) 측정된 판륜 크기보다 5-15% oversizing이 되도록 valve size를 선정 한다. 20% 이상의 oversizing은 annular rupture의 위험이 크고, 5% 이하의 oversizing은 paravalvular leakage가 발생할 가능성이 크기 때문이다.
3) balloon preparation시 정해진 조영제 용량보다 1-2cc를 underfill 또는 overfill 할 수 있어 최종적인 valve size를 조절할 수 있다.

Ⅴ. Patient preparation

1. 시술 시작 전 준비사항

1) 장치 준비 및 시술 시 멸균 기법(sterile technique)을 따른다.
2) 양측 대퇴동맥을 천자 후 6F sheath를 삽입한다.
3) 좌측 대퇴정맥를 천자 후 6F sheath를 삽입한다.
4) Pacemaker Lead를 대퇴정맥 sheath를 통하여 우심실에 위치할 때까지 삽입한다.
5) Pacemaker를 테스트 한다.

	20 mm	23 mm	26 mm	29 mm
A Frame Height	15.5	18	20	22.5
B Inner skirt height	7.9	9.3	10.2	11.6
C Outer skirt height	5.2	6.6	7.0	8.1
D Valve Diameter	20	23	26	29
E Cell adjacent to commissure size	4.4	5.1	5.7	6.5
Size catheter that can fit (Fr)*	13	15	17	19

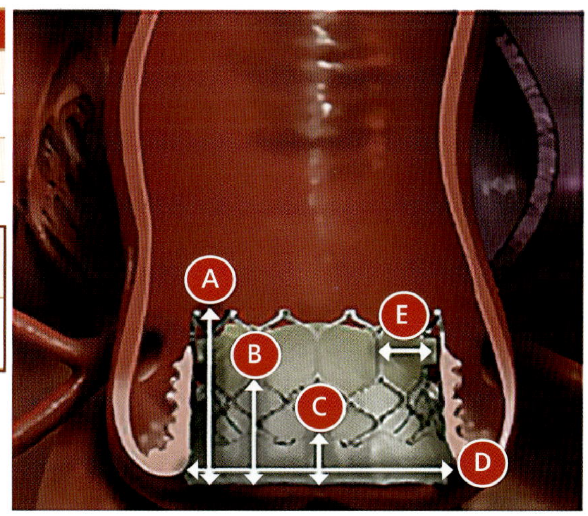

그림3

[표1]

	20 mm	23 mm	26 mm	29 mm
2D TEE Diameter Sealing Zone	16-19 mm	18-22 mm	21-25 mm	24-28 mm
CT Area Sealing Zone	273-345 mm²	338-430 mm²	430-546 mm²	540-683 mm²
Area-derived Diameter	18.6-21.0 mm	20.7-23.4 mm	23.4-26.4 mm	26.2-29.5 mm
Crimped Height(2)	21 mm	24.5 mm	27 mm	31 mm
Expanded Height	15.5 mm	18 mm	20 mm	22.5 mm
Foreshortening	5.5 mm	6.5 mm	7 mm	8.5 mm
Inner Skirt Height[3]	7.9 mm	9.3 mm	10.2 mm	11.6 mm
Outer Sealing Skirt Height	5.2 mm	6.6 mm	7.0 mm	8.1 mm

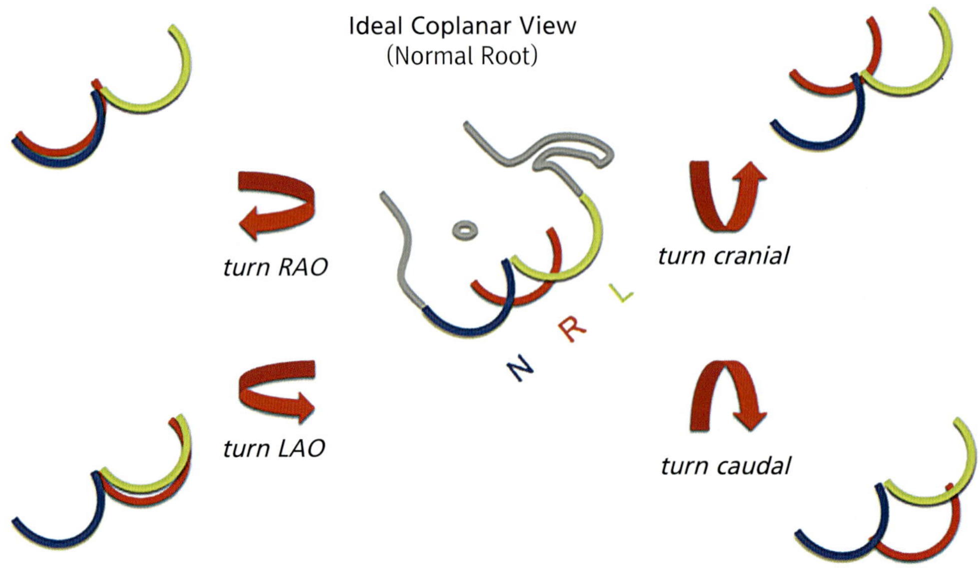

그림4

"Follow the Right Cusp" Rule

6) Pacemaker를 180회 이상으로 박동하여 혈압이 50 mmHg 이하로 떨어지는 지를 확인한다.
7) Sapien 3 valve system을 삽입하기로 한 쪽의 대퇴동맥을 2개의 ProGlide기구를 이용한 perclosure technique으로 준비한 후 8F sheath로 교체한다.
8) 5F pigtail catheter를 다른 쪽 대퇴동맥을 통하여 상행대동맥에 위치시킨 후 3개의 aortic cusp 이 나란히 관찰되는 coplanar view를 정하고 aortogram을 시행한다.

2. Pre-balloon

1) 미리 준비된 8F sheath를 통하여 extra-stiff wire를 위치 시킨 다음 8F sheath를 제거하고 와이어를 따라서 14F 또는 16F eSheath를 조심스럽게 삽입한다. E 로고가 위를 향하게 한후 돌리지 않고 삽입한다. dilator가 빠지지 않도록 주의가 필요하다.
2) eSheath 안으로 8 F를 다시 넣은 후 5" Terumo guide wire(GW)를 따라 AL1 카테터를 진입시켜 상행대동맥에 위치시킨다. AL1 카테타 안으로 non hydrophilic straight GW (St. Jude Medical Co.) 또는 hydrophilic straight GW (Terumo co.)를 넣은 후 와이어가 협착된 판막을 통과하도록 노력한다. Left coronary system으로 GW가 들어가지 않도록 주의가 필요하며 LAO view에서 확인하는 것이 도움이 된다.
3) 판막을 통과한 GW를 따라서 AL1 카테타를 좌심실 안으로 진입시킨다.
4) Straight GW를 Safari 2 GW(Boston Scientific co.)로 교체한다.
5) Safari 2 GW를 따라서 pigtail catheter를 좌심실 안에 진입시킨 후 혈역학적 정보를 기록한다.
6) 다시 pigtail catheter안으로 Safari 2 GW를 진입시켜 좌심실 첨부에 와이어가 위치하도록 한다.
7) eSheath를 삽입해야 되는 장골동맥의 크기가 작거나 석회화가 많으면 eSheath의 장기간 거치로 인하여 혈관이 수축하거나 하지 혈류의 장애가 발생하여 access site complication이 발생할 가능성이 커지므로 2)-6)의 과정을 우선 시행 후 1)의 과정인 eSheath 삽입을 늦게 시행한다[그림5].
8) 정해진 크기의 Balloon을 준비하여 Safari2 GW를 따라서 대동맥 판막에 위치 시킨다.

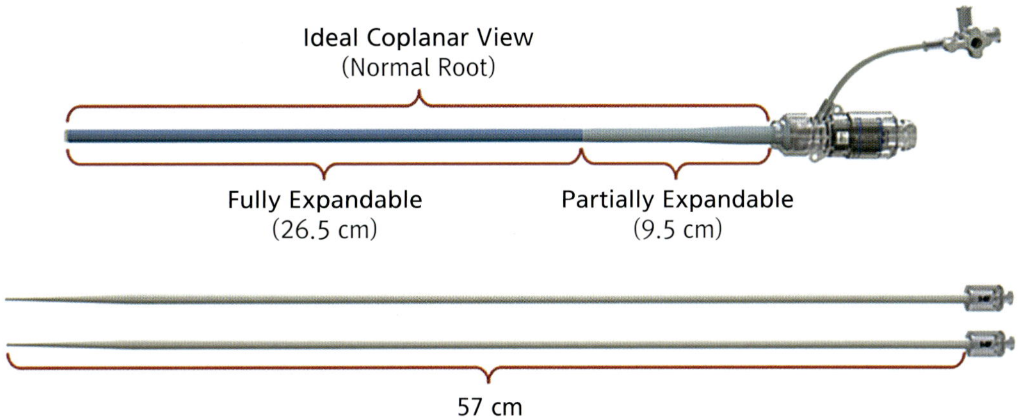

THV	Sheath ID (unexpanded)	Sheath OD (unexpanded)	Minimum Vessel Diameter
20 mm SAPIEN 3 valve	14F (4.6 mm)	6.0 mm	5.5 mm
23 mm SAPIEN 3 valve	14F (4.6 mm)	6.0 mm	5.5 mm
26 mm SAPIEN 3 valve	14F (4.6 mm)	6.0 mm	5.5 mm
29 mm SAPIEN 3 valve	16F (5.3 mm)	6.7 mm	6.0 mm

그림5

9) Pacemaker 박동의 capture가 빠지면 혈압이 갑자기 상승되어 device의 distal embolization가능성이 있으므로 아래 그림의 우측과 같이 혈압저하가 지속적으로 되는지 확인한다.

10) 분당 180회 이상의 빠른 박동을 하면서 혈압이 50 mmHg 이하로 떨어지면 풍선확장을 5초간 시행한다.

11) 좌심실에 와이어를 남겨놓고 Balloon catheter를 조심스럽게 제거한다.

12) Preballoon이 반드시 필요한 것은 아니며 협착의 정도가 심하거나 석회화가 심하여 valve system의 통과가 어려울 것으로 판단되면 시행한다[그림6].

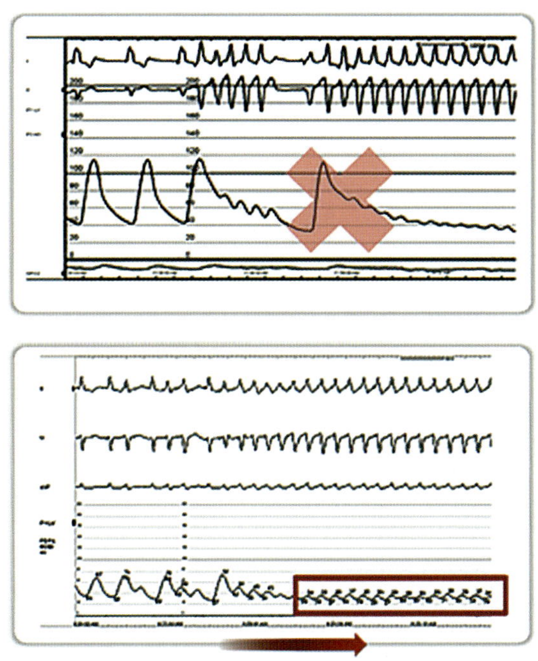

그림6

Ⅵ. Sapien3 valve implantation

1. 인공심장판막 preparation [그림7]

1) 가이드 와이어가 판막을 통과하면 Preballoon을 시행하기 전에 인공심장판막을 delivery system에 장착한다.
2) 시술자는 장착된 인공판막의 스커트 방향을 꼭 확인한다.

2. 인공심장판막 delivery

1) 시술자는 판막이 장착된 delivery system을 받아서 가이드 와이어를 따라서 로더 조립체를 (Loader Assembly)를 Loader가 멈출 때까지 Sheath 안으로 삽입한다.
2) 장착된 인공판막이 eSheath 밖으로 나올 때까지 Delivery System을 천천히 진입시킨다. 작은 eSheath를 판막이 통과할 때 까지는 약간 힘을 주어야 하지만 delivery catheter가 꺾이지 않도록 주의해야 한다[그림8].
3) 하행대동맥 내에서 Balloon Lock을 풀고 왼손으로 flex wheel이 있는 본체를 잡고 오른손으로고 풍선 카테터를 하얀색 바가 나올 때까지 당기고 balloon lock을 걸면 판막이 valve alignment markers 직전까지 옮겨 지면서 정렬된다.
   주의: 만일 판막의 정렬이 이루어지는 이 과정이 하행대동맥내의 직렬구간에서 이루어지지 않는다면, 판막의 정렬에 어려움이 있을 수 있으며, 이는 전달 시스템의 손상 및 풍선의 팽창불능을 유발 할 수 있다. 따라서 Fluoroscopy로 하행 대동맥의 굴곡진 정도를 확인 하여 혈관이 구부러지지 않은 곳에서 판막을 정렬한다.
4) Balloon Lock을 걸고 Fine Adjustment Wheel을 counter clock 방향으로 천천히 돌려서 인공판막을 Balloon의 정렬 마커(Valve Alignment Marker) 사이에 위치시킨다. 이 때 인공판막이 valve alignment marker를 지나치지 않도록 주의한다.
5) Flex Wheel을 사용하여 delivery system의 끝을 구부리면서 대동맥궁 및 협착된 판막을 가로지른다[그림9].

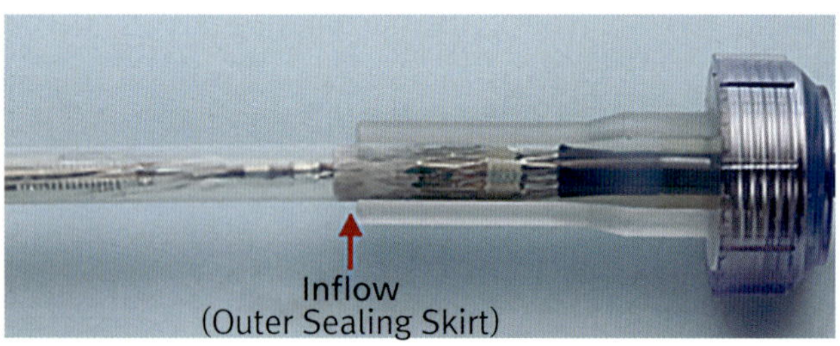

그림7

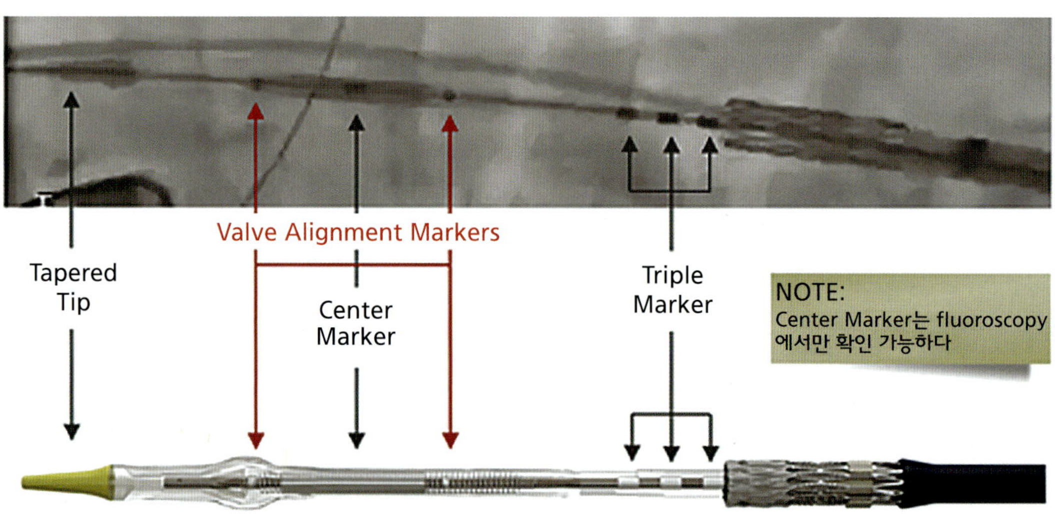

그림8

6) 대동맥이 구부러져 있어 전체 system의 길이 연장이 필요한 경우, 다음 그림과 같이 Loader 캡을 돌려 빼고 Loader tubing을 Delivery System으로부터 떼어 낸다 [그림10].

7) 인공판막이 협착부위를 통과한 후 정확한 위치선정을 하기 전에 Balloon Lock을 풀고, 오른손으로 풍선 카테타를 잡고 왼손으로 Flex Catheter를 잡아당겨서 flex catheter의 끝을 Triple Marker의 중앙까지 빼낸

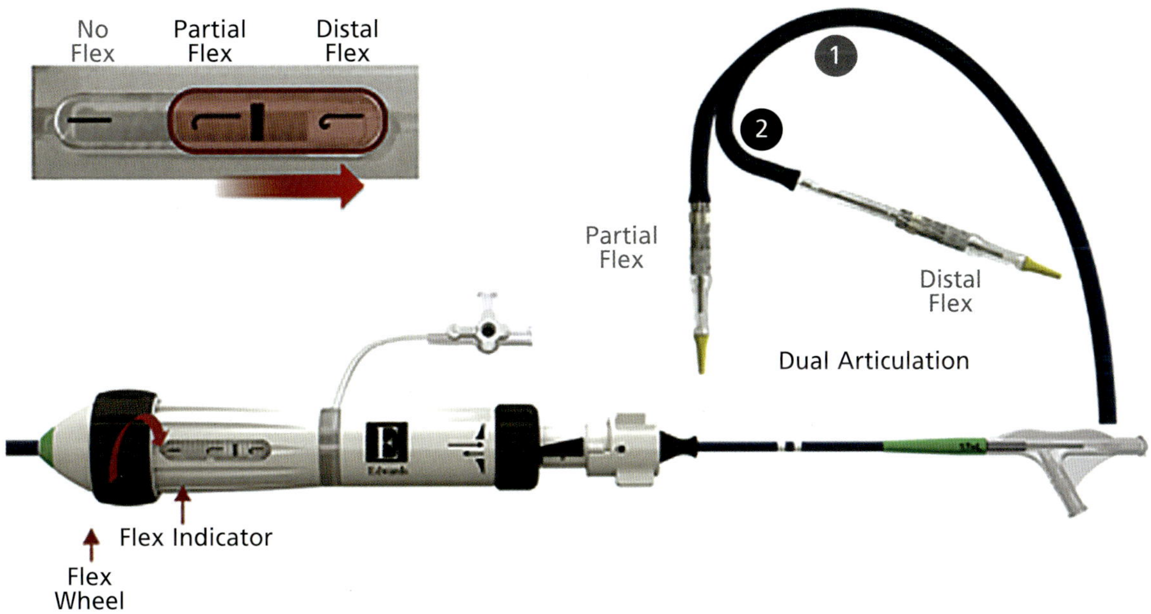

그림9

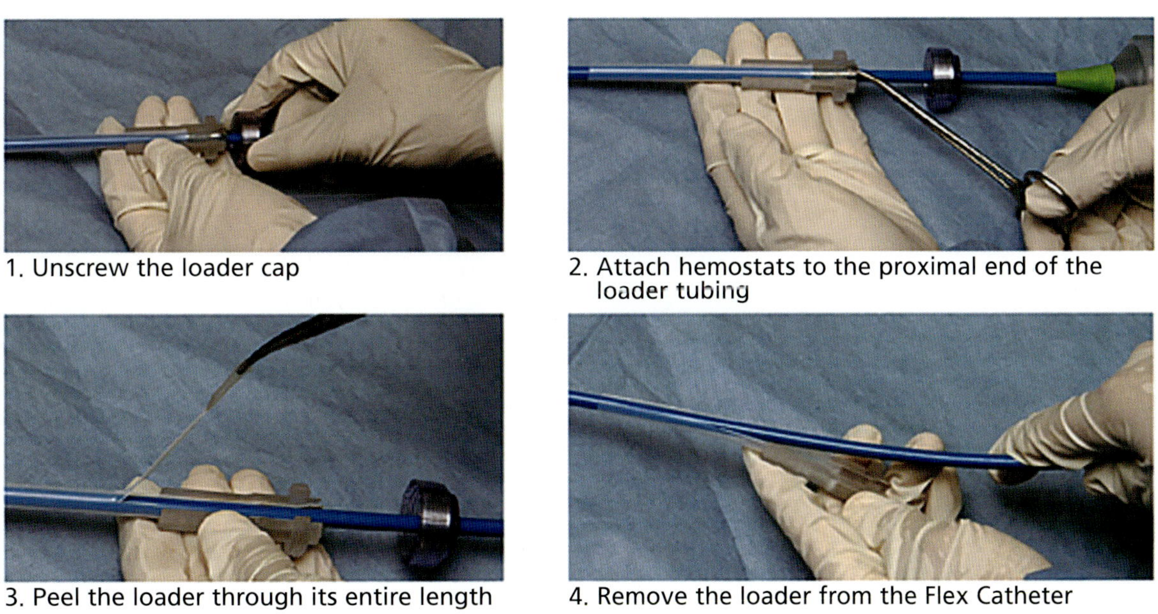

그림10

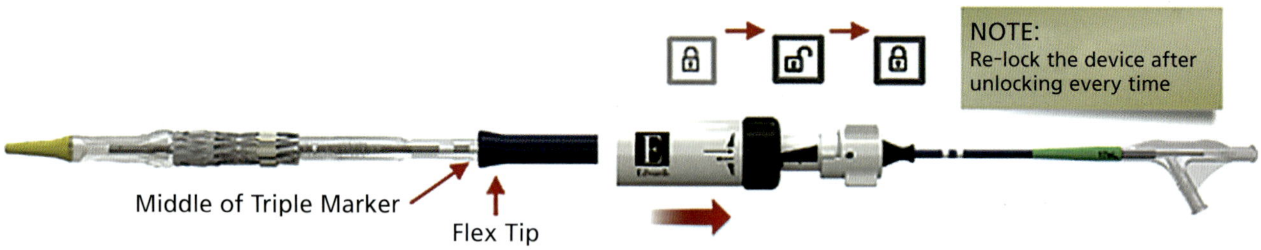

그림11

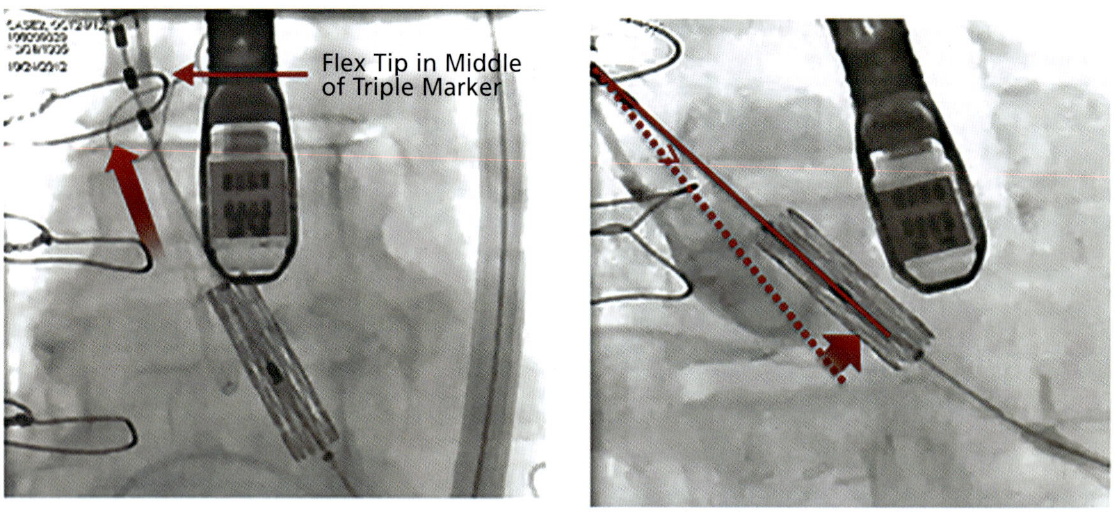

그림12

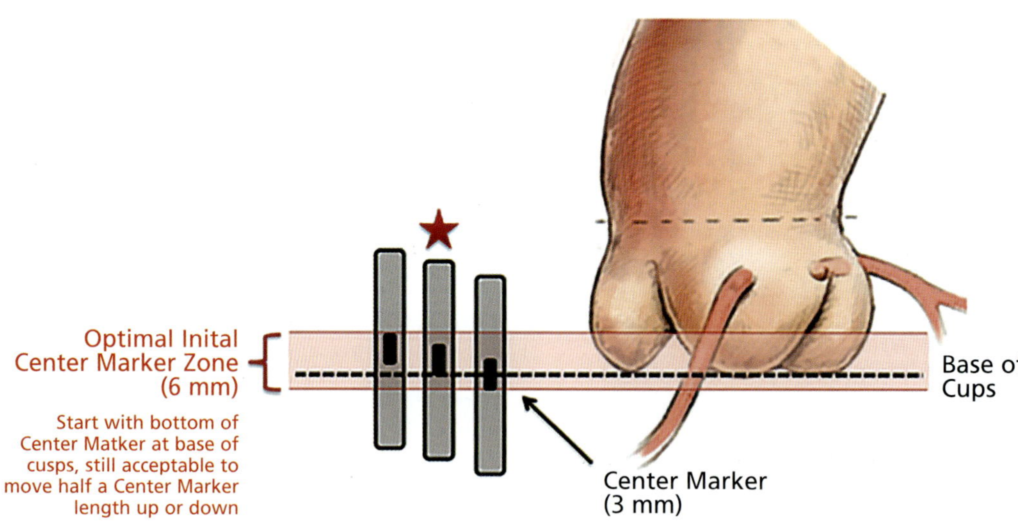

그림13

다. Balloon Lock을 걸어서 system을 고정한다[그림 11].

8) coplanar view에서 annular plane에 맞추어 인공판막을 올바르게 위치시킨다[그림12].

9) 필요 시, Flex Wheel을 사용하여 인공판막과 Fine Adjustment Wheel의 동축(Co-axiality)을 조절하여 인공판막의 위치를 조정한다.

10) 풍선을 확장하기전, 인공판막이 Valve Alignment Markers 사이에 위치하고, Flex Catherer tip이 Triple Marker 위에 있는지 확인한다. Sapien 3 valve의 권장되는 위치는 다음과 같다[그림13].

3. 인공심장판막 implantation

1) 인플레이션 기구의 잠금장치를 풀고, 혈역학적 안정이 되었는지 확인 한 뒤 180회 이상의 rapid pacing을 실행 한다.

2) 동맥 혈압이 50 mmHg 아래로 떨어지면 Balloon Inflation을 시작한다.

3) Inflation Device의 Barrel이 완전히 빌 때까지 풍선을 최대한 확장한다. 풍선 확장시 시술자는 fluoroscopy로 확인하면서 너무 빠르지 않게 풍선확장을 해야 한다. 완전히 확장된 후 3초간 지속하여 인공판막이 최대한 자리를 잡도록 한다.

4) 풍선을 수축 시킨다. 풍선이 완전히 수축되면 심장박동기(Pacemaker)를 끈다. 풍선이 완전히 수축되지 않은 상태에서 박동기를 중단하면 distal embolization의 위험이 있다.

4. Post balloon

1) TEE또는 TTE, Aortogram, AR index등을 통하여 paravlavular leakage 정도를 측정하여 추가적인 풍선 확장이 필요하다고 판단되면 post balloon을 시도한다.

2) 인공판막 삽입에 사용되었던 풍선에 1-3cc의 조영제를 추가한 후 balloon system을 다시 좌심실 안으로 진입시킨다.

3) 180회 이상의 rapid pacing을 하면서 풍선을 확장한다.

4) Paravalvular leakage의 정도를 다시 확인한다.

5. 시스템 제거

대동맥궁을 지나며 Delivery System을 unflex한다. Flex Catheter 끝이 Triple Market 위에 고정되었는지 확인하고 Delivery System을 Sheath로부터 제거한다.

주의: 혈관의 손상을 최소화하기 위해, Delivery system을 제거하기 전에 완전히 편다.

6. 인공판막위치의 확인 및 측정 [그림14]

1) pigtail catheter를 좌심실 내로 진입시킨 후 압력변화를 측정 및 기록한다.

2) 판막의 성능 및 관상동맥의 개통을 평가하기 위해 aortogrm을 실시한다.

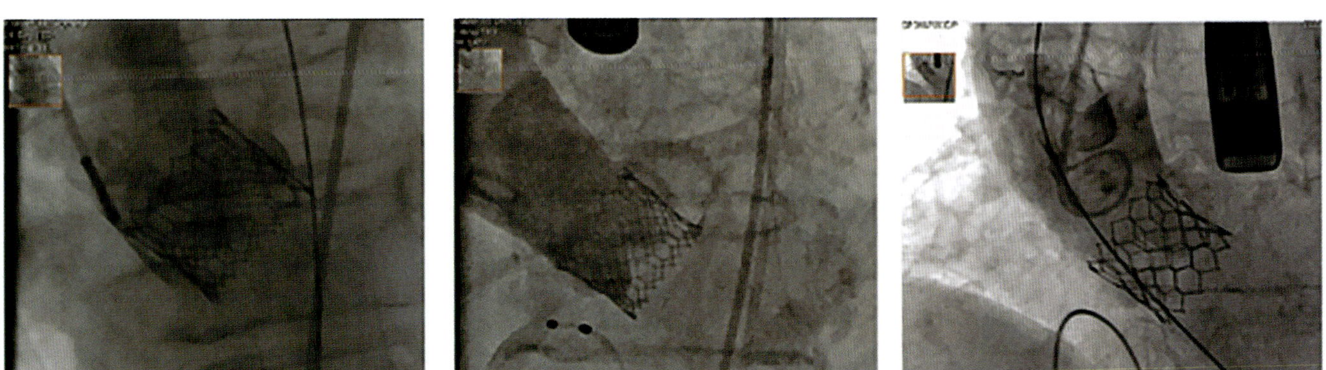

그림14

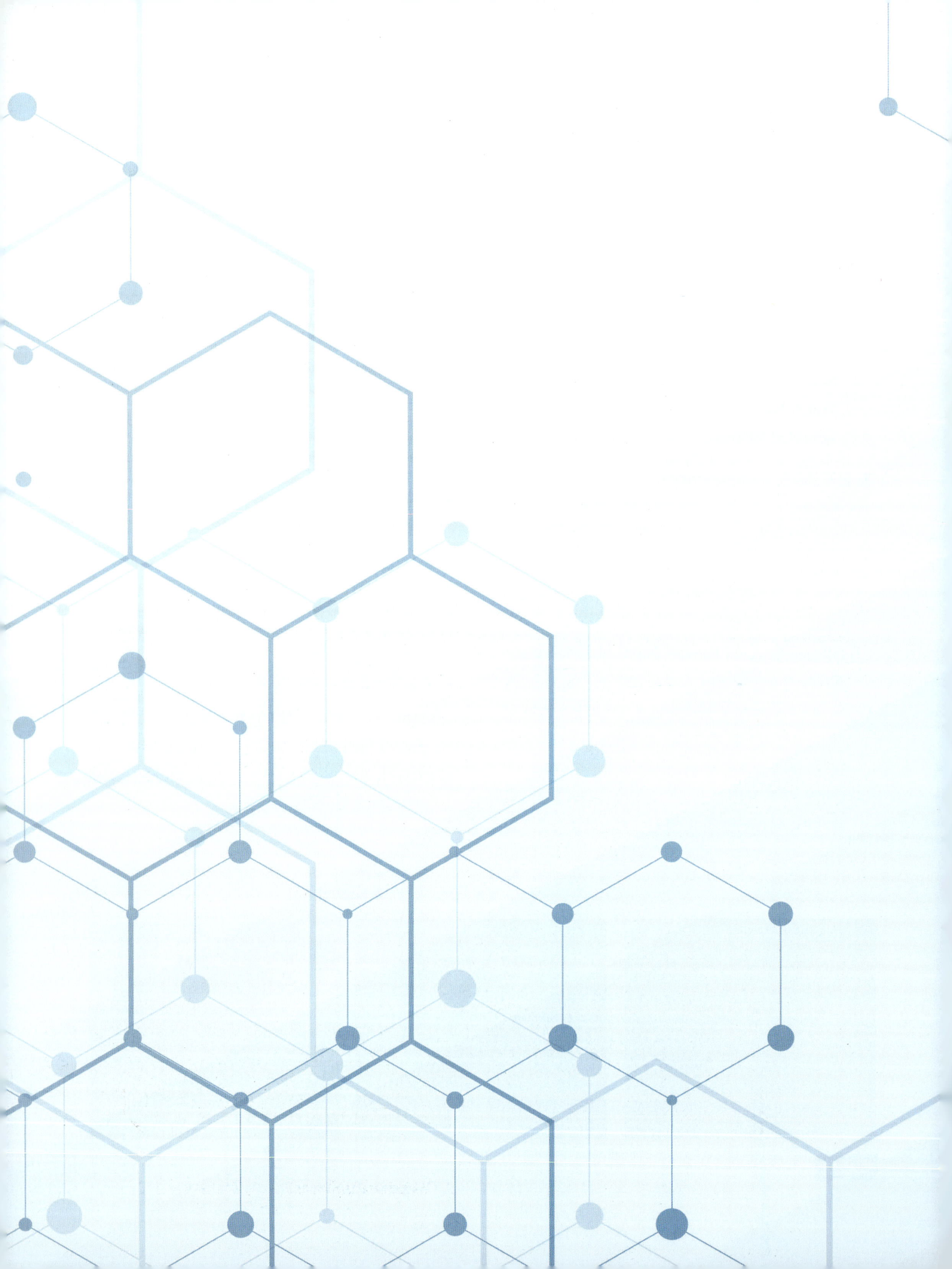

Chapter

7 자가 팽창형 판막

Self-expanding valve: CoreValve system

세브란스병원 고영국
영남대학교병원 이중희
영남대학교병원 김 웅

I. 판막 특성과 시술 테크닉

1. CoreValve Evolut 판막의 특징

CoreValve (Medtronic, Minnesota, 미국) 계열의 판막은 자가팽창형인 형상기억 니켈-티타늄 합금 Nitinol stent frame과 돼지의 pericardium조직으로 만든 3개의 판막소엽으로 이루어져 있다. CoreValve는 높이가 약 5 cm이고 판막의 하부는 강한 radial force를 가지고 있어 annulus에 고정시키는 역할을 하고, 중간의 허리부분은 상하부 직경이 상대적으로 작아 Sinus of Valsalva의 공간이나 관상동맥의 입구를 폐쇄시키지 않는 장점을 가지고 있으며, 판막의 상부는 깔대기 같이 펼쳐진 형태로 상행대동맥에서 판막을 안정화시키는 역할을 한다[1,2][그림1].

1세대 CoreValve 는 초창기 24 Fr 시스템으로 개발되었다가 18 Fr delivery catheter시스템으로 개선되어 22 Fr Sheath와 함께 사용되었는데 2세대 CoreValve Evolut R 에서는 delivery catheter에 외경 18 Fr InLine sheath가 내장된 EnVeo R delivery system으로 업그레이드되어 별도의 sheath없이도 사용이 가능하게 되었다[그림2]. 따라서 내경이 최소 5 mm이상인 동맥을 통해 삽입될 수 있게 되어 적용성이 확장되었다. 또한 Evolut R은 작은 직경의 delivery catheter 외에도 annulus에 밀착이 더 잘되어 paravalvular leak이 감소하도록 판막 stent frame 디자인이 변경되었고 delivery catheter가 1대1로 토크에 응답하도록하여 개선되었으며, 특히 판막을 deliver catheter로부

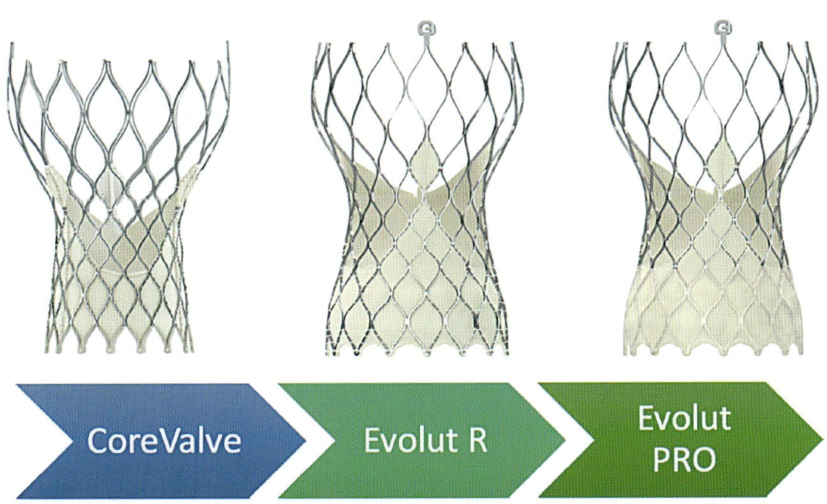

그림1

CoreVlave 1세대, CoreValve Evolut R 그리고 Evolut Pro (Medtronic, Minnesota, 미국)

터 80%까지 방출하여 전개시킨 후에도 판막의 위치가 만족스럽지 않은 경우에는 다시 자가팽창된 판막을 재포획하여(recapture) 다시 설치할 수 있게 개선한 것이 가장 중요한 특징이라 할 수 있다. 최근에 출시된 Evolut Pro는 전반적으로 Evolut R와 같은 기술과 디자인을 가지고 있으나 판막이 annulus에 고정되는 하부를 pericardium 조직으로 둘러쌈으로써 paravalvular leak을 최소화시키는 효과를 나타낸다. 대신 이로 인해 delivery system의 외경은 18 Fr에서 20 Fr로 다소 증가하였고 내경이 최소 5.5 mm이상의 접근 혈관을 통해 사용이 가능하다.

현재 사용 중인 Evolut R의 경우 직경 23, 26, 29, 34 mm 판막의 크기로 제공되고 있으며 자가팽창형 판막의 특성상 일반적으로 annulus diameter보다 약 20~30% 직경이 더 큰 판막이 사용하게 된다. Evolut Pro의 경우에는 아직 23, 26, 29 mm크기로만 사용이 가능하며 34 mm제품은 아직 출시되지 않았다. Evolut R 또는 Pro경우 판막삽입 시 판막의 하부 3~5 mm가 annulus level에 안착되는 것을 목표로 한다. 판막이 너무 깊이 삽입될 경우 complete AV block을 유발하거나 mitral valve에 닿아 mitral valve 기능에 영향을 줄 위험이 높고, 너무 얕게 삽입될 경우에는 판막이 고정되지 않아 색전될 위험이 있으며 판막이 목표위치에 삽입되지 않은 모든 경우 aortic regurgitation이 발생할 가능성이 높아진다.

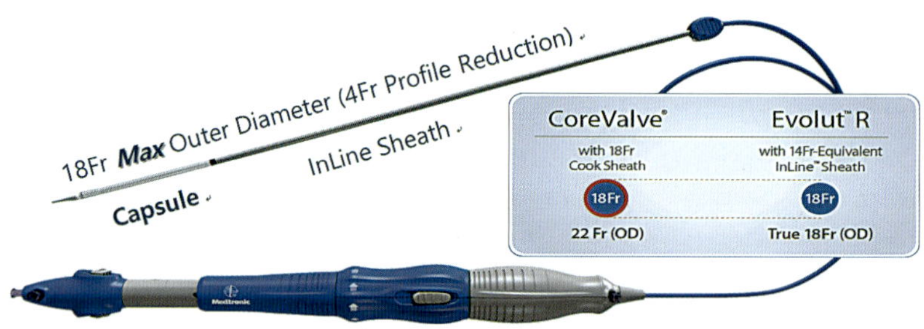

그림2

CoreValve Evolut R의 EnVeo R Delivery Catheter 시스템

[표1] CoreValve Evolut R. Annulus 와 Sinus of Valsalva 크기에 따른 제품선택 권고사항

Valve Size Selection	CoreValve® Evolut® R			
	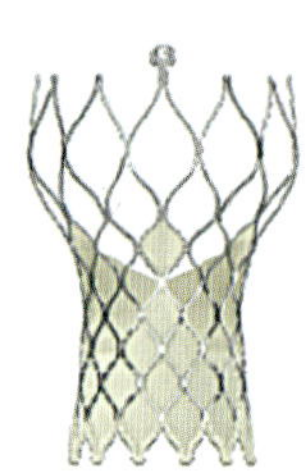	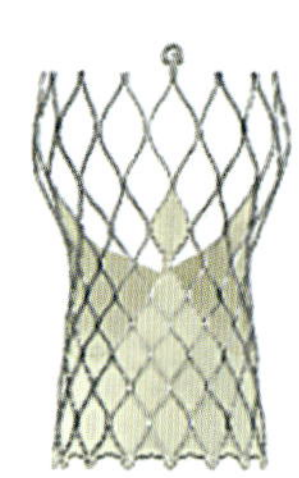	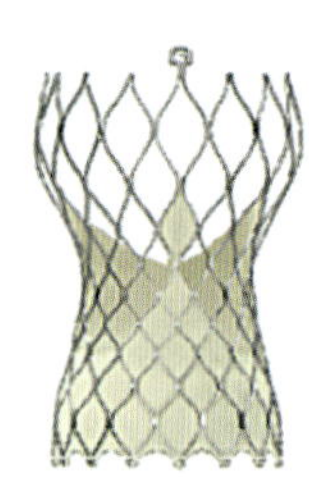	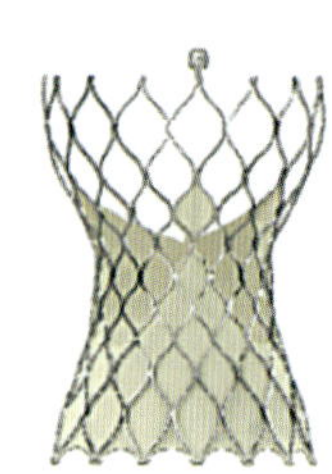
Size	23 mm	26 mm	29 mm	34 mm
Annulus Diameter	18-20 mm	20-23 mm	23-26 mm	26-30 mm
Annulus Perimeter†	56.5-62.8 mm	62.8-72.3 mm	72.3-81.7 mm	81.7-94.2 mm
Sinus of Valsalva Diameter (Mean)	≥ 25 mm	≥ 27 mm	≥ 29 mm	≥ 31 mm
Sinus of Valsalva Height (Mean)	≥ 15 mm	≥ 15 mm	≥ 15 mm	≥ 16 mm

† Annulus Perimeter = Annulus Diameter × π

2. 1세대 CoreValve 임상성적

제 1세대 CoreValve를 이용한 경피적대동맥판막 삽입술(Transcatheter Aortic Valve Implantation, TAVI)의 성적은 CoreValve US Pivotal 연구에서[3-5] 중증의 대동맥판막협착증을 가진 수술고위험군 환자들을(평균연령 83세, STS score 7.4%) 대상으로 1:1 무작위배정으로 수술적치료(Surgical aortic valve replacement, SAVR)와 비교되었다. 이 연구에서 TAVI군의 1년 전체사망률은(절대 차이 4.9%)에서 수술군보다 유의하게 낮게 나타났다. 또한 30일 주요혈관사건(5.9% vs. 1.7%, p= 0.003), 영구적심박동기 삽입률이(19.8% vs. 7.1%, p <0.001)로 TAVI 군에서 수술 군 보다 더 높았으나 주요 출혈이나(28.1%) 심방세동의 발생 또는 악화는 TAVI 군에서 수술 군보다 낮게 나타났다. 최근에 발표된 5년 추적관찰결과는 TAVI군과 수술군 간에 유의한 사망률의 차이를 보이지 않았다(55.3% vs. 55.4%, p = 0.50).

중등도 수술위험군 환자들을(평균연령 79.8세, STS-PROM 4.5%)대상으로 TAVI와 수술을 무작위배정하여 비교한 시행된 SURTAVI 연구에서는[6] TAVI군의 경우 84%에서 1세대 CoreValve가 16%에서는 Evolut R이 사용되었는데 일차적 평가변수인 모든 원인의 사망 및 뇌졸중 발생률은 2년째 TAVI 군 12.6%, 수술군 14.0%로 유의한 차이를 보이지 않았다. 또한 모든 원의 사망과 뇌졸중 발생률을 따로 분리하여 비교하여도 양군 간의 유의한 차이는 관찰되지 않았다. 30일째 생명을 위협하는 출혈이나 주요출혈은 양군간에 우의한 차이를 보이지 않았으나 주요혈관합병증 발생률(6.0% vs. 1.1%)과 영구적심박동기 삽입률은(25.9% vs. 6.6%) TAVR군에서 더 높았고 stage 2 또는 3의 급성 신손상과(1.7% vs. 4.4%) 심방세동의 발생률은(12.95 vs. 43.4%) 수술군에서 더 높게 나타났다. 그리고 중등도 또는 중증의 paravalvular regurgitation은 1년째 TAVI군에서 5.3%로 수술군 0.65보다 높게 나타났다.

수술저위험군 환자들을(평균 연령 79.1세, STS-PROM 3.0%) 대상으로 시행된 NOTION 연구에서도[7] 제 1세대 CoreValve 를 이용한 TAVI과 수술이 무작위배정 비교되었는데 일차적평가변수인 모든 원인의 사망, 뇌졸중 및 심근경색의 발생률은 1년째 TAVI군 13.1%, 수술군 16.3% (p = 0.43)로 유의한 차이를 보이지 않았다. 주요혈관사건은 TAVI 5.6%, 수술군 1.5%로 유의한 차이를 보이지 않았으나 새로운 심방세동의 발생이 수술군에서도 더 높았던 (16.9% vs. 57.8%, p <0.001) 반면 영구적 심박동기의 삽입률은 TAVI군에서 더 높게 나타났다(34.1% vs. 1.6%, p <0.001). 중등도 또는 중증의 paravalvular regurgitation은 SURTAVI연구와 마찬가지로 TAVI군에서 15.7%로 수술군 0.9%보다 더 높게 나타났다(p <0.001).

3. CoreValve Evolut R/Pro의 임상성적

제 2세대 판막인 Evolut R을 사용한 TAVI 단일군 등록연구인 FORWARD 연구에는[8] 총 1038명의 환자가 등록되었는데(평균연령 81.8세, STS-PROM 5.5%) 판막의 recapture/repositioning이 25.4%에서 시행되었으나 98.9%의 환자에서 1개의 판막 사용으로 시술이 완료될 수 있었고 30일째 사망률이 1.9%, 장애를 초래하는 뇌졸중의 발생률이 1.8%, 주요혈관사건발생률이 6.5%, 영구적심박동기 삽입률이 19.7%, 퇴원시 중증도 또는 중증의 paravalvular regurgitation이 2.0%로 매우 우수한 결과를 보여주었다. 이는 앞선 Evolut R US 연구와[9] UK & Ireland Evolut R 연구에서[10] 관찰된 주요혈관사건발생률 5.4~7.5%, 영구적심박동기 삽입률 14.7~16.4%, 중등도 및 중증의 paravalvular leak 발생률 5.3~7.7%에 비해 유사하거나 더 나은 결과를 보여주었다.

또한 STS/ACC TVT registry에서도[11] CoreValve 계열의 자가팽창형 판막으로 TAVI를 시행받은 환자들 9,616명을 1세대 CoreValve군와 Evolut R군으로 나누어 비교한 바 Evolut R 이 더 높은 device success (96.3% vs. 94.9%, p = 0.001)과 더 낮은 중등도이상이 paravalvular regurgitation (4.4% vs. 6.2%, p <0.001)과 영구적심박동기 삽입률(18.3% vs. 20.1%, p = 0.03)을 나타내었다.

Hellhammer등은[12] 단일기관에서(평균연령 81세, LogEuroScore 26%) Evolut R (n=148)과 Evolut pro (n = 74)를 사용하여 시행한 TAVR 성적을 2:1 propensity score matching을 통해 비교한 결과를 보고하였는데 주요혈관사건은 양군에서 없었고, 자애를 초래하는 뇌졸중은 양군에서 1.4%로 같았으며 영구적심박동기 삽입률은 Evolut R

10.8%, Evolut Pro 18.6%로 통계적으로는 차이를 보이지 않았으나 Evolut pro에서 더 높은 경향을 보였다. 시술 후 Evolut R군에서 중등도 paravalvular regurgitation이 1.4%였고 Evolut Pro군에서 0%였으며 양군 모두 중증의 대동맥역류는 나타내지 않았다.

4. 결론

CoreValve는 recapture가 가능한 Evolut R과 Pro 로 발전하면서 시술의 성공률도 95%이상으로 매우 높아졌고 영구적심박동기 삽입률도 감소하였으며 특히 중등도 이상의 paravalvular reguragitation의 발생률도 최소화되어 TAVI 효용성과 안전성이 향상되었다. 특히 Evolut Pro의 경우 중등도 이상의 paravalular leak이 거의 나타나지 않는 장점이 있으나 반대로 Evolut R에 비해 delivery catheter의 직경이 증가하고 영구적심박동기 삽입률이 증가하는 양상을 보여 향후 우선적으로 Evolut R 또는 Pro사용을 고려해야 하는 환자군이 정립되어야 할 것이다.

Ⅱ. 시술 과정

경피적 대동맥 판막 치환술(Transcatheter aortic valve implantation, TAVI)는 대동맥 판막 협착증을 치료하는 시술 방식으로 기존 치료 방침인 수술적 대동맥 판막 치환술(Surgical aortic valve replacement, SAVR)에 비해 훨씬 덜 침습적인 방식으로 수술의 위험성이 높은 고위험군 환자에서는 일차적으로 고려해야 할 치료 방침이라 할 수 있다[13]. 뿐만 아니라, 최근에는 대규모 임상 연구에서 TAVI의 치료 성적이 저위험군 환자에서도 수술적 대동맥 판막 치환술에 비해 열등하지 않음이 발표됨으로써[14,15], 앞으로는 TAVI 시술이 좀더 보편화 될 것으로 기대하고 있다. 국내에서도 2011년부터 일부 병원에서 TAVI시술이 시작되어 현재는 전국적으로 약 20개 이상의 병원에서 시행될 정도로 보편화 되어있고, 치료성적 또한 나쁘지 않은 것으로 보고되고 있다[16].

일반적으로 TAVI의 시술 대상이 되는 환자들은 수술적 대동맥 판막 치환술이 금기가 되는 고위험군의 환자이기 때문에, 시술 단계에 대해 충분히 숙지하고 진행해야 안전한 고 완벽한 시술 결과를 얻을 수 있다. 현재 국내에 TAVI 시술에 사용 가능한 판막의 종류는 크게 balloon-expandable valve와 self-expandable valve가 있으며, 본 장에서는 self-expandable valve (CoreValve system, Evolute-R™, Medtronic)삽입을 위한 시술 과정에 대해 설명하고자 한다.

1. 시술 전 환자 평가 및 시술 준비

호흡 곤란 정도(New York Heart Association, NYHA classification II 이상) 및 심초음파 상 중증대동맥판 협착증(대동맥판 평균압력차 ≥ 40 mmHg 또는 대동맥판 최대 혈류속도 ≥ 4.0 m/s, 초기 대동맥판막 면적 ≤ 1.0 cm^2 또는 대동맥판막 면적지수 ≤ 0.6 cm^2/m^2)이 진단되어 TAVI 시술을 고려한다면 우선 환자의 위험도에 대한 평가가 이루어 져야 한다. 수술의 위험도는 일반적으로 Society of Thoracic Surgeons Predicted Risk of Mortality [STS-PROM] score를 주로 사용하며, STS score 8% 이상일 경우 고위험군, 4~8%일 경우 중등도 위험군, 4% 이하일 경우엔 저위험군으로 분류를 할 수 있다. 이러한 위험도에 대한 평가를 바탕으로 심장통합진료를 거쳐 대상환자의 TAVI 시술 여부를 결정하는 것이 반드시 필요하며, 가이드라인에서도 심장통합 진료가 반드시 필요함이 명시되어 있다(권고등급 I[17]).

TAVI 시술이 결정된다면 시술 전 CT촬영을 통해 annulus의 직경, 둘레의 길이(perimeter), 면적 등을 측정하고, coronary ostia height가 적절한지 평가를 하며, annular angulation정도를 측정한다. Self-expandable valve의 경우에는 일반적으로 annulus 둘레의 길이를 기준으로 삽입될 판막의 크기를 결정하게 되지만, 경우에 따라 삽입되는 판막 크기는 달라질 수 있다[표2]. 뿐만 아니라, CT촬영을 통해 TAVI 시술의 접근 방법에 대해 결정하는 것이 필요하다. 일반적으로 대퇴동맥 천자 후 장골 동맥, 하행 대동맥을 지나 판막을 삽입하기 때문에 일정 크기 이상의 장골동맥의 직경이 필요하다. Evolute R의 경우에는 14Fr와 동등한 profile의 in-line sheath를 가지고 있어 최소 장골동맥의 직경이 5mm 이상이면 시술이 가능하다[그림3].

2. Vascular access management

TAVI 시술은 일반적으로 대퇴동맥 천자를 통해 이루어진다. 대퇴동맥 및 장골동맥의 직경이 작거나 협착으로 인

[표2] CT를 통한 대동맥 판막륜 측정값과 CoreValve®판막 크기

판막 크기	CT를 통한 대동맥 판막륜 측정값		
	직경	둘레길이	면적
23	18-20 mm	56.5-62.8 mm	254.5-314.2 mm
26	20-23 mm	62.8-72.3 mm	314.2-415.5 mm
29	23-26 mm	72.3-81.7 mm	415.5-530.9 mm
31	26-29 mm	81.7-91.1 mm	530.9-660.5 mm

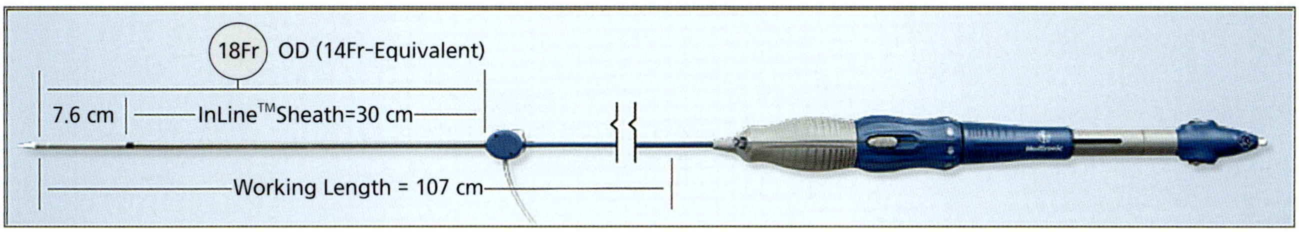

그림3

Evolute R delivery system

해 시술이 어렵다면 direct aortic/subclavian approach도 가능하다. 하지만, direct aortic/subclavian approach로 시술을 진행할 경우에는 대퇴동맥으로 시술할 때 보다 시술에 따른 사망률이 증가할 수 있기 때문에 가급적이면 대퇴동맥을 통한 시술이 많이 이루어진다[18].

대퇴동맥 천자는 양쪽 대퇴동맥 천자가 이루어지며, 한쪽은 TAVI 밸브가 삽입될 통로이며, 반대쪽은 pig tail을 이용해 aortogram을 시행할 통로이다. 또한 판막 삽입 시에 pacing을 하거나, 시술 후 방실 차단 등을 대비하여 temporary pacemaker삽입이 꼭 필요하다. 판막 삽입이 이루어질 대퇴동맥을 천자 하기 전에는 천자 위치의 CT영상을 확인하여 석회화가 없는 부분을 천자하는 것이 중요하다. 이를 위해서는 초음파 영상을 활용할 수 있고, fluoroscope가이드 하에 천자를 할 수 있다. Fluoroscope 가이드하에 동맥 천자를 할 때는 반대편 대퇴동맥을 천자하여 pigtail을 천자 위치로 넘겨 angiogram을 시행한 뒤 이 영상을 가이드 하에 천자를 하면 어렵지 않게 적절한 위치에 동맥 천자가 가능하다. 동맥천자 이후에는 Perclose ProGlide를 이용하여 pre-closure를 시행 적절하게 시행해야 시술 후 출혈 및 천자 부위 협착이 없이 안전하게 시술을 할 수 있다. 이를 위해서는 동맥 천자 후 8Fr sheath dilator로 천자 부위를 dilation시킨 뒤 첫번째 ProGlide를 10시 방향으로 시행 후 모스키토를 사용하여 실을 고정하고, 첫번째 ProGlide안으로 다시 가이드와이어를 삽입 후 두번째 ProGlide를 2시 방향으로 시행 후 마지막으로 8Fr sheath를 삽입한다[그림4].

Pre-closure를 시행 후 Evolute device를 삽입하기 위해서는 sheath는 18Fr를 이용하는 방법과 In-line sheath를 이용하는 방법 두가지가 있다. 일반적으로 혈관 직경이 충분할 경우에는 18Fr sheath를 삽입할 수 있고, 이 경우에는 sheath 내로 Evolute delivery system전체를 삽입 후에 TAVI 시술이 진행될 수 있으나, 굵은 sheath가 들어가기 때문에 시술 후 천자 부위 출혈에 유의해야 한다. 한편 혈관 직경이 충분치 않을 경우 In-line sheath를 이용할 수 있으며, 이 경우 우선 14 Fr sheath를 이용하여 먼저 dilation을 한 뒤에 14Fr sheath를 제거하며 Evolute In-line sheath를 삽입하고 TAVI 시술을 진행하며, 다시 14Fr sheath로 교환하여 post balloon등을 시행할 수 있다. In-line sheath를 이용한다면 좀더 적은 직경의 sheath로 시술을 진행할 수 있고, 출혈의 위험성도 상대적으로 낮을 수 있으나, 시술 시 sheath를 교환해야 하는 번거로움이 있다.

3. Pre-Valve Implantation procedure

TAVI 밸브를 삽입하기 전에는 우선 3개의 cusp이 동일 선상에 있는 view를 찾아 aortogram을 시행해야 하며, 이 view가 추후 판막 삽입을 할 때 유지되어야 하는 view이다[그림5]. Pig-tail은 non-coronary cusp의 하부에 위치시키도록 하는 것이 유리하며, pig-tail위치가 추후 판막 삽입

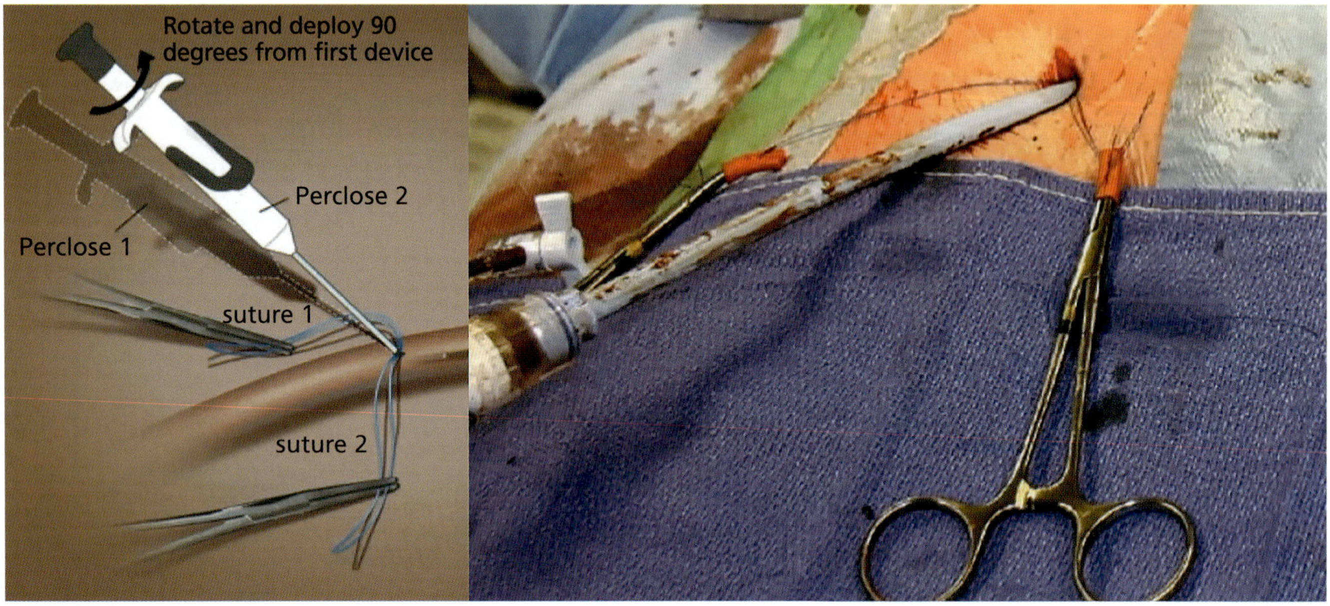

그림4

대퇴동맥 천자 후 pre-closure methods (Adopted from Cath Lab Digest – Volume 20)

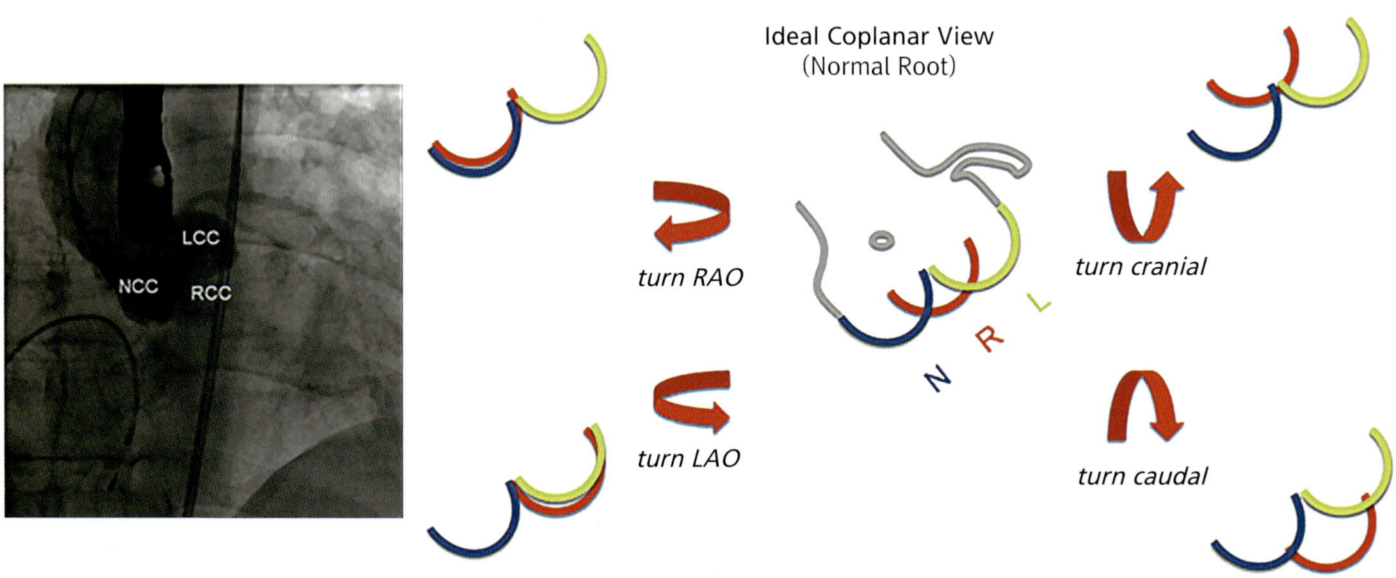

그림5

TAVI 시행 전 aortogram 및 implantation view 확인
Pigtail을 non-coronary cusp (NCC)에 위치시킨 후 aortogram을 통해 left coronary cusp (LCC), right coronary cusp (RCC)를 동일 선상에 올 수 있는 view를 얻는다.
NCC, non-coronary cusp; RCC, right coronary cusp; LCC, left coronary cusp
(Adopted from JACC: Cardiovascular Interventions 8.1 Part A (2015): 119-120.)

시 조영제 없이도 implantation depth의 기준으로 삼을 수 있다.

이후 기존의 대동맥 판막 안으로 가이드 와이어를 통과시키는 작업을 진행해야 하며, 이를 위해서는 일반적으로 Amplatz left 1 (AL 1) 또는 Judkins right 4 (JR 4) diagnostic catheter와 soft straight-tipped 와이어를 이용한다. 경우에 따라서는 와이어의 진입이 쉽지 않을 수 있는데, 이 때는 rapid-pacing을 할 수도 있다. 와이어가 통과되면 catheter를 심실 내로 진입한 뒤에 stiff한 가이드 와이어로 바꾸고 이 와이어를 따라 심실 내로 pigtail을 삽입한다. 한편, stiff한 가이드 와이어 tip을 곡선으로 부드럽게 만드는 것이 중요한데 와이어로 인해 심실 내 손상과 같은 치명적인 합병증이 생길 수 있기 때문이다[그림6]. 심실 내에 pigtail이 삽입된다면 hemodynamic monitoring을 통해 대동맥 판막 압력차를 구할 수 있으며, 이후 판막 삽입을 위해 pre-shaped wire (Safari™)을 심실내로 위치시키면 이로써 판막 삽입을 위한 준비는 마무리된다.

4. Valve deployment

Evolute 판막 삽입 전에 fluoroscope을 이용해서 판막의 loading이 잘 되어 있는지 잘 관찰하는 것이 필요하다. Fluoroscope을 AP image로 위치시킨 뒤 paddle이 잘 부착이 되어있는지, outflow crown이 직선으로 유지되고 있는지, capsule내에 판막의 frame이 일직선으로 잘 유지되고 꺾여 있는 부분은 없는지 확인이 필요하다[그림7]. 판막 삽입 전 대동맥 판막의 석회화가 심하고, 대동맥 판막

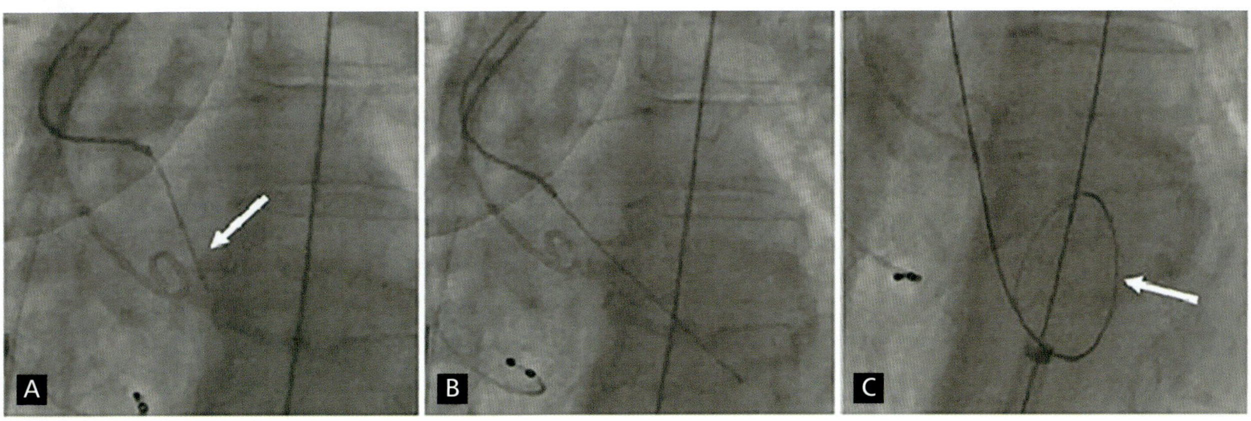

그림6

심실 내로 가이드 와이어의 진입
Amplatz-1 (AL-1) diagnostic catheter와 soft straight-tipped 와이어를 이용하여 심실 내로 가이드 와이어를 삽입 한 후(A,B), 곡선으로 shaping한 stiff 와이어로 exchange한 뒤 심실 내로 pig-tail을 진입시킨다(C).

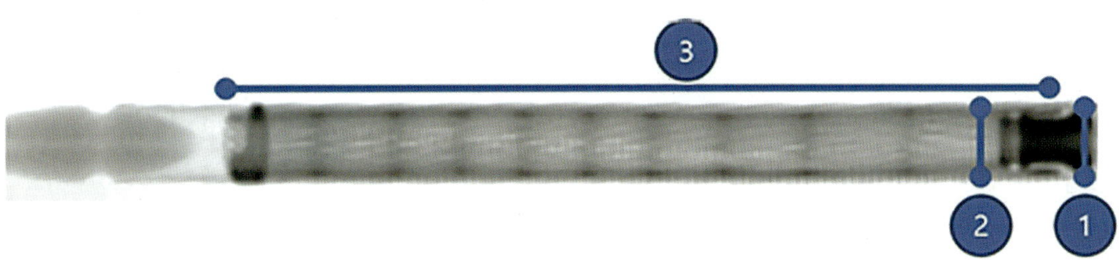

그림7

Evolute R valve loading inspection
❶ Paddles: same height within the pockets and equidistant from paddle attachment
❷ Outflow crowns: aligned straight and parallel to the distal end of the paddle attachment
❸ Capsule: straight and free of any bends or curves with node bands appearing straight and uniform

의 협착의 정도가 매우 심한 경우, 이엽성 대동맥판막 환자의 경우, 또는 판막의 크기를 CT단독으로 결정하기 어려운 경우 pre-balloon을 먼저 시행할 수 있다. Pre-balloon 시에는 pacing을 약 180bpm으로 한 뒤 혈압이 떨어졌을 때 balloon을 하고 동시에 aortogram을 하면 삽입될 판막의 크기를 결정하는데 도움을 받을 수 있다.

판막 loading 확인이 끝난 뒤에는 앞서 설명과 같이 18Fr sheath가 삽입된 상태라면 sheath안으로, 14Fr sheath가 삽입된 상태라면 이 sheath를 제거하고 Evolute delivery system자체를 대퇴동맥 안쪽으로 삽입한다. 이후 천천히 valve를 하행 대동맥(descending aorta), 대동맥 궁(aortic arch), 상행 대동맥(ascending aorta)로 진입시키며 fluoroscope을 보면서 저항이 있는지 잘 느끼면서 진입시키는 것이 중요하다. 저항이 있을 때는 대동맥 내 석회화 된 부분에 걸렸을 가능성이 있는 것이며 절대 무리하게 밀어 넣지 않도록 한다.

Evolute 판막의 이상적인 삽입 위치는 annulus 하방 3-5mm정도이다. 적절한 목표 위치에 판막을 삽입하게 되면 aortogram을 통해서 implantation depth를 다시 확인할 수 있다. Fluoroscope 상에서 Node 0와 Node 1 사이의 공간이 6mm이므로 implantation depth는 대략 적으로 Node 1보다 약간 아래라고 생각하면 쉽다[그림8A]. 1st operator가 목표하고자 하는 위치에 판막을 고정하면 2nd operator는 왼손으로 Evolute 시스템의 회색 핸들을 잡아 고정하고 파란 손잡이를 몸 쪽 방향(화살표 방향)으로 천천히 돌리면서 판막의 deployment가 시작된다[그림8B]. 처음 판막이 1/3 정도 deployment가 될 때 까지는 아주 천천히 deployment하는 것이 중요하며, 판막 자체가 서서히 펼쳐지면서 annulus 내에 고정이 되도록 한다. 이후 deployment를 진행할 때는 기존의 판막과 새롭게 삽입될 TAVI 판막 또한 기능을 하지 못하므로 혈압이 매우 떨어질 수 있다. 따라서 이 때부터는 deployment 속도를 조금 빨리 진행해야 하며 Marker band가 판막의 capsule edge상방에 있을 때 잠깐 deployment를 멈추고 판막의 위치가 적절한지 평가해야 한다[그림8C]. 이 때 판막의 위치가 적절치 않다면 deployment 할 때와 반대방향으로 손잡이를 돌려 re-capture를 할 수 있다. 판막의 위치가 적절하다면, 파란 손잡이를 끝까지 돌려 판막을 detachment 하게 되는데, 이 과정 또한 천천히 진행하여야 판막의 위치가 끝까지 안정적으로 유지될 수 있다. 이후 하행 대동맥까지 전체 시스템을 이동시킨 뒤 파란 핸들에 있는 회색 버튼을 당기고, 오른손을 고정하며 왼손으로 회색 핸들을 잡고 오른쪽으로 당겨

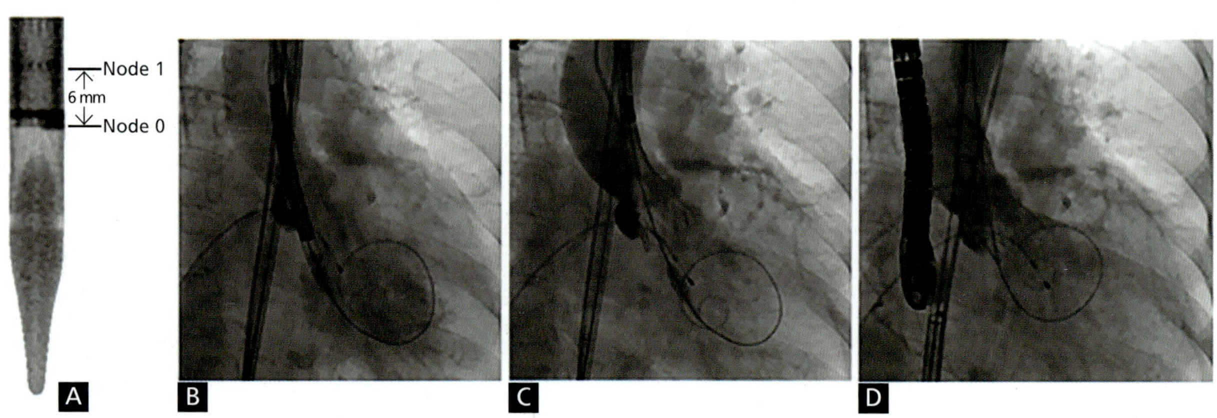

그림8

Valve deployment step

Fluoroscope 상에서 Node 0와 Node 1 사이의 공간이 6mm 정도인 것을 기억해서 판막을 annuls 하방 3-5mm정도에 위치시키도록 한다(A). Aortogram을 통해 적절한 implantation depth임을 확인 한 후 deployment를 시작한다(B). 2/3 정도 deployment후 최종 detach전 aortogram을 확인한다(C). Valve detach후 최종 aortogram을 시행한다(D).

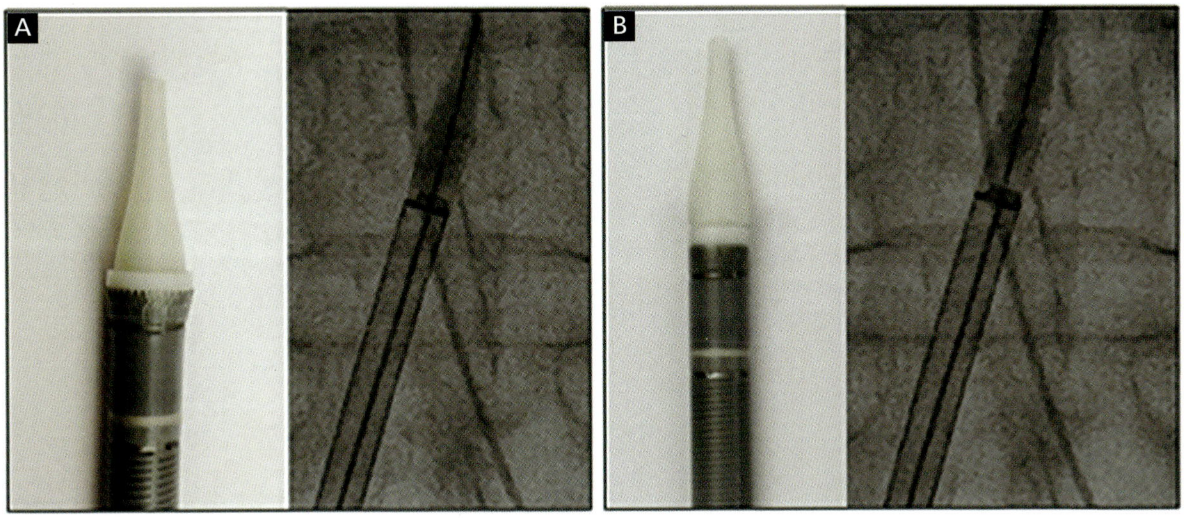

그림9

Withdraw system to InLine sheath
(A) 너무 무리하게 당기면 nose cone이 inline sheath 안으로 들어오게 되어 시스템의 제거가 어려워질 수 있다.
(B) Fluoroscope상에서 nose cone과 sheath의 gap이 보이는 것이 정상이다.

delivery system을 In-line sheath안으로 위치시킨다. 이 때 무리하게 힘을 주어 당기면 tip이 overcapture되어 몸 밖으로 기구를 빼 내는 것이 어려워질 수 있으니 주의해야 한다[그림9].

5. Paravalvular leakage assessment

판막의 detachment후에는 심실 내로 다시 pigtail을 넣어 hemodynamic assessment를 시행하여 시술 후 평가를 진행한다. 경식도 초음파와 aortogram을 통해 paravalvular leakage정도를 평가할 수 있으나, hemodynamic assessment를 통해 aortic regurgitation index를 구할 수도 있다[19]. Paravalvular leakage가 생길 수 있는 것은 기존 판막의 심한 석회화로 판막 자체가 덜 펴졌을 경우가 가장 흔하며 이 경우 post balloon을 시행할 수 있으며, 판막의 위치가 너무 높게 또는 낮게 deployment가 되었을 경우에도 paravalvular leakage가 발생할 수 있다[그림10].

6. Post procedure management

시술이 끝난 뒤에는 기존에 pre-closure를 했던 것을 순차적으로 마무리하여 bleeding이 생기지 않도록 하는 것이 중요하다. 일반적으로 반대편 천자 부위로부터 시술 한 부위에 diagnostic catheter를 위치시켜 angiogram을 하여 출혈, 천자 부위 협착 등에 대해 평가를 한다. 시술 당시 방실 차단 등의 합병증이 발생했다면 당연히 temporary pacemaker를 유지하여 지속되는지 집중 감시가 필요하겠지만, 일반적으로 그렇지 않다 하더라도 12-24시간은 temporary pacemaker를 유지하는 것이 권고된다.

지금까지 TAVI 시술, 특히 self-expandable valve (Evolute R)를 이용한 TAVI 시술 방법에 대해 산략히 살펴보았다. 시술의 과정에 대해 충분히 숙지하고, 환자의 특성을 잘 이해하여 TAVI 시술을 진행 한다면 중증 대동맥 판막 협착 환자의 치료에 큰 도움을 줄 수 있을 것이다.

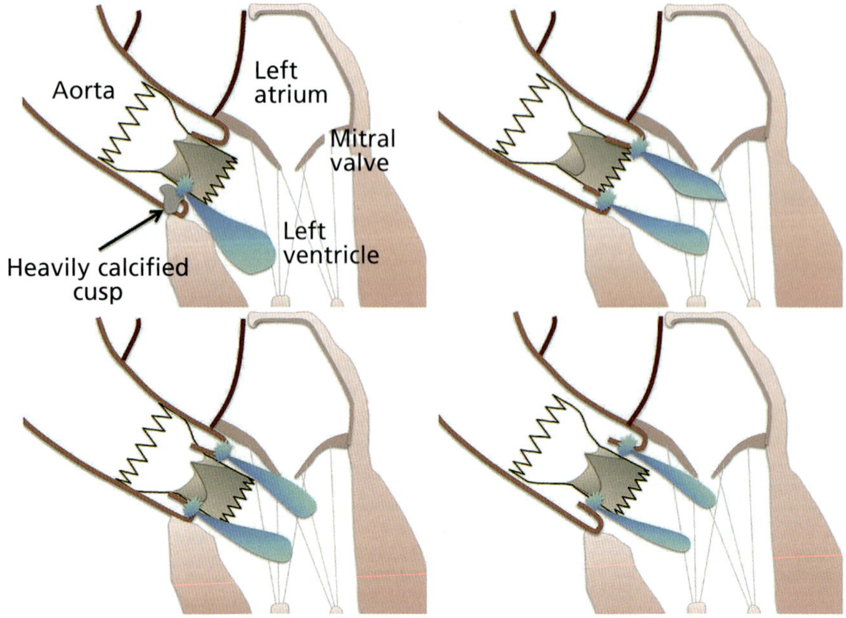

그림10

Paravalvular aortic regurgitation mechanism
(A) 기존 판막의 석회화로 인해 TAVI 판막의 프레임이 충분히 펴지지 않은 경우
(B) 판막의 위치가 너무 높은 경우 (C) 위치가 낮은 경우
(D) 실제 크기에 비해 작은 판막이 삽입된 경우 paravalvular leakage가 발생 가능하다.
(Adopted from J Am Coll Cardiol 2012;59:1134-41)

참고 문헌

(1) Mahtta D, Elgendy IY, Bavry AA. From CoreValve to Evolut PRO: Reviewing the journey of self-expanding transcatheter aortic valves. Cardiol Ther 2017;6:183-192.

(2) Young MN, Inglessis I. Transcatheter Aortic Valve Replacement: outcomes, indications, complications, and innovations. Curr Treat Options Cardiovasc Med 2017;19:81.

(3) Adams DH, Popma JJ, Reardon MJ, Yakubov SJ, Coselli JS, Deeb GM, et al. Transcatheter aortic-valve replacement with a self-expanding prosthesis. N Engl J Med 2014;370:1790-8.

(4) Reardon MJ, Adams DH, Kleiman NS, Yakubov SJ, Coselli JS, Deeb GM, et al. 2-Year outcomes in patients undergoing surgical or self-expanding transcatheter aortic valve replacement. J Am Coll Cardiol 2015;66:113-21.

(5) Gleason TG, Reardon MJ, Popma JJ, Deeb GM, Yakubov SJ, Lee JS, et al. 5-Year outcomes of self-expanding transcatheter versus surgical aortic valve replacement in high-risk patients. J Am Coll Cardiol 2018;72:2687-2696.

(6) Reardon M, Mieghem N, Pompa J, et al. Surgical or transcatheter aortic valve replacement in intermediate risk patients. N Engl J Med 2017;376:1321–31.

(7) Thyregod HG, Steinbrüchel DA, Ihlemann N, Nissen H, Kjeldsen BJ, Petursson P, et al. Transcatheter versus surgical aortic valve replacement in patients with severe aortic valve stenosis: 1-year results from the all-comers. NOTION Randomized Clinical Trial. J Am Coll Cardiol 2015;65:2184-94.

(8) Manoharan G, Van Mieghem NM, Windecker S, Bosmans J, Bleiziffer S, Modine T, et al. 1-Year Outcomes With the Evolut R Self-Expanding Transcatheter Aortic Valve: From the International FORWARD Study. JACC Cardiovasc Interv 2018;11:2326-2334.

(9) Popma JJ, Reardon MJ, Khabbaz K, Harrison JK, Hughes GC, Kodali S, et al. Early clinical outcomes after transcatheter aortic valve replacement using a novel self-expanding bioprosthesis in patients with severe aortic stenosis who are suboptimal for surgery: results of the Evolut R US study. J Am Coll Cardiol Interv 2017;10:268–75.

(10) Kalra SS, Firoozi S, Yeh J, Blackman DJ, Rashid S, Davies S, et al. Initial experience of a second-generation self-expanding transcatheter aortic valve: the UK & Ireland Evolut R Implanters' registry. J Am Coll Cardiol Interv 2017;10:276–82.

(11) Sorajja P, Kodali S, Reardon MJ, Szeto WY, Chetcuti SJ, Hermiller J Jr, et al. Outcomes for the Commercial Use of Self-Expanding Prostheses in Transcatheter Aortic Valve Replacement: A Report From the STS/ACC TVT Registry. JACC Cardiovasc Interv. 2017 Oct 23;10(20):2090-2098.

(12) The Latest Evolution of the Medtronic CoreValve System in the Era of Transcatheter Aortic Valve Replacement: Matched Comparison of the Evolut PRO and Evolut R. Hellhammer K, Piayda K, Afzal S, Kleinebrecht L, Makosch M, Hennig I, Quast C, Jung C, Polzin A, Westenfeld R, Kelm M, Zeus T, Veulemans V.

(13) Nishimura RA, Otto CM, Bonow RO, et al. 2017 AHA/ACC Focused Update of the 2014 AHA/ACC Guideline for the Management of Patients With Valvular Heart Disease: A Report of the American College of Cardiology/American Heart Association Task Force on Clinical Practice Guidelines. J Am Coll Cardiol 2017;70:252-89.

(14) Mack MJ, Leon MB, Thourani VH, et al. Transcatheter Aortic-Valve Replacement with a Balloon-Expandable Valve in Low-Risk Patients. N Engl J Med 2019;380:1695-705.

(15) Popma JJ, Deeb GM, Yakubov SJ, et al. Transcatheter Aortic-Valve Replacement with a Self-Expanding Valve in Low-Risk Patients. N Engl J Med 2019;380:1706-15.

(16) Yu CW, Kim WJ, Ahn JM, et al. Trends and Outcomes of Transcatheter Aortic Valve Implantation (TAVI) in Korea: the Results of the First Cohort of Korean TAVI Registry. Korean Circ J 2018;48:382-94.

(17) Joint Task Force on the Management of Valvular Heart Disease of the European Society of C, European Association for Cardio-Thoracic S, Vahanian A, et al. Guidelines on the management of valvular heart disease (version 2012). Eur Heart J 2012;33:2451-96.

(18) Gilard M, Eltchaninoff H, Iung B, et al. Registry of transcatheter aortic-valve implantation in high-risk patients. N Engl J Med 2012;366:1705-15.

(19) Sinning JM, Hammerstingl C, Vasa-Nicotera M, et al. Aortic regurgitation index defines severity of peri-prosthetic regurgitation and predicts outcome in patients after transcatheter aortic valve implantation. J Am Coll Cardiol 2012;59:1134-41.

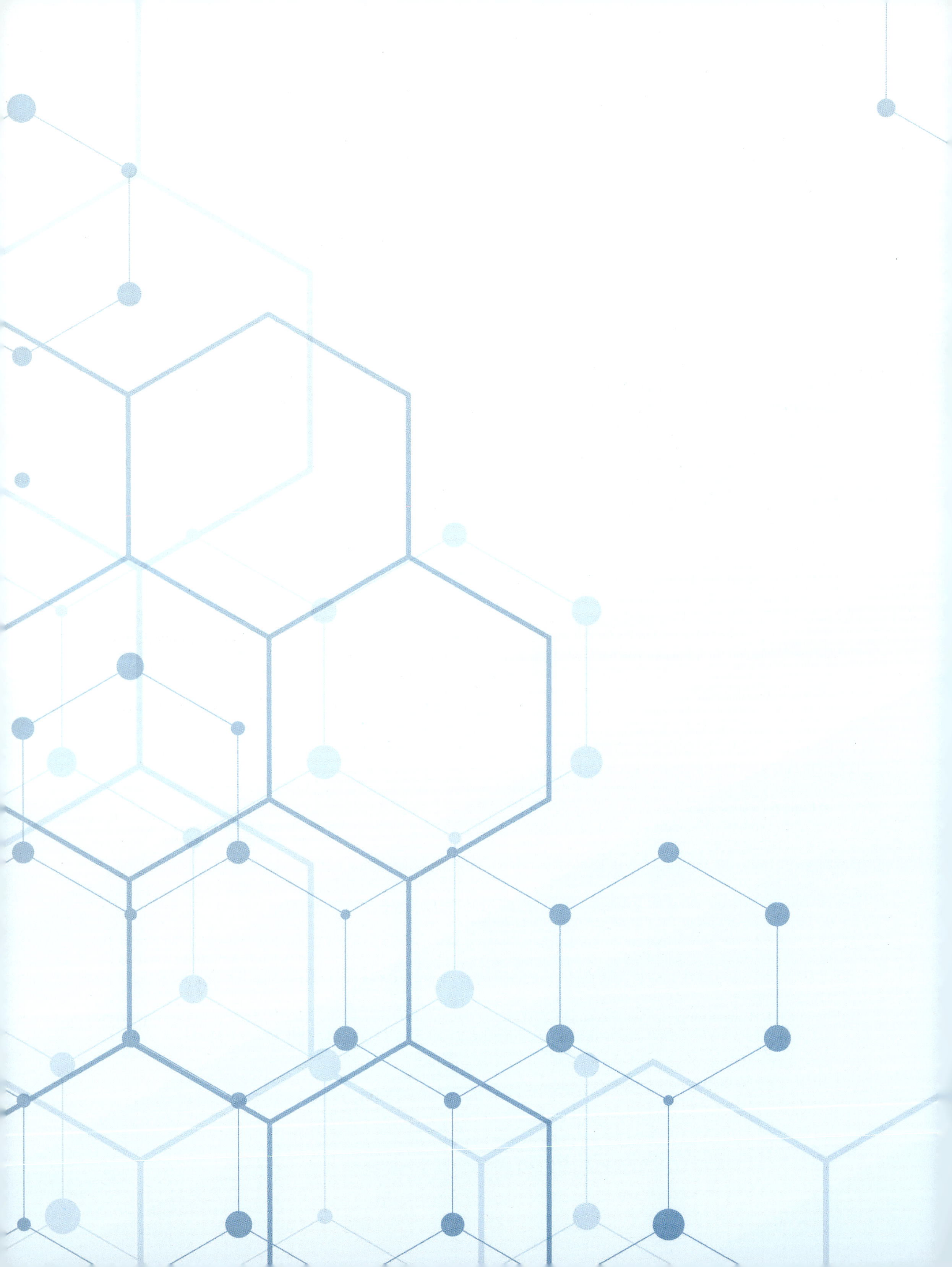

Chapter 8

기타 판막

Other valve systems for TAVI

세종병원 최영진

중증 대동맥판막 협착증환자에서 경피적 대동맥판막 치환술은 Cribier가 2002년 사람에게 처음 시도하였다[1]. 이후 기구와 시술법의 발전 및 우수한 임상연구결과 등에 따라 수술이 불가능한 환자들의 치료법으로, 수술의 위험도가 중등도 혹은 고위험군에게 대체치료법으로 널리 이용되고 있다[2-4]. Cribier가 초기에 고안한 카테터경유판막(transcatheter valve)은 스테인레스스틸 스텐트(직경 23 mm, 높이 17 mm)에 세 쪽의 판막이 장착되었고 재질은 polyurethane으로 제작되었다. 처음에는 심방중격을 통한 선행성접근법이 선택되었으나 이후 대퇴동맥경유 혹은 심첨부를 경유하는 시술로 발전되었다. 또 다른 종류의 기구로 자가팽창금속스텐트에 돼지의 심막으로 만든 판막을 장착한 CoreValve가 고안되었고 이러한 기구들이 현재 가장 널리 보급되어 사용되는 Sapien 3, Evolut R valve의 전신이다. 초기 고안된 기구들이 안고 있던 문제점들이 기술과 술기의 발전으로 새로운 기구로 발전하였고 여러 종류의 기구들이 새로이 연구되고 있다. 최근 개발된 기구들의 특징은 전달카테터의 직경을 최소화하여 판막의 배치를 용이하게 하며, 위치복귀나 회수가 가능하게 하여 시술에 따른 합병증을 최소화하도록 하였다[5]. 초기의 기구들이 가지고 있던 문제점과 가능한 합병증은 [표1]에 제시되었다[6]. 본 장에서는 Sapien 3, Evolut R valve이외의 새로 개발된 판막들에 대하여 알아보고자 한다.

TAVI 판막 시스템은 판막이 삽입되는 방식에 따라 balloon-expandable, mechanically-expandable 혹은 self-expandable로 분류할 수 있으며 현재 유럽에서 이용되는 TAVI 판막들은 [그림1]과 같다[7].

[표1] 1세대 TAVI 기구의 문제점

Limitation	Associated negative outcomes
Inability to reposition, retrieve, or resheath valves	Device embolization or malpositioning
Paravalvular leak	Increased mortality at two-year follow-up
High radial forces associated with aggressive oversizing of the valve prosthesis	Risk of annular rupture
Subsequent pacemaker requirement	Atrioventricular conduction abnormality
Placement of large-bore sheaths in femoral arteries	Vascular complications and associated bleeding
Coronary ostial obstruction by the valve and leaflet tissue and emboliztion	Consequent myocardial infarction
Embolization of friable material at the time of intervention	Risk of stroke
Complex delivery processes	Multiple operator requirement limiting accuracy of deployment

I. Lotus™

Lotus Valve System (Boston Scientific Inc., Marlborough, Massachusetts, USA)은 위치복귀나 회수가 가능한 기구이다. REPRISE II (Repositionable Percutaneous Replacement of Stenotic Aortic Valve through Implantation of Lotus™ Valve System: Evaluation of Safety and Performance) study에서는 120명의 고위험군 환자에서 낮은 30일 사망률(4.2%)과 뇌졸중발생율(1.7%)을 보여주었다. 판막 주위 누출은 중등도가 1%, 중증은 보고되지 않아 이전의 기구들에 비해 월등한성적을 보였다. 위치복귀나 회수가 가능한 것과 특징적인 adaptive seal design이 판막 주위 노출을 줄여주는데 기여하였을 것으로 보인다. 그러나 영구심박동기 삽입율은 28.6%로 기존의 다른 기구들에 비해 높은 편이었다[8]. Lotus™ valve (n = 50) 와 CoreValve® (n = 50)의 비교연구에서도 시술성공율은 Lotus™ valve가 중등도 이상의 대동맥판막부전을 보이는 경우가 적고(4% vs. 17%), 성공적시술율도 높았다(84% vs. 64%, P = 0.02)[9]. REPRISE III trial은 912명의 고위험 및 초고위험군환자를 2:1의 비율로 무작위 배정하여 CoreValve 혹은 Lotus™ valve를 시술하였다[10]. 1차 안전성 종점(30-day composite of all-cause mortality, stroke, life-threatening or major bleeding, stage 2/3 acute kidney injury, and major vascular complications)은 두 군간에 비열등성을 보여주었다. 1차 유효성 종점((1-year composite of all-cause mortality, disabling stroke, ≥ moderate PVL)은 Lotus™ valve 군에서 더 적었는데 주로 중등도 이상의 판막 주위 누출이 더 적었던 것에(0.9% vs 6.8%; P < .001) 따른 것으로 보인다. Lotus Valve System은 조기에 핀이 분리되어, 완전하게 판막을 전개하거나 회수할 수 없는, 드문 결함이 발견되어 2016년 10월 이후 상용판매가 중지되었고, 개선된 Lotus Edge Valve System의 출시를 기다리고 있다. Lotus Edge Valve System은 이전 과 마찬가지로 mechanically-expandable valve이며 판막이 전개되면서 좌시실유출로에 닿을 때 기구의 상부가 우선적으로 단축되도록 하여 전도장애의 위험을 줄여 줄 것으로 기대하고 있다.

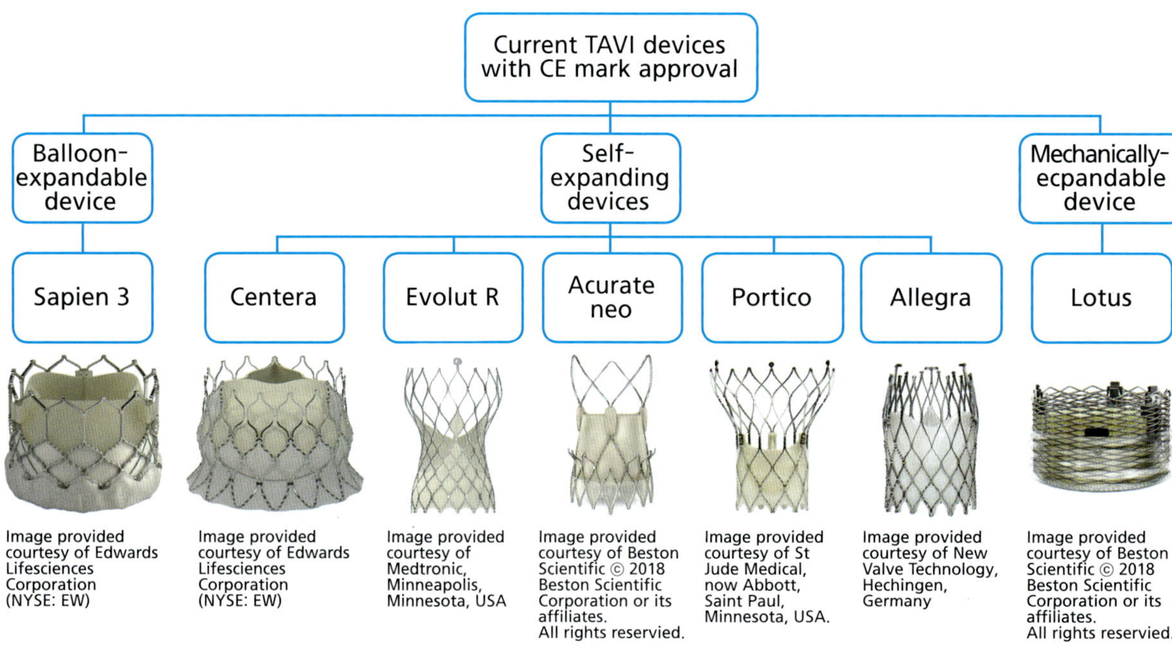

그림1

II. Acurate Neo2

Acurate Neoprosthesis (Boston Scientific Inc., Marlborough, Massachusetts, USA , previously Symetis SA, Ecublens, Switzerland)는 self-expanding nitinol stent에 porcine pericardium으로 만들어진 판막을 장착하고, 내, 외측으로 누출을 방지하는 porcine pericardium skirt를 갖춘 기구이다. 특징적인 "two-step", "top-down delivery" 방식으로 전개하여, 판막 전개 초기에 기구의 유출로 쪽이 먼저 펼쳐지면서 대동맥을 통한 혈류를 유지하기 때문에 빠른 우심실 조율을 필요로 하기 않는다. post – CE Mark SAVI-TF registry (*N* = 1,000) 연구에서 30일 사망율, 뇌졸중 발생율. 그리고 새로운 심박조율기삽입율은 각각 8.0%, 2.3%, 9.9%, 그리고 8.3%, 이었다 시술 후 평균 압력차이는 7.3 mm Hg, effective orifice area 는 1.84 cm^2이었으며 중등도/중증 판막 주위 누출 발생율은 3.6%이었다[11]. 현재 Acurate Neo2와 SAPIEN (SCOPE I trial) 그리고 Acurate Neo2와 CoreValve Evolut platform (SCOPE II trial)을 비교하는 무작위대조시험이 진행 중이다.

III. JenaValve

JenaValve Pericardial TAVR System (JenaValve®, Munich, Germany)은 self-expanding nitinol stent에 porcine valve를 장착한 기구로, 대동맥판막 폐쇄부전에 CE mark를 획득하였다. 이 기구의 특징은 active clip fixation으로 native aortic leaflets에 고정되어 심장이나 대동맥 등 주위구조물에 배분력을 미치지 않으며 안정적으로 고정될 수 있다. 현재 고위험도 대동맥판막 협착 그리고 대동맥판막 폐쇄부전 환지를 대상으로 연구가 진행 중이다.

IV. Portico

Portico™ device (Abbott, previously St. Jude Medical, St. Paul, MN, USA) 는 nitinol self-expanding frame에 intra-annular trileaflet bovine pericardial valve가 장착된 기구이다. 기구를 완전이 전개하기 전에 접어 넣고 재배치 할 수 있다. PORTICO-I 연구에서는 전체사망율, 심혈관사망율, disabling stroke rates 그리고 심근경색 발생율은 각각 12.1%, 6.6%, 2.2% 그리고 2.5%이었다. 평균압력차와 대동맥판막면적은 8.66 mmHg와 1.75 cm^2 이었다. 중등도 이상의 판막주위 누출은 2.6% 에서 발생하였으며, 중증의 누출은 발생하지 않았다. 30일 그리고 1년후 새로운 심박동기 삽입율은 18.7%, 21.3% 이었다[12].

V. Centera

Centera valve (Edwards Lifesciences)는 nitinol self-expanding frame과 bovine pericardial leaflet로 이뤄진 기구로 다른 자가팽창기구에 비해 기구의 높이가 짧고, motorized steerable delivery catheter에 미리 장착되어있다. 접어서 재배치 및 제거가 가능하다. CENTERA-EU trial 연구는 203명의 고위험군을 대상으로 유럽과 오스트렐리아, 뉴질랜드에서 실시되었다. 시술성공율은 96.4%, 30일 사망률은 1%였으며, 뇌졸중 4%, 주요혈관합병증 6.4%, 심박동기삽입율은 4.9%로 보고하였다. 평균압력차 7.2 mm Hg, effective orifice area 는 1.9 cm^2, 중증의 판막 주변 누출은 발생하지 않았고 중등도 판막 주변 누출도 0.5%에 불과하였다[13].

VI. Allegra

Allegra THV (NVT AG, GmbH, Germany) nitinol stent frame과 bovine pericardium으로 이뤄진 기구이다. 스텐트 프레임의 판막환형부위는 sealing skirt로 덥혀있고, 그 위로 판막이 위치하여 supra-annular valve로 기능한다. 스텐트 프레임은 다양한 cell size design을 채용하고, 장축으로 배분력의 분포를 적절이 배치하여 판막환형부위에서 고정이 안정적으로 되도록 고안되었다.

참고 문헌

(1) Cribier A, Eltchaninoff H, Bash A, et al. Percutaneous transcatheter implantation of an aortic valve prosthesis for calcific aortic stenosis: first human case description. Circulation. 2002;106:3006-3008.

(2) Nishimura RA, Otto CM, Bonow RO, et al. 2014 AHA/ACC guideline for the management of patients with valvular heart disease: a report of the American College of Cardiology/American Heart Association Task Force on practice guidelines. Circulation. 2014;129:e521-e643.

(3) Leon MB, Smith CR, Mack MJ, et al. Transcatheter or surgical aortic-valve replacement in intermediate-risk patients. N Engl J Med. 2016;374:1609-1620.

(4) Thourani VH, Kodali S, Makkar RR, et al. Transcatheter aortic valve replacement versus surgical valve replacement in intermediate-risk patients: a propensity score analysis. Lancet. 2016;387:2218-2225.

(5) van Gils L, Tchetche D, Latib A, et al. TAVI with current CE-marked devices: strategies for optimal sizing and valve delivery. EuroIntervention. 2016;12:Y22-Y27.

(6) Shah R, Dave B. Impressive journey of TAVI so far, but miles to go. Int J Res Med Sci. 2018 Jun;6(6):1847-1855.

(7) Perrin N, Frei A, Noble S. Transcatheter aortic valve implantation: Update in 2018. Eur J Intern Med. 2018 Sep;55:12-19.

(8) Meredith Am IT, Walters DL, Dumonteil N, et al. Transcatheter aortic valve replacement for severe symptomatic aortic stenosis using a repositionable valve system: 30-day primary endpoint results from the REPRISE II study. J Am Coll Cardiol 2014; 64: 1339–1348.

(9) Gooley RP, Talman AH, Cameron JD, et al. Comparison of self-expanding and mechanically expanded transcatheter aortic valve prostheses. JACC Cardiovasc Interv 2015; 8: 962–971.

(10) Feldman TE, Reardon MJ, Rajagopal V, et al. Effect of mechanically expanded vs self-expanding transcatheter aortic valve replacement on mortality and major adverse clinical events in high-risk patients with aortic stenosis: the REPRISE III randomized clinical trial. JAMA. 2018;319:27-37.

(11) Kim WK, Hengstenberg C, Hilker M, et al. The SAVI-TF Registry: 1-Year Outcomes of the European Post-Market Registry Using the ACURATE neo Transcatheter Heart Valve Under Real-World Conditions in 1,000 Patients. JACC Cardiovasc Interv. 2018 Jul 23;11(14):1368-1374

(12) Søndergaard L, Rodés-Cabau J, Hans-Peter Linke A, et al. One-Year Outcomes With a Self-Expanding, Repositionable Transcatheter Heart Valve in Severe Aortic Stenosis Patients: PORTICO-I. J Am Coll Cardiol 2018;Sep 25:[Epub ahead of print].

(13) Tchetche D. Thirty-day outcomes of a new self-expanding transcatheter heart valve. Presented at EuroPCR 2017; May 17, 2017; Paris, France.

Chapter

9 주요 임상 연구 결과

Data of major clinical trials

서울대학교병원 한정규

대상환자군의 수술위험도에 따라 TAVI 관련 임상시험을 대별할 수 있다[그림1]. 대개 STS (Society for Thoracic Surgeons) score를 참고하여 수술 위험도를 평가한다. 그러나 STS score는 환자의 수술위험을 판단하는 데 있어 참고수치일 뿐이고, 실제 위험도의 예측은 환자의 건강상태와 동반된 질환을 종합하여 내려진 의사의 판단에 기반한다는 사실에 유의해야 한다. 지금까지 수행된 TAVI 임상시험들은 모두 대상 환자군의 위험도를 단순히 STS (Society for Thoracic Surgeons) score에만 의존하여 정의하지 않고 있다. 곧 STS score가 낮은 환자라도 의사가 제반사항을 종합하여 수술의 중등도, 혹은 그 이상의 위험군으로 판단할 수 있다.

Ⅰ. 수술이 불가능한 환자에서의 TAVI 성적

PARTNER (Placement of AoRtic TraNscathetER Valves) Cohort B 연구는 수술 후 30일 째 사망 혹은 수술 후 심각하고 비가역적인 상황에 빠질 위험이 50% 이상으로 예측되는 동반질환을 가지고 있어 수술에 적합하지 않을 것으로 생각되는 환자군을 대상으로 하였다[1,2]. 총 358명의 환자를 SAPIEN 판막 TAVI군(179명)과 표준치료 대조군(약물 치료 및 풍선확장술, 179명)에 무작위 배정하여 비교하였다. 그 결과 2년째까지 모든 원인에 의한 사망률과 재입원률 모두 TAVI군에서 우월하였다(사망률 43.4% vs. 68.0%, $p<0.001$, 재입원률 35.0% vs. 72.5%, $p<0.001$,

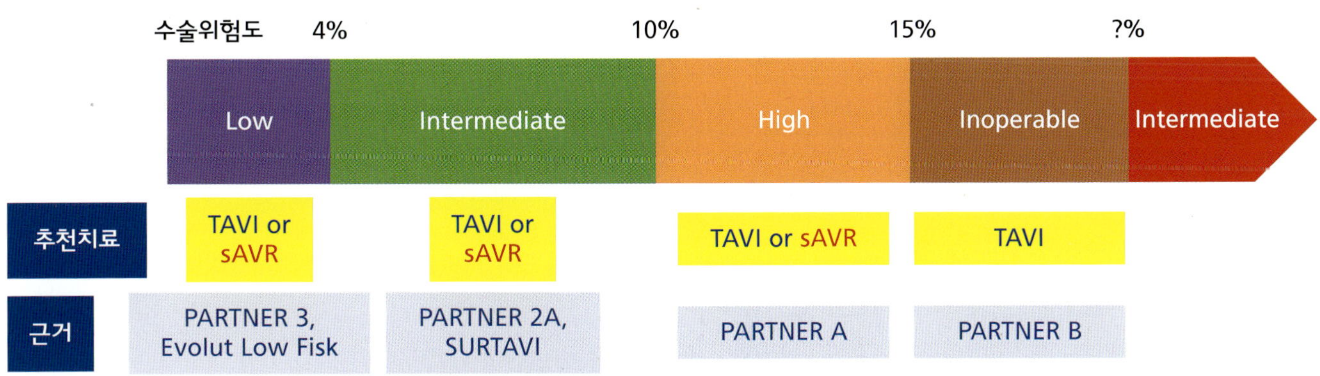

그림1

STS score로 계산한 수술 사망률에 따른 TAVI 임상시험의 분류
sAVR = surgical aortic valve replacement

이하 TAVI군 vs. 표준치료대조군) [그림2]. 단, 2년째 뇌졸중은 TAVI 군에서 보다 흔하였는데(13.8% vs. 5.5%, p = 0.01), 첫 30일째 까지는 허혈성 뇌졸중이 많았고(6.7% vs. 1.7%, p=0.02) 이후로는 출혈성 뇌졸중이 많았다(2.2% vs. 0.6%). 흥미로운 것은 TAVI군에서 사망률의 감소 효과는 STS score가 올라갈수록 떨어졌다는 점이다. 이는 매우 높은 STS score를 가진 환자에서는 심각한 동반 질환 때문에 TAVI 의 치료 효과가 무용할 수 있음을 보여준다.

Ⅱ. 수술의 고위험군에서의 TAVI 성적

PARTNER Cohort A 연구는 수술 후 30일 째 사망률이 15% 이상으로 예측되는 동반질환을 가지고 있거나 STS score 10% 이상인 환자군을 대상으로 하였다[3,4]. 총 699명을 SAPIEN 판막을 이용한 TAVI 군(348명)과 수술적 대동맥판막 치환술 군(351명)으로 무작위 배정하여 비교하였다. 30일째 주요 혈관합병증은 TAVI군에서 보다 흔한(11.0% vs. 3.2%, p<0.001, 이하 TAVI군 vs. 수술군) 반면, 주요 출혈(9.3% vs. 19.5%, p<0.001)과 새로 발생한 심방세동(8.6% vs. 16.0%, p=0.006)은 수술군에서 보다 흔하였다. 2년째 모든 원인에 의한 사망은 TAVI 와 수술 양군 간에 유의한 차이가 없었다(33.9% vs. 35.0%, p=0.78) [그림3]. 2년째 뇌졸중 발생도 양군간에 차이가 없었다(p=0.52). 단, 판막주위 누출은 TAVI 군에서 보다 흔했는데(2년째 중등도 이상의 누출: 6.9% vs. 0.9%, p<0.001), 경도의 누출도 증가된 후기 사망률과 연관되었다(p<0.001). 이러한 점은 TAVI 시술 시 인공판막 sizing의 중요성을 시사하는 바이며, TAVI 판막주위에 누출을 방지하는 구조물을 추가하는 등 이후 인공판막의 개선을 가져오는 계기가 되었다. 한편 5년째 성적도 보고되었는데, 양 군간에 모든 사망은 역시 차이가 없었다(67.8% vs. 62.4%, p=0.76)[5]. 양 군 모두 수술적 판막 치환을 요하는 구조적 판막 퇴화(structural valve deterioration)는 발생하지 않았다.

Ⅲ. 수술의 중등도 위험군에서의 TAVI 성적

PARTNER 2A 연구는 수술의 중등도 위험군으로 평가된 환자를 대상으로 하였다[6]. 환자의 위험도 평가는 STS score를 참고하여 이뤄졌는데 최소한 4% 이상의 score를 가진 환자를 대상으로 하였지만, 이에 못 미치더라도 위험도 평가 모델에 반영되지 못하는 동반질환이 있어 중등도 위험군으로 평가된 환자도 포함하였다. 총 2,032명의 환자

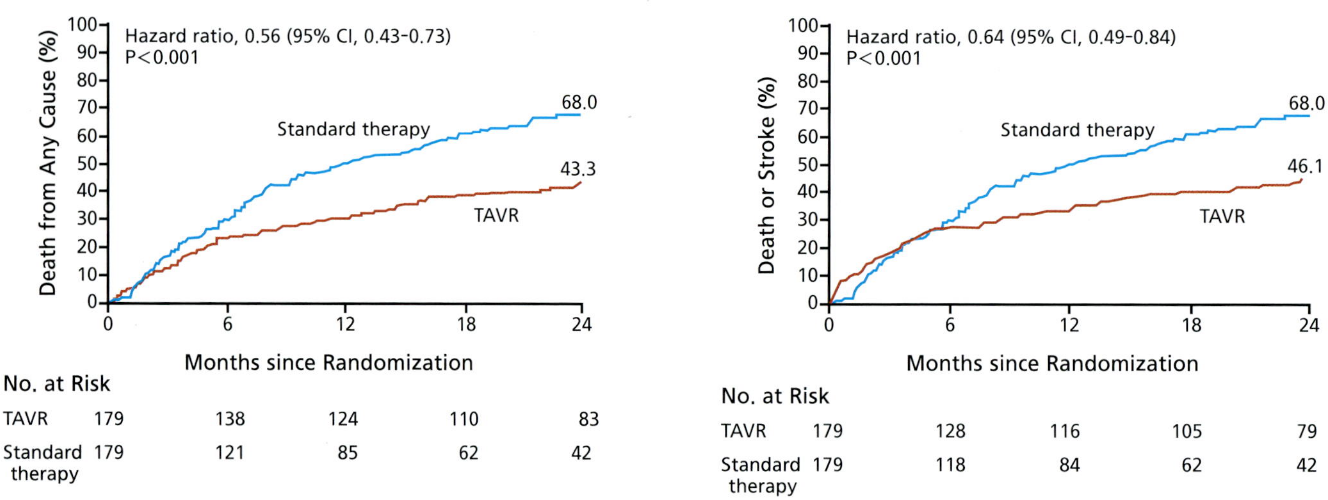

그림2

PARTNER Cohort B의 2년 성적[2]
TAVR = transcatheter aortic valve replacement

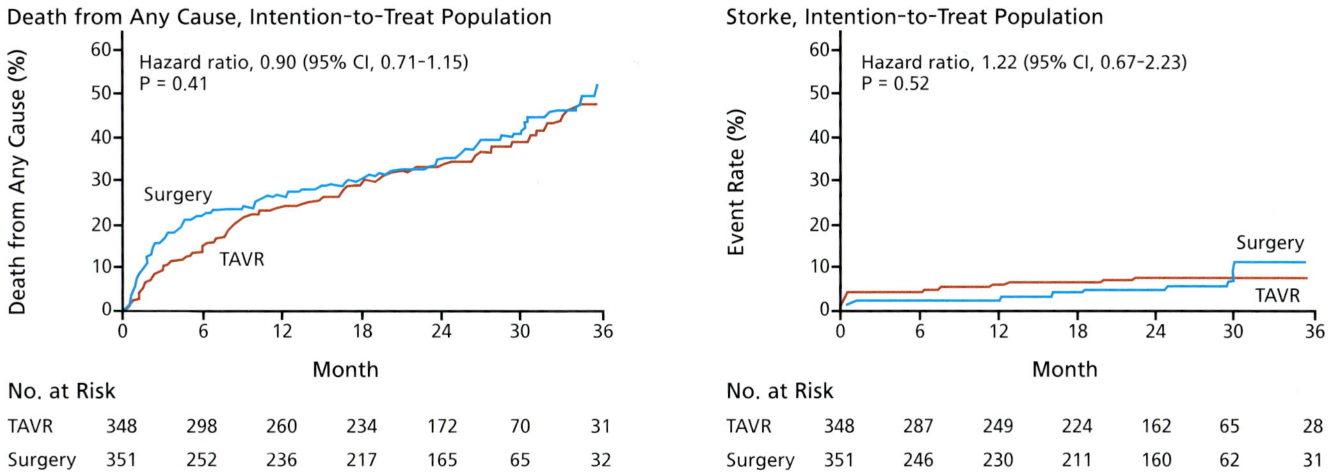

그림3

PARTNER Cohort A의 2년 성적[4]
TAVR = transcatheter aortic valve replacement

가 SAPIEN XT 판막을 이용한 TAVI군(1,011명)과 수술적 대동맥판막 치환술군(1,021명)으로 무작위 배정되었다. SAPIEN XT 판막은 SAPIEN 판막과 비교하여 뼈대의 두께(strut thickness)가 얇고, 운반카테터(delivery catheter)의 굵기가 작다는 등의 개선점이 있다. 2년째 모든 원인에 의한 사망 혹은 중증 뇌졸중의 발생률은 양군간에 차이가 없었다(19.3% vs. 21.1%, p = 0.25, TAVI군 vs. 수술군). 특히 대퇴동맥을 통해 TAVI 시술을 한 군의 성적만 보면 TAVI의 성적이 수술적 치료보다 우월하였다(hazard ratio (HR) 0.79, 95% confidence intervan (CI), 0.62-1.00, p=0.05) [그림4]. 반면 심첨부나 대동맥을 통해 TAVI 시술을 하는 경흉부거치군의 경우에는 TAVI나 수술이나 성적에 차이가 없었다. 삽입된 대동맥판막의 면적은 TAVI군에서 수술군보다 유의하게 컸는데, 판막크기 결정의 차이와 함께 TAVI 시술 중에는 수술과 달리 해부학적 대동맥판고리를 확장시킬 수 있다는 점이 그러한 결과를 만들었을 것으로 추정되었다. 또한 TAVI 군에서 급성 신손상 및 심각한 출혈, 새로 발생한 심방세동의 발생률이 낮았다. 대신 수술군에서 주요 혈관합병증과 판막주위 누출의 위험이 낮았다. 흥미롭게도 이 연구에서는 TAVI 시술 후 경도의 판막주위 누출은 2년째 임상사건의 발생과 연관되지 않았고 중등도 이상의 누출만 불량한 예후와 연관되었다.

SAPIEN 3i 연구는 관찰연구이나 propensity score 분석을 통해 PARTNER 2A의 수술적 치료군과 성적을 비교하였다[7]. 중등도 위험군의 환자를 대상으로 하여 STS score 가 4% 이상인 환자를 포함하였으나, 미만이더라도 동반된 위험인자를 기반으로 중등도 위험군에 속한다고 판단된다면 포함하였다. 이 연구는 SAPIEN 3 판막을 이용하였는데 이는 SAPIEN XT 판막과 비교하여 판막 하단에 누출방지 차단막(outer sealing skirt)이 있어 판막주위 누출의 위험을 줄이는 등의 개선점이 있다. 총 1,077명의 환자가 모였고 이중 963명이 747명의 수술 환자와 propensity score matching 을 통해 비교되었다. 그 결과 모든 사망, 모든 뇌졸중, 혹은 치료 후 중등도 이상 대동맥판 역류의 복합평가변수(composite endpoint)와 사망, 뇌졸중의 개별 평가변수 모두 TAVI의 성적이 수술보다 우월하였다. 이와 같은 TAVI 치료 성적의 개선은 복합적인 원인에 의한 것으로 추정되었는데, 이는 적절한 환자의 선택, MDCT (multidetector computed tomography)를 이용한 대동맥근평가 및 판막크기 결정, 시술자의 누적된 경험, 기구의 개선 등을 포함하겠

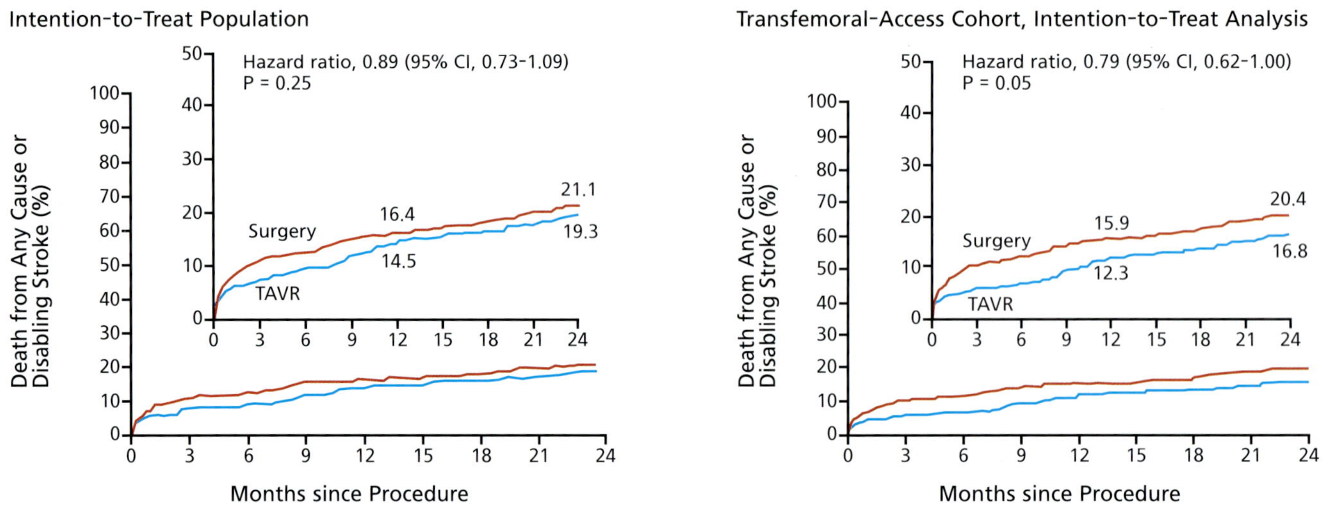

No. at Risk (Intention-to-Treat Population)

	0	3	6	9	12	15	18	21	24
TAVR	1011	918	901	870	842	825	811	801	774
Surgery	1021	838	812	783	770	747	735	717	695

No. at Risk (Transfemoral-Access Cohort)

	0	3	6	9	12	15	18	21	24
TAVR	775	718	709	685	663	652	644	634	612
Surgery	775	643	628	604	595	577	569	557	538

그림4

PARTNER 2A의 2년 성적[6]

TAVR = transcatheter aortic valve replacement

다. TAVI와 수술의 치료성적의 차이는 주로 첫 수개월 이내에 발생하여 이후 평행하게 유지되었다. 흥미롭게도 이 연구에서도 TAVI 시술 후 30일 째 평가한 판막주위 누출의 정도가 경도인 경우 그 미만인 경우와 비교하여 1년째 모든 사망률에 차이가 없었고 중등도 이상인 경우에만 불량한 예후를 나타내었다.

SURTAVI (Surgical Replacement and Transcatheter Aortic Valve Implantation) 연구는 self-expandable 판막을 이용한 연구로 CoreValve나 Evolut R 판막을 대상으로 하였다[8]. 환자군은 STS score 3-15%에 해당하거나 동반된 질환이나 쇠약함(frailty)때문에 그만한 위험에 해당한다고 판단되는 환자를 대상으로 하였다. 70%의 환자는 STS score 5% 미만이었고, 8% 이상에 해당하는 환자는 2.3%에 불과하였다. 총 1,746명의 환자가 TAVI군(864명)과 수술(796명)으로 무작위 배정되었다. 24개월째 모든 원인에 의한 사망 혹은 중증 뇌졸중의 발생은 TAVI 군 12.6%, 수술군 14.0%로 TAVI군이 수술군에 비해 열등하지 않았다[그림5]. 수술은 급성신손상, 심방세동, 수혈 요구 등의 발생이 높았고 TAVI 군은 시술 후 잔여 대동맥 폐쇄부전과 인공심박기 삽입 등의 발생이 높았다. 인공심박기의 삽입여부는 24개월째 사망률에 영향을 주지 않았다. 흥미로운 것은 TAVI군이 수술군에 비해 시술 후 평균 대동맥판막 혈압차가 낮고 대동맥판막 면적이 큰 등 혈역학적으로 우월하였다는 점이다[그림5]. 이는 CoreValve 시리즈 판막의 특성상 판막의 기능 부위가 판막고리 위 쪽에 위치하는 것에 기인한 것으로 추정되었다. PARTNER 2A 연구에서 경대퇴동맥 TAVI군의 치료 성적이 수술군보다 우월하였던 점을 감안하면 다소 실망스러울 수 있는데, 이는 SURTAVI 연구의 평균 STS score가 PARTNER 2A보다 낮았던 (4.5% vs. 5.8%) 것이 보여주듯 상대적으로 낮은 위험군의 환자를 대상으로 하였고, 30일째 수술 사망률이 양 군간에 유사할(2.2% vs. 1.7%, TAVI군 vs. 수술군) 정도로 본 연구에 참여한 수술팀의 성적이 우수하였기 때문일 것으로 추정하였다.

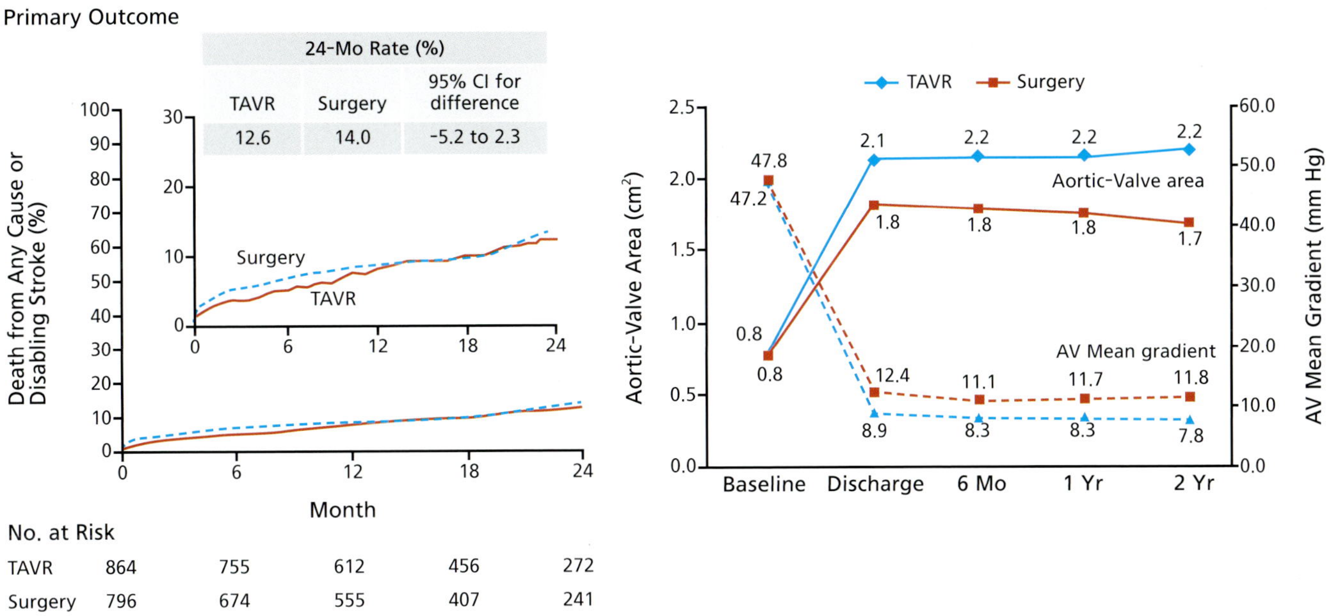

그림5

SURTAVI의 2년 성적[8]
1차 결과변수에 차이가 없음(좌) 혈역학적으로 TAVI가 우월함(우)
TAVR = transcatheter aortic valve replacement

CoreValve를 이용한 다른 연구로서 CoreValve US Pivotal 연구는 수술위험도가 높은 환자를 대상으로 하였다[9-11]. 본 연구는 수술 후 30일 째 사망률이 15% 이상이면서, 수술 후 30일 째 사망 혹은 비가역적인 합병증의 위험이 50% 미만일 것으로 예측되는 환자를 대상으로 하였다. 다만 STS score를 기준으로 보면 4-10%에 해당한 환자가 74.3%, >10%인 환자가 16.0%를 차지하여 대개 중등도-고위험군의 환자를 대상으로 한 연구로 받아들여진다. 이 연구는 750명의 환자를 TAVI군(391명)과 수술군(359명)으로 무작위 배정하였는데 3년째 모든 사망 혹은 뇌졸중의 복합평가변수 발생이 TAVI군에서 우월하였다(37.3% vs. 46.7%, 이하 TAVI군 vs. 수술군, p = 0.006) [그림6]. 또한 3년째 평균 대동맥판막 혈압차(7.62±3.57 mmHg vs. 11.40±6.81 mmHg, p<0.0001)와 대동맥판막 면적(1.79±0.48cm2 vs. 1.53±0.52cm2, p<0.0001)이 TAVI군에서 우월하였다.

Ⅳ. 수술의 저위험군에서의 TAVI 치료 성적

NOTION (Nordic Aortic Valve Intervention Trial) 연구는 특이하게 총 280명의 all-comers를 대상으로 CoreValve를 이용한 TAVI (145명)와 수술(135명)을 비교하였다[12,13]. 본 연구는 환자의 수술 위험도는 상관없이 70세 이상의 모든 환자를 대상으로 하였다. 그런데 연구에 포함된 환자의 평균 STS score가 3.0±1.7%이었고 4% 미만인 환자가 81.8%에 달하여, 저위험군 환자에서의 TAVI 성적을 대변할 수 있는 연구로 받아들여진다. 다만 상술한 바와 같이 STS score만으로 환자의 수술 위험도를 평가할 수는 없다는 한계는 감안해야 하겠다. 연구 결과 2년째 모든 사망, 뇌졸중, 혹은 심근경색의 복합평가지표의 발생에서 양 군간에 유의한 차이는 없었다(15.8% vs. 18.8%, 이하 TAVI군 vs. 수술군, p = 0.43). 또한 복합평가지표의 개별 구성요소의 발생에서도 차이가 없었다. 이러한 양상은 STS score 4% 미만인 환자군과 이상인 환자군으로 나누어 분석하여도 마

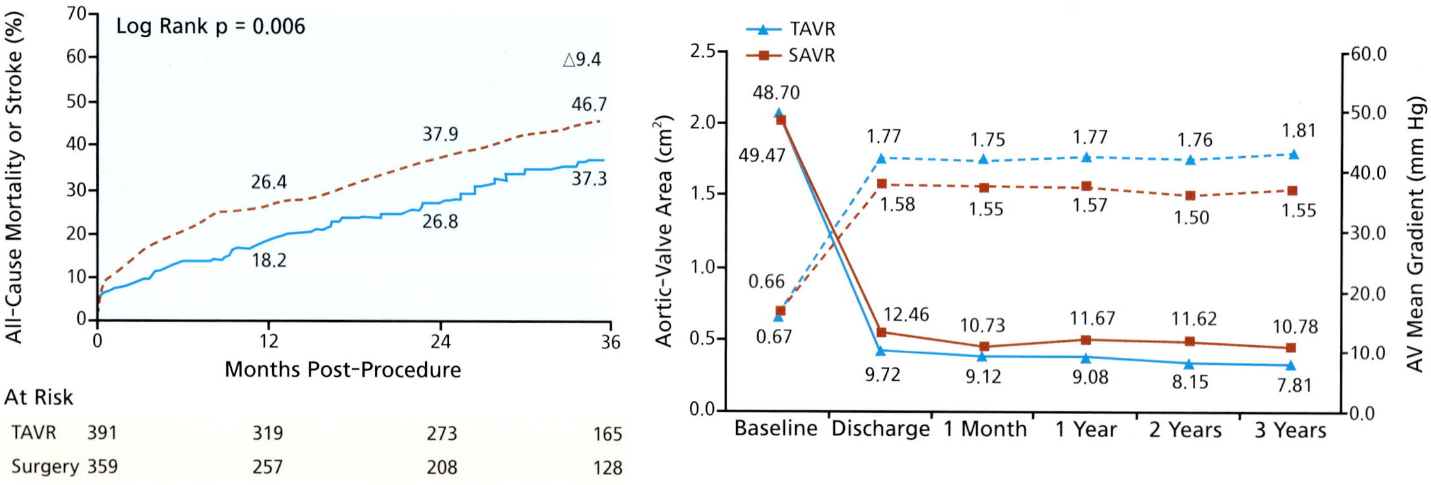

그림6

US CoreValve Pivotal 연구의 3년 성적[11]
모든 사망 혹은 뇌졸중의 발생에 차이없음(좌), 혈역학적으로 CoreValve가 수술적 치료보다 우월함(우)
TAVR = transcatheter aortic valve replacement, SAVR = surgical aortic valve replacement

찬가지였다[그림7]. 대동맥판막 면적은 TAVI군에서 우월하였다(1.6 cm^2 vs. 1.3 cm^2, $p<0.001$). 대동맥판 역류는 TAVI군에서 보다 흔하였는데(중등도 이상 대동맥판 역류 15.4% vs. 0.9%, $p<0.001$), 본 연구가 2009년에 디자인되어 대동맥 판막고리의 평가를 최근의 경향처럼 CT로 한 것이 아니라 초음파로 하였다는 점도 영향을 미쳤을 것으로 추정된다. 다만 이 연구에서는 대동맥판 역류의 정도가 사망률에 영향을 미치지 않았다. 2018년 5월 EuroPCR에서 본 연구의 6년째 성적이 발표되었는데 양 군간에 모든 사망의 발생에 여전히 차이가 없었고 TAVI군의 혈류역학적 우위도 지속되었다.

PARTNER 3연구는 Sapien 3 판막을 이용하여 STS 4% 미만(평균 1.9%)이면서 수술의 저위험군으로 판단된 환자를 대상으로 수행되었다[14]. 이전 연구들에 비해 대상자의 연령도 낮아 평균 73세였다. 1,000명의 환자를 대퇴동맥을 통한 TAVI 와 수술적 치환술 군으로 무작위 배정하여 비교한 결과 1년째 사망, 뇌졸중, 재입원의 복합으로 정의한 1차 결과변수의 발생이 TAVI군에서 유의하게 적게 발생하여 통계적 우월성을 입증하였다(8.5% vs. 15.1%, HR 0.54, 95% CI 0.37-0.79, p = 0.0001 for superiority). 2차 결과변수로서 30일 째 뇌졸중과 처음 생긴 심방세동의 발생도 TAVI 군에서 유의하게 적었으며, 입원기간도 TAVI 군에서 짧았다. 이전 연구들에서 TAVI 시술 후 더 많이 발생하는 것으로 보고되었던 주요 혈관합병증이나 영구형심 박동기 삽입, 중등도 이상의 판막주위 역류의 발생도 이 연구에서는 양 군간에 차이가 없었다.

Evolut Low Risk 연구는 CoreValve와 그의 개선형인 Evolut R이나 Evolut PRO를 이용하여 수술의 저위험군을 대상으로 수행되었다[15]. 저위험군은 30일 째 수술 사망률이 3% 이하로 예측되는 환자로 정의하였고 연구 대상 환자의 평균 STS score는 1.9%였다. 총 1,468명의 환자(평균 나이 74세)를 무작위 배정하여 사전에 계획된 중간분석 결과가 보고되었다. 그 결과 사망 혹은 중증 뇌졸중의 복합으로 정의한 1차 결과변수의 2년째 예측발생률이 TAVI 군에서 비열등함(5.3% vs. 6.7%, 이하 TAVI군 vs. 수술군)을 보였다[그림9]. TAVI군은 30일 째 중증 뇌졸중(0.5% vs. 1.7%),

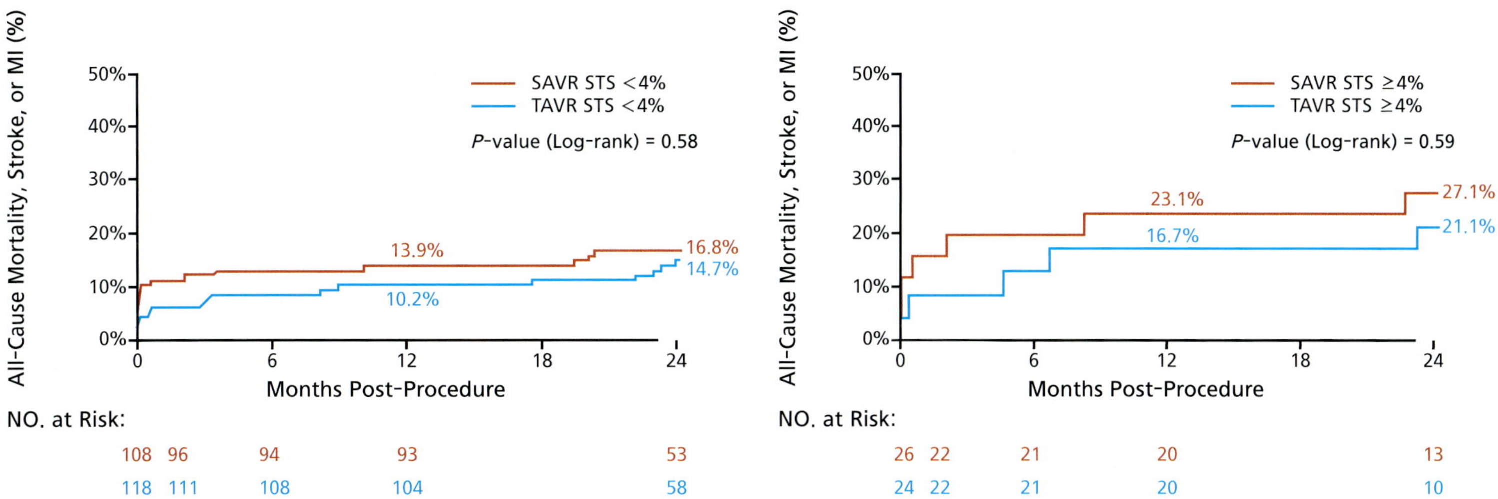

그림7

NOTION의 2년 성적[13]
모든 사망, 뇌졸중, 혹은 심근경색의 복합평가지표 발생에 있어 STS score 4% 미만인 환자군(좌)과 이상인 환자군(우) 공히 TAVI군과 수술군 간 차이가 없음

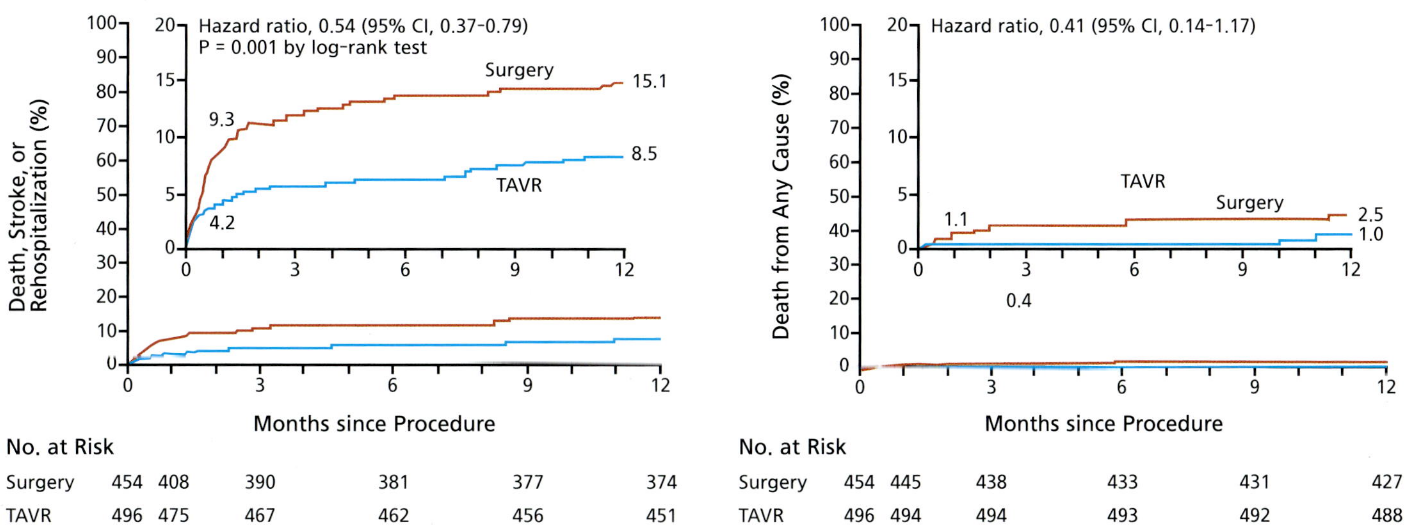

그림8

PARTNER 3 연구의 1년 성적[14]
1차 결과 변수의 발생이 TAVI 군에서 유의하게 적고(좌), 모든 사망의 발생은 적은 경향을 보임(우)

출혈합병증(2.4% vs. 7.5%), 급성 신손상(0.9% vs. 2.8%), 심방세동(7.7% vs. 35.4%)의 발생이 낮았지만, 중등도 이상의 판막역류(3.5% vs. 0.5%)와 심박동기삽입(17.4% vs. 6.1%)이 더 많이 발생했다. 또한 SURTAVI 연구에서처럼 TAVI 군에서 평균 대동맥판막 혈압차가 낮고 유효 대동맥판구 면적이 넓었다.

PARTNER 3와 Evolut Low Risk 연구에 고무되어 2019년 8월 미국 FDA는 TAVI 적응증을 수술의 저위험군 환자에까지 확대하였다. TAVI의 저위험군 환자들은 대개 상대적으로 연령이 낮기 때문에 특히 장기 성적 및 안전성에 대한 연구 결과가 관심사가 되는데, 10년에 걸친 장기 추적관찰이 현재 진행 중에 있다.

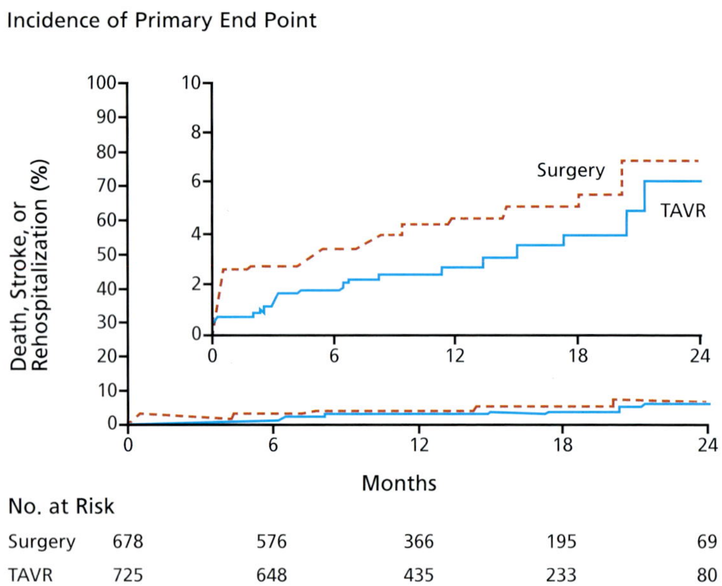

그림9

Evolut Low Risk 연구의 중간분석결과[15]
TAVI 가 수술에 비해 1차 결과변수의 발생에서 비열등하였음

참고 문헌

(1) Leon MB, Smith CR, Mack M, Miller DC, Moses JW, Svensson LG, Tuzcu EM, Webb JG, Fontana GP, Makkar RR, Brown DL, Block PC, Guyton RA, Pichard AD, Bavaria JE, Herrmann HC, Douglas PS, Petersen JL, Akin JJ, Anderson WN, Wang D, Pocock S and Investigators PT. Transcatheter aortic-valve implantation for aortic stenosis in patients who cannot undergo surgery. The New England journal of medicine. 2010;363:1597-607.

(2) Makkar RR, Fontana GP, Jilaihawi H, Kapadia S, Pichard AD, Douglas PS, Thourani VH, Babaliaros VC, Webb JG, Herrmann HC, Bavaria JE, Kodali S, Brown DL, Bowers B, Dewey TM, Svensson LG, Tuzcu M, Moses JW, Williams MR, Siegel RJ, Akin JJ, Anderson WN, Pocock S, Smith CR, Leon MB and Investigators PT. Transcatheter aortic-valve replacement for inoperable severe aortic stenosis. The New England journal of medicine. 2012;366:1696-704.

(3) Smith CR, Leon MB, Mack MJ, Miller DC, Moses JW, Svensson LG, Tuzcu EM, Webb JG, Fontana GP, Makkar RR, Williams M, Dewey T, Kapadia S, Babaliaros V, Thourani VH, Corso P, Pichard AD, Bavaria JE, Herrmann HC, Akin JJ, Anderson WN, Wang D, Pocock SJ and Investigators PT. Transcatheter versus surgical aortic-valve replacement in high-risk patients. The New England journal of medicine. 2011;364:2187-98.

(4) Kodali SK, Williams MR, Smith CR, Svensson LG, Webb JG, Makkar RR, Fontana GP, Dewey TM, Thourani VH, Pichard AD, Fischbein M, Szeto WY, Lim S, Greason KL, Teirstein PS, Malaisrie SC, Douglas PS, Hahn RT, Whisenant B, Zajarias A, Wang D, Akin JJ, Anderson WN, Leon MB and Investigators PT. Two-year outcomes after transcatheter or surgical aortic-valve replacement. The New England journal of medicine. 2012;366:1686-95.

(5) Mack MJ, Leon MB, Smith CR, Miller DC, Moses JW, Tuzcu EM, Webb JG, Douglas PS, Anderson WN, Blackstone EH, Kodali SK, Makkar RR, Fontana GP, Kapadia S, Bavaria J, Hahn RT, Thourani VH, Babaliaros V, Pichard A, Herrmann HC, Brown DL, Williams M, Akin J, Davidson MJ, Svensson LG and investigators Pt. 5-year outcomes of transcatheter aortic valve replacement or surgical aortic valve replacement for high surgical risk patients with aortic stenosis (PARTNER 1): a randomised controlled trial. Lancet. 2015;385:2477-84.

(6) Leon MB, Smith CR, Mack MJ, Makkar RR, Svensson LG, Kodali SK, Thourani VH, Tuzcu EM, Miller DC, Herrmann HC, Doshi D, Cohen DJ, Pichard AD, Kapadia S, Dewey T, Babaliaros V, Szeto WY, Williams MR, Kereiakes D, Zajarias A, Greason KL, Whisenant BK, Hodson RW, Moses JW, Trento A, Brown DL, Fearon WF, Pibarot P, Hahn RT, Jaber WA, Anderson WN, Alu MC, Webb JG and Investigators P. Transcatheter or Surgical Aortic-Valve Replacement in Intermediate-Risk Patients. The New England journal of medicine. 2016;374:1609-20.

(7) Thourani VH, Kodali S, Makkar RR, Herrmann HC, Williams M, Babaliaros V, Smalling R, Lim S, Malaisrie SC, Kapadia S, Szeto WY, Greason KL, Kereiakes D, Ailawadi G, Whisenant BK, Devireddy C, Leipsic J, Hahn RT, Pibarot P, Weissman NJ, Jaber WA, Cohen DJ, Suri R, Tuzcu EM, Svensson LG, Webb JG, Moses JW, Mack MJ, Miller DC, Smith CR, Alu MC, Parvataneni R, D'Agostino RB, Jr. and Leon MB. Transcatheter aortic valve replacement versus surgical valve replacement in intermediate-risk patients: a propensity score analysis. Lancet. 2016;387:2218-25.

(8) Reardon MJ, Van Mieghem NM, Popma JJ, Kleiman NS, Sondergaard L, Mumtaz M, Adams DH, Deeb GM, Maini B, Gada H, Chetcuti S, Gleason T, Heiser J, Lange R, Merhi W, Oh JK, Olsen PS, Piazza N, Williams M, Windecker S, Yakubov SJ, Grube E, Makkar R, Lee JS, Conte J, Vang E, Nguyen H, Chang Y, Mugglin AS, Serruys PW, Kappetein AP and Investigators S. Surgical or Transcatheter Aortic-Valve Replacement in Intermediate-Risk Patients. The New England journal of medicine. 2017;376:1321-1331.

(9) Adams DH, Popma JJ, Reardon MJ, Yakubov SJ, Coselli JS, Deeb GM, Gleason TG, Buchbinder M, Hermiller J, Jr., Kleiman NS, Chetcuti S, Heiser J, Merhi W, Zorn G, Tadros P, Robinson N, Petrossian G, Hughes GC, Harrison JK, Conte J, Maini B, Mumtaz M, Chenoweth S, Oh JK and Investigators USCC. Transcatheter aortic-valve replacement with a self-expanding prosthesis. The New England journal of medicine. 2014;370:1790-8.

(10) Reardon MJ, Adams DH, Kleiman NS, Yakubov SJ, Coselli JS, Deeb GM, Gleason TG, Lee JS, Hermiller JB, Jr., Chetcuti S, Heiser J, Merhi W, Zorn GL, 3rd, Tadros P, Robinson N, Petrossian G, Hughes GC, Harrison JK, Maini B, Mumtaz M, Conte JV, Resar JR, Aharonian V, Pfeffer T, Oh JK, Qiao H and Popma JJ. 2-Year Outcomes in Patients Undergoing Surgical or Self-Expanding Transcatheter Aortic Valve Replacement. Journal of the American College of Cardiology. 2015;66:113-21.

(11) Deeb GM, Reardon MJ, Chetcuti S, Patel HJ, Grossman PM, Yakubov SJ, Kleiman NS, Coselli JS, Gleason TG, Lee JS, Hermiller JB, Jr., Heiser J, Merhi W, Zorn GL, 3rd, Tadros P, Robinson N, Petrossian G, Hughes GC, Harrison JK, Maini B, Mumtaz M, Conte J, Resar J, Aharonian V, Pfeffer T, Oh JK, Qiao H, Adams DH, Popma JJ and CoreValve USCI. 3-Year Outcomes in High-Risk Patients Who Underwent Surgical or Transcatheter Aortic Valve Replacement. Journal of the American College of Cardiology. 2016;67:2565-74.

(12) Thyregod HG, Steinbruchel DA, Ihlemann N, Nissen H, Kjeldsen BJ, Petursson P, Chang Y, Franzen OW, Engstrom T, Clemmensen P, Hansen PB, Andersen LW, Olsen PS and Sondergaard L. Transcatheter Versus Surgical Aortic Valve Replacement in Patients With Severe Aortic Valve Stenosis: 1-Year Results From the All-Comers NOTION Randomized Clinical Trial. Journal of the American College of Cardiology. 2015;65:2184-94.
(13) Sondergaard L, Steinbruchel DA, Ihlemann N, Nissen H, Kjeldsen BJ, Petursson P, Ngo AT, Olsen NT, Chang Y, Franzen OW, Engstrom T, Clemmensen P, Olsen PS and Thyregod HG. Two-Year Outcomes in Patients With Severe Aortic Valve Stenosis Randomized to Transcatheter Versus Surgical Aortic Valve Replacement: The All-Comers Nordic Aortic Valve Intervention Randomized Clinical Trial. Circ Cardiovasc Interv. 2016;9.
(14) Mack MJ, Leon MB, Thourani VH, Makkar R, Kodali SK, Russo M, Kapadia SR, Malaisrie SC, Cohen DJ, Pibarot P, Leipsic J, Hahn RT, Blanke P, Williams MR, McCabe JM, Brown DL, Babaliaros V, Goldman S, Szeto WY, Genereux P, Pershad A, Pocock SJ, Alu MC, Webb JG, Smith CR and Investigators P. Transcatheter Aortic-Valve Replacement with a Balloon-Expandable Valve in Low-Risk Patients. N Engl J Med. 2019;380:1695-1705.
(15) Popma JJ, Deeb GM, Yakubov SJ, Mumtaz M, Gada H, O'Hair D, Bajwa T, Heiser JC, Merhi W, Kleiman NS, Askew J, Sorajja P, Rovin J, Chetcuti SJ, Adams DH, Teirstein PS, Zorn GL, 3rd, Forrest JK, Tchetche D, Resar J, Walton A, Piazza N, Ramlawi B, Robinson N, Petrossian G, Gleason TG, Oh JK, Boulware MJ, Qiao H, Mugglin AS, Reardon MJ and Evolut Low Risk Trial I. Transcatheter Aortic-Valve Replacement with a Self-Expanding Valve in Low-Risk Patients. N Engl J Med. 2019;380:1706-1715.

Chapter 10

시술 합병증

Complications of TAVI

강남세브란스병원 민필기

2002년 처음 시술이 시행된 이후 경피적 대동맥 판막 성형술(Transcatheter Aortic Valve Implantation, TAVI)은 증상이 있는 중증 대동맥판협착증(Aortic Stenosis, AS) 환자에서 효과적인 치료 방법으로 자리잡아 가고 있으며 그 적응증도 점차 확대되고 있다. 그동안 많은 시술 경험이 축적되고 새로운 세대의 기구들이 도입됨에 따라 시술 성적도 많이 향상되고 시술에 따른 합병증의 발생 비율도 이전에 비해 많이 감소하였다[그림1][1]. 하지만, 시술에 따른 여러가지 합병증 발생의 위험이 여전히 남아 있는 것이 사실이며, TAVI 시술의 주요한 제한점으로 여겨지고 있다. 본 단원에서는 TAVI 시술시에 발생할 수 있는 합병증들에 대해 살펴보고자 한다.

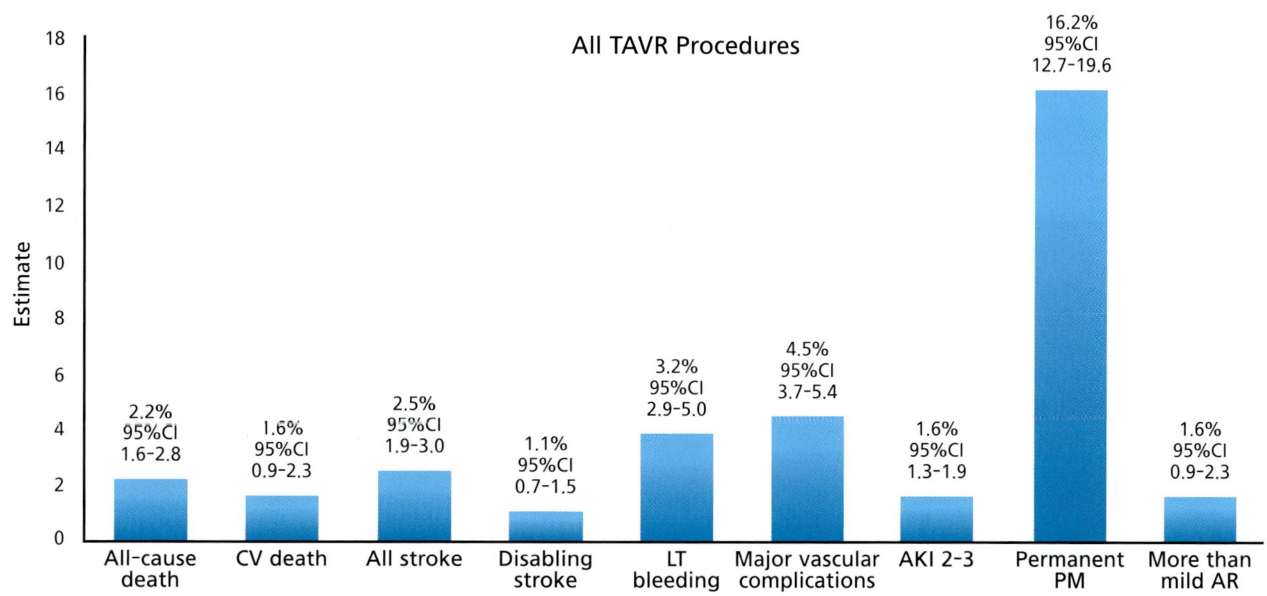

그림1

2세대 경피적 대동맥판대치술 이후 30일째 주요 합병증[1]

CI: Confidence Interval; CV, Cardiovascular; LT, Life-threatening; AKI, Acute Kidney Injury; PM, Permanent Pacemaker; AR, Aortic Regurgitation.

Ⅰ. 사망률

개정된 Valve Academic Research Consortium (VARC)-2 에서는 시술 직후 사망률을 시술 이후 72시간내에 사망한 경우로 정의하고 있으며 시술과 관련된 사망률은 시술 이후 30일 이내 혹은 TAVI 시술을 위해 입원한 기간동안의 모든 원인에 의한 사망으로 정의하고 있다[2].

초기의 연구들에서는 30일 사망률이 5 ~10% 정도로 보고되었으며 사용한 기구의 종류에 따른 사망률의 차이는 없었으나 동맥으로 시술받았던 환자에 비해 심첨부를 통해 TAVI를 시행했던 환자에서 사망률이 높은 것으로 나타났다[3]. TAVI 시술 이후의 사망 원인을 분석했던 한 연구에 따르면, 시술 이후 첫 48시간 동안은 심부전이나 부정맥 등 심장 자체의 원인으로 인한 사망이 대부분이나 48시간 이후부터 시술 이후 30일 사이의 기간에는 감염이나 뇌졸중 같은 심장 이외의 원인으로 인한 사망이 대부분이었다[4].

최근의 메타 분석에 의하면 CoreValve 나 Sapien XT 이후에 출시된 새로운 세대의 기구를 사용한 연구들에서는 30일 사망률은 2.2%, 심혈관계 사망률은 1.6%로 이전의 결과들에 비교해 TAVI 시술 이후의 사망률이 현저히 감소한 것으로 나타났다[1].

Ⅱ. 심근경색

VARC-2에 의하면 TAVI 시술 이후 72시간내에 나타나는 심근경색을 시술과 관련된 것으로 보며, 새로운 심근 허혈의 징후나 증상과 함께 troponin 의 경우 정상 상한치의 15배 이상, Creatine Kinase MB (CK-MB)의 경우 정상 상한치의 5배 이상 상승한 경우로 정의하고 있다. 시술 72시간 이후의 심근경색은 자발적인 심근 경색으로 간주한다[2].

심근경색의 빈도는 0.3~1.1%로 보고 되고 있으며, 위험 인자로는 신부전, 말초 동맥 질환, 베타 차단제의 비사용, 심첨부를 통한 시술, 시술 시간 등이 있다[1,3]. 심한 관상동맥 질환을 이미 동반하고 있는 경우에도 이것이 시술에 따른 심근경색의 빈도를 높인다는 증거는 아직 없으며, 관상동맥 질환에 대한 치료를 TAVI 시술과 함께 진행할 것인지, 단계적으로 시행할 것인지에 대한 판단은 관상동맥질환의 심한 정도나 환자의 상태에 따라 개별적으로 판단해야 할 것으로 보인다.

Ⅲ. 뇌혈관 합병증

초기의 연구 결과들을 보면 뇌졸중이나 일과성 허혈성 발작 등의 뇌혈관 합병증은 3~7% 정도의 빈도로 발생하는 것으로 보고되었으며 이들 중 대부분이 주요(major) 뇌졸중이었던 것으로 나타났다[5]. 새로운 세대의 기구를 이용한 최근의 연구 결과들을 보면 뇌졸중의 빈도는 2.5%로 보고되었으며 이 중 주요 뇌졸중은 1.1%로 나타나, 초기 결과들에 비해 개선된 수치를 보여주고 있다[1].

뇌졸중의 대부분(50~70%)은 시술 중이나 시술 24시간 이내에 발생하는 것으로 알려져 있으며, 뇌졸중의 발생은 30일 사망률을 3.5배에서 10배 정도 증가시키는 것으로 보고되었다. 뇌졸중 발생의 위험 인자로는 판막 삽입 이후의 풍선 확장술이나 삽입한 판막의 이탈이나 색전 등이 알려져 있으며, 하나 이상의 대동맥 판막을 삽입하려는 시도 또한 급성 뇌졸중의 위험을 증가시키는 것으로 알려져 있다. 대규모 코호트 연구를 보면 급성 뇌졸중과는 달리 시술 이후 24시간에서 30일 사이에 나타나는 아급성 뇌졸중은 새로이 발생한 심방 세동이 주요 위험인자로 나타났다[6].

뇌졸중의 위험을 감소시키기 위하여 시술 도중 대동맥 내에서 기구의 조작을 최소화하고 가능하다면 판막 삽입전 풍선 확장술을 하지 않을 것을 권장하고 있다. 최근에는 뇌색전을 예방하기 위한 다양한 형태의 뇌색전 방지 기구들이 개발되어 임상 연구가 진행되고 있다[표1][7].

최근까지 이루어진 5개의 무작위 배정 임상 연구들의 메타 분석 결과에서는 이러한 뇌색전 방지 기구를 사용한 군에서 대조군에 비해 TAVI 시술과 관련된 사망과 뇌졸중을 감소시키는 일관된 경향은 확인하였으나 통계적인 유의성은 없었다(6.1% vs. 9.6%; RR: 0.61; 95% CI: 0.35 to 1.07; p = 0.08)[8]. 하지만, 보스턴사의 Sentinel 기구를 이용한 최근의 대규모 코호트 연구에서는 뇌색전 방지 기구를 사용한 군이 대조군에 비해 유의하게 사망과 뇌졸중이 낮은 것으로 나타났다(2.1% vs. 6.8%; OR 0.30; 95% CI: 0.12 to 0.77; p = 0.01)[9].

[표1] 뇌색전 방지 기구[7]

	Sentinel® cerebral protection system (Boston Scientific)	Point-guard™ dynamic cerebral embolic protection (Transverse Medical, Inc.)	TriGuard3™ Embolic Deflection Device (Venus Medtech, Inc.)	Emblok™ embolic protection system (ICS, LLC.)	ProtEmbo® cerebral protection system (Protembis GmbH)	Emboliner™ embolic protection catheter (Emboline, Inc.)	Emboliner™ embolic deflector system (Edwards Lifesciences)
Coverage (targeted protected arteries)	Partial[a]	Full Arch[b]	Full Arch[b]	Full Arch[b]	Full Arch[b]	Full Arch[b]	Partial[a]
Mechanism	Capture	Deflection	Deflection	Capture	Deflection	Capture	Deflection
Access site	Right radial	Femoral	Femoral	Femoral	Left radial	Femoral	Right radial
Delivery sheath	6 F	10 F	8 F	11 F	6 F	9 F	6 F
Mesh pore size	140 ㎛	105 ㎛	115-145 ㎛	125 ㎛	60 ㎛	150 ㎛	100 ㎛
Current clinical studies	PROTECT TAVI Trial (ongoing)	CENTER Trial (ongoing)	REFLECT/ TRIFLECT Trial (suspended/ planned)	European Study Evaluating the EMBLOK EPS During TAVR (ongoing)	PROTEMBO SF Trial (ongoing)	SafePass Trial (planned)	
EU/USA status	CE Mark/FDA-cleared	Investigational use	Investigational use	Investigational use	Investigational use	Investigational use	Withdrawn

[a] Two vessel protection (brachiocephalic and left common carotid artery).
[b] Three vessel protection (brachiocephalic, left common carotid and left subclavian artery).

Ⅳ. 혈관 합병증

TAVI 시술과 관련하여 발생할 수 있는 주요 혈관 합병증으로는 대동맥 박리나 파열, 접근 혈관과 관련된 혈관 손상, 원위부 색전 등이 있으며 사망이나 주요 출혈, 내장 허혈이나 신경 손상 등을 초래하여 계획하지 않은 중재적 시술이나 수술을 시행하게 되는 경우를 포함한다.

1세대 기구를 이용한 초기의 연구들에서는 혈관 합병증이 19% 정도에 이르렀으며 이 중 주요 혈관합병증이 12%였다[5]. 하지만, 시술 경험이 늘고 직경이 훨씬 작아진 새로운 세대의 기구들이 임상에 도입됨에 따라서 혈관 합병증은 현저히 줄어 들게 되었으며, 최근의 연구들에서는 혈관 합병증의 빈도가 6.5%, 주요 혈관 합병증은 4.6% 정도로 보고 되고 있다[1].

혈관 합병증을 예측할 수 있는 위험인자로는 여성, 대퇴동맥의 최소 직경 대비 기구 외경의 비율, 대퇴 동맥 석회화의 정도 등을 들 수 있으며, 접근 혈관의 굴곡이 심하거나 석회화가 심한 경우, 직경이 작은 경우에는 매우 주의해야 한다.

시술이 끝나고 지혈 기구를 이용하여 접근 혈관의 지혈을 하기 전에 가급적 말초 혈관 조영술을 통해 혈관 손상이나 색전 등의 합병증 유무를 확인한 후에 지혈을 진행하고, 지혈기구를 사용하는 동안에도 반대쪽 혈관으로부터 유도 철선을 통과 시켜 유지한 상태에서 진행하여야 갑작스럽게 발생하는 출혈이나 색전 등의 상황에 대처할 수 있다.

Ⅴ. 출혈

시술에 따른 출혈의 빈도도 초기에 비해 많이 감소하였으며, 초기의 메타 분석에서는 치명적인 출혈의 빈도가 16%

정도로 보고 되었으나 새로운 세대의 기구를 이용한 최근의 분석에서는 주요 출혈이 8.3%, 치명적인 출혈이 3.9% 정도로 보고 되고 있다[1]. TAVI 시술과 관련된 출혈은 시술과 관련된 출혈도 있으며, 고위험군에서 환자의 취약성(fragility)과 연관된 출혈도 있을 수 있다. 대부분의 출혈은 접근 혈관과 관련된 합병증으로 보고 되고 있다.

Ⅵ. 대동맥판역류

TAVI 시술 이후에 나타나는 중등도 이상의 대동맥판역류의 빈도는 4.5%~11.7% 정도로 보고 되고 있다[5]. 중등도 이상의 대동맥판역류가 있는 경우 중등도 위험군이나 고위험군 환자 모두에서 사망률을 2배에서 3배정도 증가 시키는 것으로 보고 되고 있다[10].

판막 주위 누출(paravalvular leakage)로 인한 대동맥판역류는 삽입한 인공 판막과 대동맥륜 사이의 완전한 부착(apposition)이 되지 않아서 발생하게 되는데 사용한 판막의 크기가 대동맥륜의 크기보다 작거나, 판막의 삽입 위치가 너무 낮거나 높은 경우, 또는 대동맥륜이나 대동맥 판막, 좌심실 유출로의 석회화가 심한 경우 발생할 수 있다. 최근 들어 시술의 경험이 축적되고 sealing skirt 의 도입 등 인공 판막의 기술적 개선이 이루어짐에 따라 대동맥판역류의 빈도도 앞으로 많이 감소할 것으로 기대된다[10].

시술 이후에 많은 양의 판막 주위 누출이 관찰될 경우 풍선확장술을 통해 이를 다소 개선시킬 수 있으나 과도한 풍선확장술은 뇌혈관 색전의 위험을 증가시키고 전도 장애나 대동맥 파열의 위험도 커질 수 있으므로 주의해서 시술 여부를 판단해야 한다. Amplatzer vascular plug 등을 이용한 경피적 시술은 대동맥판 치환술 이후와 비교하여 TAVI 이후의 사용 경험은 아직 제한적이므로 향후 연구를 통해 그 역할이 정립되어야 할 것으로 생각된다.

Ⅶ. 판막의 이상위치

판막의 이상위치(malpositioning)는 최초 적절하게 삽입된 인공판막이 이동한 경우나 판막이 색전된 경우, 대동맥 판막 이외의 위치에 삽입된 경우 등이 있을 수 있다. 전체적인 빈도는 1.3% 정도로 높지 않다. 판막이 이동하거나 색전되는 것은 대동맥륜의 크기에 비해 인공판막의 크기가 작은 경우, 혹은 판막 삽입의 위치가 나쁜 경우 발생할 수 있다. 풍선 팽창형 판막의 경우 삽입 당시 고속 조율이 충분하지 않거나 너무 일찍 종료한 경우에도 발생할 수 있다. 그 밖에 비후된 심실 중격의 돌출 등 주변 심장 조직의 구조적 문제가 원인이 될 수도 있다.

판막의 위치가 좋지 않거나 이동한 경우 새로운 인공판막을 기존 인공판막에 삽입함으로써 치료가 가능한 경우도 있고 자가 팽창형 판막의 경우 올가미를 이용해서 잡아 당겨 위치를 조정할 수 있는 경우도 있다.

Ⅷ. 관상동맥 폐색

관상동맥의 폐색은 매우 드문 합병증으로 그 빈도는 1% 미만으로 알려져 있으며 우관상동맥보다는 좌주간지에 흔한 것으로 보고 되고 있다. 관상동맥의 폐색은 대부분 석회화된 대동맥 첨판이 인공판막 삽입으로 인해 밀려서 관상동맥 개구부를 막아서 발생한다. 따라서, 대동맥 첨판의 석회화가 심하거나 Valsalva동이 얕고 대동맥 근부가 좁은 경우 관상동맥 폐색의 위험이 높을 것으로 예상할 수 있다. 관상동맥 폐색의 위험이 높은 경우 인공판막 삽입 이전에 미리 다른 혈관 접근로를 통해 해당 관상동맥에 유도 도자(guiding catheter)와 함께 0.014” 유도 철선을 넣어 두어 관상동맥 폐색이 발생시 바로 관상동맥 시술을 시행할 수 있도록 준비하는 것이 도움이 될 수 있다.

Ⅸ. 전도 장애

TAVI 시술과 관련된 대부분의 합병증이 기구의 발전과 함께 그 빈도가 대부분 감소하였으나 고도방실차단이나 좌각차단 같은 전도 장애의 빈도는 최근까지도 거의 변화가 없으며 가장 빈도가 높은 합병증으로 보고 되고 있다[11].

1세대 기구를 이용한 TAVI 시술에서는 좌각차단의 발생 빈도는 사용한 기구에 따라 4~65%로 보고 되었으며 자가 팽창형 CoreValve를 사용한 경우가 풍선 팽창형 Sapien/Sapien XT를 사용한 경우보다 더 자주 나타나는 것으로 알려져 있다. 새로운 세대의 인공 판막에 대한 자료는 많지 않으나 Edwards사의 Sapien 3 판막의 경우 12~22 % 정도로 보고 되고 있다.

이러한 전도 장애는 대부분 시술 도중 혹은 시술 24시간 이내에 발생하는 것으로 알려져 있으며 이들 중 절반 이상이 시술 이후 30일까지도 지속되는 것으로 보고 되었다. 시술 30일 이후에 좌각차단이 소실되는 경우나 퇴원 이후 뒤늦게 좌각차단이 발생하는 빈도는 높지 않은 것으로 보고 되고 있다. 이들 중 영구형 심박동기를 삽입하게 되는 빈도는 5~14% 정도이며 대부분 고도방실차단으로의 진행이 그 적응증이었다.

새로운 좌각차단 발생의 예측인자는 [표2]에 정리되어 있으며 좌각차단의 발생이 1년 사망률에 미치는 영향은 연구마다 상이한 결과를 보고하고 있는데 이는 QRS 지속시간이나 좌심실 기능, 심부전의 정도에 따라 차이가 나는 것으로 생각된다. 좌각차단과 영구형 심박동기 삽입과의 관련성 또한 보고마다 차이가 있으나 최근의 메타 분석에 따르면, 좌각차단이 발생한 환자가 그렇지 않은 환자에 비해 향후 영구형 심박동기를 삽입하게 될 위험이 2배까지도 증가하는 것으로 보고되었다.

영구형 심박동기의 삽입은 TAVI 시술에 따른 합병증 중에서 그 빈도가 가장 높으며 새로운 세대의 인공판막을 사용한 경우에도 그 빈도가 16%에 달하는 것으로 알려져 있다. 영구형 심박동기 삽입의 주요 예측인자는 [표3]에 정리되어 있다.

시술 이후 나타나는 전도 장애에 대한 치료 방법은 아직 대규모 전향적 연구에서 비교된 바 없기 때문에 아직까지는 개별 환자의 상태와 시술자의 판단에 따라 치료해야 할 것으로 보인다. TAVI 시술 이전에 존재하는 전도 장애의 유무를 잘 살피고 시술 이후에 심전도를 잘 모니터 하는 것이 중요하며 시술 이후 48시간까지 심전도의 변화가 없다면 대체로 안심할 수 있을 것으로 생각된다. 하지만, 시술 이후 좌각차단이 발생하였다면 환자를 조기 퇴원시키지 말고 최소한 48~72시간동안 심전도를 모니터하는 것이 바람직하다.

[표2] TAVI 시술 이후 발생하는 좌각차단의 주요 예측인자[11]

Variable	Multivariable Odds Ratio*
Implantation of a Medtronic CoreValve (vs Edwards SAPIEN valves)	2.5-8.5
Depth of implantation, per 1 mm	1.15-1.4
Overexpansion of native aortic annulus	1.8/1%, 5.3 if > 15%
Larger valve size	
Medtronic CoreValve 26 vs 23 mm	4.1
Edwards SAPIEN valves: 29 vs 20-23 mm	3.12

[표3] TAVI 시술 이후 영구형 심박동기 삽입의 주요 예측인자[11]

Variable	Multivariable Odds Ratio*
Baseline right bundle-branch block	2.8-46.7
Implantation of a Medtronic CoreValve (vs Edwards SAPIEN/ SAPIEN XT valves)	2.6-25.7
Depth of implantation	1.1-1.5/1 mm
Oversizing/stretching of the aortic annulus/left ventricular outflow tract	1.02-1.5/1%
First-degree atrioventricular block	4.0-11.4

참고 문헌

(1) Barbanti M, Buccheri S, Rodes-Cabau J, Gulino S, Genereux P, Pilato G, Dvir D, Picci A, Costa G, Tamburino C, Leon MB and Webb JG. Transcatheter aortic valve replacement with new-generation devices: A systematic review and meta-analysis. Int J Cardiol. 2017;245:83-89.

(2) Kappetein AP, Head SJ, Genereux P, Piazza N, van Mieghem NM, Blackstone EH, Brott TG, Cohen DJ, Cutlip DE, van Es GA, Hahn RT, Kirtane AJ, Krucoff MW, Kodali S, Mack MJ, Mehran R, Rodes-Cabau J, Vranckx P, Webb JG, Windecker S, Serruys PW and Leon MB. Updated standardized endpoint definitions for transcatheter aortic valve implantation: the Valve Academic Research Consortium-2 consensus document. J Am Coll Cardiol. 2012;60:1438-54.

(3) Khatri PJ, Webb JG, Rodes-Cabau J, Fremes SE, Ruel M, Lau K, Guo H, Wijeysundera HC and Ko DT. Adverse effects associated with transcatheter aortic valve implantation: a meta-analysis of contemporary studies. Ann Intern Med. 2013;158:35-46.

(4) Van Mieghem NM, van der Boon RM, Nuis RJ, Schultz C, van Geuns RJ, Serruys PW, Kappetein AP, van Domburg RT and de Jaegere PP. Cause of death after transcatheter aortic valve implantation. Catheter Cardiovasc Interv. 2014;83:E277-82.

(5) Fassa AA, Himbert D and Vahanian A. Mechanisms and management of TAVR-related complications. Nat Rev Cardiol. 2013;10:685-95.

(6) Nombela-Franco L, Webb JG, de Jaegere PP, Toggweiler S, Nuis RJ, Dager AE, Amat-Santos IJ, Cheung A, Ye J, Binder RK, van der Boon RM, Van Mieghem N, Benitez LM, Perez S, Lopez J, San Roman JA, Doyle D, Delarochelliere R, Urena M, Leipsic J, Dumont E and Rodes-Cabau J. Timing, predictive factors, and prognostic value of cerebrovascular events in a large cohort of patients undergoing transcatheter aortic valve implantation. Circulation. 2012;126:3041-53.

(7) Gasior T, Mangner N, Bijoch J and Wojakowski W. Cerebral embolic protection systems for transcatheter aortic valve replacement. J Interv Cardiol. 2018;31:891-898.

(8) Giustino G, Sorrentino S, Mehran R, Faggioni M and Dangas G. Cerebral Embolic Protection During TAVR: A Clinical Event Meta-Analysis. J Am Coll Cardiol. 2017;69:465-466.

(9) Seeger J, Gonska B, Otto M, Rottbauer W and Wohrle J. Cerebral Embolic Protection During Transcatheter Aortic Valve Replacement Significantly Reduces Death and Stroke Compared With Unprotected Procedures. JACC Cardiovasc Interv. 2017;10:2297-2303.

(10) Perrin N, Frei A and Noble S. Transcatheter aortic valve implantation: Update in 2018. Eur J Intern Med. 2018;55:12-19.

(11) Auffret V, Puri R, Urena M, Chamandi C, Rodriguez-Gabella T, Philippon F and Rodes-Cabau J. Conduction Disturbances After Transcatheter Aortic Valve Replacement: Current Status and Future Perspectives. Circulation. 2017;136:1049-1069.

Chapter 11

시술 후 환자 관리

Postprocedural patient care (including medication)

전남대학교병원 김주한

경피적 대동맥판 삽입술 및 수술적 대동맥판 치환술의 주된 차이점은 경피적 대동맥판 삽입술을 받은 환자가 더 연령이 높고 동반질환이 많은 것이다. 또한 경피적 대동맥판막의 내구성에 대해서는 잘 알려져 있지 않다. 그렇지만 대동맥판 삽입술 후 기본적인 관리는 수술적 대동맥판 치환술과 유사하다.

1. 인공 판막 기능의 정기적 확인
2. 동반 질환의 관리
3. 심전도 및 차단에 대한 관찰
4. 심인성 위험 요인을 줄이는 생활 권고
5. 적절한 항혈소판제 사용
6. 적절한 치아 위생 관리 및 감염성 심내막염 예방
7. 환자 교육 및 협조 권고
8. 심장 재활 및 신체 기능 증진 등이 이에 해당된다.

I. 시술 직후 관리 [표1]

1. 진정으로부터 각성

시술을 위해 전신 마취를 하였을 경우 가능한 조기 기관 발관을 시도한다.

2. 시술 후 모니터링

전신 마취 및 진정 마취 모두 정신 상태, 심전도, 활력 징후, 혈액 채취 등을 한다. 또한 시술 부위가 잘 지혈됐는지 확인하고 필요시 출혈, 혈종 및 가성 동맥류 등에 대한 처치를 한다.

[표1] 경피적 대동맥판 삽입술 직후 관리

진정에서 회복 후 보행	조기 기관내 튜브 발관 의식 상태 모니터링	
시술 후 모니터링	병원 프로토콜에 따른 진정 상태에서 활력 징후 원격 측정 섭취/배설 모니터링 혈액 검사 결과 출혈, 혈종 및 가성동맥류 모니터링	가성동맥류 의심시 서혜부 초음파 시행 신경학적 평가 반복 시행
통증 관리	적절한 통증 조절 의식 상태 모니터링	
조기 보행	가능한 한 조기 보행 실시 동반 질환 관리 물리 치료 및 작업 치료	신체적 활동 격려
퇴원 계획	시술 전 약물 재도입 퇴원 전 심장 초음파 및 심전도 퇴원 후 병원 재방문 계획	가족 및 사회적 지지 일상생활 수행 능력 평가 퇴원 약 환자 교육

3. 통증 관리

적절한 통증 관리, 지속적인 정신 상태 평가는 경피적 대동맥판 삽입술 후 관리에 있어서 중요하다. 수술 전 복용하였던 약물을 재확인하고 가능한 빨리 도입한다.

4. 조기 보행

시술 전에 퇴원 계획이 세워져 있어야하고 시술 부위가 호전되는 대로 조기 보행을 한다. 동반된 질환에 대한 관리 및 물리 요법, 작업 요법을 시행한다.

5. 퇴원 계획

경피적 대동맥판 치환술 후 조기 퇴원(72시간 이내)은 30일 째 사망률 및 출혈, 심박동기 삽입, 재입원율을 증가 시키지 않았다[표2].

II. 장기적 경과 관찰 [표3]

1. 시간

경피적 대동맥판 삽입술 후 예후는 대동맥판 질환보다는

[표2] 대퇴동맥을 통한 경피적 대동맥판 삽입술 후 조기 퇴원 군과 3일 이후 퇴원한 군 간 30일 째 결과 비교

	Before matching			After matching		
	Early discharge (n=107)	Late discharge (n=358)	p Value	Early discharge (n=89)	Late discharge (n=178)	p Value
Death	2 (1.9)	6 (1.7)	0.583	2 (2.2)	3 (1.7)	0.540
New PPM	0 (0.0)	2 (0.6)	0.592	0 (0.0)	2 (1.1)	0.444
Any bleeding	1 (0.9)	0 (0.0)	0.230	1 (1.1)	0 (0.0)	0.333
Re-hospitalisation	1 (0.9)	3 (0.8)	0.650	1 (1.1)	2 (1.1)	1.000
Composite safety endpoint	3 (2.8)	8 (2.2)	0.483	3 (3.4)	5 (2.8)	0.533
Acute Kidney injury						
Stage 1	5 (4.6)	-	-	4 (4.5)	-	-
Stage 2	1 (0.9)	-	-	1 (1.1)	-	-
Stage 3	0 (0.0)	-	-	0 (0.0)	-	-

[표3] 경피적 대동맥판 삽입술 후 장기적 경과 관찰

시기	30일 째 심장통합진료 6개월 째 순환기 내과 전문의 진료 후 매년 외래 방문 3개월 째 노년 내과 전문의 진료 후 필요시 외래 방문	30일 째 심장통합진료에서 순환기 내과 전문의 진료로 전환 증상 변화 존재 시 더 자주 경과 관찰 시행
항혈전 치료	매일 Aspirin 75 mg - 100 mg 평생 유지 매일 Clopidogrel 75mg 3 - 6개월 유지 심방 세동 또는 정맥혈전증 위험 시 warfarin 고려 (INR 2.0 - 2.5)	다른 적응증 존재 시 warfarin 또는 NOAC 도입
동반 심장 질환	관상동맥 질환 고혈압 심부전 부정맥(심방 세동) 다이어트 및 신체 활동을 포함한 심장 위험 요소 관리	신기능을 포함한 혈액 검사 모니터링 매년 호흡기/신장/소화기/신경 기능 평가
경피적 대동맥판 치환술 후 합병증 모니터링	30일 째, 매년 심장 초음파 시행 30일 째, 매년 심전도 시행 서맥 발생 시 24시간 심전도 고려	대동맥판 주위 역류 새로운 심장 리듬(방실 차단) 좌심실 기능 폐동맥 수축기 압력
치아 위생 및 항생제 예방 조치	최적의 치아 관리 격려 AHA/ACC 가이드라인에 따른 항생제 예방 조치 시행	

전반적인 환자 건강 및 상태가 더 영향을 주었다. 재입원율은 시술 후 첫 해에 40% 정도 되었고 비심인성 원인이 그중60% 정도 되었다[그림1]. 심인성 원인으로 재입원한 경우는 대부분 부정맥 또는 심부전으로 확인되었다. 경피적 대동맥판 삽입술 후 사망률은 여전히 높은 편으로 시술 3년 이내에 30% 환자가 사망하였다. 비심인성 사망의 경우 시술 후 6개월 이내가 많았다. 이러한 결과들은 심장뿐만 아니라 다른 전반적인 관리도 지속적을 해야됨을 보여준다[그림2].

심장 팀은 시술 후 합병증이 많은 첫 한 달 동안 주의 깊은 관리를 해야한다. 이후 환자가 안정적인 상태라면 6개월 후, 이어서 매년 환자 관리를 한다. 또한 환자에게 예정일

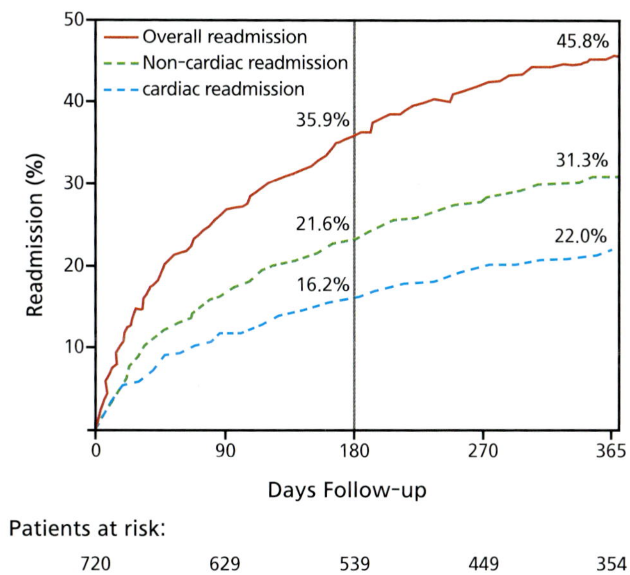

그림1

경피적 대동맥판 삽입술 후 1년 내 재입원

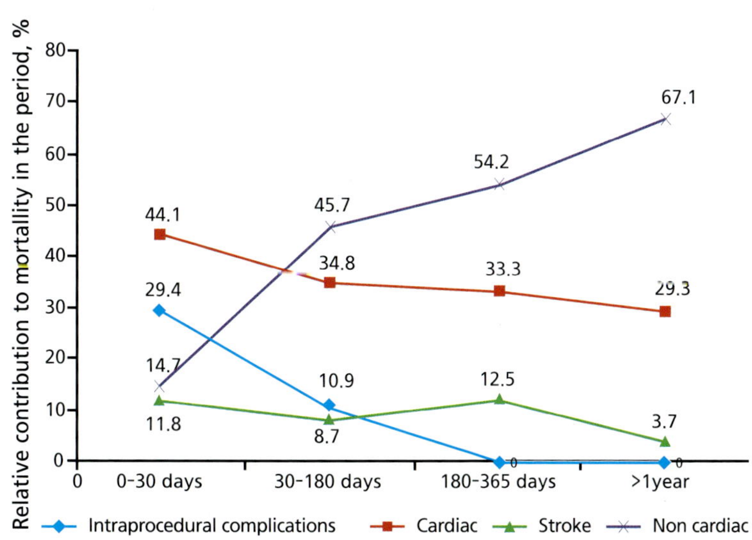

그림2

경피적 대동맥판 삽입술 후 사망 원인 및 시간

변화가 생긴다면 언제 어떻게 의료진과 재연락 해야되는지 교육을 해야 한다.

2. 항혈소판 치료

풍선 확장형 판막을 사용한 경우 클로피도그렐 75 mg을 시술 후 6개월 동안 복용하고 자가 팽창형 판막을 사용한 경우에는 3개월 동안 복용한다. 아스피린은 모든 환자가 지속적으로 복용해야 한다. 시술 전 심방 세동이 있던 경우는 25%이며 시술 후 새롭게 심방 세동이 1 – 8.6%까지 발생한다. 만성 심방세동 있거나 다른 항응고제 도입이 필요한 환자는 인공 판막이 있는 심방 세동 환자에서 치료하는 방법대로 약을 복용한다.

3. 동반 심장 질환

고혈압, 관상동맥 질환, 심방 세동, 좌심실 수축기 장애, 좌심실 이완기 장애, 승모판 질환 및 폐동맥 고혈압이 동반될 수 있고 이에 대한 장기적 관리가 필요하다.

4. 경피적 대동맥판 삽입술 후 합병증 모니터링

퇴원 전 심장 초음파실 시행해야 하며 30일 째 및 이 후 적어도 매년 검사하는 것을 권고한다. 심전도 검사는 심박동기 삽입 등이 필요할 수 있으므로 정기적으로 해야되며 자가 팽창형에서 더 주의가 필요하다. 경피적 대동맥판 삽입술은 대동맥 죽종 및 밸프에서 떨어져 나온 미세부스러기에 의해 색전성 뇌졸증 발생 가능성이 높다. 30일 째 뇌혈관 사건 발생률은 3 – 5%로 확인되었다.

5. 치아 위생 및 항생제 예방

경피적 대동맥판 삽입술은 감염성 심내막염 위험 요소로 조기 인공 판막 심내막염 발생률은 0.3 – 3.4%/인년으로 보고되고 있다. 경피적 대동맥판 삽입술 후 기본적인 항생제 예방법은 다른 인공 판막과 동일하다. 환자에게는 치아 위생을 잘 유지하도록 하고 항생제 예방과 함께 정기적 치과 치료를 하도록 권고한다.

[표4] 경피적 대동맥판 삽입술 후 관리 순서

심장통합진료	경피적 대동맥판 치환술 후 관리	
순환기 내과 세부 전문의 흉부외과 전문의 마취통증의학과 전문의 영상의학과 전문의	경피적 대동맥판 치환술 후 초기 - 시술 후 모니터링 및 통증 관리 - 조기 보행 및 퇴원 계획 장기적 관리 - 항혈전 치료 및 심내막염 예방 - 심장 동반 질환 관리 - 시술 후 합병증 관리	경피적 대동맥판 치환술 후 심장 초음파 (시술 직후, 30일 및 매년 재검사) - 밸브 기능 - 좌심실 크기 및 기능 - 폐동맥 수축기 압력 - 심장 리듬

참고 문헌

(1) 2017 ACC Expert Consensus Decision Pathway for Transcatheter Aortic Valve Peplacement in the Managemnet of Adults With Aortic Stenosis: A Report of the American College of Cardiology Task Force on Clinical Expert Consensus Documents. Otto CM, Kumbhani DJ, Alexander KP, Calhoon JH, Desai MY, Kaul S, Lee JC, Ruiz CE, Vassileva CM. J Am Coll Cardiol. 2017 Mar 14;69(10):1313-1346
(2) Early discharge after transfemoral transcatheter aortic valve implantation. Barbanti M, Capranzano P, Ohno Y, et al. Heart. 2015;101:1485-90
(3) Incidence, causes, and predictors of early (≦30 days) and late unplanned hospital readmissions after transcatheter aortic valve replacement. Nombela-Franco L, del Trigo M, Morrison-polo G, et al. J Am Coll Cardiol Intv. 2015;8:1748-57
(4) Causes and timing of death during long-term follow up after trans catheter aortic valve replacement. Saia F, Ciuca C, et al. Am Heart J. 2014;168:798-806
(5) 2017 ESC/EACTS Guidelines for the management of valvular heart disease. Baumgartner H, Falk V, Bax JJ, De Bonis M, Hamm C, Holm PJ, Iung B, Lancellotti P, Lansac E, Rodriguez Muñoz D, Rosenhek R, Sjögren J, Tornos Mas P, Vahanian A, Walther T, Wendler O, Windecker S, Zamorano JL; ESC Scientific Document Group. Eur Heart J. 2017 Sep 21;38(36):27392791
(6) 2014 AHA/ACC/HRS guideline for the management of patients with atrial fibrillation: a report of the American College of Cardiology/American Heart Association Task Force on Practive Guidelines and the Heart Rhythm Society. January CT, Wann LS, Alpert JS, et al. J Am Coll Cardiol. 2014;64:e1-76
(7) Three year results of a TAVR trial in high surgical risk patients. Kumbani DJ, Baneree S. J Am Coll Cardiol. 2016;67:2575-7
(8) Infective endocarditis after transcatheter aortic valve implantation: results from a large multicenter registry. Amat-Santos IJ, Messika-Zeitoum D, Eltchaninoff H, et al. Circulation. 2015;131:1566-74

Chapter

12 최소 침습 경피적 치환술

Minimalist TAVI

서울아산병원 안정민

2002년에 처음 성공적인 경피적 대동맥판막 치환술(TAVI)이 시행된 이후로, TAVI는 수술을 할 수 없거나 수술의 고위험군인 중증의 대동맥 판막 협착증 환자에서 수술의 대안으로서 점차 자리를 잡았다. 2017년 유럽심장학회(ESC) 및 미국심장학회(AHA/ACC) 가이드라인에서 경대퇴동맥 접근(transfemoral approach)이 가능한 경우 중등증 위험의 환자에서도 TAVI 시술이 추천될 정도로 적응증이 넓어졌다[1,2].

기술, 기구, 시술자의 경험이 향상되고, 적합한 환자를 선택함으로써 시술의 합병증이 극적으로 감소되었으며, 시술의 각 단계에서 기술적 간소화를 더욱더 추진할 수 있었다. 이번 단원에서는 경피적심혈관성혈술(PCI)과 비슷한 간편한 시술로 전환하기 위해 TAVI의 기술적 간소화를 어떻게 획득할 수 있는지를 알아보고, 이런 기술적 간소화에도 시술을 성공적으로 이끌기 위한 방안에 대하여 살펴보고자 한다.

I. 기술적 간소화의 정의

기술적 간소화의 정의(Minimalist TAVI)에 대한 확립된 정의는 없지만, 이것은 시술 중에 최소한의 진정을 사용하는 것을 의미하거나 TAVI 시술의 전반적인 과정에서 기술적 간소화를 추구하는 것을 의미한다[3,4]. Minimalist TAVI는 각 시술 과정의 단계 및 환자의 관리 단계 모두에서 기술적 간소화를 추구하고, 동시에 환자의 안전 및 성공적인 치료를 획득하는 것을 목적으로 한다. 그래서 단순히 시술 간 최소한의 진정 만을 의미하는 것에서 확장되어 시술 전 단계, 시술 단계, 시술 후 관리 단계를 아우르는 모든 과정에서 환자의 안전과 성공적인 치료를 획득한다는 전제하에 기술적 간소화를 구축하고자 노력하는 것을 의미한다. 치료 전 과정에 관심을 두는 것은 새로운 국제적 치료 기준으로서 경대퇴동맥 접근을 통한 minimalist TAVI 치료 접근 방법이 채택되는데 있어 중요한 점이라 할 수 있다.

II. Minimalist TAVI의 전 세계적인 추이 및 치료 성과

기술적 간소화의 접근은 전세계적으로 확산되는 추세이며, France 2 registry에서는 2011년을 기점으로 진정 마취하 시술이 전신 마취를 통한 시술보다 더 많이 시행되고 있다5. 유럽 각국의 의료정책 및 각 병원의 치료 접근 방식에 따라 상이하지만, 유럽의 TCVT registry에 따르면 2011년에서 2012년 유럽 내에서는 진정 마취가 39%에서 행해졌고, 초기 사분기에 36%에서 연구 종료 마지막 사분기에서는 56%까지 진정 마취하 시술이 증가하는 경향을 보였다[6]. 미국의 TCT registry를 살펴보면 2014년에서 2015년 까지 진정 마취하 시술은 15.8%가 행해졌고, 초기 사분기에는 11%에서 연구 종료 마지막 사분기에는 20%까지 진정 마취하 시술이 증가하였고, 진정 마취하 시술을 하는 병원의 비율도 초기 10%에서 연구 종료 시점에는 35%정도까지 점차 증가하였다7. 국내에서도 2017년 자료에 따르면 15.1%가 진정 마취하 시술이 이루어지고 있으며, 서울 아산병원의 경우 2016년을 기점으로 거의 모든 시술을 진정 마취 하에 시술을 진행하고 있다.

진정 마취하 시술의 치료 성과를 살펴보면 유럽의 TCVT

registry에서는 급성심근경색, 중요 뇌졸중, 원내 사망률 및 1년 생존률이 전신 마취하 시술과 차이가 없었다[6]. 미국의 TVT registry에서는 진정 마취하 시술이 원내 사망률 및 30일 사망률이 전신 마취하 시술 보다 오히려 우월하였으며, 30일째 사망, 뇌졸중의 복합 결단점에서도 우월함을 보여주었고, 시술 중에 승압제를 더 적게 사용하고, 중환자실 입실이 더 적고, 입원기간이 짧다는 사실을 보여주었다[7]. 메타분석을 결과를 살펴보면, 30일 사망률 및 원내 사망률이 진정 마취하 시술과 전신 마취하 시술이 동등함을 확인하였고, 진정 마취하 시술이 승압제 사용 및 수혈이 적고, 중환자실 입원기간이 짧지만, 새로운 영구심박동기 삽입은 더 많았다. 이러한 연구 결과들을 종합하면, 진정 마취하 시술은 전신 마취하 시술과 그 성적이 동등하며 안전하다는 것을 확인할 수 있다[8].

Ⅲ. 임상적 치료 과정

정제되고, 표준화된 환자 관리에 대한 가이드라인이 동반된 다학제적인 임상 치료 과정은 기술적 간소화적 접근(minimalist approach)을 가능하게 하였다. Minimalist TAVI는 입원기간 단축화를 목표로 표준화된 시술 전 단계, 시술 단계, 시술 후 관리 단계에 대한 가이드라인을 제시하고자 한다. 첫째, 시술 전 단계에서는 환자를 위험도에 따라 분류하고, 기술적 간소화의 접근이 가능한지 여부를 확인하고, 환자에게 적합한 기구를 선택하게 된다. 둘째, 시술 단계에서는 최소한의 진정 약물을 사용하며, 시술을 간소화하기 위한 기술적 접근을 모색한다. 셋째, 시술 후 관리 단계에서는 표준화된 환자 관리 지침을 따르게 되며, 조기 퇴원에 적합한지 환자를 살펴보게 된다. 이러한 치료 접근방법은 심장팀(heart team)의 다학제적 접근과 다양한 기술적, 치료 방식의 접목을 통하여 성공할 수 있다.

Ⅳ. 시술 전 단계 환자 관리

환자의 취약성에 대한 시술 전 검사 및 평가 먼저 이루어져야 하며, 환자의 임상적 및 해부학적 조건이 TAVI 시술에 적합한지 확인이 필요하다. 이러한 평가는 가능한한 신속하고, 효율적으로 이루어져야 한다. 기술적 간소화의 접근은 시술 전 단계 평가를 간소화하고 표준화하면서 동시에 환자 안전을 확보하면서 시술에 중요한 기저 정보를 획득하는 것을 목표로 한다. 일례로 일상적인 심혈관 조영검사를 하지 않고, 다중절편 CT (multislice CT) 검사를 통하여 시술 전에 말초혈관 상태 확인, 해부학적 계획(anatomic planning), 판막의 크기 선택(valve sizing), 기구의 선택(prosthesis selection) 및 관상동맥의 평가를 할 수 있으며, 시술 중에 경식도 심초음파 사용을 필요 없게 하여 진정 마취하 시술을 가능하게 한다. CT를 통하여 병원 방문 횟수를 줄이고 시술 대기시간을 줄이고, 효율적으로 환자를 평가할 수 있다. 또한 하지 위약 정도, 인지 장애, 빈혈, 저알부민혈증 등을 확인하여 환자의 취약성에 대하여 평가해야 한다. 또한 심각한 폐질환, 폐고혈압, 파킨슨 병, 복합 질환 상태 등의 환자의 동반 질환을 확인하여 기술적 간소화 접근이 가능한지 판단해야 한다. 시술 전 단계 검사가 완료되면, 모든 환자는 다학제로 구성된 심장팀(heart team)의 토론이 필요하다.

Ⅴ. 환자 선택

기술적 간소화 접근(minimalis approach)을 통해 치료하기 위해서는 시술 위험도가 낮은 환자를 선택하는 것이 필수적이다. 기술적 간소화의 접근은 환자의 수술 위험도에 직접적으로 연과되어 있지 않다. 수술 고위험 환자이지만 시술 위험도가 낮다면 기술적 간소화 접근을 통하여 TAVI를 시행할 수 있다. 일반적으로 기술적 간소화 접근이 가능한 환자는 혈관 접근이 용이해야 하고, 관상동맥 높이가 적합하고, 만성 통증이 없어야 하며, 경흉부심초음파(TTE)의 시야가 확보되어야 하며, 응급 기관삽관에 장애가 없어야 하고, 바로 누울 수 있어야한다. 기술적 간소화의 접근이 부적절한 환자는 전신 마취하 경식도초음파(TEE)를 통하여 시술을 진행해야 한다[10][표1].

Ⅵ. 시술 단계 환자 관리

환자의 빠른 회복을 위해서 시술 단계에서 기술적 간소화적 접근이 필요하다[10][표2]. 일반적으로 시술이 수술방이나 하이브리드 수술실에서 시행되지만, 적절하게 선택된 환자에서는 일반 심혈관조영실에서도 시술이 시행될 수 있다. 마취는 최소한으로 진정 마취를 시행이 권고되며 시술 중에

[표1] 기술적 간소화 접근이 부적절한 환자 상태

장골대퇴동맥의 협착 및 비틀림(tortuosity)
관상동맥 폐색의 높은 위험
대동맥판륜의 파열의 높은 위험
환자의 불안정성(agitation)
불명확한 판막 크기 설정
반듯하게 눕기 어려운 조건
경흉부초음파의 나쁜 시야

[표2] 기술적 간소화(minimalist TAVI)를 위한 요건

진정 하 마취
침습적 카테터 사용의 최소화(중심정맥관, 동맥관, 경요도관 삽입 배제)
경대퇴동맥 접근만 허용
동맥 절개를 이용하지 않은 경피적 대퇴동맥 천자 및 혈관 지혈기구 사용
지혈기구 사용 실패시에 경피적 시술을 통한 지혈(graft stent, ballooning etc)
환자 해부학적 조건에 따른 다양한 인공판막 선택 가능한 상태
조영검사나 경흉부초음파를 통하여 판막주위누출이나 혈역학적 평가
심실 거치 와이어를 통한 심실 빈맥 유도
12 lead 심전도를 통하여 심혈관조영실에서 임시 심박동기를 제거 결정 프로토콜

시술자, 마취과의사와 환자 간에 의사 소통이 가능하게 하여 뇌졸중이나 대동맥 합병증을 조기에 의심할 수 있으며, 시술 후 섬망의 가능성을 낮출 수 있다. 진정 마취는 시술 시간을 줄이고, 입원 기간을 단축할 수 있다. 다만 시술 고위험 환자이거나 경식도초음파 검사가 필요하거나, 인지 장애가 있거나 대화에 장애가 있고, 반드시 눕거나 가만히 있을 수 없는 환자는 전신 마취하 시술이 필요하다. 진정 마취하 시술이라도 마취과 의사가 상주하는 것이 좋으며, 적절한 진정을 조절할 수 있으며, 환자의 안정과 안전을 보장하면서 환자의 빠른 회복을 도울 수 있기 때문이다.

기술적 간소화 접근에서는 일반적으로 경흉부초음파가 시술 상황을 평가하는데 이용되지만, 대동맥판막 판륜 파열, 중증 대동맥 판막 패쇄부전 등의 시술 중 응급상황을 빠르게 확인하는 데에는 장애가 있을 수 있다. 판막 사이즈 결정이 불명확하거나 신기능이 나쁜 환자에서는 경식도초음파가 사용될 수 있으며, 경식도초음파는 시술 중에 발생 가능한 중요한 합병증을 회피하는 데에도 큰 도움을 줄 수 있다.

반드시 경대퇴동맥 접근을 통한 시술을 시행하고, 절개를 통한 동맥 천자를 피하고, 필요하면 초음파 도움을 받아 대퇴동맥을 경피적 천자를 시행하고, proglide 와 같은 지혈기구(closing device)를 사용한다. 중심정맥 삽관을 피하고, 경요도관 삽관을 피하는 등의 침습적 관의 삽입을 최소화한다. 대퇴정맥을 통한 임시 심박동기를 사용하기보다는 좌심실에 위치한 와이어를 심실빈맥을 유도하기 위해 사용할 수 있다. 양측 대퇴동맥 천자를 하기보다는 요골동맥 천자를 통하여 대동맥 조영 및 요골대퇴 동맥의 조영을 하여, 큰 혈관의 천자로 인한 합병증 발생을 줄일 수 있다.

인공 판막 장착 전에 풍선확장(predilatation)은 뇌졸중과 중증의 대동맥 판막 폐쇄부전을 3%까지 일으킬 수 있다. Predilatation을 하지 않으면 합병증 발생을 예방할 수 있고, 영구심박동기의 필요성이 줄 수 있으며, 시술 시간을 단축할 수 있다. 마취과의사, 심초음파의사, 흉부외과 의사가 상주하거나 응급대기 상태에 있게 하여, 5분 안에 전신 마취 및 기관삽관이 가능해야 하며, 5분 안에 경흉부 초음파를 통하여 중요한 판막주위누출 등을 확인할 수 있어야 하며, 10분 안에 응급 체외순환 장치를 적용이 가능해야 한다. 판막을 장착한 이후에는 ACT (activated clotting time)가 150 이하로 될 수 있도록 프로타민을 통하여 교정을 해서, 시술 4시간 뒤에 환자가 보행이 가능하게 해야 한다.

Ⅶ. 시술 후 단계 관리

기술적 간소화의 목적은 환자를 시술 전 안정된 상태로 빨리 복귀시키는 데에 있다. 지속적인 환자에 대한 관리는 심장중환자실이나 일반 병실에서든 계속되어야 한다. 텔레모니터링을 하면서 일반병실에서 환자를 회복시키는 것의 안정성은 충분히 확보되어 있다. 시술 후 2시간 가량 집중적인 모니터링을 하는 것은 중요하다. 환자의 회복 장소에 상관없이 환자를 일상생활로 빨리 복귀할 수 있도록 회복시

키는 것이 중요하다. 최대한 빨리 침습적 관은 정리해야 하며, 4시간의 침상안정 이후 최대한 빨리 보행을 할 수 있게 하고, 기저 상태의 영양상태, 수분상태를 회복하여 최대한 빨리 정맥라인을 제거하는 것이 필요하다.

지속적인 심실간 전도장애나, 고등급 방실차단이나, 천자 부위 합병증, 진단검사적 이상 소견의 여부를 퇴원 전에 확진되어야 한다. 퇴원 전에 시술 후 기저 심초음파를 시행해서 인공 판막의 기능이 양호한지를 반드시 확인해야 한다. 이후 3월 뒤, 1년 뒤에 심초음파 검사를 하고, 그 이후에는 일년마다 심부전 여부, 판막 기능에 대하여 평가를 해야 한다. 또한 심장 재활 프로그램을 조기에 시행하여 환자의 회복을 도와야 한다[10][표3] 임상의와 환자, 가족 간에 충분한 의사소통은 시술 후 30일 이내의 예후에 아주 중요하다.

기술적 간소화는 입원 기간 단축, 환자의 조기 회복 및 의료자원 이용의 최소화를 목적으로 한다. 조기 퇴원은 30일 사망률, 출혈, 심박동기 삽입, 재입원과 무관하다는 것이 많은 연구에서 확인이 되었다[11]. 기술적 간소화를 통한 풍선 확장 판막을 사용한 최근 연구에서는 시술 익일 퇴원 환자군에서 익일 퇴원이 아닌 환자군과 비교했을 때 30일 사망률은 비슷했고, 1년 사망률은 우월한 결과를 보였다. 특히 익힐 퇴원 환자군에서 비심혈관계 관련 재입원률이 낮았다[12].

다만 조기 퇴원은 환자의 안전이 확보된 이후에만 이루어져야 한다[10][표4]. 환자의 임상상태는 양호해야 하며, 심초음파에서 판막의 기능이 양호하고 합병증이 확인되지 않아야 한다. 진검검사 결과 빈혈이나 신기능 악화소견이나 감염징후가 높아서는 안된다. 텔레 모니터링이나 심전도 상에서 부정맥이나 전도장애의 증거가 없어야 조기 퇴원이 가능하다.

Ⅷ. 요약

기술적 간소화를 통한 TAVI (minimalist TAVI)는 환자의 예후에 악영향이 없이 안전하게 시행될 수 있다. TAVI 시술이 필요한 많은 환자에게 이러한 접근법이 적용될 수 있으나 심장팀에 의해 환자를 선택하는 것은 매우 중요하다. 기술적 간소화 접근이 부적절한 가능한 요건들을 인지하는 것인 중요하다. 무엇보다도 이러한 기술적 간소화의 접근은 시술 단계에만 적용되는 것이 아니라 환자 전반적인 관리의 모든 단계에 적용되어야 한다. 정제되고 표준화된 시술 전 검사는 환자나 의료진에게 모두 편리하고, 적절한 의사 결정을 할 수 있게 도와준다. 대부분의 환자에게 기술적 간소화 접근은 적합한 것으로 보이나 환자의 안전을 해치지 않는 선에서 시행되어야 하며 환자의 예후에 중점을 두어야 한다.

[표3] 시술 후 단계 관리

최대한 빨리 텔레모니터링이 가능한 일반 병실로 전동
시술 후 6시간에 조기 보행
시술 익일에 경흉부심초음파 시행
전도장애를 평가하기 위한 프로토콜 설정(조기 영구심박동기 삽입 여부 결정)
시술 후 48시간 이내에 가능하면 조기 퇴원
계획된 조기 검진 프로토콜(시술 이후 일주일에 채혈 검사, 심전도 검사)
심장재활 프로그램의 일반화된 시작

[표4] 시술 후 조기 퇴원을 결정하기 위한 체크리스트

양호한 임상상태(NYHA class ≤2, 출혈 징후나 뇌졸중, 감염의 징후 없는 상태)
시술 후 경흉부심초음파로 확인된 양호한 판막 기능 상태
양호한 진검검사결과(혈색소, 신기능, 백혈구, CRP)
텔레모니터링이나 12 lead 심전도를 통하여 심장 리듬과 전도장애에 대한 평가
-정상동율동: PR<240ms and QRS<160ms and no RBBB
-심방세동: QRS <140ms and no RBBB
-결절리듬(nodal rhythme)이나 빈맥, 서맥의 부재
-시술전 영구심장박동기의 존재

참고 문헌

(1) Baumgartner H, Falk V, Bax JJ, et al. 2017 ESC/EACTS Guidelines for the management of valvular heart disease. Eur Heart J 2017;38:2739-91.

(2) Nishimura RA, Otto CM, Bonow RO, et al. 2017 AHA/ACC Focused Update of the 2014 AHA/ACC Guideline for the Management of Patients With Valvular Heart Disease: A Report of the American College of Cardiology/American Heart Association Task Force on Clinical Practice Guidelines. Circulation 2017;135:e1159-e95.

(3) Szerlip M. Next-Day Discharge After Transcatheter Aortic Valve Replacement: A Goal or a Consequence? JACC Cardiovasc Interv 2018;11:116-8.

(4) Dvir D, Jhaveri R, Pichard AD. The minimalist approach for transcatheter aortic valve replacement in high-risk patients. JACC Cardiovasc Interv 2012;5:468-9.

(5) Oguri A, Yamamoto M, Mouillet G, et al. Clinical outcomes and safety of transfemoral aortic valve implantation under general versus local anesthesia: subanalysis of the French Aortic National CoreValve and Edwards 2 registry. Circ Cardiovasc Interv 2014;7:602-10.

(6) Dall'Ara G, Eltchaninoff H, Moat N, et al. Local and general anaesthesia do not influence outcome of transfemoral aortic valve implantation. Int J Cardiol 2014;177:448-54.

(7) Hyman MC, Vemulapalli S, Szeto WY, et al. Conscious Sedation Versus General Anesthesia for Transcatheter Aortic Valve Replacement: Insights from the National Cardiovascular Data Registry Society of Thoracic Surgeons/American College of Cardiology Transcatheter Valve Therapy Registry. Circulation 2017;136:2132-40.

(8) Ehret C, Rossaint R, Foldenauer AC, et al. Is local anaesthesia a favourable approach for transcatheter aortic valve implantation? A systematic review and meta-analysis comparing local and general anaesthesia. BMJ Open 2017;7:e016321.

(9) Sathananthan J, Lauck S, Webb JG, Wood DA. Minimalist Transcatheter Aortic Valve Replacement: The Right Pathway Forward? Interv Cardiol Clin 2018;7:435-43.

(10) Chopra M, Luk NHV, De Backer O, Sondergaard L. Simplification and optimization of transcatheter aortic valve implantation - fast-track course without compromising safety and efficacy. BMC Cardiovasc Disord 2018;18:231.

(11) Barbanti M, Capranzano P, Ohno Y, et al. Early discharge after transfemoral transcatheter aortic valve implantation. Heart 2015;101:1485-90.

(12) Kamioka N, Wells J, Keegan P, et al. Predictors and Clinical Outcomes of Next-Day Discharge After Minimalist Transfemoral Transcatheter Aortic Valve Replacement. JACC Cardiovasc Interv 2018;11:107-15.

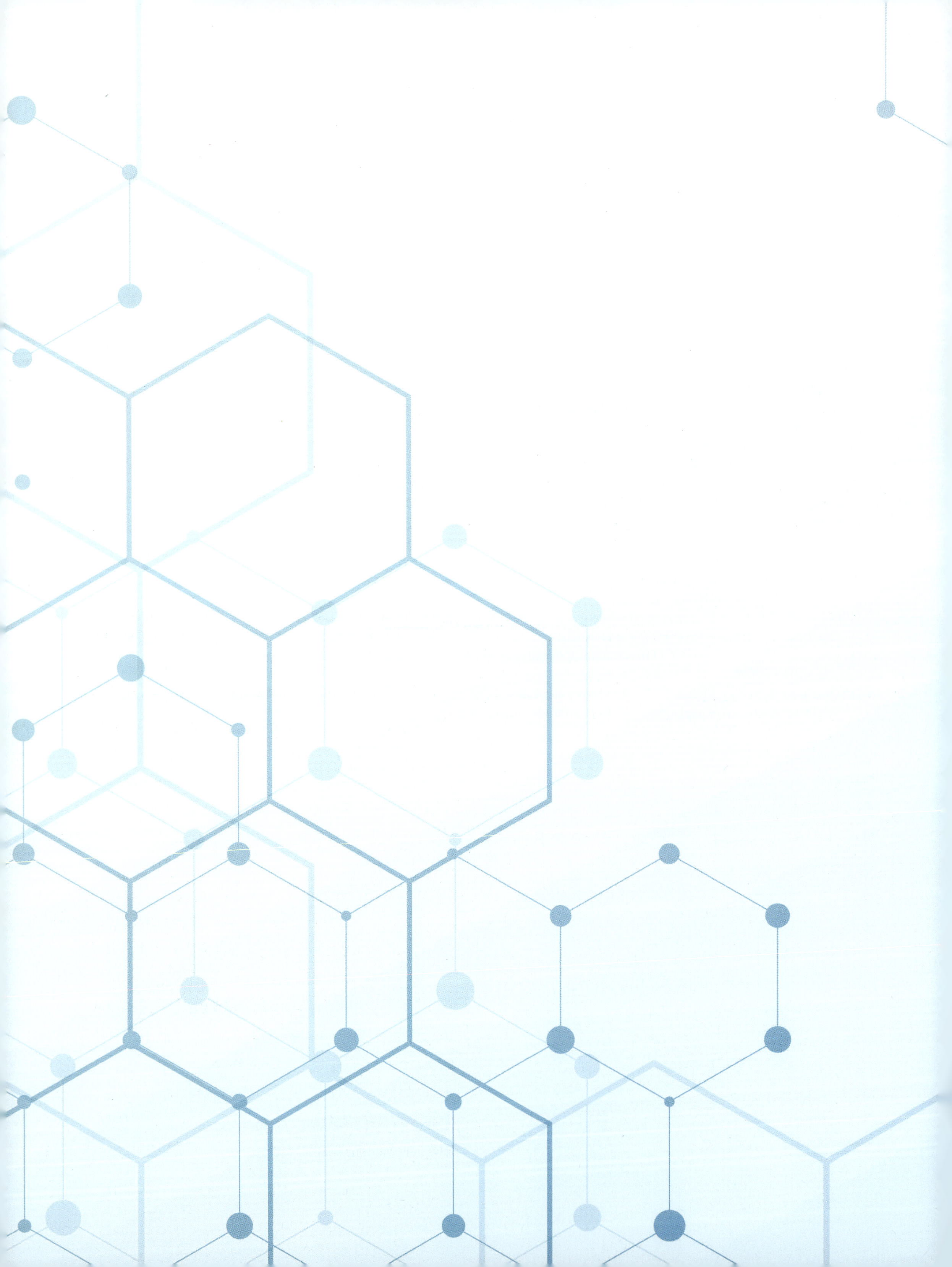

Chapter

13 이엽성 대동맥판막에서의 경피적 치환술

TAVI for bicuspid aortic valves

세브란스병원 고영국

I. Biscupid aortic valve (BAV)의 유병률

Bicuspid aortic valve (BAV, 이엽성대동맥판막)는 성인에서 가장 흔한 선천성 심장질환으로 서구에서는 유병률이 약 0.5~2%로 알려져 있고 Transcatheter Aortic Valve Implantation (TAVI)을 시행받는 환자들의 약 1.6% ~6.7%가 BAV 경우로 보고되었다[1,2]. 일반적으로 아시아인에서 BAV의 유병률이 높은 것으로 알려져 있으나 우리나라의 경우에는 건강검진 시행받는 환자 중 BAV유병률이 0.16%로 발표되었고,3 K-TAVI registry 에서 BAV빈도는 8.5%로 서구와 비슷한 빈도로 나타났다[4]. 반면 중국의 TAVI registry경우 BAV 빈도는 47.5%로 매우 높았는데[5], 최근 한 논문은 중국인에서 BAV의 유병률도 서구와 비슷하나 TAVI를 시행받는 환자들이 상대적으로 젊은 연령이여서 BAV의 빈도가 높게 나타났을 가능성을 제시하였다[1]. 실제 미국에서 대동맥판치환수술을 시행받는 환자의 50% 정도에서 BAV가 관찰되었다[6]. BAV의 경우 tricuspidal aortic valve (TAV)보다 퇴행성변화와 이에 따른 증상이 너 일찍 빌현하기 때문에 대부분의 BAV 환자들은 surgical aortic valve replacement로 치료를 받고 있다. 그러나 최근 TAVI 수술의 고위험군 뿐만 아니라 중등도 및 저위험군 환자에서도 우수한 성적을 보여줌에 따라 TAVI의 영역이 확대되고 있어 향후 TAVI 로 치료받는 BAV 환자들도 빠르게 증가할 것으로 예상된다.

II. BAV에서 TAVI 시행이 어려운 이유

2개의 leaflet (판엽)으로 이루어진 BAV의 경우 valve area가 원형이기보다는 타원의 형태를 보이기때문에 TAVI valve가 삽입될 경우 타원의 단축으로는 판막이 충분이 팽창되지 않거나 또는 힘이 과하게 가해지면 annulus rupture의 위험이 증가할 수 있는 반면, 타원의 장축으로는 valve가 annulus에 충분히 밀착되지 않아 paravalvular leak이 발생할 수 있다. 또한 TAV와 달리 CT상 정확한 annulus level에 대한 분석이 용이하지 않아 적절한 판막크기를 선택하는 것이 쉽지 않다. 더욱이 BAV의 경우 대동맥판막륜(aortic annulus)의 석회화가 더 심하고 비대칭적인 경우가 더 많으며 또한 좌심실유출로의 석회화가 흔히 동반되어 BAV에서는 성공적인 TAVI 시술이 더 어렵고 다양한 합병증이 나타날 위험이 더 높을 수 있다.

III. BAV와 TAV 간의 TAVI 성적 비교

Mylotte등은7 BAV환자에서 (n=139) TAVI 시술 후 발생한 중등도이상의 aortic regurgitation 빈도를 28.4%로 높게 보고하였다. 또한 propensity score matching을 통해 각각 546명의 BAV 와 TAV 환자군 간에 TAVI의 성적을 비교한 최근의 다기관 후향적 등록연구에서 양군 간에 사망률은 유의한 차이가 없었으나 BAV군에서 device success가 더 낮았고(85.3% vs. 91.4%, p = 0.005), 수술전환률이 더 높게 나타났으며(2.0% vs. 0.2%, p = 0.006), 중등도이상의 paravalvular leak도 또한 더 높게 관찰되었다(10.4%

vs. 6.8%, p = 0.04).8 그러나 Sapien3, Evolut R, Lotus와 같은 new-generation valve로 치료받은 경우에는 BAV와 TAV 환자군 간에 device success나 합병증 발생률의 유의한 차이가 나타나지 않았고, 중등도이상의 paravalvular leak도 이전 세대의 valve를 사용할 때보다 현저히 낮아져 양군 간의 차이를 보이지 않았다(2.7% vs. 1.8%, n=0.13). 따라서 early generation device를 사용한 경우에는 BAV 군에서 시술 성공률이 낮고 합병증은 더 높았으나 new-generation valve로 기술이 향상되면서 BAV 군에서 TAVI 성적은 TAV군과 유사할 정도로 개선되었다.

Ⅳ. BAV 형태에 따른 TAVI의 성적

BAV는 다양한 형태를 보이는데 이를 구분하는데 가장 많이 사용되는 분류법은 Sievers등이[9] 수술시 관찰된 대동맥판의 소견에 근거하여 제안한 것으로 2개의 leaflet이 융합된 raphe (봉선)의 갯수와 위치에 따른 분류법이다[그림1]. Type 0는 raphe가 존재하지 않고 비슷한 크기의 판엽 2개로 구성된 순수한 BAV 이며, Type 1은 1개의 raphe를 보이면서 2개의 leaflet이 융합된 형태이며, Type 2는 2개의 raphe가 존재하면서 3개의 판엽이 융합된 형태이다. 추가적으로 type 0에서는 교련의 방향에 따라, type 1과 2 에서는 raphe의 위치에 따라 하위분류를 한다. 서구에서는 type 1의 빈도가 가장 높은 것으로 알려져 있다.

이 중 특히 Type 1이나 2의 경우 Raphe의 석회화는 판막의 팽창을 제한하고 경우에 따라서는 판막을 정확한 위치에 삽입하는데 어려움을 줄 수 있는데 Sapien XT와 CoreValve와 같은 early-generation valve를 사용한 Mylotte등의 후향적 다기관연구에서는 type 1이 TAVI 후 중등도이상 aortic regurgitation의 위험인자로 작용하지는 않았으나 type 1에서 type 0보다 더 높은 빈도로 TAVI 후 aortic regurgitation이 관찰되었다(34.2% vs. 13.3%, p=0.03)[7]. 그러나 paravaluvular leak를 감소시키는 기술이 적용된 new-generation device로 치료받은 환자들이 포함된 다기관연구에서는 type 1과 type 0간에 중등도이상 paravalvular leak의 발생 빈도는 유의한 차이를 보이지 않았다[8].

최근 Jilaihawi 등이[10] CT 영상소견을 근거로 새로운 분

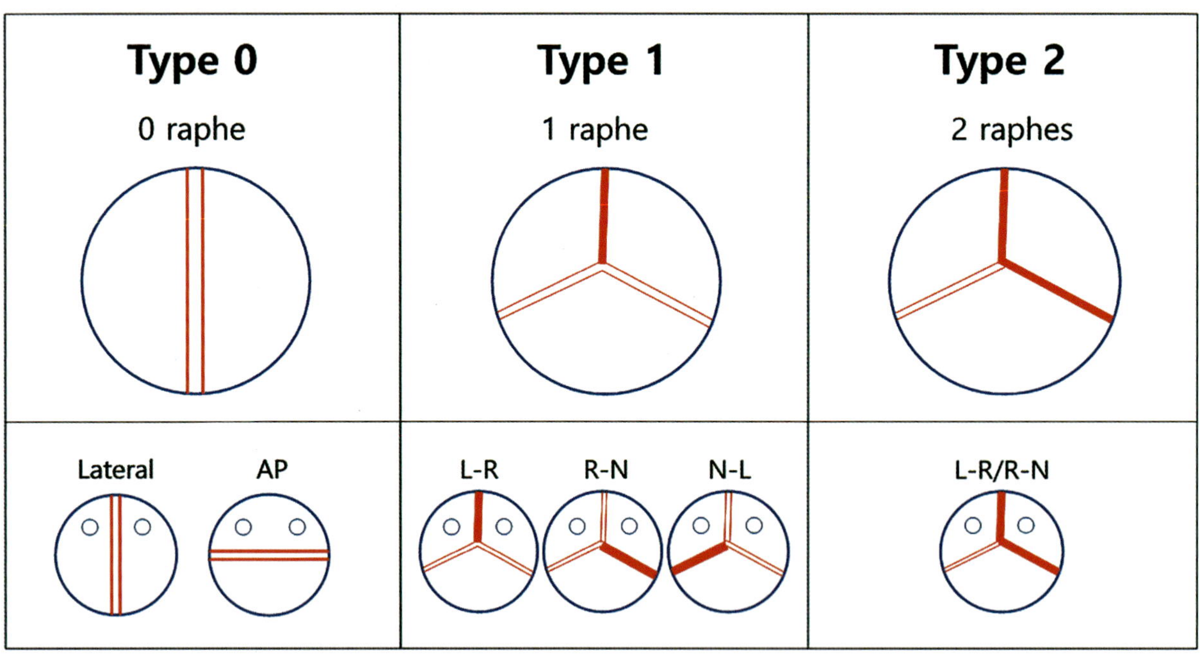

그림1

Sievers classification에 따른 bicuspid aortic valve 의 분류[9]

류법을 제안하였는데 이에 따르면 BAV는 3개의 leaflet 중 2개가 후천적으로 융합되어 기능적으로 BAV가 된 tricommissural type과 2개의 leaflet이 섬유화되거나 석회화된 raphe를 형성하면서 융합된 bicommissural raphe type, 그리고 raphe가 없는 bicommissural non-raphe type으로 구분된다. 그러나 이런한 새로운 분류에도 각 BAV형에 따른 사망률이나 합병증은 유의한 차이는 관찰되지 않았다. 하지만 TAVI 후 중등도이상 aortic regurgitation은 bicommissural BAV에서 intercommissural distance와 유의한 연관성을 나타내었고, 또 시술계획에서 CT를 활용하지 않은 경우가 aortic regiurgitation과 연관성을 보였다. 결론적으로 시술계획에서 CT를 활용하여 sizing을 하고 new-generation valve를 사용할 경우 BAV 형태에 따른 시술 결과의 차이는 유의하지 않을 것으로 판단된다.

V. BAV에서 Balloon expanding valve vs. self-expanding valve 성적 비교

위에서 기술한 바와 early-generation valve인 Sapien XT, CoreValve보다 new-generation valve인 Sapien 3, Lotus, Evolut R을 사용할 경우 device success가 더 높고, 합병증 발생률이 더 낮게 나타났다[8]. BAV환자에서 현재 사용되고 있는 self-expanding valve인 Evolut R에 대한 데이터가 부족하여 Evolut R을 Sapien 3와 직접 비교한 연구데이터는 아직까지 없는 상태이다.

Early-generation balloon-expanding valve인 Sapien XT의 경우 annulus rupture가 CoreValve보다 4.6% vs. 0%로 더 높게 나타났으나 Sapien 3의 경우 annulus rupture의 빈도는 1.1%로 낮아졌다[11]. 첫 번 valve 삽입실패 후 두 번째 valve 사용을 필요하는 경우는 coreValve에서 Sapien XT나 Sapien 3보다 더 높았다[11]. 그러나 recapture가 가능한 Evolut R의 사용으로 두번째 valve를 필요하게 되는 경우도 줄어들 것으로 예상된다. 영구적인 pacemaker의 삽입률은 Corevalve보다 Sapien XT에서 더 낮았으나 new-generation valve인 Sapien 3의 경우 오히려 더 증가한 결과를 보였다. Sapien 3의 경우 Paravalvular leak을 줄이기 위해 outer sealing skirt를 도입하였으나 이는 아마도 electric conduction pathway 에 물리적인 영향을 유발하여 pacemaker 삽입률을 높이는 결과를 나타낸 것으로 생각된다. 향후 직접적인 비교연구데이터가 있어야 결론을 내릴 수 있겠지만 아마도 BAV 환자에서 현재 가장 많이 사용되는 balloon-expanding valve인 Sapien 3와 self-expanding valve 인 Evolut R의 성공률이나 합병증발생률은 비슷할 것으로 예상된다.

Ⅵ. BAV에서 valve sizing

TAV에서 CT를 통한 aortic valve의 분석 및 sizing은 TAVI 시술결과에 중요한 영향을 미치며 이러한 CT 분석의 중요성은 BAV에서도 더욱 더 중요하다 할 수 있다. 일반적으로 TAVI valve가 삽입되어 고정되는 부분이 annulus에 해당되는데 annulus 는 실제 육안으로 구분이 되는 구조가 아니라3개의 leaflet이 대동맥에 부착된 가장 낮은 기저부위를 연결한 가상의 원형구조에 해당된다. 따라서 CT분석에서는 3D 영상을 구성한 후 3개의 leaflet cusp 기저꼭지점들을 일직선상에 위치시킨 다음, 그 위치에서 수직이 되는 단면의 영상을 획득하여 annulus의 직경, 둘레, 면적을 구하게 된다. 그러나 순수형 BAV경우에는 기저꼭지점이 2개 밖에 없기때문에 정확한 annulus level을 찾기가 어렵다. 따라서 ascending aorta 의 central line과 두 개 cusp 기저꼭지점과 관계를 고려하여 annulus level을 선택해야 할 필요가 있다.

현재까지 BAV환자에서 valve sizing관련된 통일된 guideline은 없으며 balloon expanding valve나 self-expanding valve 모두 TAV경우와 마찬가지로 annulus level의 측정값을 기준으로 판막크기를 선택할 것을 권고하고 있다. 다만 두가지 판막크기에 해당되는 경계에 있다면 일반적으로 작은 크기를 선택할 것이 권고된다.

이에 추가적으로 고려해야 할 것은 BAV의 특성상 특히 leaflet의 석회화가 심한 경우에는 annulus보다 약 4~8 mm 상방에서 valve leaflet이 융합된 supra-annular level이 annulus와 더불어 판막을 고정시키는 역할을 하게 된다는 점이다[그림2]. 따라서 일부 시술자들은 특히 self-expanding valve를 사용할 경우 supra-annular level의 dimension을 고려하여 valve의 크기를 결정할 것을 추천하기도 한다. 특히 supra-annular level "제 2의 annulus" 크기

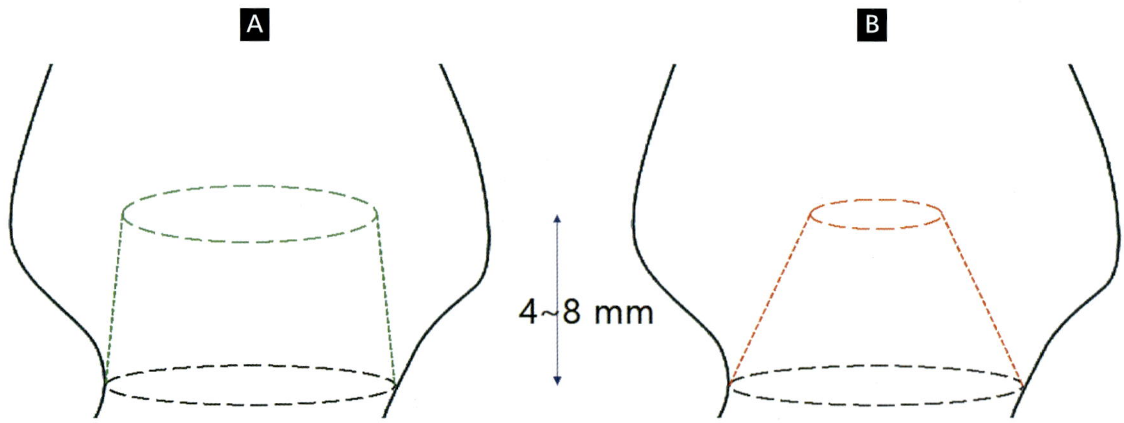

그림2

예상되는 supra-annular level valve 면적이 annulus 면적과 비슷한 경우 (A)와 차이가 큰 경우 (B)

가 annulus의 크기보다 많이 작을 경우 undersizing 할 필요가 있을 수 있으며 그 외에 판막의 석회화 정도, raphe의 위치와 길이, 그리고 sinus of valsalva의 크기도 판막크기를 결정하는데 함께 참작되어야 하겠다. 만약 CT분석으로 판막 크기의 결정이 어려울 경우에는 balloon valvuloplasty 하면서 aortogram 또는 TEE를 시행하는 것이 최종적으로 valve의 크기를 결정하는데 도움을 줄 수 있다.

Ⅶ. BAV에서 valve positioning

Sapien 3의 경우 valve positioning에 있어서 TAV와 큰 차이는 없으나 Valve가 annulus level 기준으로 8:2 비율로 위치하도록 약간 상향조정하여 삽입하는 것을 권고하고 있으며 Evolut R의 경우에도 일반적인 target 깊이인 valve 의 기저 3-5 mm보다 약간 높게 valve를 위치시켜 기저 3 mm에 더 가깝게 삽입하도록 권하고 있다[그림3]. 따라서 일반

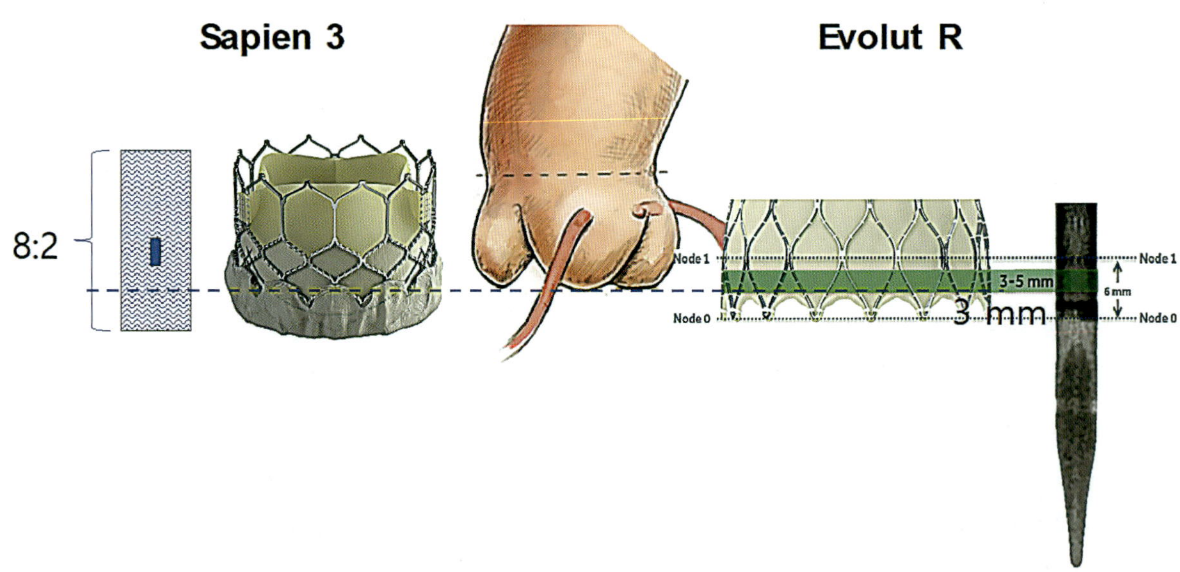

그림3

TAVI valve의 목표삽입위치(일반적인 참고사항이며 환자에 따라 다를 수 있음)

적으로는 TAV 에서 valve를 삽입하는 목표 깊이와 비슷하게 valve를 삽입하되 BAV의 형태를 고려하여 최종 삽입위치를 1-2 mm정도 높게 조정할 수 있겠다.

Ⅷ. 기타 고려사항

판막의 석회화가 심하고 특히 coronary ostium이 낮고 sinus of valsalva가 작은 경우에 TAVI 시행 후 coronary ostium이 폐쇄될 수 있음에 유의해야 하며 또 필요시 관상동맥에 guidewire를 미리 넣고 balloon이나 스텐트를 준비하여 바로 조치할 수 있도록 예방조치를 하는 것이 안전하다.

그리고 또 한가지 고려되어야 할 것은 BAV환자의 약 50%에서 대동맥근부나 상행대동맥의 확장증이나 동맥류가 동반되는 aortopathy가 관찰된다는 점이다. 현재 ACC/AHA Guidelines은 대동맥치환수술을 시행받는 환자에서 상행대동맥직경이 >45 mm인 경우 상행대동맥 치환수술도 권고하고 있다. 따라서 수년 이상의 여명이 기대되는 중등도 또는 저위험군 BAV 환자에서 대동맥협착증과 함께 상행대동맥직경이 >45 mm이 동반되어 있다면 우선적으로 수술적치료를 고려해야 하겠다.

Ⅸ. 결론

Early-generation valve를 이용한 TAVI는 BAV환자에서 TAV환자보다 낮은 시술 성공률과 높은 합병증발생률을 보였으나 기술적으로 향상new-generation valve를 이용한 TAVI는 BAV환자에서도 TAV와 유사한 우수한 결과를 보여 주었다. 또한 BAV의 다양한 형태가 TAVI 시술 결과에 영향을 미칠 것으로 예상되었으나 마찬가지로 new-generation valve가 사용되면서 BAV 분류에 따른 시술결과의 차이는 관찰되지 않고 있다. BAV에서 CT분석을 통해 적절한 판막의 크기를 결정하는데 어려움이 있으나 일반적으로는 TAV와 유사하게 annulus 크기를 기준으로 판막의 크기를 선택하되 판막의 석회화정도, raphe 의 형태, sinus of valsalva의 크기 등을 감안하여 valve의 크기를 조정할 필요가 있겠다.

참고 문헌

(1) Li Y, Wei X, Zhao Z, Liao Y, He J, Xiong T, et al. Prevalence and Complications of Bicuspid Aortic Valve in Chinese According to Echocardiographic Database. Am J Cardiol 2017;120:287-91.

(2) Yoon SH, Sharma R, Chakravarty T, Miyasaka M, Ochiai T, Nomura T, et al. Transcatheter aortic valve replacement in bicuspid aortic valve stenosis: where do we stand? J Cardiovasc Surg (Torino) 2018;59:381-91.

(3) Lee M, Sung J, Cho SJ, Choi SH, Cho SW, Oh JK, et al. Aortic dilatation and calcification in asymptomatic patients with bicuspid aortic valve: analysis in a Korean health screening population. Int J Cardiovasc Imaging 2013;29:553-60.

(4) Yu CW, Kim WJ, Ahn JM, Kook H, Kang SH, Han JK, et al. Trends and Outcomes of Transcatheter Aortic Valve Implantation (TAVI) in Korea: the Results of the First Cohort of Korean TAVI Registry. Korean Circ J 2018;48:382-94.

(5) Jilaihawi H, Wu Y, Yang Y, Xu L, Chen M, Wang J, et al. Morphological characteristics of severe aortic stenosis in China: imaging corelab observations from the first Chinese transcatheter aortic valve trial. Catheter Cardiovasc Interv 2015;85 Suppl 1:752-61.

(6) Roberts WC, Ko JM. Frequency by decades of unicuspid, bicuspid, and tricuspid aortic valves in adults having isolated aortic valve replacement for aortic stenosis, with or without associated aortic regurgitation. Circulation 2005;111:920-5.

(7) Mylotte D, Lefevre T, Sondergaard L, Watanabe Y, Modine T, Dvir D, et al. Transcatheter aortic valve replacement in bicuspid aortic valve disease. J Am Coll Cardiol 2014;64:2330-9.

(8) Yoon SH, Bleiziffer S, De Backer O, Delgado V, Arai T, Ziegelmueller J, et al. Outcomes in Transcatheter Aortic Valve Replacement for Bicuspid Versus Tricuspid Aortic Valve Stenosis. J Am Coll Cardiol 2017;69:2579-89.

(9) Sievers HH, Schmidtke C. A classification system for the bicuspid aortic valve from 304 surgical specimens. J Thorac Cardiovasc Surg 2007;133:1226-33.
(10) Jilaihawi H, Chen M, Webb J, Himbert D, Ruiz CE, Rodes-Cabau J, et al. A Bicuspid Aortic Valve Imaging Classification for the TAVR Era. JACC Cardiovasc Imaging 2016;9:1145-58.
(11) Yoon SH, Lefevre T, Ahn JM, Perlman GY, Dvir D, Latib A, et al. Transcatheter Aortic Valve Replacement With Early- and New-Generation Devices in Bicuspid Aortic Valve Stenosis. J Am Coll Cardiol 2016;68:1195-205.

Chapter

14 판막 내 판막 삽입술

TAVI for valve-in-valve

김포우리병원 고윤석

현재 surgical aortic valve replacement (SAVR)는 anticoagulation 위험성 및 device들의 발달로 인해 과거 65세 이상에서 bioprosthetic surgical valve를 사용하던 추세에서 60세 이상에서 bioprosthetic surgical valve를 사용하는 추세로 바뀌고 있다. 잘 알려져 있다시피, 50세 정도에서 bioprosthetic surgical valve를 사용하는 경우 재수술이 필요한 경우가 45% 이상, 55세에서는 35%, 60세에서는 25%, 65세에서는 20%, 70세에서는 15%, 75세에서는 10% 정도로 젊은 나이에 bioprosthetic surgical valve를 이용한 SAVR을 시행 받을수록 재수술을 받아야 할 확률이 높아진다. 또한 고령화 사회가 될수록, 수명이 늘수록 재수술의 빈도는 높아질 수 밖에 없다. 현재 저위험군에서는 재수술의 mortality가 2-7%로 낮으나, 초고령이나 고위험군에서는 mortality가 30%로 매우 높다. 그러므로 후자의 경우 valve-in-valve TAVI를 고려해야 한다. 또한 valve-in-valve TAVI는 blood transfusion, wound infection, post-operative pain, delayed recovery를 피할 수 있는 장점이 있다. 최근 meta-analysis에서는 valve-in-valve TAVI 군에서 Euroscore가 더 높았음에도 불구하고, 30일 mortality, stroke, myocardial infarction, dialysis에서 모두 재수술군과 차이 없다고 보고하였다. 본 논문에서는 문헌 고찰을 통하여 bioprosthetic surgical valve의 디자인, 구성, 종류 및 failure의 기전을 정리하고, 이에 따른 valve-in-valve TAVI 시술에 대해 정리하였다.

Ⅰ. Bioprosthetic surgical valve

bioprosthetic surgical valve는 stented valve와 stentless valve로 나누어져 있다[그림1]. Stentless valve가 개발되면서 postimplantation transvalvular gradient를 향상시키고, durability가 더 우수할 것으로 예상되었으나, 임상 연구결과 양군간에 차이가 없는 것으로 발표되었다. 현재 stented valve가 주로 사용되고 있다.

1. Stented Valve

Stented valve는 stent frame, biological tissue leaflet, sewing ring의 3가지로 구성되어 있다. Leaflet의 종류에 따라 Edwards Perimount, Sorin Mitroflow, Sorin Soprano는 bovine pericardial가 사용된 판막들이고, Medtronic Hancock I and II, Medtronic Modified Orifice, Medtronic Mosaic, Carpentier-Edwards Supra-Annular Valve, St. jude Medical Biocor/Epic은 porcine aortic valve가 사용된 판막들이다. Base ring과 stent에 따라서는 [그림2]와 같이 분류되어 있다[그림2]. Valve가 붙어있는 위치에 따라 annular, supra-annular로 나뉘어 있고, supra-annular valve에는 Medtroinc Mosaic, Carpentier-Edwards (CE) Magna, Sorin Soprano가 있다. 추가적으로 stent에 inner side에 valve가 붙어있는 것과 outer side에 붙어 있는 Sorin Mitroflow, St. Jude Medical Trifecta가 있다.

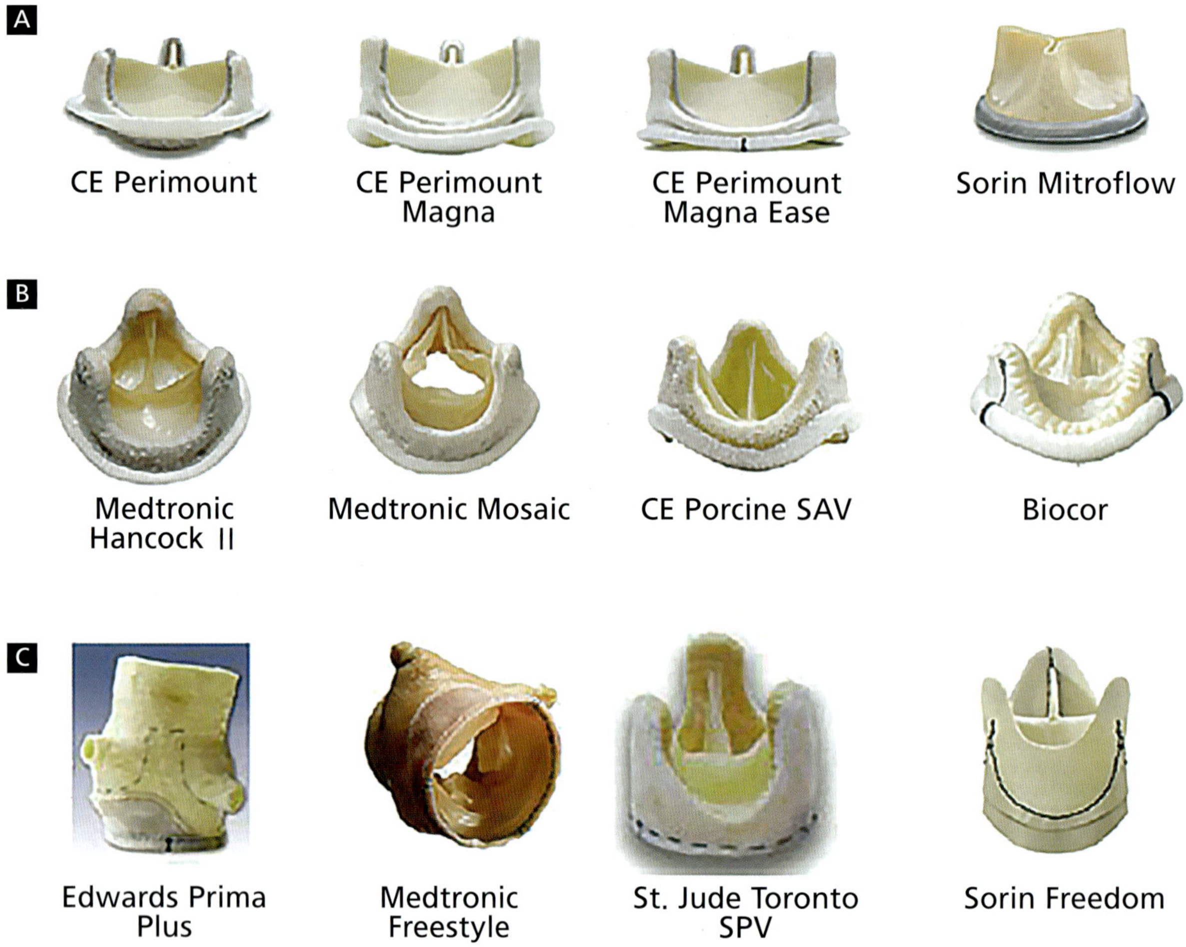

그림1

Bioprosthetic surgical valve의 종류
A) Stented pericaridal bovine bioprosthetic valves. B) Stented porcine aortic valve bioprostheteses. C) Stentless bioprosthetic valve
(from J Am Coll Cardiol Intv 2011;4:721-32)

2. Stentless Valve

Stentless valve는 stent/frame이 없는 판막으로 heterograft, autograft, homograft가 있다. Sorin freedom, ATS medical은 bovine pericardial, Medtronic Freestyle, St. Jude Toronto SPV, St. Jude Biocor, Edwards Prima, CryoLife O'Brien은 porcine aortic valve, CryoValve, Ross procedure는 homograft이다.

C. Bioprosthetic valve failure의 원인

Bioprosthetic valve failure는 leaflet failure와 nonleaflet failure가 있다. Leaflet failure는 wear, tear, calcification에 의한 leaflet degeneration과 endocarditis에 의한 leaflet destruction이다. Nonleaflet failure는 pannus, thrombus, paravalvular leakage에 의한 것이다. 이와 같은 기전으로 stenosis, regurgitation 또는 둘 다가 발생하는 것이다. Calcification, pannus formation, thrombus에 의한 failure는 주로 stenosis로 나타나고, leaflet destruction, pararvalvular leakage에 의한 failure는 regurgitation으로 나타난다. Bioprosthetic valve failure의 risk factor로는 mitral valve position, 젊은 나이에 SAVR, renal failure, hyperparathyroidism이 있다.

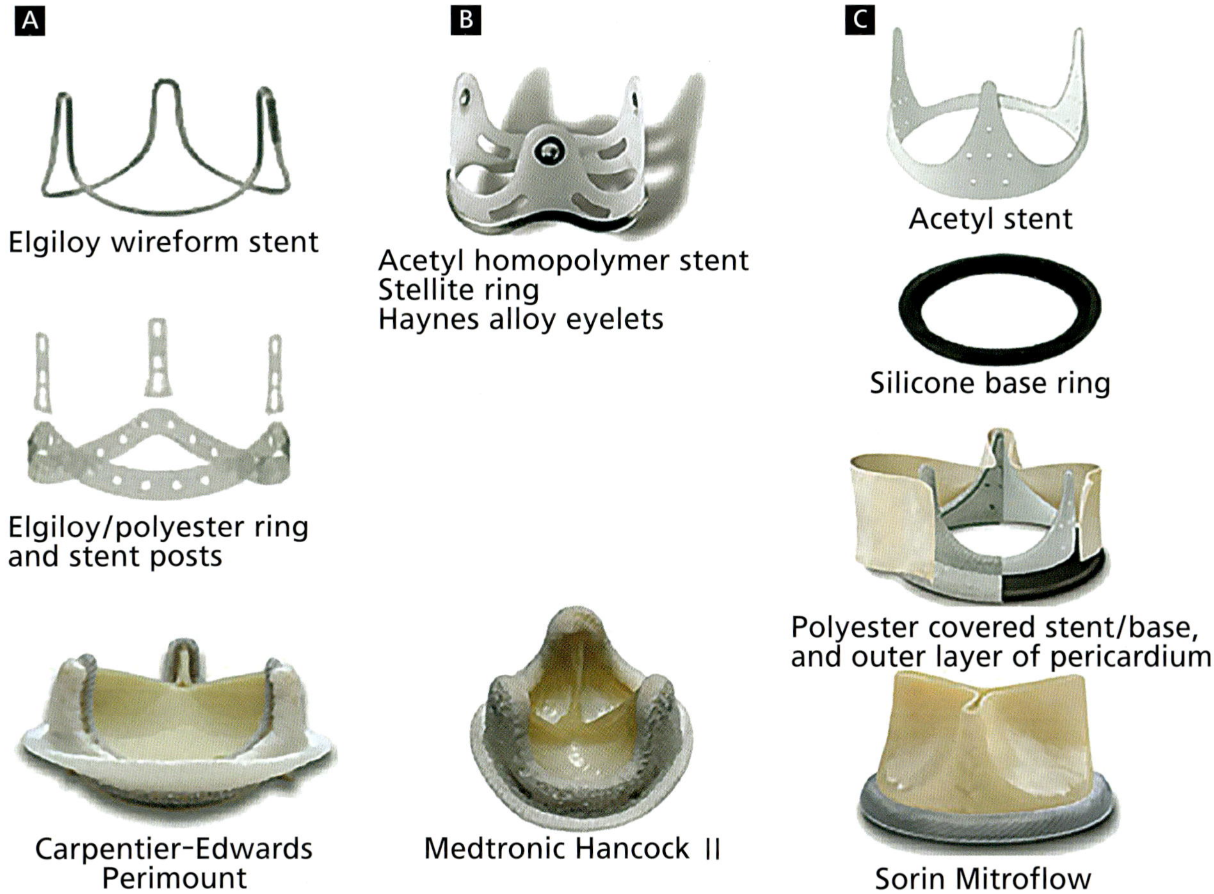

그림2

Base ring과 stent에 따른 valve의 종류

A) Carpentier-Edwards Perimount bovine pericardial valve. B) Medtronic Hancock II porcine aortic valve. C) Sorin Mitroflow bovine pericardial valve.

(from Heart 2013;99:960-7)

II. Valve-in-valve TAVI procedure

1. Procedure planning

1) Bioprosthetic surgical valve 종류 확인 및 true inner diameter 결정

Valve-in-valve TAVI procedure시 어떤 종류의 surgical valve를 사용하였는지 확인하는 것이 가장 중요하다. 사용된 surgical valve의 종류에 따라 THV의 size, position이 결정되기 때문이다. 만약 알 수 없는 surgical valve의 경우는 CT와 2D and 3D echocardiogram을 통하여 size 및 시술 방법을 결정해야 한다. 또한 THV의 size 결정을 위해 true inner diameter를 측정하는 것이 매우 중요하다. Surgical valve의 종류에 따라서 true inner diameter는 각각 다르다[그림3].

2) THV 종류 및 size 결정

현재 valve-in-valve TAVI에 사용할 수 있는 device는 balloon-expandable SAPIEN과 self-expandable CoreValve Evolut R이 주로 사용되고 있다. 보통 native valve에 TAVI 시행 시 10-30% oversizing 하는 것이 보통이나, valve-in-valve TAVI 시술에서는 1-2 mm 정도 oversizing 하거나 10% 정도 oversizing 하는 것이

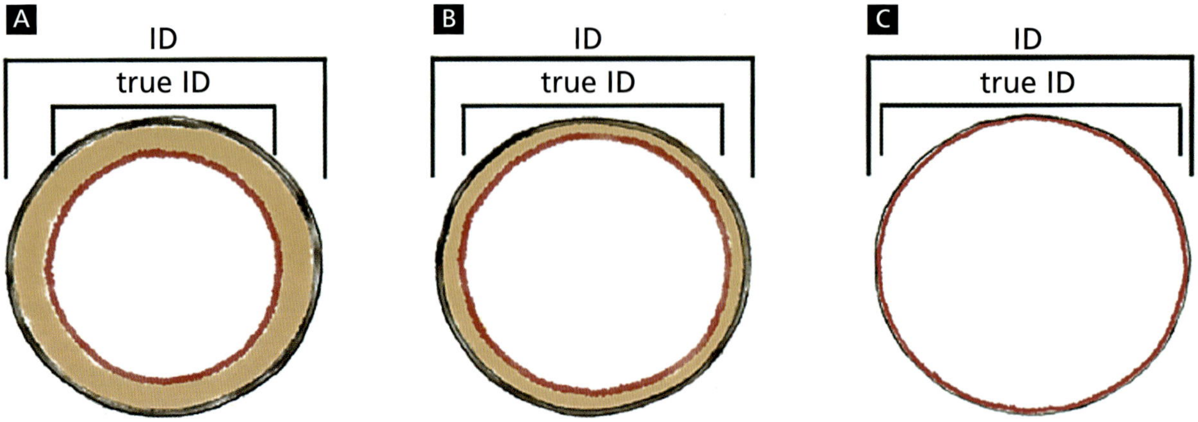

그림3

Bioprosthetic surgical valve의 종류에 따른 true inner diameter
A) Porcine leaflets mounted inside the stent frame (reduction in stent ID is by 2 mm).
B) Pericardial leaflets mounted inside the stent frame (reduction in stent ID is by 1 mm).
C) Pericardial leaflets mounted outside the stent frame (no reduction in stent ID).
ID, inner diameter
(from Ann Cardiothorac Surg 2017;6:541-52)

optimal 한 것으로 되어 있다. 만약 leaflet calcification과 thickening이 심하거나 pannus formation이 있으면, 1 mm 정도만 oversizing 하는 것이 바람직하다. 그리고 ViV aortic App 을 이용하면 THV의 종류와 size 결정에 매우 큰 도움을 얻을 수 있다.

3) Fluoroscopic appearance

확실한 fixation과 optimal valve function을 확보하기 위해 surgical valve안에 THV 배치할 optimal landmark를 확인하는 것이 매우 중요하다. Native valve에 TAVI 시술을 시행할 때 aortic annulus가 reference line 인 것처럼, valve-in-valve TAVI에서는 neo-annulus가 reference line이다. Neo-annulus는 보통 surgical valve의 sewing ring level이다. 그러나, stentless valve처럼 sewing ring이 없거나 fluoroscopy로 보이지 않는 경우 pig-tail catheter 를 이용한 multiple injection 을 사용하여 neo-annulus를 찾거나, balloon valvuloplasty, transesophageal echocardiography를 이용하여 neo-annulus를 찾아야 한다.

4) Coronary obstruction 의 위험성 평가

Coronary obstruction의 위험성은 2% 미만으로 드물지만, 발생하는 경우 life-threatening 하므로 이를 평가하는 것은 매우 중요하며, coronary obstruction이 발생할 것으로 예상되는 경우는 valve-in-valve TAVI를 시행하면 안되고, surgery로 conversion 해야 한다. Coronary obstruction의 risk factor는 supra-annular valves, outer side valve, low-lying coronary arteries, narrow sinuses and sinotubular junction, bulky prosthetic leaflets, lack of stent frame이다.

Ⅲ. Procedure

1. Deployment view

Neo-annulus를 찾아서 반드시 perpendicular view에서 valve-in-valve TAVI를 시행해야 한다.

2. Balloon aortic valvuloplasty (BAV)

보통의 경우 BAV는 필요하지 않으나, coronary obstruction의 위험성 있는 경우나 neo-annulus를 찾지 어려운 경우 시행할 수 있다.

3. THV implantation

확실한 fixation과 optimal valve function을 확보하기 위해 neo-annulus보다 4 mm 아래로 positioning 되어야 한다.

4. Bioprosthetic valve fracture

Bioprosthetic valve fracture는 surgical valve의 size가 작을 경우 orifice를 충분히 확보하여 valve-in-valve TAVI후 postimplantation gradient를 줄여 hemodynamics를 개선시킬 수 있는 방법으로 현재 매우 각광 받고 있는 technique이다. 주로 BARD TRU balloon이나, BARD ATLAS Gold balloon을 사용하여 시행한다.

Ⅳ. Complications

Native valve에 시행하는 TAVI에 비해서 device embolization, coronary obstruction, elevated postimplantation gradient가 많이 발생한다. 이중 embolization과 coronary obstruction은 catastrophic complication이므로 각별히 주의하여야 한다. Elevated postimplantation gradient는 발생하면, valve-in-valve TAVI가 효과가 떨어지거나, valve destruction이 매우 빨리 진행할 수 있으므로, surgical valve의 size가 너무 작을 때는(19 mm 이하) valve-in-valve TAVI를 시행하지 않는 것이 바람직하다.

Valve-in-valve TAVI는 사용된 surgical valve의 종류에 따라 각각 다르게 시행되어야 하고, THV 종류의 결정에도 이에 따라 신중히 결정해야 한다. 또한 앞으로 지속적으로 증가할 것이며, 매우 효율적이고 안전한 시술이다.

참고 문헌

(1) Piazza N, Bleiziffer S, Brockmann G, Hendrick R, Deutsch MA, Opitz A, Mazzitelli D, Tassani-Prell P, Schreiber C, Lange R. Transcatheter aortic valve implantation for failing surgical aortic bioprosthetic valve: from concept to clinical application and evaluation (part 1). JACC Cardiovasc Interv. 2011;4:721-32.

(2) Dvir D, Webb J, Brecker S, Bleiziffer S, Hildick-Smith D, Colombo A, Descoutures F, Hengstenberg C, Moat NE, Bekeredjian R, Napodano M, Testa L, Lefevre T, Guetta V, Nissen H, Hernández JM, Roy D, Teles RC, Segev A, Dumonteil N, Fiorina C, Gotzmann M, Tchetche D, Abdel-Wahab M, De Marco F, Baumbach A, Laborde JC, Kornowski R. Transcatheter aortic valve replacement for degenerative bioprosthetic surgical valves: results from the global valve-in-valve registry. Circulation. 2012;126:2335-44.

(3) Bapat V, Mydin I, Chadalavada S, Tehrani H, Attia R, Thomas M. A guide to fluoroscopic identification and design of bioprosthetic valves: a reference for valve-in-valve procedure. Catheter Cardiovasc Interv. 2013;81:853-61.

(4) Bapat V. Valve-in-valve apps: why and how they were developed and how to use them. EuroIntervention. 2014;10 Suppl U:U44-51.

(5) Bapat V. Technical pitfalls and tips for the valve-in-valve procedure. Ann Cardiothorac Surg. 2017;6:541-552.

(6) Saxon JT, Allen KB, Cohen DJ, Chhatriwalla AK. Bioprosthetic Valve Fracture During Valve-in-valve TAVR: Bench to Bedside. Interv Cardiol. 2018;13:20-26.

(7) Chhatriwalla AK, Allen KB, Saxon JT, Cohen DJ, Aggarwal S, Hart AJ, Baron SJ, Dvir D, Borkon AM. Bioprosthetic Valve Fracture Improves the Hemodynamic Results of Valve-in-Valve TranscatheterAortic Valve Replacement. Circ Cardiovasc Interv. 2017 Jul;10(7). pii: e005216. doi: 10.1161

(8) Gurvitch R, Cheung A, Ye J, Wood DA, Willson AB, Toggweiler S, Binder R, Webb JG. Transcatheter valve-in-valve implantation for failed surgical bioprosthetic valves. J Am Coll Cardiol. 2011;58:2196-209.

(9) Mylotte D, Lange R, Martucci G, Piazza N. Transcatheter heart valve implantation for failing surgical bioprostheses: technicalconsiderations and evidence for valve-in-valve procedures. Heart. 2013;99:960-7

(10) Hamid NB, Khalique OK, Monaghan MJ, Kodali SK, Dvir D, Bapat VN, Nazif TM, Vahl T, George I1, Leon MB, Hahn RT. Transcatheter Valve Implantation in Failed Surgically Inserted Bioprosthesis: Review and Practical Guide to Echocardiographic Imaging in Valve-in-Valve Procedures. JACC Cardiovasc Imaging. 2015;8:960-79.

(11) Neupane S, Singh H, Lämmer J, Othman H, Yamasaki H, Rosman HS, Bossone E, Mehta RH, Eggebrecht H. Meta-Analysis of Transcatheter Valve-in-Valve Implantation Versus Redo Aortic Valve Surgery for Bioprosthetic Aortic Valve Dysfunction. Am J Cardiol. 2018 Apr 19. pii: S0002-9149(18)30290-X. doi: 10.1016.

Chapter 15

대동맥 판막 역류에서의 경피적 치환술

TAVI for aortic regurgitation

분당차병원 김원장

경피적 대동맥 판막 치환술(transcatheter aortic valve replacement, TAVR)이 점점 확대되고 있는 현 시점에서도 지금까지의 연구에서 제외되었던 bicuspid aortic valve, aortic regurgitation, valve-in-valve, low flow, low-gradient환자에 대한 치료 결과들이 속속 발표되고 있어서 새로운 기구의 발전과 함께 이들에 대한 영역도 지속적으로 확대될 것으로 생각된다. 실제 유럽이나 국내에서도 이와 관련한 시술이 활발히 이루어 지고 있다.

이러한 잠재적 적응증 중, 특히 순수한 대동맥판막역류(isolated pure aortic regurgitation, AR)은 기존의 대동맥판막협착증(aortic stenosis, AS)와 달리 아직 치료 성적이 아직은 만족할 수준에 도달하지 못하였다. 기존의 AS와 달리 판막륜의 석회화가 없어 anchoring system에 약점을 가지고 있고 AR의 etiology에 따라 동반하여 상행대동맥이 동반하여 늘어나 있는 경우가 빈번하다. 이로 인해 기존의 off-label로 시행된 pure AR의 TAVR성적은 over-sizing율이 높고 이와 동반하여 영구 심박기 삽입율이 월등히 AS의 TAVR에 비해 높다. 또한, 시술 후 남아 있는 AR과 delayed migration, 그리고 심부전이 해결되지 않은 경우가 AS에 비해 높아 시술적 측면 이외에도 기존의 AS의 TAVR에 비해 고려할 점이 많은 것이 사실이다.

I. 발생 원인 별 고려 사항

지금까지 off-label로 시행된 AR의 TAVR은 대개 off-label로 비교적 anchor시스템이 남아 있는 기저 질환부터 시도되었다.

1. Valve-in-valve

1) Bioprosthetic failure: TAVR-in-surgical valve

기존의 bioprosthetic surgical valve가 failure가 오고 이 중 etiology가 regurgitation이 주인 환자를 대상으로 한 VIVID registry가 발표된 것이 AR에 처음 시도 된 TAVR로 생각된다. 하지만 진정한 의미의 native AR과 달리 이미 surgical frame이라는 확실한 anchor point가 있어 진정한 pure AR과는 구별 될 수 있다. Dvir등의 데이터에 의하면 surgical failure의 원인이 regurgitation인 경우가 stenosis인 경우보다 예후가 더 좋은 것으로 되어 있다.

2) TAVR-in-TAVR

이 경우는 initial procedure동안에 moderate 이상의 significant AR이 발생한 경우 해결방안이나 추적 관찰 기간에 발생한 진행하는 AR에 시행하는 시술로 역시 확실한 anchor point가 있어 pure AR과는 좀 다를 수 있겠다.

2. Mixed aortic steno-insufficiency

이런 경우는 기존의 AS와 큰 차이 없이 시술을 진행할 수 있겠다.

3. Pure aortic regurgitation

Valve Lesion	Etiologies
Aortic regurgitation	Valvular Congenital (bicuspid) Endocarditis Rheumatic fever Myxomatous (prolapse) Traumatic Syphilis Ankylosing spondylitis
	Root disease Aortic dissection Cystic medial degeneration Marfan's syndrome Bicuspid aortic valve Nonsyndromic familial aneurysm
	Aortitis
	Hypertension

AR의 대표적 원인은 위의 표와 같고 이중 TAVR의 potential candidate는 valvular AR, 그 중에서도 aortopathy가 심하게 동반되어 있지 않으면서, native annulus의 변형 또한 심하지 않은 환자에서 시도해 볼 수 있겠다. 이군에 속하는 것이 진정한 pure AR에 속하고 많은 challenging points을 갖게 된다.

Ⅱ. 기술적 어려움들

1. Anchor point

적절한 판막의 석회화는 TAVR의 성공률을 높이는 중요한 요소 중 기본이 되는 사항이다. 하지만 pure AR환자는 이런 판막의 석회화가 없고 더불어서 annular dilatation을 흔히 볼 수 있게 된다. 이로 인해 적절한 annulus에 anchoring과 함께 sealing이 되지 않게 되고 이로 인해 밸브의 dislogment와 함께 residual paravalular leak이 일어나게 된다. 이런 이유로 기존의 석회화된 AS환자에게 사용되도록 고안된 기존의 TAVR 시스템을 off-label로 시도되고 있으나 성공률이 낮고 다양한 complication이 발생한 이유이기도 하다. 기존 TAVR시스템으로 이를 극복하는 가장 쉬운 방법은 oversize의 밸브를 넣어 annulus에 밀착하게 하는 방식을 사용하게 되고 이로 인한 필연적인 영구심박기 삽입율 증가, coronary obstruction, annular rupture등의 합병증이 놓은 문제점을 안게 된다. 그래서 최근 고안된 밸브는 기존의 밸브를 잡아주는 독특한 메커니즘을 이용하여 이를 해결하려고 하는 시도를 하고 있다.

2. Underestimated left ventricular reserve

Far-advanced AR을 대상으로 시술을 시행하게 될 때 문제점으로 LV dilation과 함께 failing heart의 TAVR로 regurgitant volume을 없애 줄 때 발생하는 LV de-loading으로 인한 일시적인 LV volume 저하 및 이로 인한 LV contractility 개선으로 인해 TAVR device의 상행 대동맥으로의 embolization에 유의하여야 한다. [그림1]은 실제 저자가 self-expanding valve 을 이용하여 implantation이 성공적으로 이루어 진 후 LV contractility 개선으로 embolization이 되어 2nd valve을 실시했던 증례이다.

3. 높은 oversizing rate와 연관된 문제점들

대동맥협착과 달리 석회화가 없어 valve가 landing할 메커니즘이 주로 annulus에서 잡아주는 것으로 필연적으로 대동맥협착에 비해 oversizing rate가 높을 수 밖에 없다. 또한 초재 밸브 사이즈를 선택 할 때도 큰 사이즈를 선택하게 된다. 이로 인한 overstretch로 인한 annular injury로 영구심박기 삽입율이 올라가고 coronary sinus rupture, coronary artery obstruction 위험률이 증가하게 된다. 이를 해결하기 위한 메커니즘으로 원 판막을 잡아주는 기전으로 이를 해결하는 새로운 밸브들이 소개되고 있어 이를 극복할 수 있을 것으로 사료된다.

Ⅲ. Adequate Devices for Pure Aortic Regurgitation

현재까지 isolated pure aortic regurgitation에 대해 미국에서 허가받은 기구는 없고 JenaValve가 유일하게 CE (Conformité Européenne) 마크를 유럽에서 획득한 상황이다. 앞서 언급하였듯이 석회화가 없는 판막륜에 anchor할 수 있는 기구의 메커니즘을 가지고 있는 것이 핵심인데 기존의 관찰 연구에서 사용한 기존의 AS에 사용되는 TAVR 시스템과 AR에 대해 고안된 시스템에 대해 간단히 언급해 본다. 기구의 핵심 요건은 AS에 비해 큰 판막륜과 상행 대

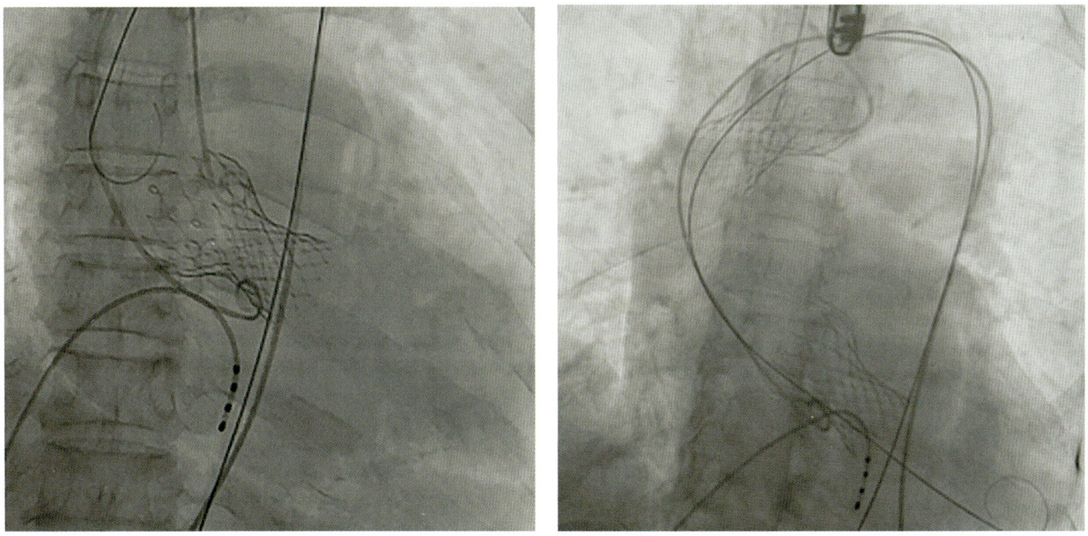

그림1

baseline 좌심실구축율이 20%에서 시작 후 valve 거치 후 좌심실 기능이 호전되면서 dislogment가 일어나면서 더 큰 사이로 second valve을 삽입하였다.

동맥에 안정되게 고정되고 유격이 없이 잘 안착(sealing)되어 기구의 이탈(dislodgment, embolization)이나 판막주위 역류(paravalvular leak)을 예방하며 여기에 영구적 심박기 삽입을 줄일 수 있으면 금상첨화가 되겠다.

1. 기존의 Edward 와 CoreValve 시스템

1) Edward Helio dock-Helio transcatheter aortic dock (Edwards Lifesciences, Irvine, CA, USA)

self-expandable nitinol stent을 polyethylene terephthalate (PET) fabric이 감싸는 방식으로 먼저 native valve에 anchor을 시키고 여기에 기존의 Sapien valve을 AS에 TAVR하듯이 시행하는 방식이다[그림2].

2) CoreValve (Medtronic, Minneapolis, MN, USA)

AS의 TAVR와 동일한 방식으로 진행한다. 다만 oversizing rate가 기존의 AS보다 높게 된다. 이로 인한 영구적 심박동기 삽입율이 월등히 높고 distal embolization으로 인한 valve-in-valve 율도 높다.

3) Sapien 3 (Ultra) and Evolut R PRO

에드워드사와 코어밸브의 초기 버전이고 달리 external sealing cuff을 장착하여 annulus 하방에서 anchoring하는데 상대적으로 이전 버전보다 유리하고 특이 코어밸브는 retrievable이 가능하여 reposition이 가능해서 시술의 안전성과 성공율을 증가시켰다.

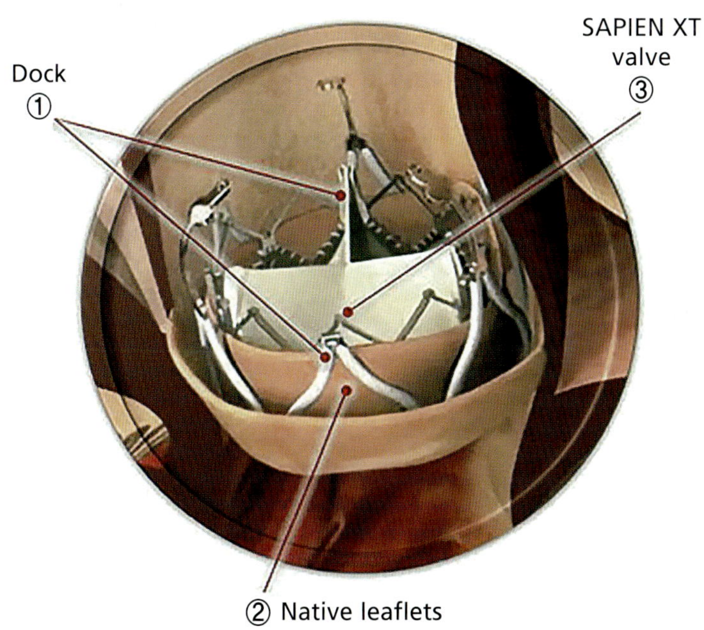

그림2

Dock을 미리 native annulus에 먼저 거치시킨 후 Sapien밸브를 여기에 implantation한다.

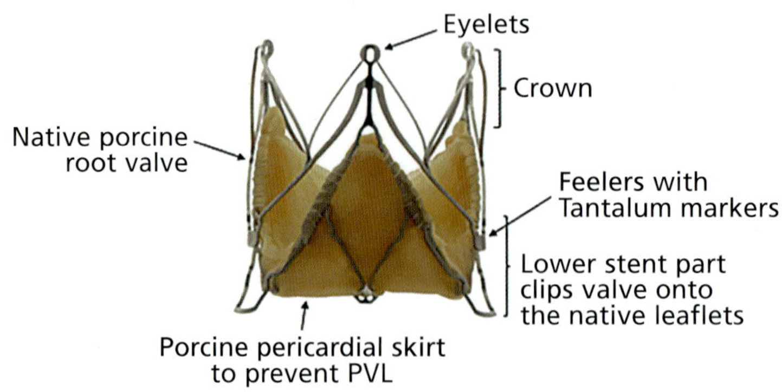

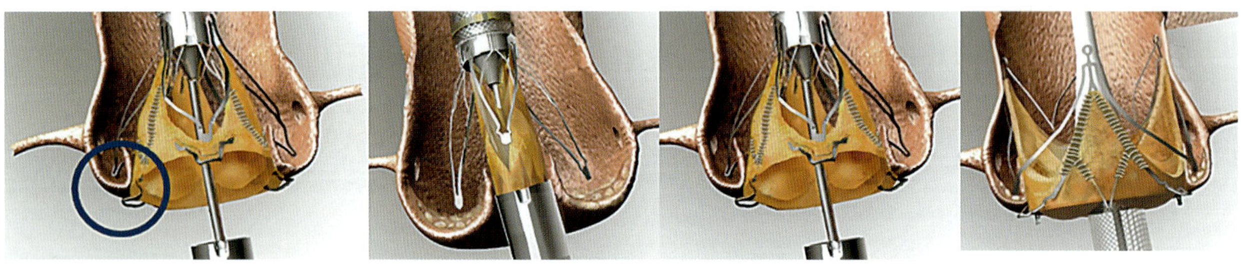

그림3

실제 implantation 과정 (controlled 3-step delivery)

2. JenaValve 시스템(JenaValve Technology GmbH, Munich, Germany)

2018년 6월 전세계에서 유일하게 CE mark을 받은 기구로 처음에는 transapical approach만 가능하였고 지금은 18F Coronatix™ Transfemoral Delivery Catheter을 이용하여 transfemoral approach가 가능하다. 이 시스템이 pure AR에 가능한 것은 이 시스템의 독특한 leaflet을 'clipping' 하는 기전으로 가능하다. 즉 석회화가 없더라도 아래 그림처럼 Fellers을 이용하여 native valve을 contact해서 위치를 정하고 이 Fellers와 스텐트의 lower part가 펴지면서 마치 집개처럼 native leaflet을 'clip' 하면서 valve annulus에 고정되므로 석회화가 적은 AS환자에 가능했고 이것이 pure AR에도 적용 가능한 유일한 mechanism으로 된 것이다.

2013년 5명의 환자를 대상으로 JACC interv에 발표한 이후로 비교적 대규모인 JUPITER registry (transapical approach)을 통해 최근 2017년 30명 환자의 1년 성적을 발표한 자료에 의하면 log EuroSCORE I은 17.7+/-14.8%이었고 20%환자에서 수술을 하기 힘든 해부학적 구조를 가진 환자로 시술성공률은 96.7%, 1달째 사망은 10% 였습니다. Paravalvular leak은 없거나 mild였다. 영구 심박동기 삽입율은 3.8% 였고 1년 생존률은 79.9% (Kaplan-Meier) 이러한 준수한 성적을 바탕으로 transfemoral FIM study가 진행되었고 이를 바탕으로 CE mark을 획득하였고 지금 미국 등에서 연구가 진행되고 있다.

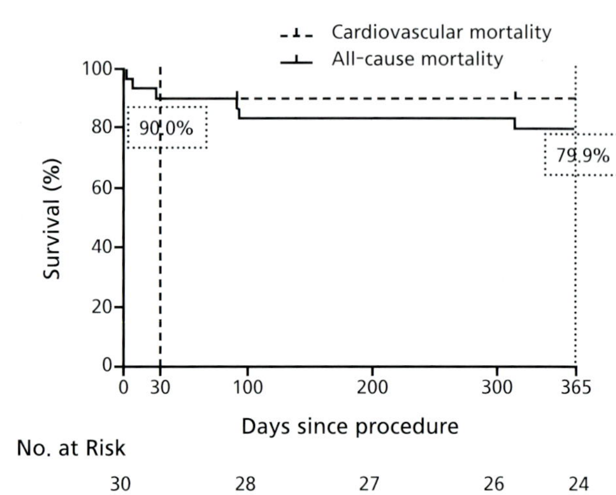

그림4

3. JC medical 사의 J-Valve (JC Medical Inc., Burlingame, California)

Jena valve을 모티브로 해서 중국의 west china 병원의 외과 의사가 고안하여 만든 transapical device로 작동 메커니즘이 거의 비슷하다. 지금은 미국에서 회사를 설립하여 transfemoral approach을 개발하고 있다. 2018년 현재 중국에서는 흉부외과 의사들 사이에 가장 많이 사용하고 있는 밸브 중 하나이다. 2015년 6명의 환자를 대상으로 중국의 JieCheng Medical Technology사를 설립하여 FIM을 하여 JACC interv에 발표 후 현재처럼 미국 회사를 차려 33명의 환자를 대상으로 2016년 JACC에 letter을 발표하게 된다. Jena Valve처럼 transfemoral system이 임상 연구 중으로 기대되는 시스템 중 하나이다.

4. Direct Flow Medical Valve (Direct Flow Medical, Santa Rosa, California)

JenaValve, J-Valve, Acurate (Symetis, Eclubens, Switzerland) TA가 처음에 transapical로 출발한 것과 달리 Direct Flow Medical Valve (DFM, Direct Flow Medical, Santa Rosa, California)은 처음부터 transfemoral approach에 reposition과 retrievable이 가능하고 valve가 처음부터 function을 하기 때문에 hemodynamically stable 하며 기전적으로 remnant paravalvular regurgitation을 해소할 수 있을 것으로 기대하고 개발되었다. 2016년 여러 센터에서 11명의 환자를 JACC intervention에 발표해 가능성을 보여 주고 있다.

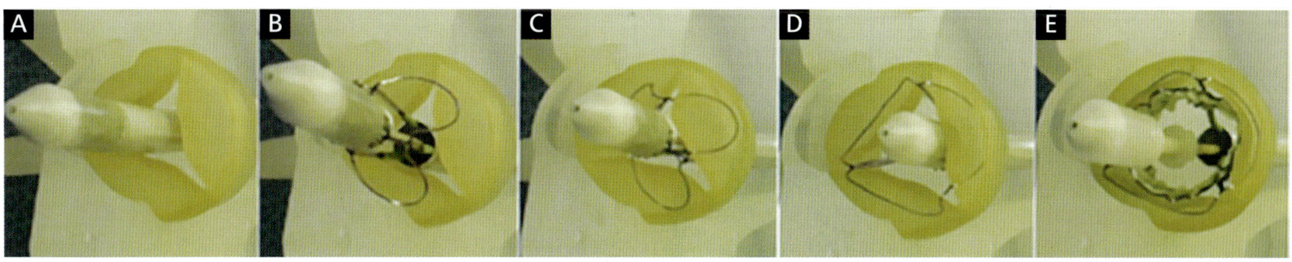

그림5

B-C. clasper라고 부르는 3개의 U자모양의 anchoring system이 native annulus을 가지런히 모아 두고 fluoroscopic은 이 세 개를 마치 3 cusp in single line처럼 marker로 사용 하여 시술을 하게 된다.
D. [그림6]처럼 이 clasper을 marker로 valve을 annulus로 내려 deploy하게 된다.

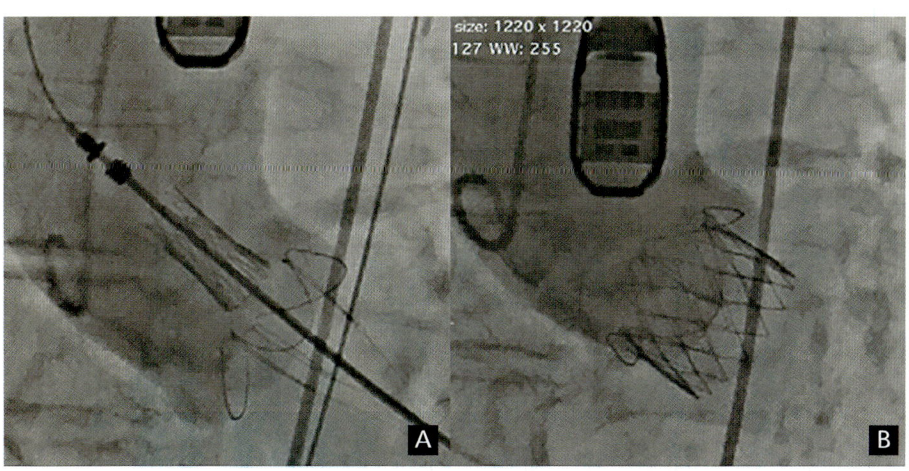

그림6

J-valve 실제 시술 장면으로 A, transapical approach로 3 claspers을 annulus에 당겨서 안착 시킨 후 이를 marker로 이용하여 B, prosthetic valve을 echo-guide하에 상행대동맥에서 내려 annulus에 clasper안쪽으로 deploy하게 된다.

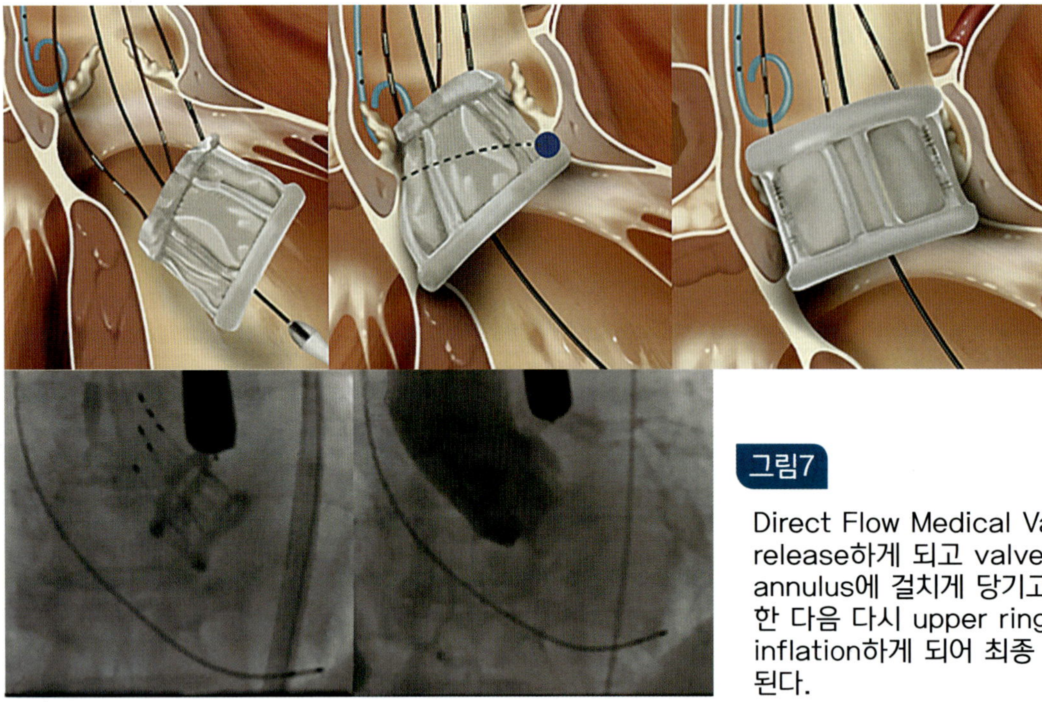

그림7

Direct Flow Medical Valve을 좌심실에서 release하게 되고 valve 의 lower ring을 annulus에 걸치게 당기고 위치를 최종 조율 한 다음 다시 upper ring을 추가적으로 inflation하게 되어 최종 implantation을 하게 된다.

5. Medtronic Engager (Medtronic 3F Therapeutics, Inc., Santa Ana, California, US)

[그림8]처럼 transapial 용으로 특화 되어 개발 되었고 control arms이 세개 있어 앞서 JenaValve처럼 leaflets을 밖에서 안으로 몰아 주게 된다. 그런 다음 마치 CoreValve의 윗부분을 자른 것과 같이 supra-annular type을 leaflets을 안과 밖에서 감싸듯이 펴지면서 sealing이 되면서 paravalular leak을 줄이고 leaflets이 floating하는 것을 막아 coronary obstruction을 줄인다. 다만 다른 성적은 다 좋은데 영구심박기 삽입률이 28%에 육박하여 현재 잘 사용되고 있지 않다.

6. Symetis ACURATE TA (Symetis, Ecublens, Switzerland)

[그림9]처럼 self-exapnding nitinol과 stabilization arches가 flexable하면서 상행대동맥에 일차 anchor을 하고 이차로 upper crown이 supra-annular면서 subcoronary 에서 stable한 position을 유지하고 lower crown은 minimal protrusion을 annulus하방에 위치해 conduction abnormality을 줄이게 된다. 이 밸브의 핵심은 강력한 short status (lower에서 upper crown까지 18-19mm지만 실제 annulus contact은 더 작다)에서 독특한 x자 모양이 anchoring을 하고 실제 valve는 supra-annular function과 함께 이차로 상행대동맥에서 anchoring을 하여 dislodgment risk을 줄일 수 있다. Pure AR에 대한 연구는 초기 transapical approach로 이루어 져 sheethless로 28Fr

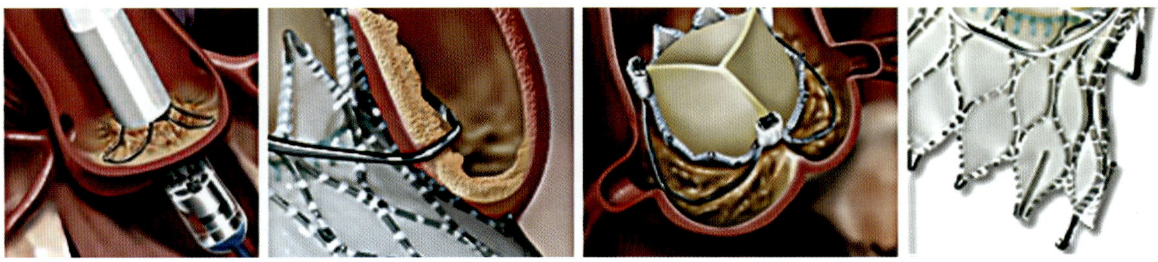

그림8

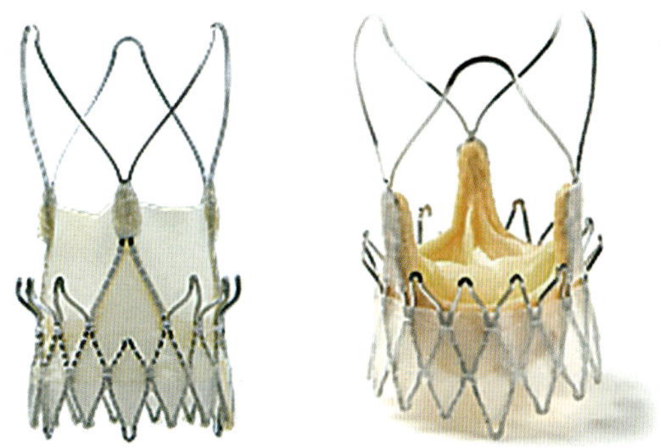

그림9

왼쪽이 tansfemoral ACURATE Neo이고 우측이 ACURATE TA이다. 차이점은 TA에 skirt 부분에 PET을 안팍으로 감싸서 sheathless로 시술에도 damage을 받지 않게 한 것이다.

이루어 졌으나 이제 transfemoral approach로 ACURATE Neo (Symetis/Boston, Ecublens, Switzerland)이 실제 이미 대동맥 협착에 CE 승인을 받고 사용 중으로 향후 pure AR에 대한 성적이 기대되고 있는 실정이다.

Ⅳ. 임상 데이터

무작위 대조군 연구의 대표적인 제외기준에 해당하는 항목이 isolated pure aortic regurgitation이다. 이에 대부분의 데이터는 관찰연구(registry)이다.

Dvir (2014 and 2017 unpublished data) 등이 최근 VIVID registry에 포함된 254예를 분석하였고 이중 61%가 degenerative AR이고 평균 연령은 74세이며 54%가 남성이었다. 평균 EuroSCORE II는 8.7%, STS score는 6.5%였으며, 평균 좌심실 구혈율은 44.7%였다. 대부분의 시술은 transfemoral과 전신마취하에 이루어 졌고, 평균 ICU stay는 4.2일 이었으면 1년 사망률의 예측인자로는 moderate-to-worse AR (HR: 2.89; 95% CI, 1.02-7.94), STS score > 8% (HR: 3.65; 95% CI, 1.15-9.54), 그리고 급성 신손상이 grade 2이상 (HR: 8.88; 95% CI, 2.37-29.9) 였다.

Makkar 등이 최근 JACC에 발표한 내용은 AR관련 데이터 중에서는 가장 많은 331명의 다기관, 다국적 후향적 연구 결과를 발표하였다. 평균 연령은 74세이며 52%가 남성이었다. 평균 EuroSCORE II는 9.8%, STS score는 6.7%였으며, 평균 좌심실 구혈율은 45.7%, 평균 상행대동맥의 직경은 36mm 였다. 본연구에서는 early-generation (Sapien XT 9명 CoreValve 110명으로 119명)과 second-generation (Sapien 3, Evolut R, Direct Flow, Portico, Acurate, Lotus등 transfemoral 140명과, apical, subclavian, direct aortic, carotid approach 등 non-femoral approach로 시행한 JenaValve J-Valve, Engager 등 72명) 212명으로 분류하여 비교 하였다. 본연구의 정의는 VARC (Valve Academic Research Consortium-2) 를 사용하였고, transfemoral이 전체의 70.4%을 차지하였으나 second-generation의 device들이 대부분 non-transfemoral이여서 first-generation은 transfemoral이 second-generation은 non-transfemoral이 많다. Device success rate는 전체적으로 74.3% (fist vs. second-generation, 61.3 vs. 81.1%) 이고, 정의상 second-valve implantation이 16.6% (fist vs. second-generation, 24.4 vs. 12.7%) 였고 1달째 전체 사망률이 36% (fist vs. second-generation, 13.4 vs. 9.4%, p=0.26)였다. 1년 전체사망률은 전체 평균 추적 기간이 median 200일로 한계가 있으나 first는 K-M estimate로 24.1%, second-generation은 15.6% 였다. 1년 사망률의 예측인자로 moderate-to-sevee AR (HR: 2.85; 95% CI: 1.52 to 5.35; p=0.001). 본 데이터로 AS에 비해 분명 AR은 한계점이 있으나 device의 개선으로 점점 성적이 나아지고 있는 점이다.

파란색이 first-generation이고 붉은 색이 second-generation devices이다.

V. 결론

앞서 살펴봤듯이 AS에 대한 TAVR성적과 누적된 데이터를 바탕으로 pure AR에 대한 TAVR의 시도와 새로운 devices의 개발과 성능 개선으로 앞으로 이 분야에 대한 전망은 밝다고 할 수 있다. 하지만 석회화의 부족으로 anchor system의 부재와 이로 인한 dislogment는 시술의 태생적인 한계로 작용하게 된다. 다행인 것은 calcified AS가 전혀 없이 pure AR의 incidence는 상대적으로 적고 대부분 minimally calcified leaflets을 갖고 있어 데이터가 쌓이고 devices 개선에 따라 이 분야의 TAVR도 점점 확대될 것으로 기대된다.

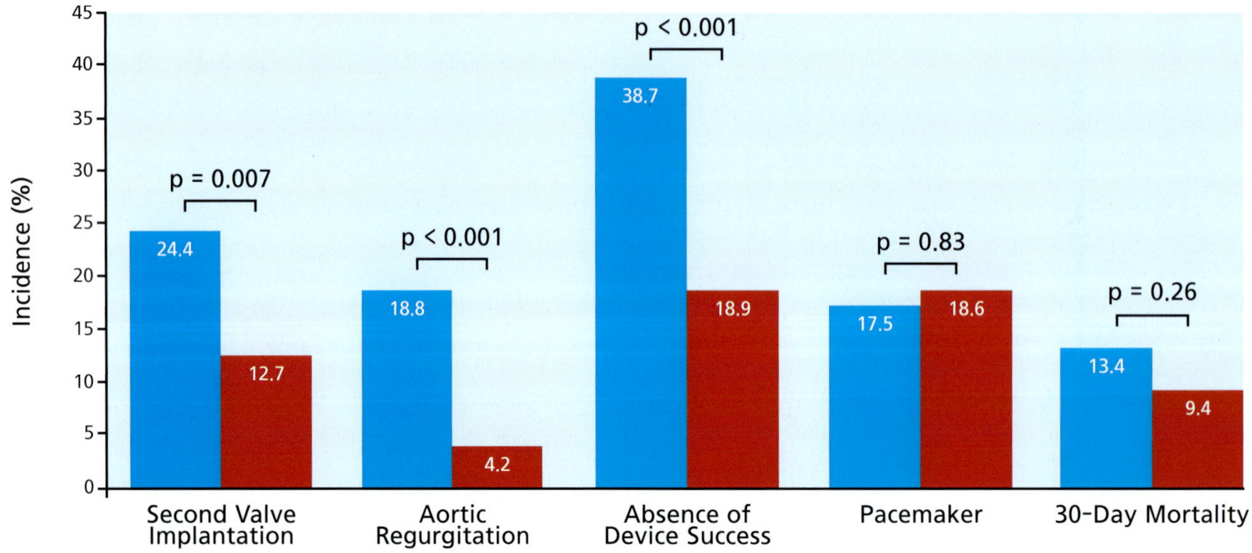

그림10

파란색이 first-generation이고 붉은 색이 second-generation devices이다.

참고 문헌

(1) Hira R.S., Vemulapalli S., Li Z., et al. Trends and outcomes of off-label use of transcatheter aortic valve replacement. Insights from the NCDR STS/ACC TVT Registry. JAMA Cardiol 2:846–854.

(2) Barbanti M,Ye J, Pasupati S, et al. The Helio transcatheter aortic dock for patients with aortic regurgitation. EuroIntervention 2013

(3) Silaschi M, Conradi L, Wendler O, et al. The JUPITER registry: One-year outcomes of transapical aortic valve implantation using a second generation transcatheter heart valve for aortic regurgitation.

(4) Wei L, Liu H, Zhu L, et al. A new transcatheter aortic valve replacement system for predominant aortic regurgitation implantation of the J-Valve and early outcome. J Am Coll Cardiol Intv 2015;8:1831–41.

(5) Zhu D, Wei L, Cheung A, et al. Treatment of Pure Aortic Regurgitation Using a Second-Generation Transcatheter Aortic Valve Implantation System. J Am Coll Cardiol 2016;67(23):2803-5.

(6) Schofer J, Nietlispach F, Bijuklic K, et al. Transfemoral implantation of a fully repositionable and retrievable transcatheter valve for noncalcified pure aortic regurgitation. JACC Cardiovasc Interv. 2015;8(14):1842-9.

(7) Kiefer P, Seeburger J, Mohr FW, Holzhey DM, Transcatheter aortic valve replacement for isolated aortic valve insufficiency: experience with the Engager valve, J Thorac Cardiovasc Surg, 2014;147:e37–8.

(8) Wendt D, Kahlert P, Pasa S, et al., Transapical transcatheter aortic valve for severe aortic regurgitation: expanding the limits, JACC Cardiovasc Interv, 2014;7:1159–67.

(9) Dvir D Webb J, Bleiziffer S et al. Transcatheter aortic valve implantation in failed bioprosthetic surgical valves. JAMA 2014;312:162-170.

(10) Yoon S-H., Schmidt T., Bleiziffer S., et al. Transcatheter aortic valve replacement in pure native aortic valve regurgitation. J Am Coll Cardiol 70:2752–2763.

PART

IV

심방세동의 비약물적 뇌졸중 예방

Chapter

1 기본 영상(CT)

Basic Imaging (CT)

중앙대학교병원 조익성

좌심방이 폐색술 시 영상 검사는 시술 대상자의 선별, 시술 기구의 종류와 크기 결정, 시술 중 유도, 시술 후 평가 등 시술 전반에 걸쳐 매우 중요한 역할을 담당한다. 전통적으로 경식도 심초음파가 중추적인 영상 검사로 이용되어 왔으나, 최근 심장 CT의 발전에 따라 영상의 질이 개선되고, CT 영상 획득 시 방사선 피폭량 및 조영제 요구량이 감소하면서 심장 CT의 활용이 늘고 있다. 본 단원에서는 좌심방이 폐색술 시 심장 CT의 활용에 관해 살펴보고자 한다.

I. 시술 전 평가

좌심방이 폐색 시술 전 평가 항목으로는 좌심방이 혹은 좌심방 내 혈전(thrombus) 등의 시술 금기사항 확인, 좌심방이의 전체적인 구조와 형태 파악, 좌심방이의 크기 분석을 통한 삽입 기구 종류 및 크기 결정 등이 포함된다.

1. 좌심방이 내 혈전 여부 평가

좌심방이 내 혈전은 시술 중 원위부 혈전증(distal embolization)의 위험으로 좌심방이 폐색술의 금기에 해당한다. 최근에는 좌심방이 내 혈전이 있어도 선별된 환자에서 시술을 시도하기도 하지만, 이러한 경우에도 혈전 유무 및 위치에 대한 충분한 고려를 통해 색전 위험성을 최소화하려는 노력이 필요하다. 따라서, 시술 전 좌심방이 혈전 여부 및 위치에 대한 확인은 시술 전 평가 시 필수 평가 항목이다. 전통적으로 좌심방이 혈전 여부 평가는 경식도 심초음파를 통해 이루어져왔다[1]. 그러나, 최근의 여러 연구를 통해 심장 CT를 통해서도 좌심방이 혈전 여부를 정확하게 감별할 수 있음이 알려졌다. 우선 심장 CT 상에서 좌심방이가 조영제로 완전히 채워지게 되면(complete opacification), 좌심방에 혈전이 존재할 가능성은 매우 낮다. 문제는 불완전한 좌심방이의 조영제 충만 소견을 보일 경우인데, 이는 좌심방이로의 조영제 유입속도가 느려(delayed filling) 혈전이 없음에도 불완전한 조영제 충만이 일어난 것인지, 혹은 실제로 혈전이 존재하는 것인지 구별이 어렵다. 이러한 경우, 지연영상(delayed scan)을 얻게 되면, 좌심방이의 조영 지연과 혈전을 효과적으로 감별할 수 있다. 지연 영상은 일반적으로 조기 영상 촬영 30초 후 혹은 시범 급속주입(test bolus injection) 180초 후 조영제 추가 주입 없이 좌심방이를 다시 촬영하여 얻게 된다[그림1]. 지연영상을 포함할 경우, 심장 CT의 좌심방이 혈전 진단 시 정확도는 매우 높아, 이러한 연구를 종합한 메타 분석에 의하면, 민감도 100% (95% CI, 96%-100%), 특이도 99% (95% CI, 98%-100%), 양성예측도 92% (86%-98%), 음성예측도 100% (95% CI, 99%-100%)에 달한다[2].

2. 좌심방이의 폐색 기구의 종류 및 크기 결정

좌심방이 폐색기구의 종류 및 크기 선택은 폐쇄기구의 안정적인 거치, 좌심방이의 적절한 폐쇄 및 누출 (leakage) 최소화, 시술 관련 좌심방이 천공 및 기구 및 주변부 혈전 예방에 있어 매우 중요하다. 좌심방이의 전체적 형태는 매우 다양하며[그림2], 기구 크기 결정에 있어 가장 중요한 좌심방이 입구(ostium)의 모양 변이 역시 매우 크다[그림3][3]. 따라서, 폐색기구의 크기 및 종류 선정을 위해서는 좌심방이

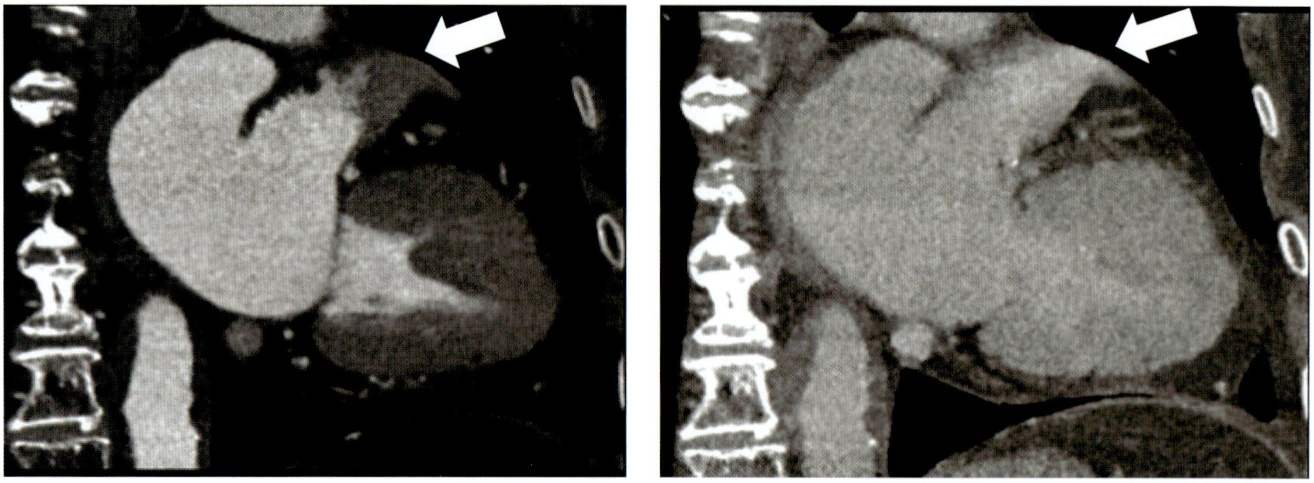

그림1

심장CT상에서 관찰되는 좌심방이의 불완전한 조영제 충만 증례
조기 영상(A)만으로는 충만 지연(delayed filling)과 혈전(thrombus) 여부를 감별하기 어려우나(화살표), 지연 영상(B)에서 좌심방이의 완전한 조영제 충만을 확인(화살표)하면 혈전이 존재할 가능성은 낮다.

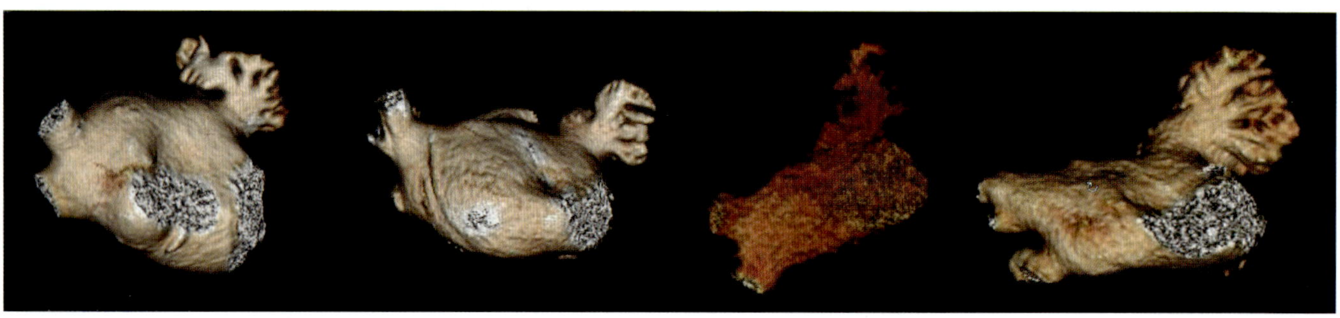

그림2

심장CT의 볼륨 랜더링(volume rendering)영상에서 확인되는 좌심방이 형태의 다양성
(A) chicken wing 형태 (B) Windsock 형태 (C) Cactus 형태 (D) Cauliflower 형태

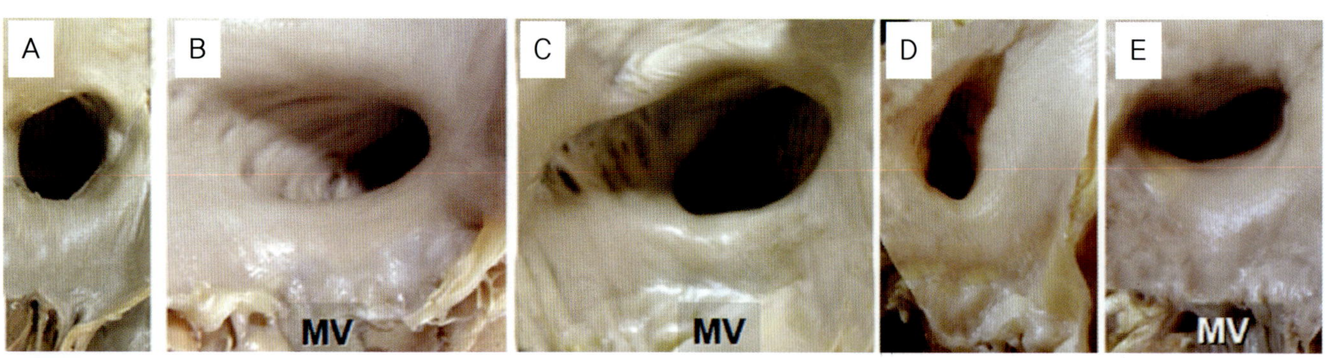

그림3

좌심방이 입구 형태의 다양성을 보여주는 postmortem specimen
(A) 원형 (B) 타원형 (C) 삼각형 (D) 물방울 모양 (F) 발모양(foot-like)
(Caberra JA et al, Heart 2014; 100:1636-1650)

의 입구 뿐 아니라 좌심방이의 전반적인 형태에 대한 3차원적 이해가 필수적이며, 기존 2차원 영상을 이용한 경식도 심초음파의 경우, 삽입 기구 크기 예측의 정확도가 낮은 것으로 보고 되고 있다[4].

좌심방이의 3차원적 구조에 대한 영상 분석에 있어 심장 CT는 매우 유용하다. 이는 우선 심장 CT영상 획득이 등방성 해상도(isotropic resolution)을 갖는 3차원 데이터로 심장 전체에 걸쳐 이루어지기 때문이다. 또한, 영상의 공간해상도(spatial resolution)가 비침습적 심장 영상 검사 중 가장 높다. 이러한 3차원 심장 CT영상을 이용할 경우 우선 심장의 전체적인 모양을 파악하기 용이한데, 특히 볼륨 랜더링(volume rendering) 영상이 매우 유용하다[그림2]. 좌심방이의 전체적인 모양을 시술 전 파악하는 것은 좌심방이 폐색술 가능여부 판별 및 기구 종류, 기구 삽입 위치 선정에 있어 중요하다. 가령 이엽성 형태이고 중격이 비교적 근위부에 위치한 형태의 좌심방이의 경우, 기구를 좌심방이 원위부까지 거치시켜야 하는 Wathchman 기구 보다는 좌심방이 근위부에 거치시키는 Amulet 기구가 효과적으로 좌심방이를 폐쇄할 수 있다.

좌심방이의 전체적인 형태를 구분하였으면, 삽입할 기구의 크기 선정을 위해 좌심방이의 크기를 측정해야 한다. 기본적인 항목을 심장 CT를 통해 측정하기 위해, double oblique multiplanar reformat (MPR)을 이용한다. 이를 위하여 우선 axial plane에서 left circumflex artery에 평행한 단면을 만들어([그림4], 녹색선), 이에 수직인 단면([그림4A], 청색선)을 찾으면 시술 시 right anterior oblique (RAO)view와 유사한 영상을 만들 수 있다[그림4B]. 이 단면에서 left circumflex artery와 Warfarin ridge를 해부학적 기준점으로 이용하여 좌심방이 ostium 및 landing zone 단면을 찾는다. 좌심방이 크기 측정 항목은 삽입하고자 하는 기구에 따라 다소 상이하다. Amulet 기구의 경우, 삽입 기구 크기 선정 시 lobe의 크기가 기준이 되므로, lobe가 놓이게 되는 landing zone 크기 측정값이 중요하다. Amulet은 좌심방이 ostium에 디스크가 위치하고, 그로부터 약 1cm가량 원위부에 lobe가 위치한다. 디스크가 놓이게 되는 입구 크기는 좌회선 동맥 혹은 좌회선 동맥이 보이

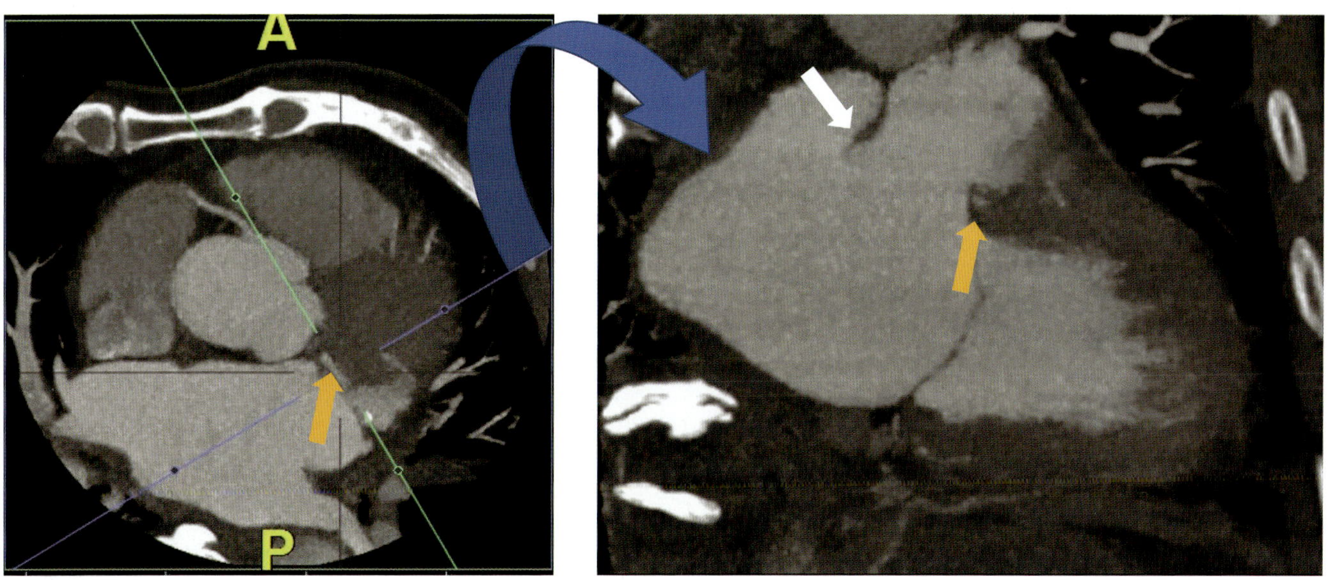

A B

그림4

Double oblique multiplanar reformat 심장CT영상
Axial plane (A)에서 left circumflex coronary artery (황색 화살표)에 직교단면을 만들면(청색선), fluoroscopy 상 right anterior oblque (RAO)와 유사한 단면을 얻을 수 있다(B). Warfarin ridge (백색 화살표) 및 left circumflex coronary artery를 해부학적 표지자로 이용한다.

지 않을 경우 승모판륜을 내측 기준으로 하고, 와파린 능선(warfarin ridge)의 끝을 외측 기준점으로 하여 두 지점을 연결한 직선을 측정한다. Landing zone 직경의 경우, 이로부터 수직으로 10-12 mm 원위부에 입구 직경선과 평행인 선을 그어 직경을 측정한다. 깊이는 입구 단면으로부터 수직으로 좌심방이 원위부까지 내린 선의 직경으로 한다. 반면에, Watchman 기구는 Amulet처럼 입구 주변에 거치하는 것이 아니라, 좌심방이 내에 반구 형태로 거치하여 원위부까지 이르게 되므로, 좌심방이 ostium 크기 뿐 아니라 깊이(depth)가 중요한 지표가 된다. 입구 직경 측정 위치 및 깊이 측정 방식도 Amulet과 차이가 있다. 좌심방이 ostium 직경은 좌회선 동맥에서부터 와파린 능선의 끝에서 대략 2 cm 원위부 지점을 연결한 직선으로 측정하며, 깊이는 ostium 단면에서 좌심방이의 첨부까지 내린 선의 직경으로 측정한다.

그러나, 이러한 측정 위치는 좌심방이 크기를 가늠할 수 있는 기본적인 값일 뿐이며, 실제 삽입 기구 크기 선정을 위한 측정 위치는 시술 마다 개별화해야 한다. 앞서 언급한 바와 같이, 좌심방이의 ostium 및 전체적인 구조는 매우 다양하며, 각 환자마다 ostium의 편심성(eccentricity), 중격의 위치, 부엽(accessary lobe)의 개수 및 위치 등 고려해야 할 사항들이 많다. 이러한 다양한 요소들을 고려할 경우, 표준화된 측정위치에 실제로 좌심방이 폐색기구가 위치하지 않는 경우가 많으며, 이로 인해 시술 전 예측했던 기구 크기와 실제 삽입 기구의 크기 간에 차이가 나는 경우가 빈번하다[4,5]. 또한, 상기 지표들 모두 경식도 심초음파 기반의 2차원 지표들로, 좌심방이 구조의 복잡성을 대표하기에는 한계가 있다. 따라서, 폐색기구 삽입 전 기구 삽입 위치 및 크기는 시술 전 시술자 및 심장 영상의 간의 충분한 토의를 통하여 선정해야 하며, 이러한 토의를 진행할 때 심장 CT영상이 매우 유용하다. 심장 CT를 통해 실제 시술 시 시술 유도에 사용되는 fluoroscopic view에 해당하는 angle을 만들어 볼 수도 있으며[그림5A,B], 기구를 삽입할 위치의 단면 역시 실제 시술에서 기구를 삽입할 것으로 예측되는 곳에서 얻을 수 있다. 뿐만 아니라, 단순한 2차원 직경 뿐 아니라, 평균 직경(mean diameter), 주위둘레 길이(perimeter) 등의 지표도 획득하며, 해당 단면에서 부엽의 기시위치도 확인할 수 있다[그림5C].

Ⅱ. 시술 후 평가

심장 CT를 이용할 경우, 검사 방법의 특성 상 시술 중 시술 결과에 대한 실시간 확인에는 제한이 있다. 그러나, 좌심방이 폐색술 후 추적 검사 시, 기구의 위치, 형태, 기구 주위 누출(leakage), 기구 및 주변의 혈전 여부 판별 등이 가능하

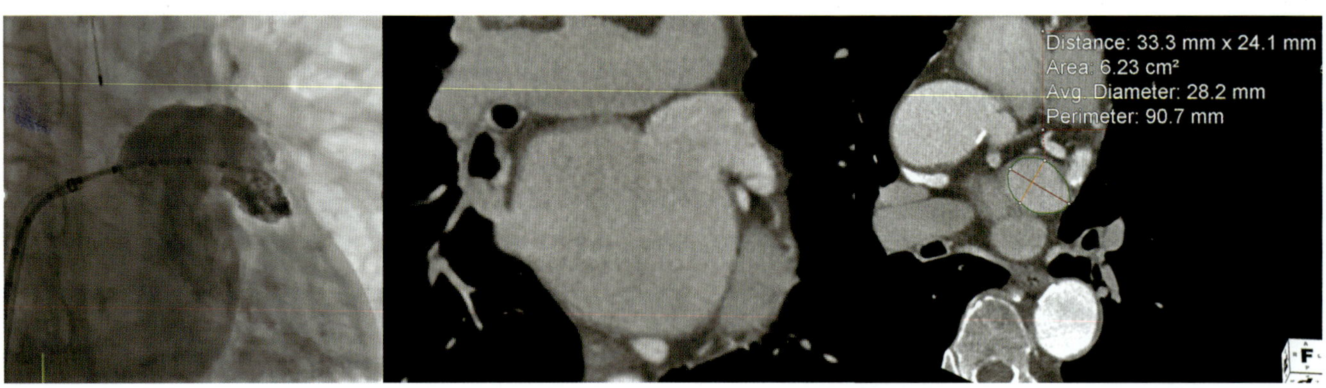

A B C

그림5

필요에 따라 다양하게 재구성할 수 있는 심장CT 영상의 예
Fluoroscopy 상의 right anterior oblique cranial (30도/20도) 영상(A) 및 이에 해당하는 심장 CT 재구성 영상(B) 및 좌심방이 ostium 단면에서 측정한 단경, 장경, 평균직경(average diameter), 주위둘레(perimeter) 등의 평가요소 예

다[6]. 기구의 위치/형태/혈전 등에 대한 평가 지표는 경식도 심초음파의 기준을 사용하며(경식도 심초음파 편 참조), 기구 주위 누출의 경우 심초음파와 같이 blood flow를 직접 측정할 수 없어 조영제가 좌심방이 내로 채워지는 양 및 속도를 보고 판단한다[4][그림6].

Ⅲ. 결론

좌심방이는 해부학적 변이가 큰 복잡 구조이며 혈전이 호발하는 부위로, 좌심방이 폐색술 시 면밀한 삼차원적 분석이 필요하다. 심장 CT는 비침습적 검사 중 가장 공간 해상도가 높은 3차원 영상을 제공하여, 좌심방이 폐색술 가능여부 선별 및 좌심방이 기구/크기 선택, 시술 후 평가 등 좌심방이 폐색술 전반에 걸쳐 유용한 정보를 제공한다.

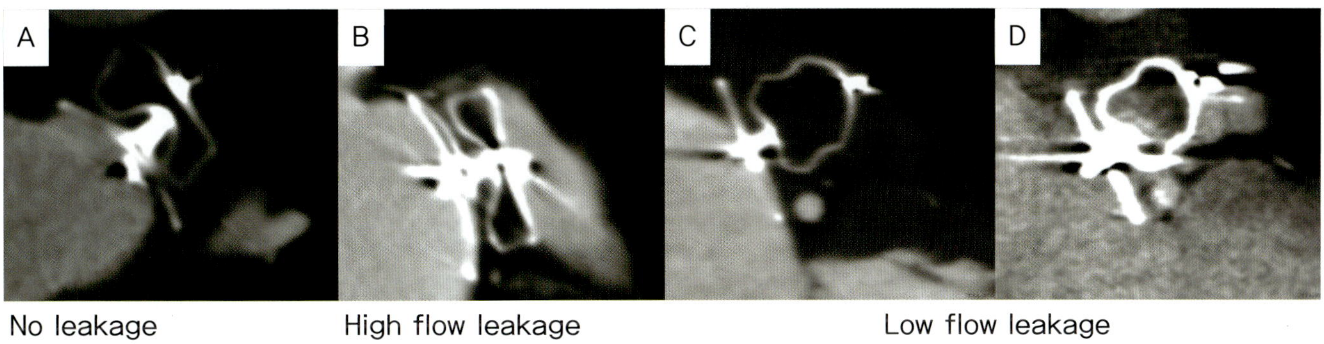

그림6

좌심방이 폐색 시술 후 좌심방이 누출(leakage) 평가의 예
누출이 없는 경우 좌심방이 내 조영이 되지 않으나(A), high flow leakage의 경우 arterial phase에 좌심방이가 조영되며(B), low flow leakage의 경우 arterial phase에는 조영되지 않으나(C), venous phase에만 조영이 이루어진다(D).
(Clemente A et. al, European Heart Journal – Cardiovascular Imaging 2015;16:1276-1287.)

참고 문헌

(1) Vainrib AF, Harb SC, Jaber W et al. Left Atrial Appendage Occlusion/Exclusion: Procedural Image Guidance with Transesophageal Echocardiography. J Am Soc Echocardiogr 2018;31:454-474.
(2) Romero J, Husain SA, Kelesidis I, Sanz J, Medina HM, Garcia MJ. Detection of left atrial appendage thrombus by cardiac computed tomography in patients with atrial fibrillation: a meta-analysis. Circulation: Cardiovascular Imaging 2013;6:185-194.
(3) Cabrera JA, Saremi F, Sánchez-Quintana D. Left atrial appendage: anatomy and imaging landmarks pertinent to percutaneous transcatheter occlusion. Heart 2014;100:1636-1650.
(4) Clemente A, Avogliero F, Berti S et al. Multimodality imaging in preoperative assessment of left atrial appendage transcatheter occlusion with the Amplatzer Cardiac Plug. European Heart Journal – Cardiovascular Imaging 2015;16:1276-1287.
(5) López-Mínguez JR, González-Fernández R, Fernández-Vegas C et al. Comparison of imaging techniques to assess appendage anatomy and measurements for left atrial appendage closure device selection. J Invasive Cardiol 2014;26:462-467.
(6) Behnes M, Akin I, Sartorius B et al. - LAA Occluder View for post-implantation Evaluation (LOVE) - standardized imaging proposal evaluating implanted left atrial appendage occlusion devices by cardiac computed tomography. BMC Med Imaging 2016;16:25.

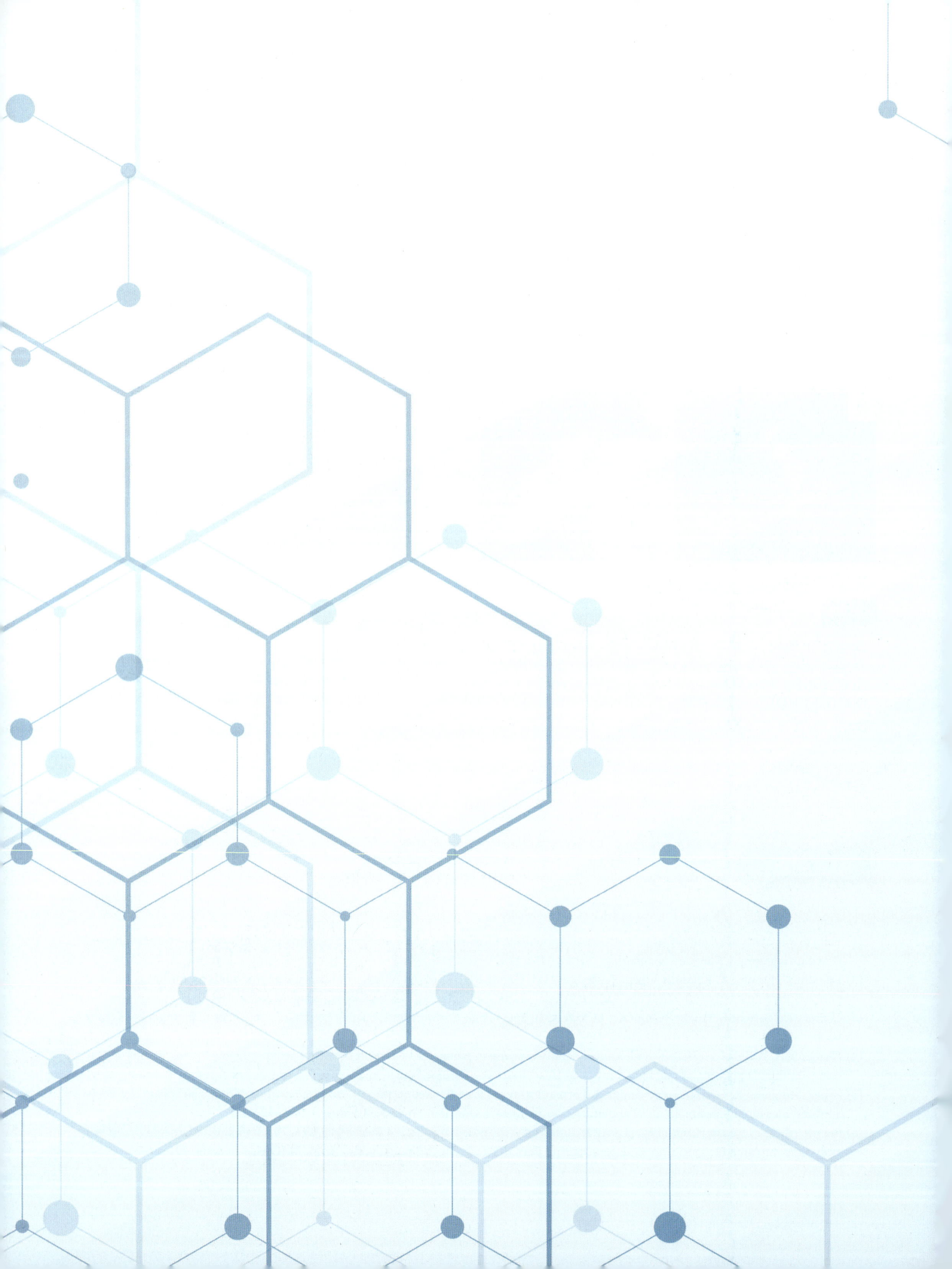

Chapter

2 경피적 좌심방이 폐색을 위한 심초음파 검사

Basic imaging (Echo)

고려대학교안암병원 박성미

좌심방이는 특징적인 개별적 해부학적 구조를 가지고 있으며 lobe의 수와 크기, 좌심방이 길이 및 입구크기도 다양하다. 따라서 정확한 좌심방이 영상을 획득하는 것은 경피적 좌심방이 폐색에 매우 중요하며 경식도심장초음파, 투시기(fluoroscopy), 심방조영술 및 컴퓨터단층촬영 등을 포함한 다양한 영상들을 종합하여 활용할 수 있어야겠다.

특히 경식도심초음파는 경피적 좌심방이 폐색을 계획할 때 적합한 환자 선택, 시술 중 실시간 가이드 및 시술 후 평가에 있어 중추적인 역할을 하고 있다. 따라서 여기서는 시술과 관련한 다양한 경식도심초음파 영상들을 소개하고자 한다.

[표1] Echocardiography for LAA occlusion

Selecting patients
Planning the procedure
Intra-procedural monitoring
Follow-up after procedure

I. 경피적 좌심방이 폐색 계획 시 확인해야 할 관련 심장 구조물

1. 좌우 심방 크기, 심방내 혈전, 종양, 특이 구조물

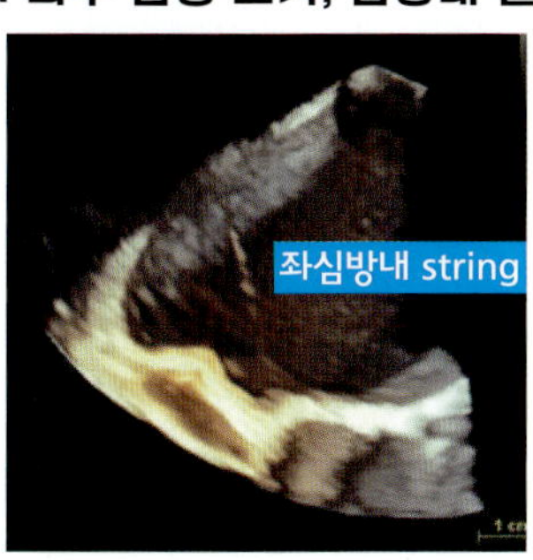

2. 심방 중격, 중격류, 난원공개존

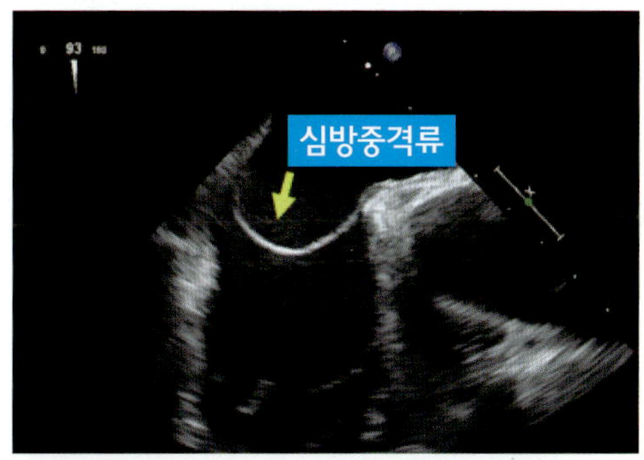

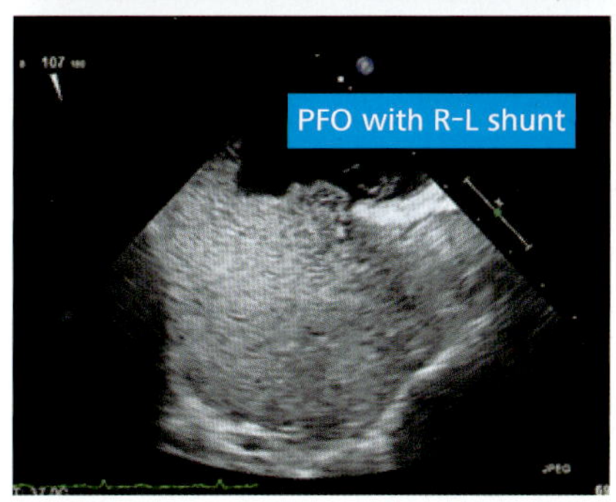

3. 승모판막, 판륜(심한 석회화)

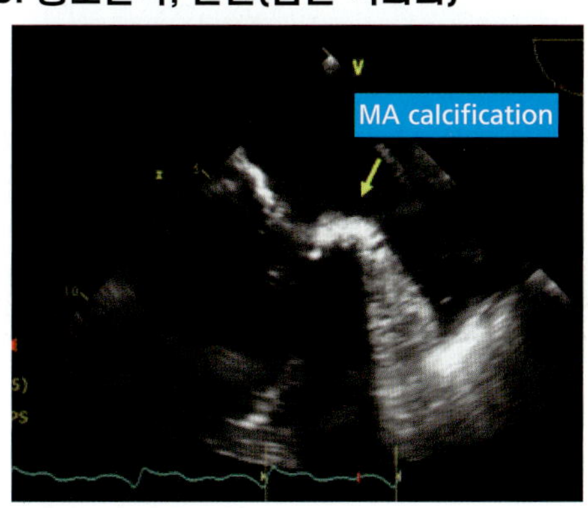

4. 좌돌레관상동맥

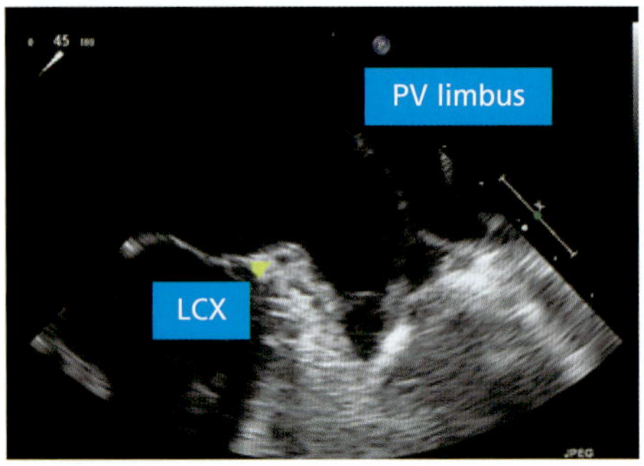

5. 폐정맥 혈류

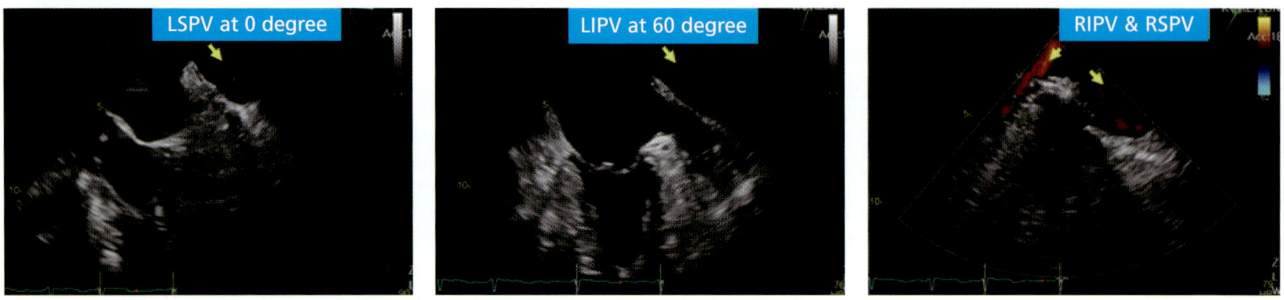

6. 좌심방이 입구, 길이, 엽 형태, 혈전

1) 폐색기구보다 큰 좌심방이 입구

여러 각도의 영상에서 크기 확인이 필요하다.

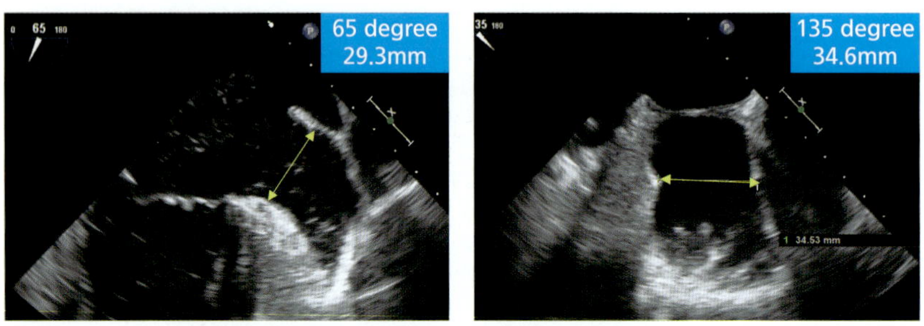

2) 폐색기구보다 너무 작은 좌심방이 입구

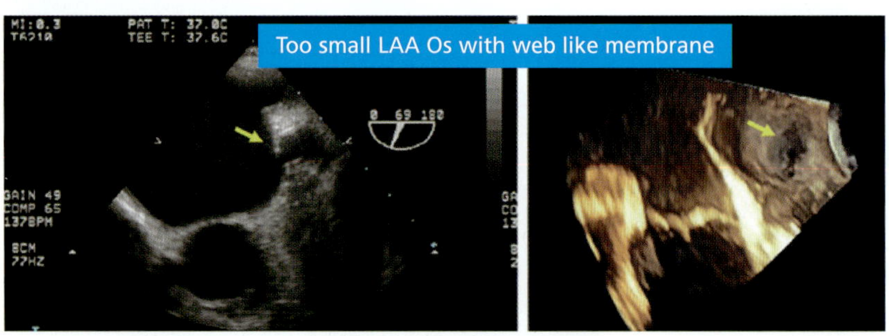

3) 좌심방이 혈류속도, Spontaneous Echo Contrast, 혈전

a. 좌심방이 혈류속도

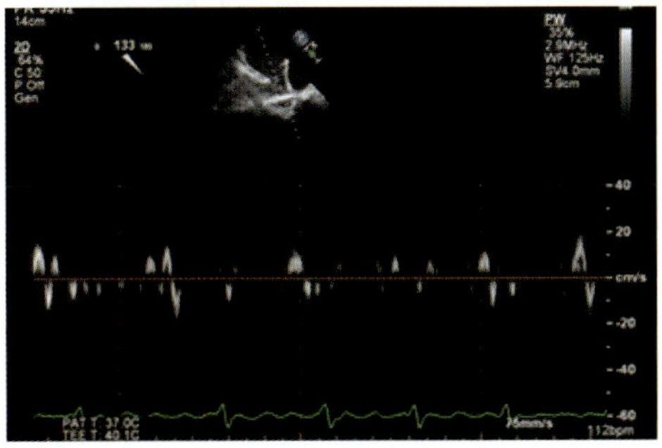
AF patient

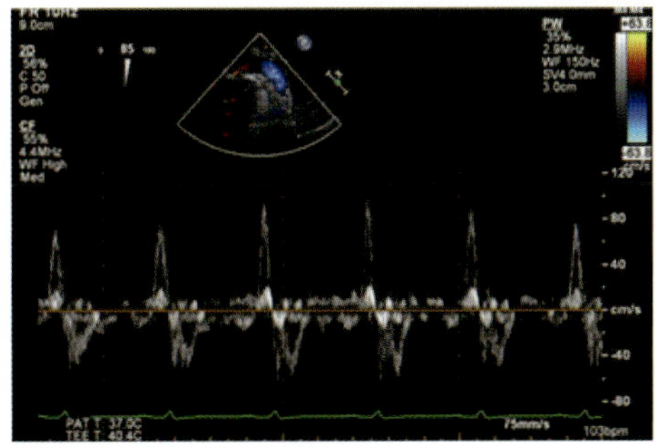
Normal

b. Spontaneous Echo Contrast

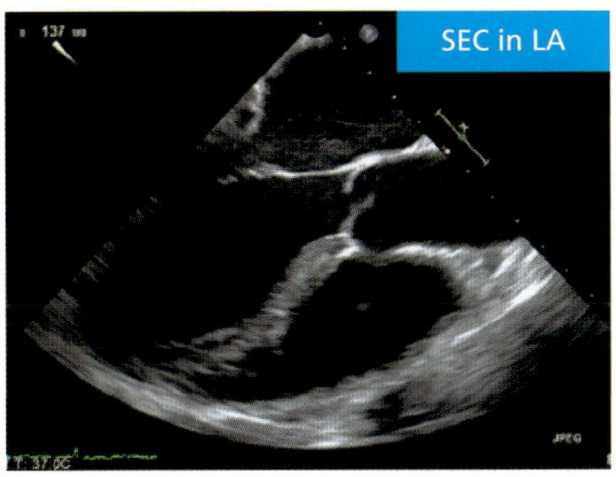

c. 혈전

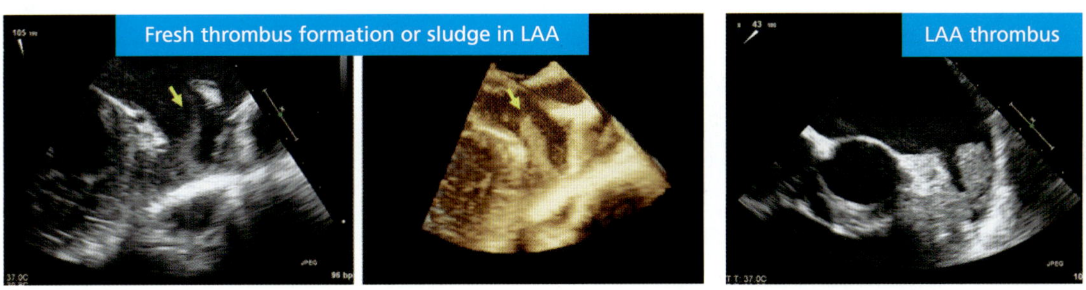

[표2] Spontaneous Echo Contrast Severity

Score	Absence of echogenicity
0	Mild (minimal echogenicity only transiently detectable with optimal gain settings during the cardiac cycle)
1+	Mild to moderate (transient SEC without increased gain settings and more dense pattern than 1+)
2+	Moderate (dense swirling pattern throughout the cardiac cycle)
3+	Moderate (dense swirling pattern throughout the cardiac cycle)
4+	Severe (intense echodensity and very slow swirling patterns in the LA appendage, usually with similar density in the main cavity)

7. 좌심방이 폐색에 부적합한 심장초음파 검사 소견

[표3] Echocardiographic criteria of inappropriate LAA occlusion

contraindication to transesophageal echocardiography
Mitral stenosis more than mid or significant aortic stenosis
Mitral regurgitation more than moderate
Mitral annular calcification more than moderate
Left atrial diameter more than 65mm
Mobile or active clot or thrombus in the left atrium or appendage
Aortic plaque classified as complex according to mobility, ulceration, pedunculation or thickness > 4mm by transesophageal echocardiography
Significant abnormality of the atrial septum such as aneurysm
Prosthetic heart valve or inferior vena cava filter
Active endocarditis, infection, sepsis
Left ventricular thrombus or high risk such as large dyskinetic LV aneurysm

Ⅱ. 경피적 좌심방이 폐색 시술 시 경식도심장초음파

좌심방이 입구 모양 및 크기 측정은 다양한 각도에서 시행되어야 하며 basal short-axis views (0° to 45°) 그리고 longitudinal (90°) views 에서 좌심방이는 반달모양으로 관찰되며 120 – 135° views에서는 엽의 형태나 수를 잘 확인할 수 있다.

1. X-plane images

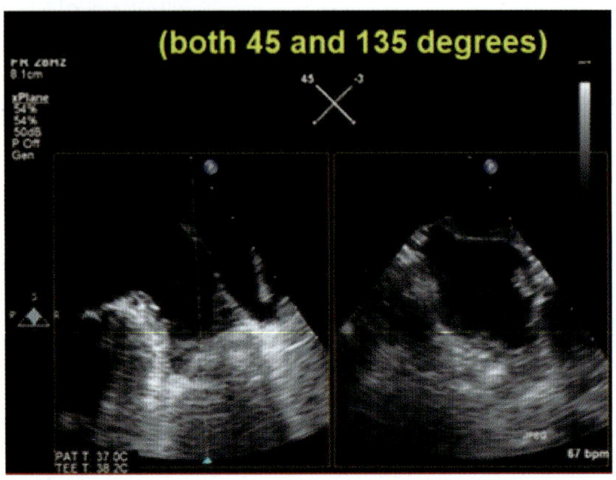

2. 3D images

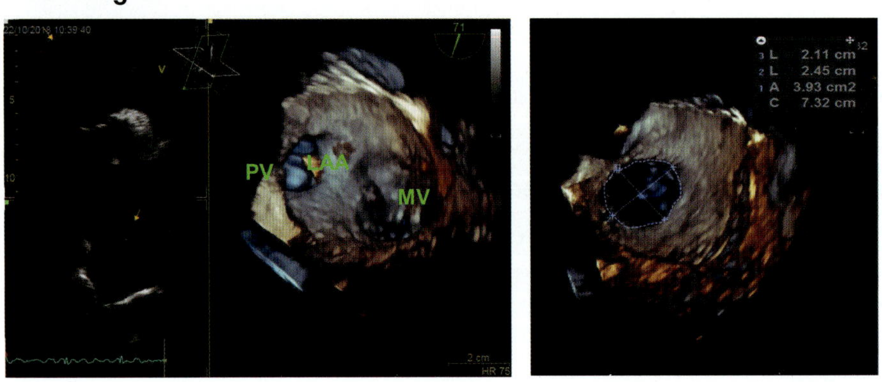

3. TEE 영상과 같은 모양과 각도의 Contrast angiography 영상

1) LAA Os diameter

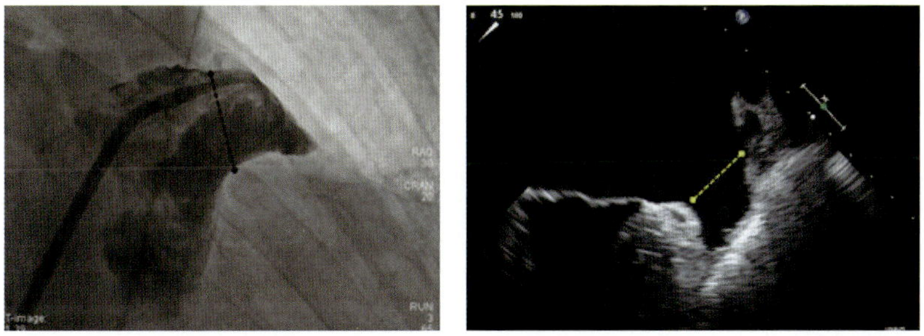

2) RAO Cranial – 45degree TEE

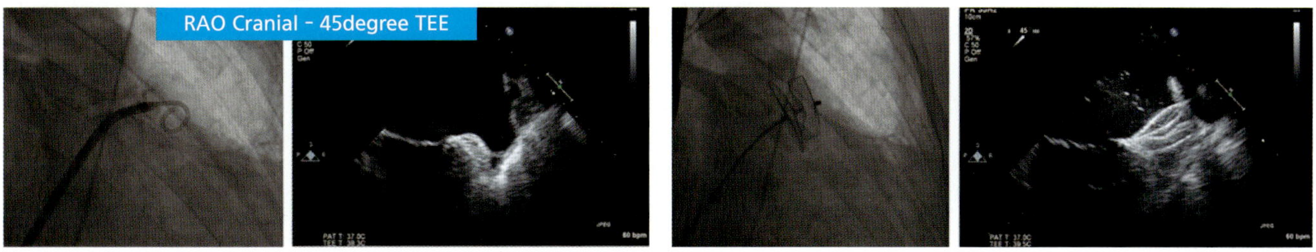

3) RAO Caudal – 135degree TEE

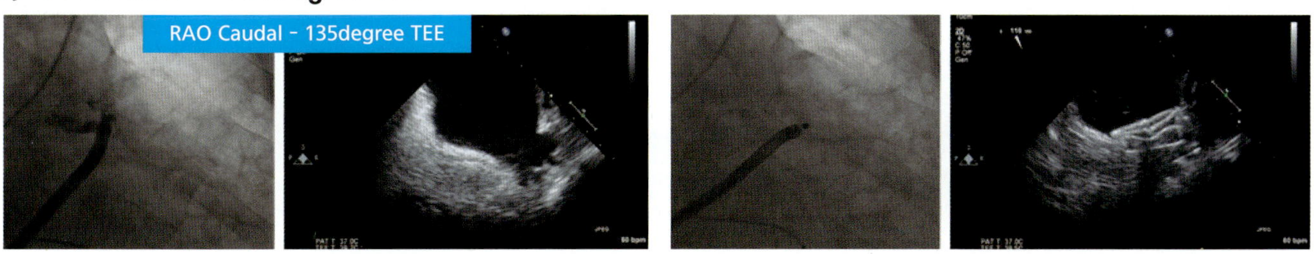

4. Measurements for Watchman Device

1) Ostial diameter: from LCX or from the top of the MV annulus to a point 2cm from tip of the PV limbus
2) The approximate LAA length: from the ostium line to the apex of the LAA

   Length $\geq$ diameter of LAA ostium
3) 0 and 135 degrees often show the largest ostial diameter.
4) Device size at 10~ 20% larger than maximal ostial diameter

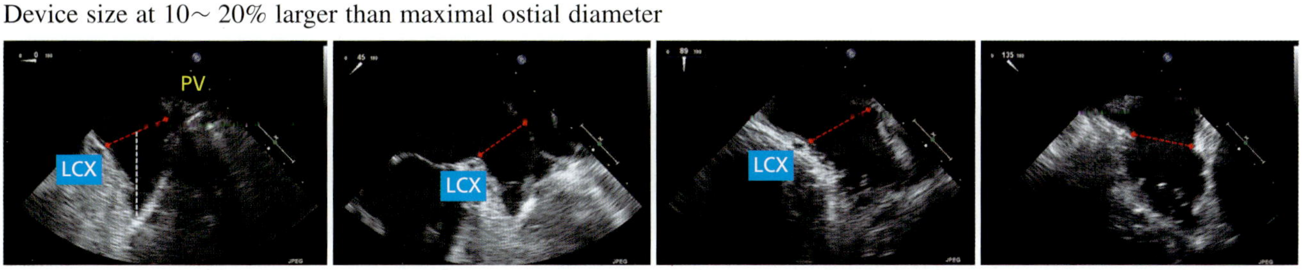

5. Measurements for ACP Device

1) For the ACP Device, the landing zone for the ACP anchoring lobe is within the neck of the LAA at around 10mm from the orifice.
2) Size of ACP needs to be 3 to 6 mm > maximal landing zone diameter.
3) Minimal LAA length for lobe is 10mm.

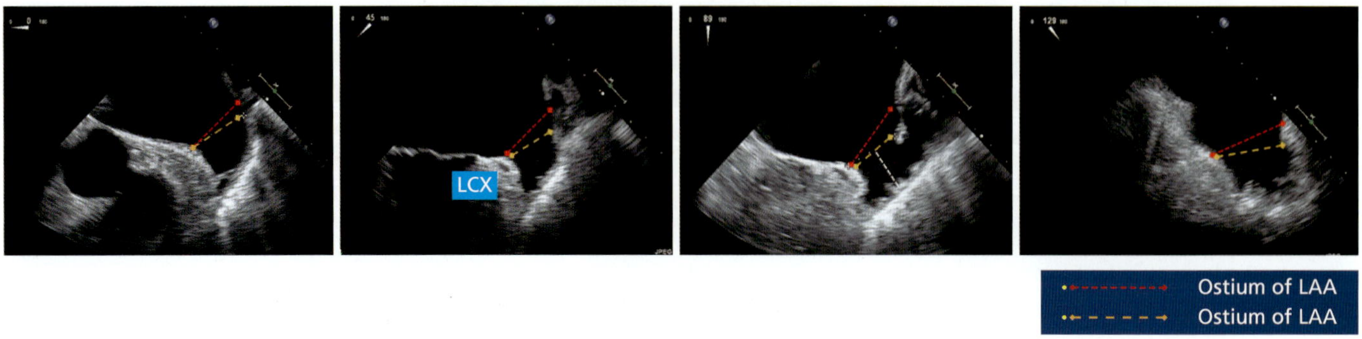

6. TEE-guided trans-septal puncture

1) In TEE-guided trans-septal puncture, TEE imaging at 45° and 90° can ensure an inferioposterior puncture and avoidance of the aortic root.
2) The puncture site is demonstrated on TEE images as 'tenting' of the atrial septum.
3) Ensuring a posterior trans-septal puncture site facilitates accurate orientation of the delivery sheath and the occluder device in the LAA.

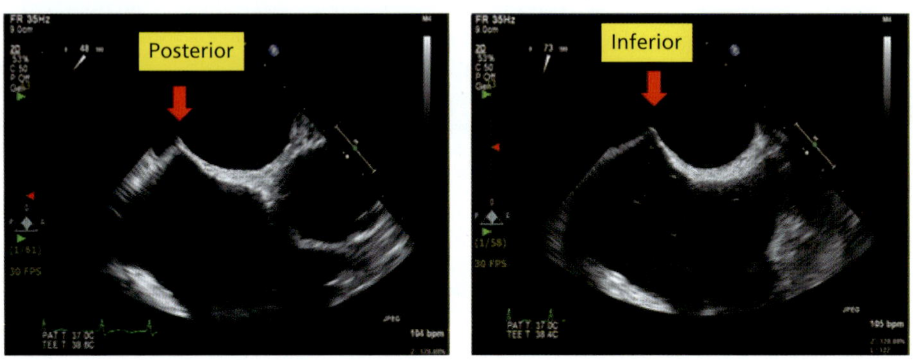

Red arrows indicate tenting atrial septum during septal puncture through the posteroinferior side

7. Verify delivery sheath position

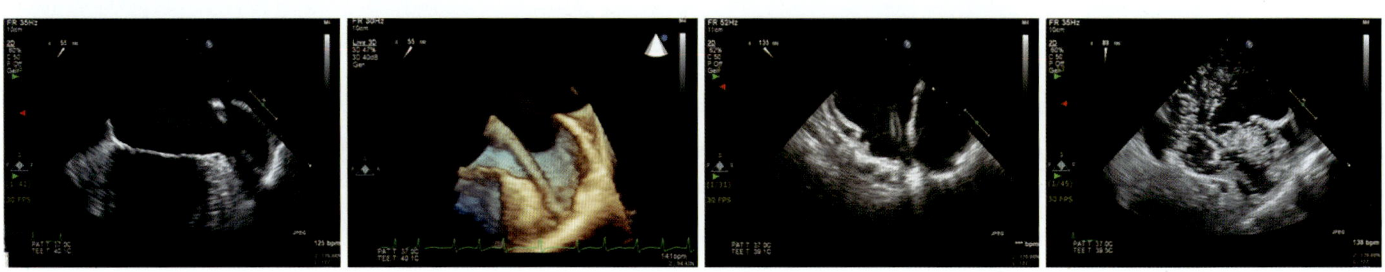

8. Device release

1) Tug test or wiggle test should be performed to assess device stability.

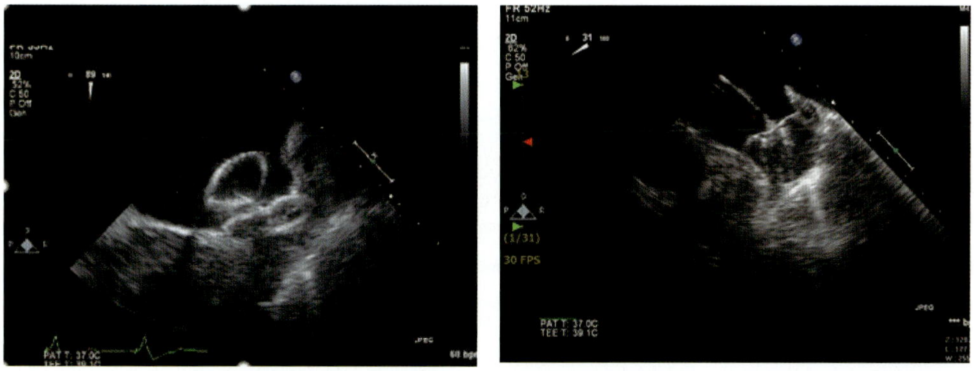

2) Appropriate device compression: width reduction by 8 – 20%

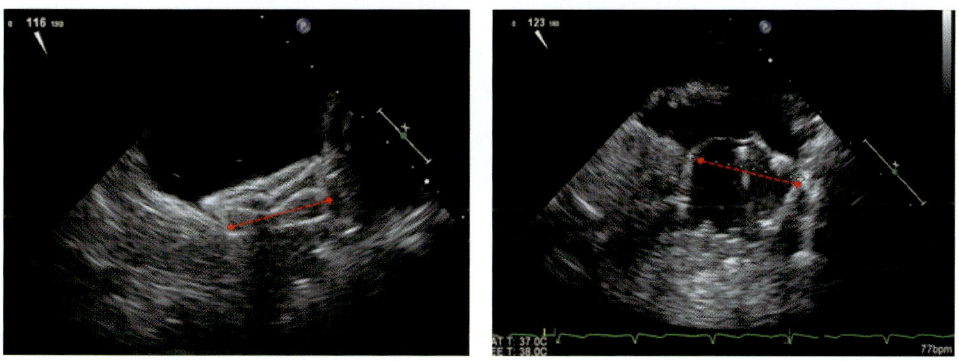

3) Exclusion of all LAA lobes and complete sealing of LAA Os should be confirmed with color Doppler echo with different angles.

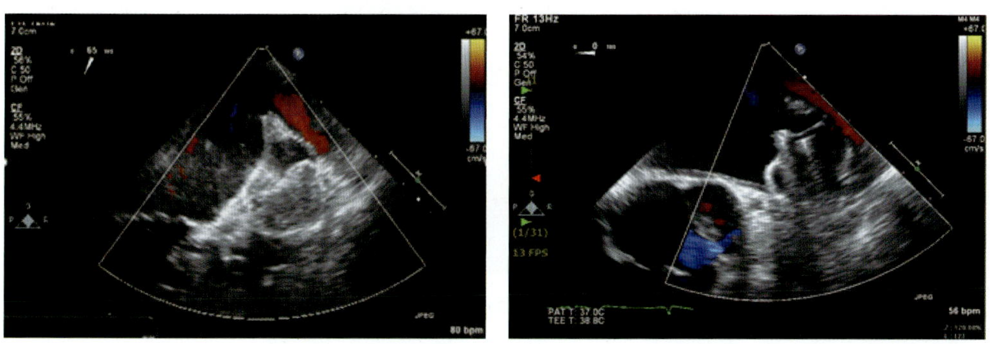

Ⅲ. After procedure

1. TEE is repeated to confirm the proper deployment of the device and to assess procedural complications, such as disruption of transmitral and pulmonary vein flow.
2. Hemopericardium should be screened throughout the procedure.

3. Atrial septal examination is performed to look for a small residual defect which is common after procedure.

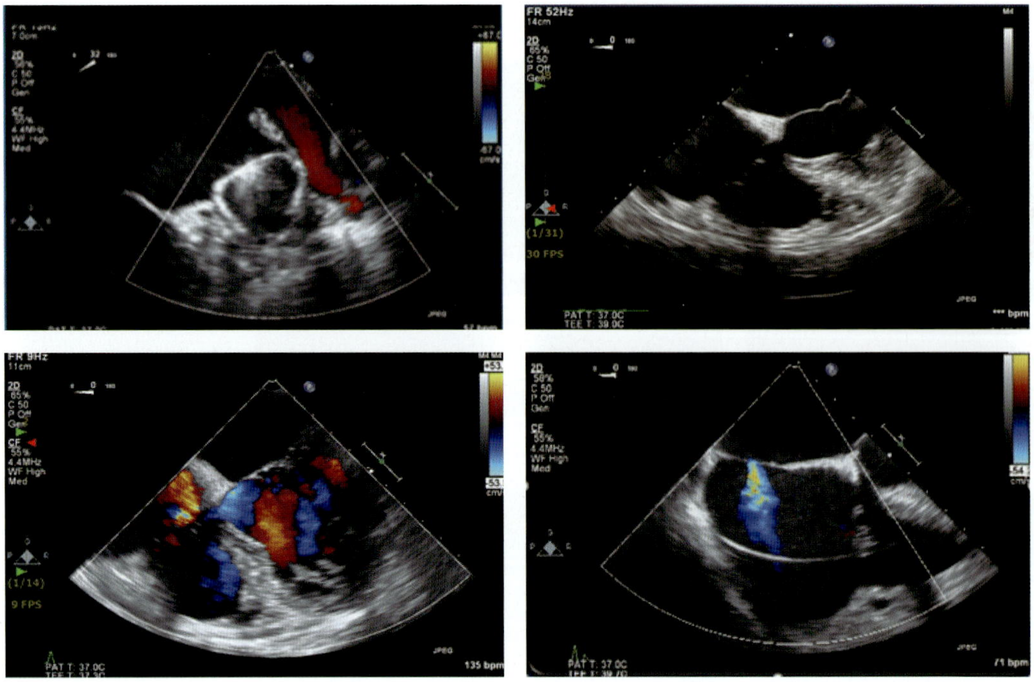

Ⅳ. Follow-up after procedure

1. 좌심방이 입구가 완전히 폐쇄되어 있는지, 새는 혈류는 없는 지, device와 LAA wal간의 간격이 어느 정도인지 확인
2. Device에 혈전 등을 관찰

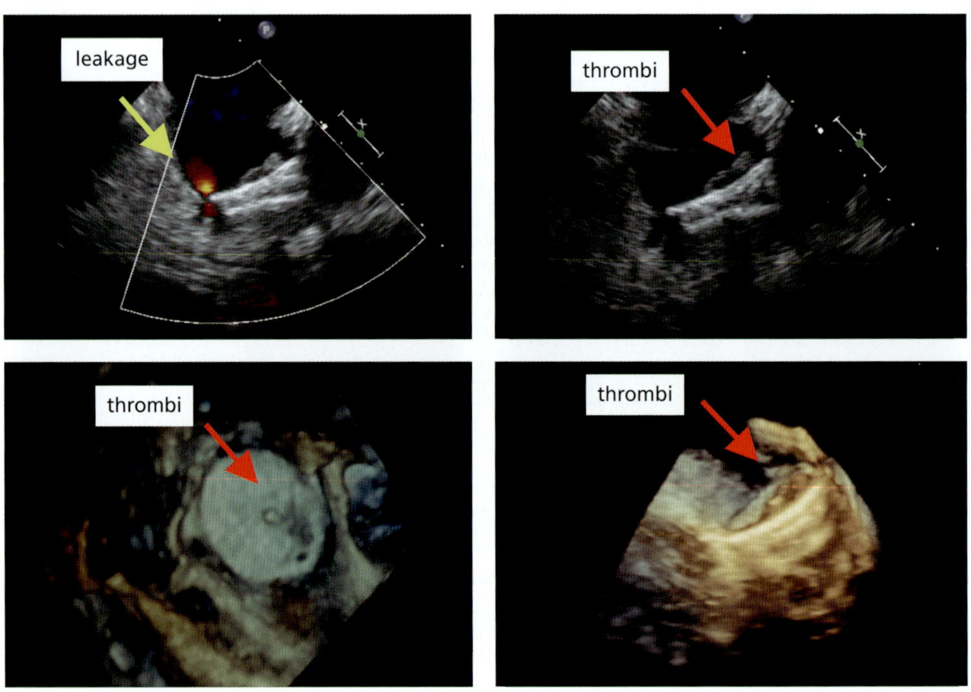

참고 문헌

(1) Beigel R, Wunderlich NC, Ho SY, Arsanjani R, Siegel RJ.The left atrial appendage: anatomy, function, and noninvasive evaluation. JACC Cardiovasc Imaging. 2014 Dec;7(12):1251-6
(2) Wunderlich NC, Beigel R, Swaans MJ, Ho SY, Siegel RJ. Percutaneous interventions for left atrial appendage exclusion: options, assessment, and imaging using 2D and 3D echocardiography. JACC Cardiovasc Imaging. 2015 Apr;8(4):472-48
(3) Vainrib AF, Harb SC, Jaber W, Benenstein RJ, Aizer A, Chinitz LA, Saric M. Left Atrial Appendage Occlusion/Exclusion: Procedural Image Guidance with Transesophageal Echocardiography. J Am Soc Echocardiogr. 2018 Apr;31(4):454-47
(4) Prakash R, Saw J. Imaging for percutaneous left atrial appendage closure. Catheter Cardiovasc Interv. 2018 Aug 1;92(2):437-450

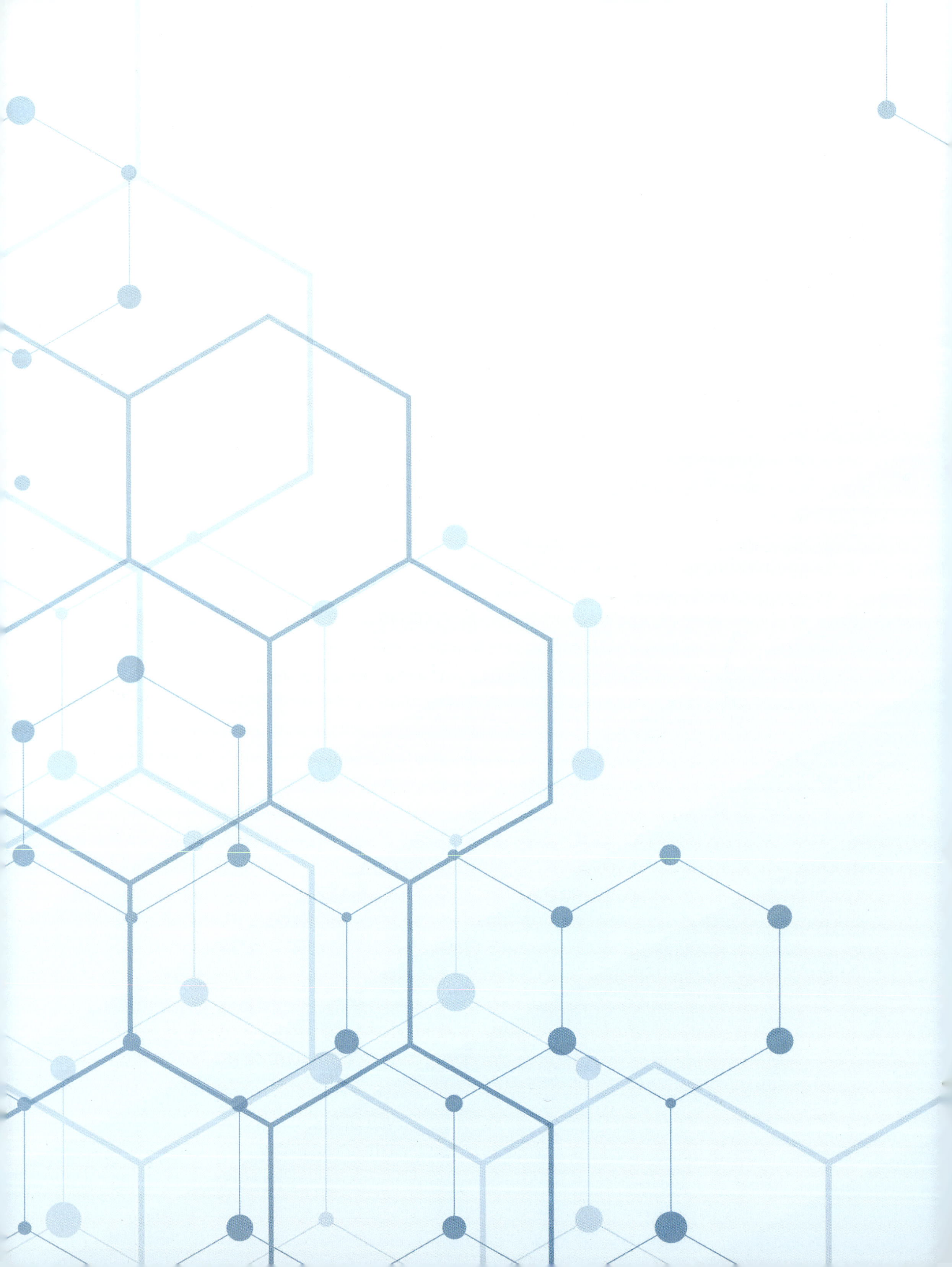

Chapter 3

좌심방이 폐색술/결찰술의 이론적 배경 및 연구결과

한림대학교성심병원 임홍의

뇌졸중은 우리나라 성인 주요 사망 원인 중의 하나로, 인구의 고령화에 따라서 환자가 급격하게 증가하고 있다. 대부분의 선진국과 비슷하게 우리나라도 뇌출혈보다는 뇌경색이 대부분을 차지하고 있으며, 이 중 5분의 1 이상이 심방세동과 연관된 것으로 밝혀 졌다[1]. 심방세동은 가장 흔한 부정맥으로 유병률이 꾸준히 증가하고 있으며, 80대에서는 유병률이 7.3 ~ 13.7%에 이르는 것으로 알려져 있다[2,3]. 심방세동과 연관된 혈전에 의한 뇌경색은 동맥경화에 의한 뇌경색보다 광범위한 뇌 손상을 일으키거나, 재발 위험이 높고, 단기사망률이 높기 때문에 심방세동 환자에서는 뇌경색 예방을 위한 항응고요법이 무엇보다도 중요하다고 할 수 있다. 환자의 위험도에 따라 적절한 항응고요법이 이루어질 경우, 뇌경색 위험도를 60%까지 감소시킬 수 있다[4]. 그러나 전통적인 표준 치료법으로 받아들여지고 있는 비타민K 의존성 경구용 항응고제(와파린)는 사용 시 잦은 혈액검사로 인한 불편함, 다양한 약제 간 상호작용, 심각한 출혈 합병증의 위험성 등의 이유로 실제 처방률은 높지 않았다[5,6]. 몇 년 전부터 도입되어 사용 중인 새로운 경구용 항응고제(비타민K 비의존성 항응고제)들이 이와 같은 와파린의 단점들을 많이 극복하였으나[7-9], 다양한 동반질환으로 여러 약제를 복용 중이거나, 간, 신장 등 주요 장기의 기능 및 인지능력이 저하된 고령 환자에서는 출혈 위험성이 함께 증가하기 때문에 여전히 항응고요법을 적절하게 유지하는 것이 매우 어렵거나 위험한 경우가 많다[10]. 뿐만 아니라, 적절한 항응고요법 유지 중에도 반복적인 뇌경색이 발생하는 경우도 있어 현재 사용 중인 예방법으로는 충분하지 않은 경우도 있음을 알 수 있다.

이와 같은 문제점에 대한 보완책으로 혈전의 주요 생성 부위인 좌심방이(left atrial appendage)를 수술적으로 절제하거나, 경피적 중재술을 통해 특수 고안된 기구로 막아주어 혈전을 예방하는 술식이 도입되어 일반적인 항응고요법이 어려운 환자들에서 선택적으로 사용되어 오고 있다[그림1][10]. 현재 국내에는 WATCHMAN™ (Boston Scientific, Maple Grove, MN, USA; [그림1A])과 AMPLATZER™/Amulet™ (Abbott, Minneapolis, MN, USA; [그림1B]), 2가지 경피적 좌심방이 폐색술(percutaneous left atrial appendage occlusion) 기구가 도입되어 사용 중에 있다.

I. 경피적 좌심방이 폐색술에 대한 이전 연구들

현재까지 Watchman™ device를 이용한 무작위 배정 연구 및 Watchman™ device와 AMPLATZER™ cardiac plug (ACP) / Amulet™ device에 대한 몇몇 관찰 연구에서 좋은 결과가 발표되고 있다. PROTECT AF (Watchman™ Left Atrial Appendage System for Embolic Protection in Patients With AF)는 경피적 좌심방이 폐색술에 대한 최초의 무작위 배정 연구로 항응고제 치료에 비하여 Watchman™ device의 비열등성을 보고자 한 무작위 배정 연구이다[11]. 연구 대상자의 기준은 18세 이상의 비판막성 심방세동 환자 중 CHADS2 점수 1점 이상으로 하였고, 제외기준은 warfarin 금기 환자, 좌심방이 내에 혈

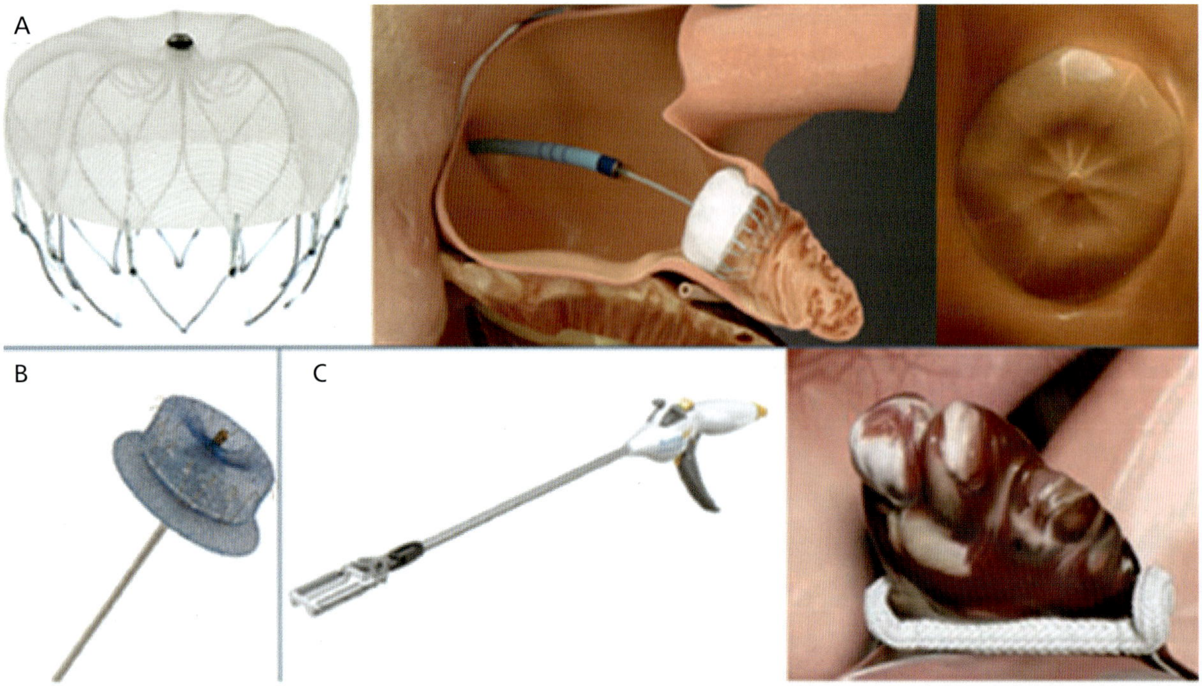

그림1

좌심방이 폐색술을 위한 장치들

(A) 왼쪽, 비판막성 심방세동 환자의 뇌졸중 예방을 위해 FDA 승인을 받은 경피적 좌심방이 폐색을 위한 기구 WATCHMAN™ device (Boston Scientific, Plymouth, MN). 가운데, 중격 천자(septal puncture)를 통해 WATCHMAN™ device를 좌심방이에 삽입하는 모식도. 오른쪽, 좌심방이에 WATCHMAN™ device 가 삽입되어 충분한 시간이 흐른 후(보통 약 45일) 좌심방이 입구(orifice)가 내피화된 모식도. Copyright©2017, Boston Scientific Corporation

(B) 경피적 좌심방이 폐색을 위한 AMPLAZTER™/Amulet™ Device (Abbott, St. Paul, MN) Copyright©2017, St Jude medical, LLC

(C) 왼쪽, 좌심방이 차단용 클립인 AtriClip™ system. 오른쪽, Atriclip™을 이용하여 흉강경을 통해 심막외으로 접근하여 좌심방이를 결찰한 모식도. Copyright©2017, AtriCure, Inc. All rights reserved by their respective owners. (Adapted from Stroke. 2018;49-247-254)

전, 심방중격류(septal aneurysm)를 동반한 난원공개존증(patent foramen ovale), 유동성 대동맥 경화반(mobile aortic plaque), 증상이 있는 경동맥질환 등이었다. 경피적 좌심방이 폐색술 이후 warfarin을 45일간 사용하였고, 경식도 심초음파 검사 후에 warfarin을 중단하고 aspirin과 clopidogrel 병합요법을 6개월까지 투여하였으며, 이후 aspirin 단독요법으로 진행하였다. 대조군인 Warfarin 군은 6개월 동안 2주 간격으로 International normalized ratio (INR)를 모니터링 하여 INR 2-3 유지를 목표로 와파린 용량을 조절 하였으며, 이후 한 달 간격으로 검사하였다. 1년 추적관찰 기간 중 warfarin 군에서 치료범위 내 warfarin 농도가 유지된 총 시간(Time in therapeutic range)은 66%였으며, warfarin 군과 비교하여 Watchman™ device 군에서 뇌졸중 및 혈전색전 발생률에서는 유의한 차이를 보이지 않았으나 Watchman™ device 시술과 관련된 합병증의 발생률이 약 10%로 보고되었다. 하지만 이러한 시술과 관련된 합병증은 시술자의 경험이 쌓임에 따라 감소하여 이후 발표된 CAP (continuous access protocol) registry[12]에서는 약 3.7%로 보고되었다. ASAP (ASA Plavix Feasibility Study With Watchman™ Left Atrial Appendage Closure Technology) 연구는 warfarin 사용의 금기에 해당하면서 CHADS2 점수 1점 이상(평균 CHADS2 점수 2.8)인 환자를 대상으로 하였고, 경피적 좌심방이 폐색술 이후 aspirin과 clopidogrel 병합요법을 6개월까지 투여하였으며, 이후 aspirin을 단독으로 투약 하였다. 95%에서 성공적으로 Watchman™ device를 시술하였고, 1년 추적관찰 결과 허혈성 뇌졸중이 1.7%에서 발생하여 유사한 CHADS2 점수의 심방세동 환자군에 비해 77%의 뇌졸중 감소률, aspirin과 clopidogrel 병합요법 군에 비해 64%의 뇌졸중 감소률을 보였을 것으로 보고되었다[13]. ACP device에 대한 유럽의 관찰 연구에 의하면 152명의 환자에서 시술되었으며, 그 중 15명(9.8%)에서 시술 관련 부작용이 관찰되었고, 10년 간 추적 관찰하였을 때 1.3%의 혈전색전증 관련 사건이 발생하였다[14]. ACP device에 대한 캐나다의 한 관찰 연구에 의하면 비판막성 심방세동을 갖고 있고 CHADS2 점수가 1점 이상에 해당되나 항응고제 치료의 금기인 환자를 대상으로(CHADS2점수 3점), 98%의 환자에서 시술이 성공적으로 이루어 졌으며, 시술 관련 합병증은 1.9% 정도의 기구 색전, 1.9% 정도의 심낭 삼출이 관찰되었다[15]. 시술 이후 항혈소판 치료로 3개월까지 aspirin과 clopidogrel 병합요법을 시행하고, 이후 단독 항혈소판제 요법을 시행하였다. 평균 20개월 추적관찰에서 3.4%의 뇌졸중 및 색전증을 보여 기대치 10%에 비해 현저히 낮은 수치를 보고하였고, 주된 출혈도 3.4%로 기대치 8.7%에 비해 낮은 수치를 보였다.

FDA 승인 후 경피적 좌심방이 폐색술이 점차 늘어나고, 시술 방법, 도구의 개선이 이루어지면서 최근 발표된 추적관찰 연구 결과들을 살펴보면, 도입 초기보다 향상된 안정성과, 낮은 합병증 발생, 대상 환자들의 CHADS2 or CHA2DS2-VASc 점수로 예측할 수 있는 뇌경색 위험도에 비해서 낮은 뇌경색 발생, 삶의 질 향상 등의 결과들이 보고 되었으며[11-21] 비용-효과 모델 분석을 통해 경피적 좌심방이 폐색술이 비타민K 비의존성 경구용 항응고제 및 와파린 대비 장기적으로는 더 경제적이라는 분석도 나왔다[22]. 이처럼 다양한 연구 결과들을 종합하여 시도된 메타분석 결과는 다음과 같다. 17개의 연구에 포함된 1,107명의 환자에게 1,052개의 좌심방이 폐색기구가 이식되었으며, 전체 시술의 성공률은 95.1%였고, 7~29개월간 추적관찰 하였다. 환자들의 평균 CHADS2 점수는 2.7점이었고, 이들에서 예상되는 뇌경색 발생률은 2.5~5.3/100인 · 년(person-year)이었는데 실제 관찰된 뇌경색 발생률은 0.7/100인 · 년 이었다[23].

또한 최근에는 와파린 복용군과 경피적 좌심방이 폐색술을 비교한 PROTECT-AF 와 PREVAIL 연구의 5년 추적관찰 결과가 보고 되었다. 연구 결과에 따르면 Watchman™ device를 이용한 경피적 좌심방이 폐색술의 뇌졸중 예방 효과는 와파린을 이용한 항응고치료와 견줄 만 하였으며 주요 출혈 사고, 출혈성 뇌졸중 및 심각한 장애가 남는 뇌졸중의 빈도는 경피적 좌심방이 폐색술 군에서 현저히 낮았다. 뿐만 아니라 전체 사망률 또한 와파린 대비 경피적 좌심방이 폐색술을 시행 받은 환자에서 유의하게 낮았다[24].

FDA 승인 후 Watchman™ 시술의 유용성을 검증하기 위해 시행된 Ewolution 다기관 관찰연구에서는 뇌졸중과 색전증 위험도가 높은 환자 1,025명을 대상으로 Watchman™ device 를 이용한 경피적 좌심방이 폐색술 후 1년 추적 관찰한 결과를 발표하였다. 유사한 위험도를 가진 환자군 중에서 치료를 받지 않은 환자와 비교하여 연간 뇌졸중 발생률이 84% 감소하였으며, 와파린 치료 중인 환자들과 비교한 연간 주요 출혈 발생률 또한 48% 감소 하였다고 보고하였다. 세계적으로 47개 기관에서 Ewolution 연구에 참여하였고 시술 안정성 면에서 98.5%의 높은 치료 성공률을 입증하였고 폐색기구 주변에 발생되는 잔류혈류도 2.8%로 현저히 낮았다고 보고 하였다[25].

2015년 Watchman™ 기구의 FDA 승인 이후 미국의 Medicare & Medicaid 서비스센터(CMS, USA)에서 와파린, 비타민K 비의존성 경구용 항응고제, 및 경피적 좌심방이 폐색시술에 대한 비용-효율성을 장기 예측하기 위한 메타 분석결과를 발표했다. 비용-효과 분석에는 CHA2DS2-VASc score 3.2점, HAS-BLED score 2점인 70세 환자를 대상으로 코호트 연구로 진행되었으며 와파린과 비타민K 비의존성 경구용 항응고제에 비해 경피적 좌심방이 폐색술이 비용면에서도 효과가 있다는 내용을 보고 하였다. 현재 미국 보험금액 기준으로 비용효과를 예측한 결과, 경피적 좌심방이 폐색술은 비타민K 비의존성 경구용 항응고제에 비해서는 5년, 와파린에 비해서는 10년 후 치료비용에 있어서 효율성이 높았다. 와파린과 비타민K 비의존성 경구용 항응고제 치료에 비해 경피적 좌심방이 폐색술은 시술 초기 비용이 더 높지만, 10년 이내에 환자의 삶의 질을 개선시키고 비용 효과도 높은 것으로 발표되었다[26,27].

Ⅱ. 수술적 좌심방이 결찰술에 대한 이전 연구들

수술적 좌심방이 제거술은 1940년대 시작되어[28] 현재까지도 시행되고 있으며, 최근에는 클립을 이용한 좌심방이 결찰술도 시행되고 있다[10]. 하지만, 심방세동 환자에서 수술적 좌심방이 폐색술이 뇌졸중을 예방한다는 근거를 뒷받침 하는 전향적 무작위 연구는 아직 없다[29]. 수술적 좌심방이 폐색술에 대한 첫 전향적 무작위 배정 연구는 left atrial appendage occlusion study (LAAOS)이었으며 심장동맥 우회로 수술(coronary artery bypass surger, CABG) 중 자동 봉합기(stapler) 혹은 수술적인 봉합을 통해 좌심방이 결찰술을 시행한 군과 시행하지 않은 군을 비교 하는 연구였다[30]. 이 연구는 개흉술 중 시행하는 수술적 좌심방이 폐색술의 안전성을 일차 연구목표(primary endpoint)로 하여 진행 되었기 때문에, 수술적 좌심방이 폐색술 시행이 뇌졸중 발생률을 유의하게 낮추는 지에 대해서는 의미 있는 결과를 보여주지 못하였으며, 수술적 결찰술 시행 후 약 66%의 환자에서만 좌심방이 폐색이 효과적으로 유지되었다는 결과도 보여주었다. 후속 연구인 left atrial appendage occlusion study II (LAAOS II)에서는 심방세동이 있고 계획된 개흉술을 받을 51명의 환자를 대상으로 하였으나 수술적 좌심방이 폐색술이 유의하게 뇌졸중의 발생을 낮춘다는 근거는 제시하지 못하였다[31]. 최근 전향적 이중맹검 다기관 연구인 LAAOS III 연구가 4700 명 환자 모집을 목표로 진행 중에 있어[32], 이 연구 결과를 토대로 뇌졸중 예방을 목적으로 시행하는 수술적 좌심방이 폐색술에 대한 추가적 권고 사항이 마련 되어 질 것으로 기대하고 있다.

최근 흉강경을 통한 최소 침습 수술이 가능한 차단용 클립을 이용한 수술적 좌심방이 폐색술이 관심을 받고 있다 [그림1C]. 이 수술법은 흉강경을 통한 최소 침습 수술이 가능하다는 장점이 있다. 한 다기관 연구에서 좌심방이 폐색술을 위해 고안된 특수 차단용 클립(Atriclip™ system)을 이용한 좌심방이 폐색술의 성공률이 98% 로 높게 보고 되었으나[33] 현재까지 차단용 클립을 이용한 좌심방이 폐색술이 뇌졸중의 발생을 줄이는지에 대한 잘 디자인된 장기 연구결과는 없는 실정이다[10].

지금까지 비약물적 색전 예방에 대한 탄생 배경과 치료 효과에 대해서 자세히 살펴보았고, 이의 효과는 와파린이나 다른 경구 항응고제보다 우월한 예방 효과를 보임을 알 수 있었다. 비록, 전향적인 비교 연구를 통해 얻어진 결과가 아니므로 추가적인 대규모 무작위 배정 대조군 연구를 통한 확인이 필요하겠으나, (1) 지금까지 경구용 항응고제 만으로는 적절하게 치료하지 못하던 환자 군에서 치료의 새로운 돌파구를 찾았다는 점과 (2) 앞으로 시술 기구와 시술 방법이 더욱 발전된다면 경구 항응고제 보다 더 안전하고 효과적으로 뇌졸중을 예방할 수 있을 것이라는 데에서 큰 의미를 찾을 수 있겠다.

장기적으로 항응고제를 복용하기 어렵거나, 적절한 항응고제 복용 중에도 혈전 생성에 의한 색전증이 발생된 비판막성 심방세동 환자들에서 아직까지는 다양한 좌심방이 모양에 맞춰줄 수 있는 다양한 디자인과 크기의 기구가 개발되지 않아 시술이 불가능하거나 기대한 만큼의 효과를 얻지 못하는 경우도 있을 수 있었으나, 이와 같은 문제들은 좌심방이에 대한 해부학적인 이해의 증가, 장기적 추적관찰 결과에 따른 시술 방법의 수정 및 보완, 경피적 좌심방이 폐색술 도구의 과학적인 개선을 통해서 점차 나아지고 있다. 뿐만 아니라, 최근 발표된 메타 분석의 결과를 통해서 예측해 보았을 때, 더욱 많은 연구와 개선이 이루어 진다면 경피적 좌심방이 폐색술은 약물치료의 단점을 완벽히 보완해 줄 수 있는 가장 좋은 치료법으로 자리매김할 것이라 기대된다.

참고 문헌

(1) Wolf PA, Abbott RD, Kannel WB. Atrial fibrillation as an independent risk factor for stroke: the Framingham Study. Stroke 1991;22:983-8.
(2) Furberg CD, Psaty BM, Manolio TA, Gardin JM, Smith VE, Rautaharju PM. Prevalence of atrial fibrillation in elderly subjects (the Cardiovascular Health Study). The American journal of cardiology 1994;74:236-41.
(3) Miyasaka Y, Barnes ME, Gersh BJ, et al. Secular trends in incidence of atrial fibrillation in Olmsted County, Minnesota, 1980 to 2000, and implications on the projections for future prevalence. Circulation 2006;114:119-25.
(4) Ezekowitz MD, Levine JA. Preventing stroke in patients with atrial fibrillation. JAMA 1999;281:1830-5.
(5) Bungard TJ, Ghali WA, Teo KK, McAlister FA, Tsuyuki RT. Why do patients with atrial fibrillation not receive warfarin? Archives of internal medicine 2000;160:41-6.
(6) Gage BF, Yan Y, Milligan PE, et al. Clinical classification schemes for predicting hemorrhage: results from the National Registry of Atrial Fibrillation (NRAF). American heart journal 2006;151:713-9.
(7) Connolly SJ, Ezekowitz MD, Yusuf S, et al. Dabigatran versus warfarin in patients with atrial fibrillation. The New England journal of medicine 2009;361:1139-51.
(8) Granger CB, Alexander JH, McMurray JJ, et al. Apixaban versus warfarin in patients with atrial fibrillation. The New England journal of medicine 2011;365:981-92.
(9) Patel MR, Mahaffey KW, Garg J, et al. Rivaroxaban versus warfarin in nonvalvular atrial fibrillation. The New England journal of medicine 2011;365:883-91.
(10) Piccini JP, Sievert H, Patel MR. Left atrial appendage occlusion: rationale, evidence, devices, and patient selection. European heart journal 2017;38:869-76.
(11) Holmes DR, Reddy VY, Turi ZG, et al. Percutaneous closure of the left atrial appendage versus warfarin therapy for prevention of stroke in patients with atrial fibrillation: a randomised non-inferiority trial. Lancet 2009;374:534-42.
(12) Reddy VY, Holmes D, Doshi SK, Neuzil P, Kar S. Safety of percutaneous left atrial appendage closure: results from the Watchman Left Atrial Appendage System for Embolic Protection in Patients with AF (PROTECT AF) clinical trial and the Continued Access Registry. Circulation 2011;123:417-24.
(13) Reddy VY, Mobius-Winkler S, Miller MA, et al. Left atrial appendage closure with the Watchman device in patients with a contraindication for oral anticoagulation: the ASAP study (ASA Plavix Feasibility Study With Watchman Left Atrial Appendage Closure Technology). Journal of the American College of Cardiology 2013;61:2551-6.
(14) Nietlispach F, Gloekler S, Krause R, et al. Amplatzer left atrial appendage occlusion: single center 10-year experience. Catheterization and cardiovascular interventions : official journal of the Society for Cardiac Angiography & Interventions 2013;82:283-9.
(15) Urena M, Rodes-Cabau J, Freixa X, et al. Percutaneous left atrial appendage closure with the AMPLATZER cardiac plug device in patients with nonvalvular atrial fibrillation and contraindications to anticoagulation therapy. Journal of the American College of Cardiology 2013;62:96-102.
(16) Alli O, Doshi S, Kar S, et al. Quality of life assessment in the randomized PROTECT AF (Percutaneous Closure of the Left Atrial Appendage Versus Warfarin Therapy for Prevention of Stroke in Patients With Atrial Fibrillation) trial of patients at risk for stroke with nonvalvular atrial fibrillation. Journal of the American College of Cardiology 2013;61:1790-8.
(17) Block PC, Burstein S, Casale PN, et al. Percutaneous left atrial appendage occlusion for patients in atrial fibrillation suboptimal for warfarin therapy: 5-year results of the PLAATO (Percutaneous Left Atrial Appendage Transcatheter Occlusion) Study. JACC Cardiovascular interventions 2009;2:594-600.
(18) Danna P, Proietti R, Sagone A, et al. Does left atrial appendage closure with a cardiac plug system reduce the stroke risk in nonvalvular atrial fibrillation patients? A single-center case series. Pacing and clinical electrophysiology : PACE 2013;36:347-53.
(19) Holmes DR, Jr., Kar S, Price MJ, et al. Prospective randomized evaluation of the Watchman Left Atrial Appendage Closure device in patients with atrial fibrillation versus long-term warfarin therapy: the PREVAIL trial. Journal of the American College of Cardiology 2014;64:1-12.
(20) Lam YY, Yip GW, Yu CM, et al. Left atrial appendage closure with AMPLATZER cardiac plug for stroke prevention in atrial fibrillation: initial Asia-Pacific experience. Catheterization and cardiovascular interventions : official journal of the Society for Cardiac Angiography & Interventions 2012;79:794-800.
(21) Park JW, Bethencourt A, Sievert H, et al. Left atrial appendage closure with Amplatzer cardiac plug in atrial fibrillation: initial European experience. Catheterization and cardiovascular interventions : official journal of the Society for Cardiac Angiography & Interventions 2011;77:700-6.

(22) Reddy VY, Akehurst RL, Armstrong SO, et al. Time to Cost-Effectiveness Following Stroke Reduction Strategies in AF: Warfarin Versus NOACs Versus LAA Closure. Journal of the American College of Cardiology. 2015;66:2728-39.

(23) Bajaj NS, Parashar A, Agarwal S, et al. Percutaneous left atrial appendage occlusion for stroke prophylaxis in nonvalvular atrial fibrillation: a systematic review and analysis of observational studies. JACC Cardiovascular interventions 2014;7:296-304.

(24) Reddy VY, Doshi SK, Kar S, et al. 5-Year Outcomes After Left Atrial Appendage Closure: From the PREVAIL and PROTECT AF Trials. Journal of the American College of Cardiology 2017;70:2964-75.

(25) Lucas V. Boersma, Hueseyin Ince, Stephan Kische, et al. Efficacy and safety of left atrial appendage closure with WATCHMAN in patients with or without contraindication to oral anticoagulation: 1-Year follow-up outcome data of the EWOLUTION trial. Heart Rhythm 2017;14:1302–1308.

(26) Reddy VY, Akehurst RL, Amorosi SL, et al. Cost-Effectiveness of Left Atrial Appendage Closure With the WATCHMAN Device Compared With Warfarin or Non–Vitamin K Antagonist Oral Anticoagulants for Secondary Prevention in Nonvalvular Atrial Fibrillation: Stroke. 2018 Jun;49(6):1464-1470.

(27) Reddy VY, Akehurst RL, Armstrong SO, et al. Time to Cost-Effectiveness Following Stroke Reduction Strategies in AF: Warfarin Versus NOACs Versus LAA Closure. Journal of the American College of Cardiology. 2015 Dec 22;66(24):2728-2739

(28) Madden JL. Resection of the left auricular appendix; a prophylaxis for recurrent arterial emboli. Journal of the American Medical Association 1949;140:769-72.

(29) Dagres N, Rolf S, Hindricks G. Percutaneous left atrial appendage suture ligation: not ready for prime time. Journal of the American College of Cardiology 2014;64:573-5.

(30) Healey JS, Crystal E, Lamy A, et al. Left Atrial Appendage Occlusion Study (LAAOS): results of a randomized controlled pilot study of left atrial appendage occlusion during coronary bypass surgery in patients at risk for stroke. American heart journal 2005;150:288-93.

(31) Whitlock RP, Vincent J, Blackall MH, et al. Left Atrial Appendage Occlusion Study II (LAAOS II). The Canadian journal of cardiology 2013;29:1443-7.

(32) Whitlock R, Healey J, Vincent J, et al. Rationale and design of the Left Atrial Appendage Occlusion Study (LAAOS) III. Annals of cardiothoracic surgery 2014;3:45-54.

(33) Ailawadi G, Gerdisch MW, Harvey RL, et al. Exclusion of the left atrial appendage with a novel device: early results of a multicenter trial. The Journal of thoracic and cardiovascular surgery 2011;142:1002-9.

Chapter 4

좌심방이와 그 주변의 해부학적 구조

세종병원 이현종

심방 세동이 있는 경우 심장 내에서 혈류의 저류로 인해 자발적으로 혈전이 발생하고 색전되면서 뇌경색의 발생률을 증가시키는데, 좌심방이가 대부분의 경우 이러한 혈전의 근원지로 알려져 있다. 좌심방이는 심장 내 다른 구조물에 비해서 사람간 변화가 많고, 특정한 축이 없는 구조물이어서 좌심방이 폐색술을 시행함에 있어서 해부학적 구조를 공간적으로 이해하고 숙지하는 것은 안전한 시술을 위한 필수 불가결한 요소이다.

I. 좌심방이의 구조

좌심방이는 좌심방의 좌측 상부에서 전방으로 돌출되어 있는 귀 또는 손가락 모양의 구조물로써 우심실 유출로나 좌 주간지를 위에서 덮고 있는 모양을 보인다. 바깥쪽에서 바라볼 때는 납작해 보이지만, 심장 안에서 바라볼 때는 좌심방이의 개구부는 타원형이며, 간혹 둥글거나 삼각형에 가까운 모양을 보이기도 한다[그림1], 사람마다 그 크기와 모양이 다양하며, 좌심방의 크기만으로 예측할 수 없다. 주로 닭 날개형(chicken wing, A), 바람 자루형(windsock, B), 양배추형(cauliflower, C), 선인장형(cactus, D) 등으로 구분하는데 이 중 양배추 형이 높은 뇌경색 발생률과 연관성이 있고, 닭 날개형이 낮은 뇌경색 발생률과 연관성이 있는 것으로 보고되고 있다. 하지만, 관찰자마다 분류가 다를 수 있으며, 두가지 양상이 혼합된 경우도 종종 관찰된다[그림2][1].

정상 성인에서의 좌심방이의 volume은 평균 약 6 mL이고[2], 심방세동 환자의 경우에서는 평균 약 12 mL로 증가한다[3]. 정상 성인의 좌심방이 입구의 직경은 15-40 mm이다. 좌심방이 벽의 두께는 균일하지 않으며 후벽이 전벽보다 얇다. 대부분 좌심방이는 이엽 이상의 다엽으로 구성되어 있으며, 이엽이 가장 많고(54%), 삼엽(23%), 단엽(20%), 사엽(3%)의 순이다.

크게 전, 상방으로 향하는 전엽, 측, 하방으로 향하는 측엽으로 나눌 수 있다. 전엽이 입구의 직경이 더 크고 길다[그림3]. 따라서, 기구를 좌심방이 깊숙히 삽입하는 와치맨 기구는 입구의 직경이 크고, 긴 전엽 안으로 삽입한다.

II. 심방 중격과 좌심방이

심방 중격은 상대적으로 얇은 일차 중격과 두꺼운 이차 중격이 합쳐진 형태로 심장 중격의 중앙에 타원형 웅덩이 모양의 가장 얇은 부분을 난원와 또는 타원 오목(fossa ovalis)이라고 한다[그림4]. 좌심방이는 좌심방의 전벽에서 개구하기 때문에 우심방에서 좌심방이로 향하기 위해서는 난원와의 뒷 부분을 천자해야 한다. 또한, 좌심방이의 전엽이 전, 상방으로 향하기 때문에 난원와의 아랫 부분을 천자해야 좌심방이로 적절한 축을 맞추어 진입할 수 있다(별표).

III. 폐정맥, 좌심방이와 승모판막

난원와의 후,하벽을 천자하더라도 대부분 좌심방이 보다 후, 상방에 위치한 좌,상폐정맥을 향하는 경우가 대부분이다[그림5]. 따라서, access system을 선택할 때 전, 하방으

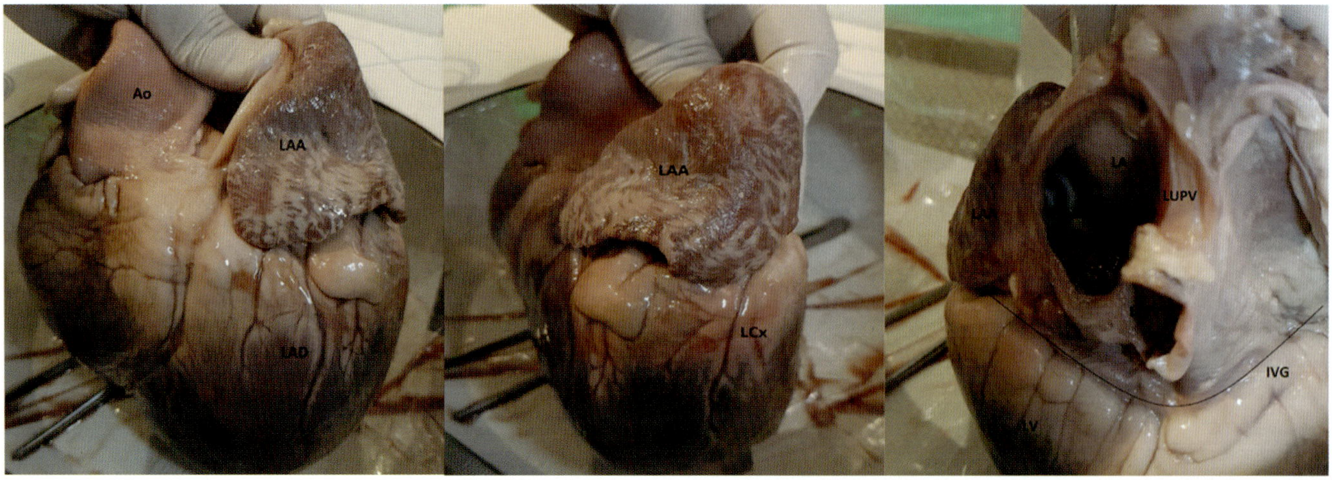

A B C

그림1

돼지 심장을 통해서 관찰한 좌심방이의 위치
(A, B) 좌심방이는 귀 모양의 구조물로 정면, 측면에서 바라 보았을 때 좌심방의 좌측 상부에 위치한다.
(C) 후방에서 관찰했을 때, 좌심방이가 좌심방의 좌측 상부에서 앞쪽을 향하여 개구하는 것을 관찰할 수 있다.
Ao, aorta 대동맥; IVG, interventricular groove 방실간 홈; LA, left atrium 좌심방; LAA, left atrial appendage 좌심방이; LAD, left anterior descending artery, 좌전하행지; LCx, left circumflex artery 좌회선지; LLPV, left lower pulmonary vein 좌하폐정맥; LUPL, left upper pulmonary vein 좌상폐정맥; LV, left ventricle 좌심실

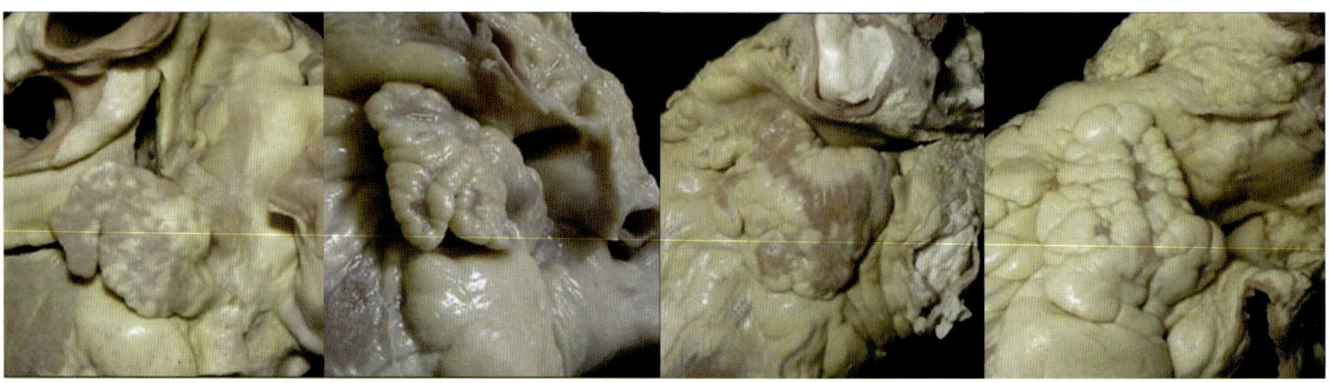

A B C D

그림2

다양한 좌심방이의 형태들
(A) 닭날개형 (B) 바람 자루형 (C) 양배추형 (D) 선인장형

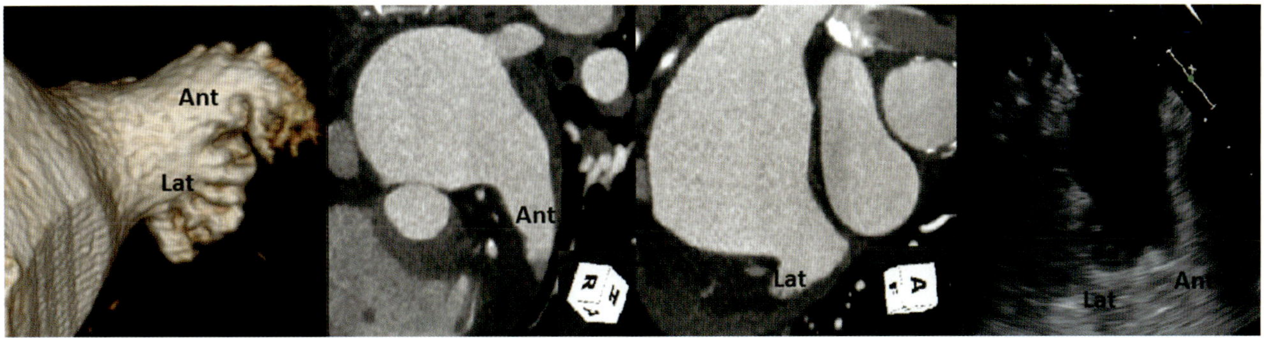

그림3

심장 혈관 단층 촬영 (CT) (A, B, C) 및 경식도 초음파 영상 (D)에서 전엽과 측엽으로 구성된 좌심방이를 관찰 할 수 있다. 모든 각도에서 두 엽이 모두 관찰되지 않으므로 삼차원적인 영상을 통해서 입체적으로 평가해야 한다.
Ant 전엽; Lat 측엽

로 curve가 한 번 더 만들어져 있는 double curve system이 유리하다. 좌, 상 폐정맥에 삽입된 pigtail 도관을 좌심방이로 위치하기 위해서는 도관을 폐정맥에서 약간 전,하방으로 이동시킨다[그림6].

폐정맥과 좌심방이의 위치의 변화를 크게 3 유형으로 분류하기도 하는데, 좌심방이의 위치가 낮아서 좌, 하 폐정맥의 높이와 비슷한 경우가 시술하기 가장 어렵다[4]. 좌, 상 폐정맥과 좌심방이 사이의 융기된 부분(ridge)을 쿠마딘 융기(Coumadin ridge)라고 한다[그림7A,B]. 이 융기의 가장 두드러진 부위를 Q-tip이라 하고, 좌심방이 폐쇄 기구의 삽입 위치를 결정하는 이정표 중 하나로 사용된다[그림7C].

이와 같은 융기가 좌심방이와 승모판막륜 사이에도 형성된다. 좌심방이로부터 좌, 상폐정맥 그리고, 승모판막까지의 거리는 각각 평균 약 11 mm 정도로 유사하다[5].

크기가 큰 Amulet 기구를 삽입할 때, disk 부위가 승포판막륜을 넘어서 승모판막에 부딪힘(impingement)을 일으키지 않도록 유의해야 한다.

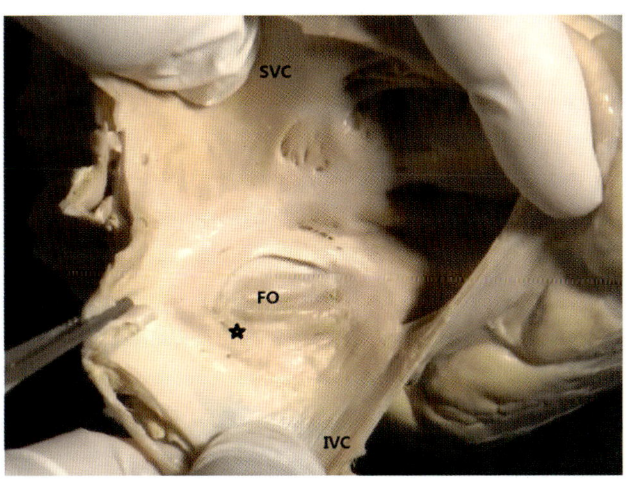

그림4

심방 중격과 천자 부위
FO, fossa ovalis 난원와; IVC inferior vena cava 하대정맥; SVC, superior vena cava 상대정맥

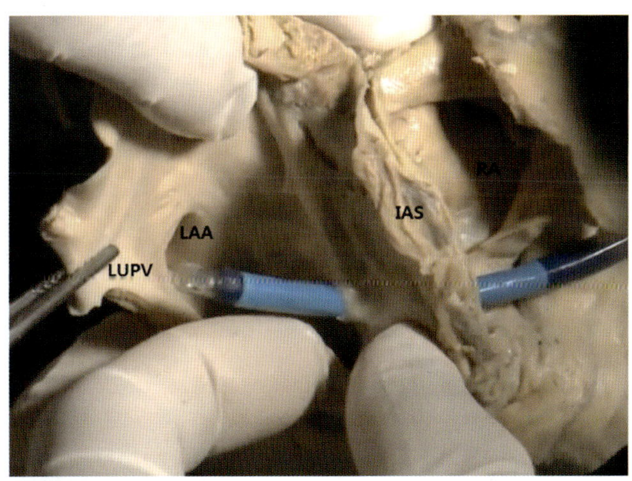

그림5

IAS, interatrial septum 심방중격; LAA, left atrial appendage 좌심방이; LUPL, left upper pulmonary vein 좌상폐정맥; RA, right atrium 우심방

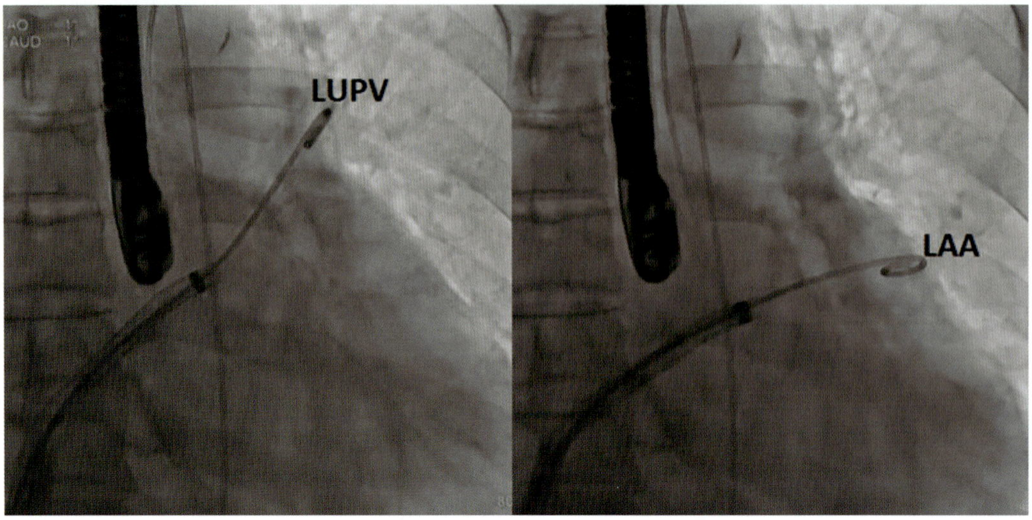

그림6

LAA, left atrial appendage 좌심방이; LUPL, left upper pulmonary vein 좌,상 폐정맥

Ⅳ. 기타 구조물

좌심방이내에서 빗살근은 다양하게 분포하는데 이 부분은 최소 1 mm 이상 더 두껍다. 두꺼운 빗살근 사이에 함몰된 얇은 벽이 관찰되는 데 이것이 혈전 생성과 연관이 있다[그림8A,B]. 좌심방이 개구부에 빗살근이 발달되어 있는 경우 바깥에서만 개구부의 직경을 측정하는 경우에는 내강을 과대 평가 할 수 있으므로 주의해야 하며, 빗살근이 좌심방이 몸통과 첨부에 많이 발달한 경우에도 내강이 충분하지 않을 수 있으므로, 와치맨 기구 삽입시에는 주의해야 한다[그림8C].

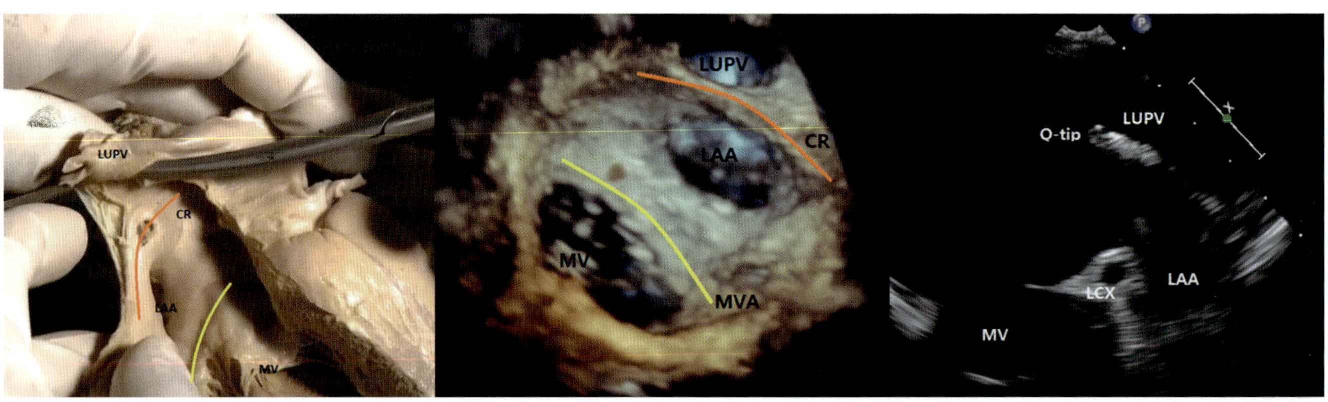

그림7

부검심장(A)과 경식도 초음파 영상(B,C)을 통해서 관찰한 좌, 상폐정맥, 좌심방이 및 승모 판막의 위치

CR, Coumadin ridge 쿠마딘 융기; IAS, interatrial septum 심방중격; LA, left atrium 좌심방; LAA, left atrial appendage 좌심방이; LCX, left circumflex artery 좌회선지; LV, left ventricle 좌심실; LUPV, left upper pulmonary vein 좌,상 폐정맥; MV, mitral valve 승모판막; MVA, mitral valve annulus 승모 판막륜; RA, right atrium 우심방;

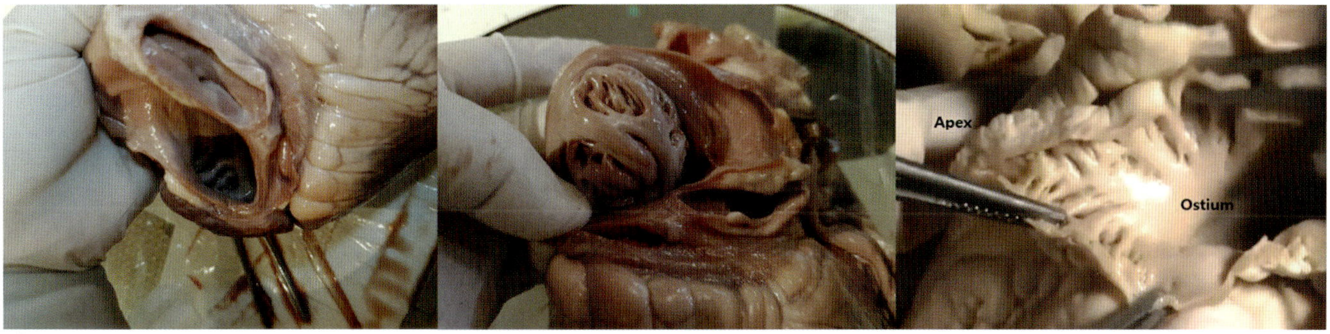

A B C

그림8

좌심방이 내의 빗살근

좌심방이는 심방의 전벽에서 돌출하여 우심실 유출로나 좌 주간지를 위에서 덮고 있는 모양을 보인다. 일부 시술자들은 좌회선지가 좌심방이에 근접해 있어서 좌심방이 경부에 삽입된 기구가 좌회선지를 압박할 수 있다고 주장하는데, 실제로는 5 mm 이상 떨어져 있어서 좌회선지가 압박되는 경우는 매우 드물다[그림9]. 좌회선지는 좌심방이 폐쇄 기구의 삽입 위치를 결정하는 이정표 중 하나로 사용된다[그림7C]. 간혹 좌심방이 입구에 혹(hump)과 같이 돌출된 모양을 보이는 경우가 있는데, 이러한 경우에는 좌심방이 입구를 완전히 폐쇄하지 못할 수 있으므로 기구나 크기 선정에 유의해야 한다[그림10].

사람마다 다른 모양과 크기를 가진 좌심방이의 모양, 크기 및 주변의 구조물들과의 관계를 공간적으로 이해함으로써 좌심방이 폐색술을 안전하고 성공적으로 시행할 수 있을 것이다.

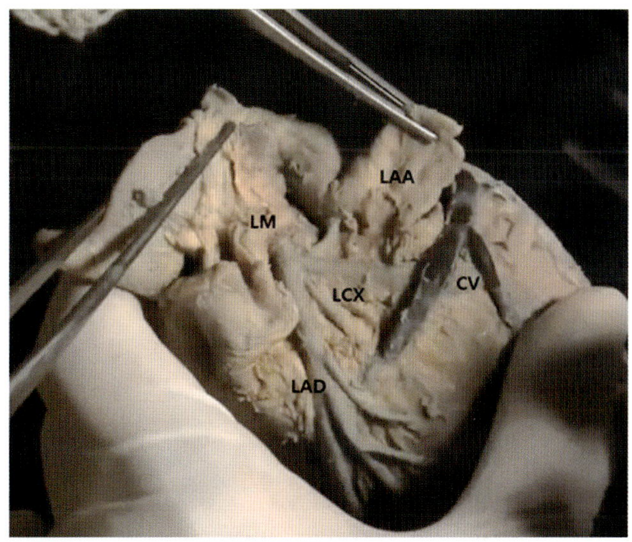

그림9

LAA, left atrial appendage 좌심방이; LAD, left anterior descending artery 좌전하행지; LCx left circumflex artery 좌회선지; CV, cardiac vein 심장정맥

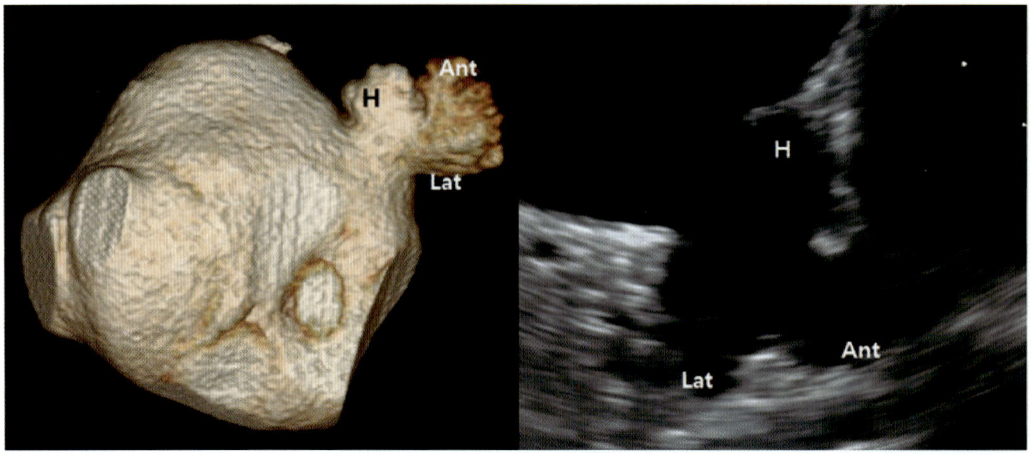

그림10

좌심방이 입구에 혹이 존재하는 경우
Ant; 전엽, H; hump (혹), Lat; 측엽

참고 문헌

(1) Di Biase L, Santangeli P, Anselmino M, Mohanty P, Salvetti I, Gili S, Horton R, Sanchez JE, Bai R, Mohanty S, Pump A, Cereceda Brantes M, Gallinghouse GJ, Burkhardt JD, Cesarani F, Scaglione M, Natale A, Gaita F. Does the left atrial appendage morphology correlate with the risk of stroke in patients with atrial fibrillation? Results from a multicenter study. J Am Coll Cardiol. 2012 Aug 7;60(6):531-8.

(2) Jeong WK, Choi JH, Son JP, Lee S, Lee MJ, Choe YH, Bang OY.Volume and morphology of left atrial appendage as determinants of stroke subtype in patients with atrial fibrillation. Heart Rhythm. 2016 Apr;13(4):820-7.3.

(3) Shiozawa T, Shimada K, Sekita G, Hayashi H, Tabuchi H, Miura S, Fujimoto S, Kadoguchi T, Ouchi S, Aikawa T, Al Shahi H, Takahashi S, Miyazaki T, Sumiyoshi M, Nakazato Y, Daida H. Left Atrial Appendage Volume and Plasma Docosahexaenoic Acid Levels Are Associated With Atrial Fibrillation Recurrence After Catheter Ablation. Cardiol Res. 2017 Jun;8(3):96-104.

(4) López-Mínguez JR, González-Fernández R, Fernández-Vegas C, Millán-Nuñez V, Fuentes-Cañamero ME, Nogales-Asensio JM, Doncel-Vecino J, Elduayen-Gragera J, Ho SY, Sánchez-Quintana D. Anatomical classification of left atrial appendages in specimens applicable to CT imaging techniques for implantation of amplatzer cardiac plug. J Cardiovasc Electrophysiol. 2014 Sep;25(9):976-984.

(5) Su P, McCarthy KP, Ho SY. Occluding the left atrial appendage: anatomical considerations Heart. 2008 Sep;94(9):1166-70

Chapter 5

좌심방이 폐쇄기구의 종류 및 특징

중앙대학교병원 신승용
한림대학교성심병원 임홍의

좌심방이는 매우 복잡하고 다양한 형태를 갖고 있어 한가지 디자인의 기구로 모든 유형의 좌심방이를 완전하게 막을 수는 없기 때문에 다양한 모양과 크기의 기구들이 개발되어 사용되고 있다. 따라서 각각의 특성과 장점, 단점을 잘 알아두면 각각의 환자에서 시술을 계획하고 진행함에 있어 더욱 안전하고 완벽한 시술 결과를 얻을 수 있겠다.

현재까지 사용되고 있는 경피적 좌심방이 폐쇄기구의 유형은 디자인에 따라서 크게 3가지로 나눌 수 있는데, 공처럼 생긴 몸체 하나로 고정(anchoring)과 폐쇄(occlusion)의 기능을 동시에 수행하는 공 유형의 기구(ball type device), 기구의 고정을 담당하는 로브(lobe)와 좌심방이의 입구를 덮어서 막아주는 디스크(disc)로 이루어진 로브와 디스크 유형의 기구(lobe and disc type device), 좌심방이의 목 부분을 묶는 결찰형 기구(ligation type device)로 나눌 수 있다.

Ⅰ. 공 유형의 기구

1. PLAATO (Percutaneous left atrial appendage transcatheter occlusion) 기구

최초로 개발되어 임상에서 사용된 좌심방이 폐쇄기구이다. 공 모양의 니티놀(nitinol) 합금 뼈대 위에 매쉬로 덮여 있으며, 전달 케이블(delivery cable)과 연결할 수 있는 결합나사가 근위부에 있다. 안전성 문제 등으로 더 이상 생산되거나 사용되지 않기 때문에 이 기구에 대한 자세한 논의는 생략하기로 한다.

2. Watchman 기구

1) Watchman Gen 2.5 기구

현재 국내에서 사용이 가능한 Watchman 모델은 1세대의 version 2.5로 낙하산 모양이며, 스스로 펼쳐지는 니티놀 뼈대 구조와 투과성 폴리에스터(polyester, PET) 막으로 구성되어 있다. 좌심방이에 위치시켰을 때 좌심방 쪽으로 폴리에스터 막이 위치하며, 좌심방이 쪽으로 니티놀 구조가 노출되어 있다. 폴리에스터 미세막(pore size: 160-micron)을 통해 혈액 투과가 가능하고 기구의 중간 부위에 안정적으로 기구를 고정 시키기 위해 10개의 고정장치 (anchoring barb)가 방사형으로 위치하고 있다[그림1].

현재 5가지 종류 크기([표1]: 21 – 33 mm)의 제품이 사용가능하며, [그림2A]에서 보는 것과 같이 delivery system에 폐쇄기구인 Watchman이 연결되어 있어 시술 전 조립 과정이 필요없다. 좌심방이까지 접근은 전용 delivery sheath인 Watchman Access sheath [그림2B]를 이용하고, 좌심방이 모양에 따라 2가지 curve중 한 가지를 선택 하면 된다. Sheath 는 좌심방이에 접근이 용이하도록 말단부위가 굴곡되어 있고, single curve sheath는 위쪽 방향으로(superiorly), double curve sheath는 위쪽-앞쪽 방향으로 굴곡되어(superior-anteriorly curved) 있다. 좌심방이 모양에 굴곡이 있다면 single curve 보다는 double curve가 선호된다. Sheath의 길이는 75 cm, 내부 지름 12 Fr., 외부 지름 14 Fr. 이다[그림2].

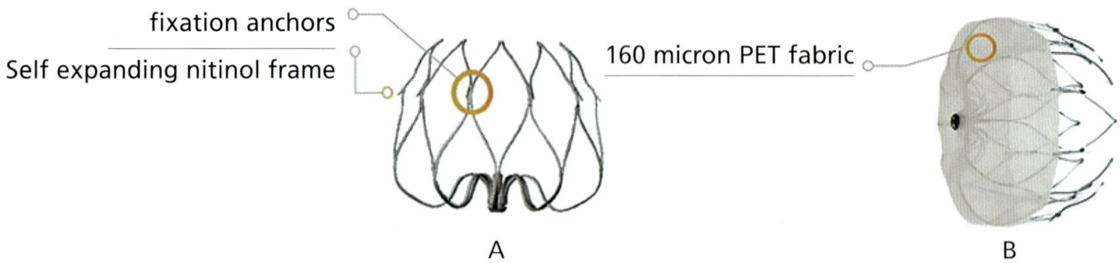

그림1

Watchman 기구의 구조. Anchor and Nitinol frame (A), PET fabric (B)

[표1] 좌심방이 크기에 따른 Watchman권장 기구 사이즈(Watchman Gen 2.5 기준)

좌심방이 최대 직경(mm)	기구 너비(mm)	기구 길이(mm)
17 – 19	21	20.2
20 – 22	24	22.9
23 – 25	27	26.5
26 – 28	30	29.4
29 – 31	33	31.6

2) Watchman FLX 2.0 기구

2015년 Watchman FLX 1.0 이 출시 되고 유럽에서 CE Mark 를 받았지만 예상보다 높은 시술 후 기구 색전(device embolization) 발생으로 인해 2016년 3월 말 기구가 철수되고 문제점을 개선하여 Watchman FLX 2.0이 새롭게 출시되어 현재는 미국과 유럽에서 허가를 위한 임상연구 진행 중에 있다. Watchman FLX 2.0은 현재 사용되고 있는 Watchman Gen 2.5와 비교하여 뼈대와 막 재료는 다르지 않다. 하지만 Gen 2.5가 가지고 있던 제한점들이 개선 되었다([그림3], [그림4]).

(i) 5 가지 종류 크기([그림3]: 20 – 35 mm)의 기구가 10 – 27%의 더 넓은 범위의 압축(compression)이 가능하여 이전보다 더 넓은 범위의 좌심방이 직경(15 – 32 mm)에 사용가능하고, (ii) 기구의 길이가 짧아져서 좌심방이 깊이가 얕은 경우에도 사용가능하고, (iii) 디바이스 근위부가 편평해져서 시술 후 기구관련 혈전형성(device-related thrombosis)의 가능성이 줄어들었고, (iv) 기구 원위부가 닫힌 구조로 변경되어 외상 위험이 현격히 줄어들었고, (v) 니티놀 구조 뼈대수가 18개로 늘어나면서 좌심방이 내벽과 접

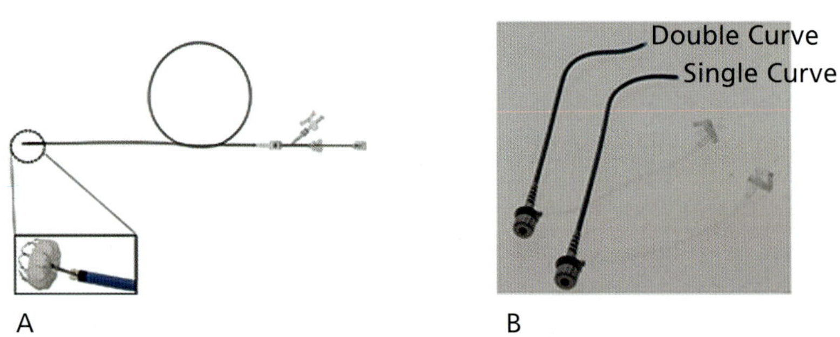

그림2

Watchman 기구의 Delivery system: Preloaded Device (A) and Watchman Access sheath (B)

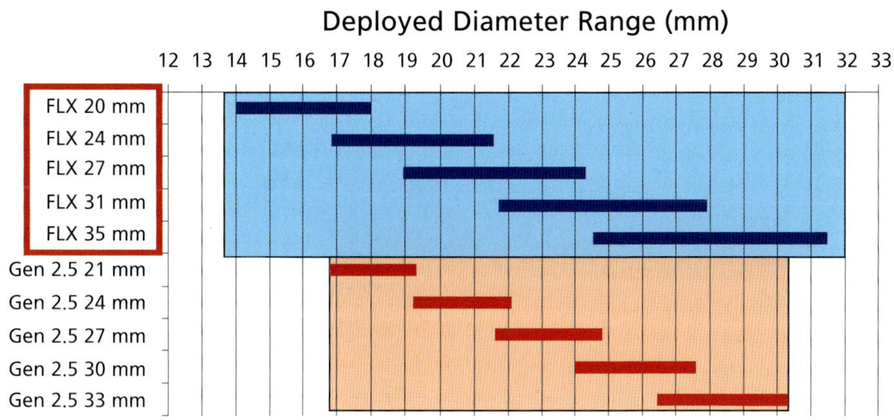

그림3

Watchman FLX 2.0과 Watchman Gen 2.5의 기구 직경 범위비교

측면이 80% 이상 늘어났고, (vi) 18개의 J 모양의 고정장치(J-shaped anchoring barb)가 2줄로 배치되어 시술 후 색전 이주의 가능성을 현격히 낮춰주었다.

따라서 Watchman FLX 2.0은 기존 모델에 비하여 더욱 편리하게 사용이 가능해 보이며, 새로운 장점들이 시술 결과와 안전성 향상에도 효과적일 것으로 기대된다.

II. 로브와 디스크 유형의 기구

1. Amplatzer Cardiac Plug (ACP)/Amulet 기구

심방 중격 결손을 막는 Amplatzer septal occluder를 개량한 1세대 좌심방이 폐색 기구인 ACP는 니티놀 메쉬(nitinol mesh)와 폴리에스터 패치(polyester patch)로 구성되어 있으며, 중심 허리부(central waist)를 중심으로 좌심방이 안쪽에 위치할 로브와 좌심방이 입구에 위치할 디스

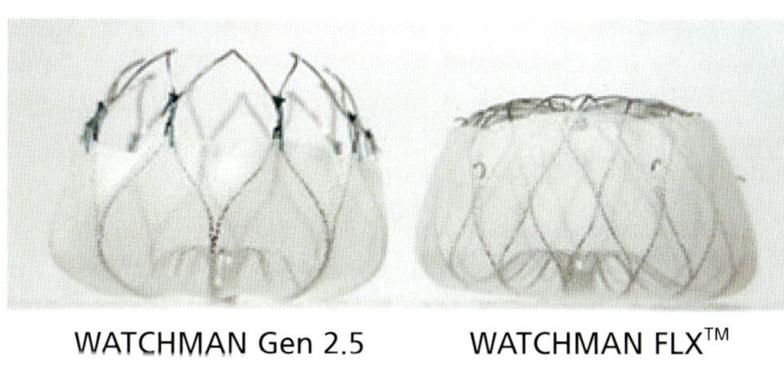

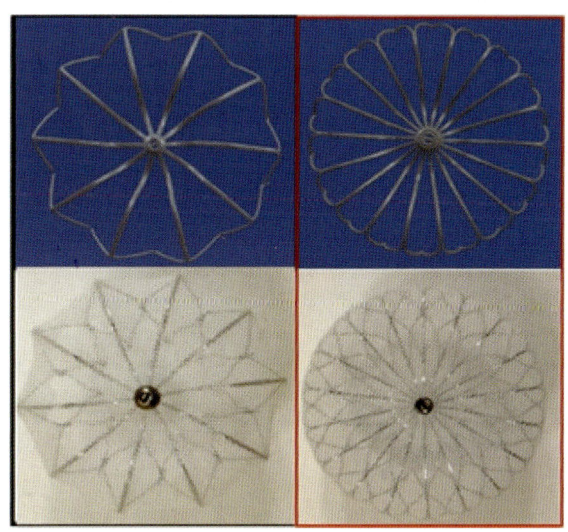

그림4

Watchman FLX 2.0 과 Watchman Gen 2.5의 기구 비교

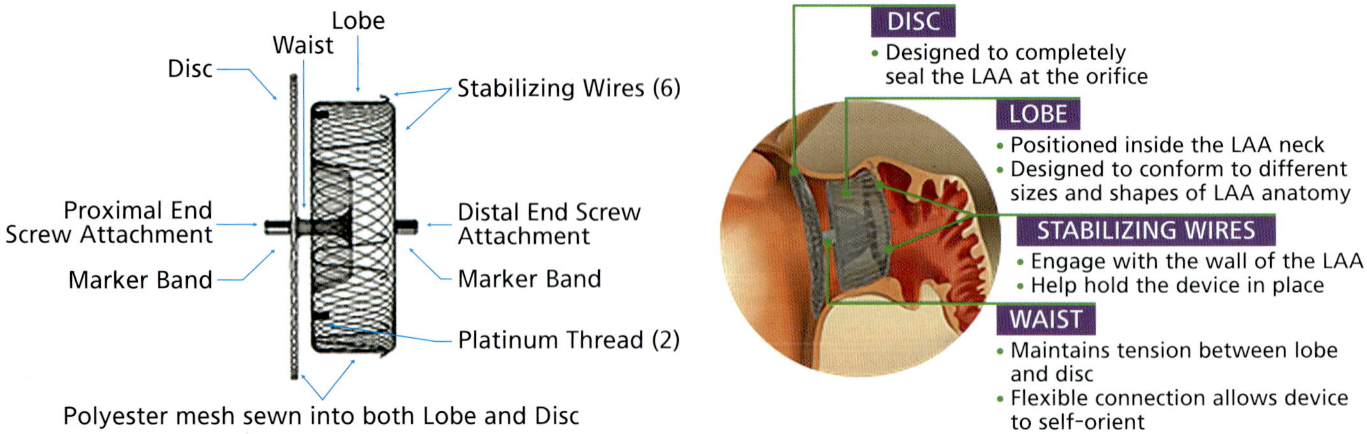

그림5

ACP (Amulet) 기구의 기본 구조

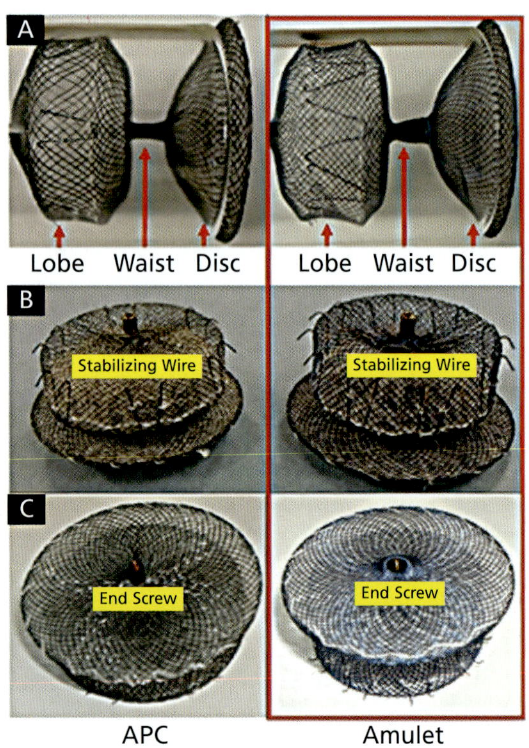

그림6

ACP와 Amulet 기구 비교

크로 구성되어 있다. 로브에는 좌심방이 벽에 고정되어 기구가 이동하지 않도록 잡아주는 6쌍의 고정장치(stabilizing wires)가 방사형으로 배치되어 있고, 로브와 디스크 사이를 연결하는 허리부는 탄력적으로 디자인 되어있어 디스크를 로브 방향으로 잡아당겨 좌심방이 입구에 더욱 밀착할 수 있게 도와준다[그림5]. X선 투시기(fluoroscope)에서 장치의 가시성 향상을 위해 미세나사(micro-screw)에 2개의 방사형 표식과 로브 안쪽에 동일한 간격으로 2개의 방사형 나사선이 있다.

ACP는 8가지 크기의 제품[표2A]이 사용가능하며, 좌심방이 안쪽인 landing zone의 직경에 따라 장치의 크기가 결정된다. 장치와 같이 사용되는 전용 sheath는 총 4가지의 사이즈로 구성되어 있고, 길이는 100 cm이고 기구와의 마찰을 줄여주는 polytetrafluoroethylene (PTFE)피복으로 되어있어 부드러운 기구 전달이 가능하다.

현재 국내에는 ACP와 Amulet 두 가지 모델이 사용 가능하고, Amulet 기구는 기존의 ACP와 기본구조는 같으나 ACP의 단점을 보완하여 출시한 장치이다([그림6], [그림7]). (i) 장치전달 케이블(delivery cable)에 폐색기구인 Amulet이 사전 조립되어 있어 사용하기 간편하고[그림6], (ii) 기구의 크기가 커져 입구가 큰 좌심방이에 사용이 가능

[표2] 좌심방이 크기에 따른 ACP (A)와 Amulet (B) 권장 기구 사이즈

(A)

<table>
<tr><th>MAXIMUM LANDING ZONE WIDTH (mm)</th><th>ACP ™ DEVICE SIZE</th><th>LOBE LENGTH (mm)</th><th>MINIMUM LAA DEPTH (mm)</th><th>DISC DIAMETER (mm)</th><th>SHEATH DIAMETER</th></tr>
<tr><td>12.6 - 14.5</td><td>16</td><td>6.5</td><td>≥10</td><td>20</td><td>9F</td></tr>
<tr><td>14.6 - 16.5</td><td>18</td><td>6.5</td><td>≥10</td><td>22</td><td rowspan="3">10F</td></tr>
<tr><td>16.6 - 18.5</td><td>20</td><td>6.5</td><td>≥10</td><td>24</td></tr>
<tr><td>18.6 - 20.5</td><td>22</td><td>6.5</td><td>≥10</td><td>26</td></tr>
<tr><td>20.6 - 22.5</td><td>24</td><td>6.5</td><td>≥10</td><td>30</td><td rowspan="4">13F</td></tr>
<tr><td>22.6 - 24.5</td><td>26</td><td>6.5</td><td>≥10</td><td>32</td></tr>
<tr><td>24.6 - 26.5</td><td>28</td><td>6.5</td><td>≥10</td><td>34</td></tr>
<tr><td>26.5 - 28.5</td><td>30</td><td>6.5</td><td>≥10</td><td>36</td></tr>
</table>

(B)

<table>
<tr><th>MAXIMUM LANDING ZONE WIDTH (mm)</th><th>ACP ™ DEVICE SIZE</th><th>LOBE LENGTH (mm)</th><th>MINIMUM LAA DEPTH (mm)</th><th>DISC DIAMETER (mm)</th><th>SHEATH DIAMETER</th></tr>
<tr><td>11.0 - 13.0</td><td>16</td><td>7.5</td><td>≥10</td><td>22</td><td rowspan="5">12F
or
14F
(with adaptor)</td></tr>
<tr><td>13.0 - 15.0</td><td>18</td><td>7.5</td><td>≥10</td><td>24</td></tr>
<tr><td>15.0 - 17.0</td><td>20</td><td>7.5</td><td>≥10</td><td>26</td></tr>
<tr><td>17.0 - 19.0</td><td>22</td><td>7.5</td><td>≥10</td><td>28</td></tr>
<tr><td>19.0 - 22.0</td><td>25</td><td>10</td><td>≥12</td><td>32</td></tr>
<tr><td>22.0 - 25.0</td><td>28</td><td>10</td><td>≥12</td><td>35</td><td rowspan="3">14F</td></tr>
<tr><td>25.0 - 28.0</td><td>31</td><td>10</td><td>≥12</td><td>38</td></tr>
<tr><td>28.0 - 31.0</td><td>34</td><td>10</td><td>≥12</td><td>41</td></tr>
</table>

하고, (iii) 로브, 디스크, 허리부가 ACP보다 커져 완벽하게 좌심방이를 막을 수 있고, (iv) 좌심방이 안에서 기구가 잘 고정될 수 있도록 고정장치의 숫자가 늘어났고, (v) 돌출된 근위부 나사가 평편한 암나사(end-screw)로 바뀌어 시술 후 기구관련 혈전 형성의 위험을 줄여 주었고, (vi) 장치전달케이블은 내부가 0.014와이어로 되어 있어 장치와 연결 케이블에 대한 장력이 완화되었고[그림8], (vii) 전용 sheath의 경우 12 Fr, 14 Fr 2가지로 줄어들었으며, 총 길이는 80 cm으로 조작이 쉬워졌다.

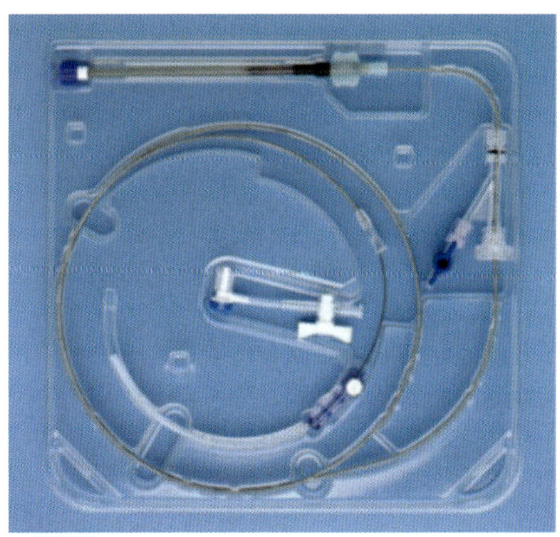

그림7

사전 조립되어 있는 Amulet 기구

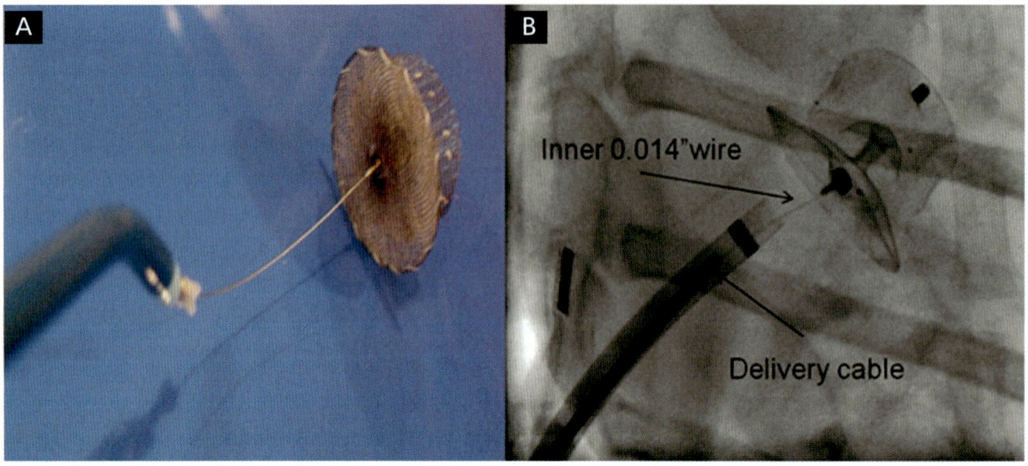

그림8

Amulet 전달 케이블

Ⅲ. 결찰형 기구

1. LARIAT 기구

다양하고 복잡한 좌심방이 내부의 해부학적인 특성과 무관하게 입구를 묶어주는 형태의 기구이다[그림9][3]. 올가미를 정확하게 좌심방이의 목 부분으로 유도하기 위해 심장 안쪽으로 자석이 부착된 유도철선과 풍선을 넣어 좌심방이의 끝부분에 위치시킨다. 한편, 심외막 접근을 통해서 심낭으로 들어간 유도철선 끝부분의 자석을 이용하여 좌심방이 끝부분에 위치시킨 심내막의 자석을 찾아 서로 결합시킨 유도철선을 따라서 올가미를 좌심방이의 목부분으로 유도한 후 올가미를 서서히 조여 입구를 막으면서 좌심방이 안에 위치시켰던 풍선과 유도 철선을 빼내고 올가미를 완전히 조여 좌심방이의 입구를 막는 방식이다. 심외막에서 조작이 이루어지고 목 부분을 조여주는 작동 원리이므로 심내막의 구조적 다양성에 영향을 받지 않고 시술을 할 수 있는 장점이 있으나, 심낭염이나 심장 수술을 받았던 환자에서는 심외막 접근이 불가하므로 사용할 수 없으며, 올가미의 최대 크기가 40 mm로 이보다 최대 폭이 넓은 좌심방이에는 사용이 불가하며, 시간이 흐르면서 묶인 부분이 느슨해지면서 재개통(recanalization)되거나 사강(dead space)이 남는 경우 등이 생길 수 있으므로 시술 시 정확한 부위를 적절한 장력으로 조여주는 것이 매우 중요하다.

Ⅳ. 연구/개발 중인 새로운 기구들

현재 국내에 상용화 되지 못한 기구들로 몇몇 기구들의 주요 특징들만 간략히 살펴보도록 한다[그림10][4].

1. Occlutech 기구

기본적인 형태는 우산모양의 합금 뼈대 위에 매쉬가 덮여 있어 Watchman기구와 비슷하지만, 기구 원위부 끝의 고정장치가 고리모양(loop)으로 되어 있어 조직의 손상을 최소화하면서 고정이 가능하다. 타원형의 입구에 맞도록 압축되어도 틈이 생기지 않도록 더욱 부드러운 소재와 구조가 사용되었다.

2. WaveCrest 기구

우산처럼 생긴 뼈대 위에 매쉬가 부착되어 있고, 고정 장치가 접혀서 기구 안에 들어 있는 형태의 기구이다. 먼저 우산처럼 생긴 기구를 막으려는 부위에 적절히 위치시킨 후 고정장치를 꺼내어 펼치는 방식으로 시술이 진행이 된다. 일체형 기구라는 점은 Watchman 기구와 같으나, 고정 장치가 기구 안에 완전히 접혀 들어가 있기 때문에 비교적 안전하게 반복 시도가 가능하다.

3. LAmbre 기구

ACP/Amulet과 유사하게 고정을 위한 우산모양 부분(umbrella)과 입구를 막기 위한 덮개(cover)와 둘 사이의 연

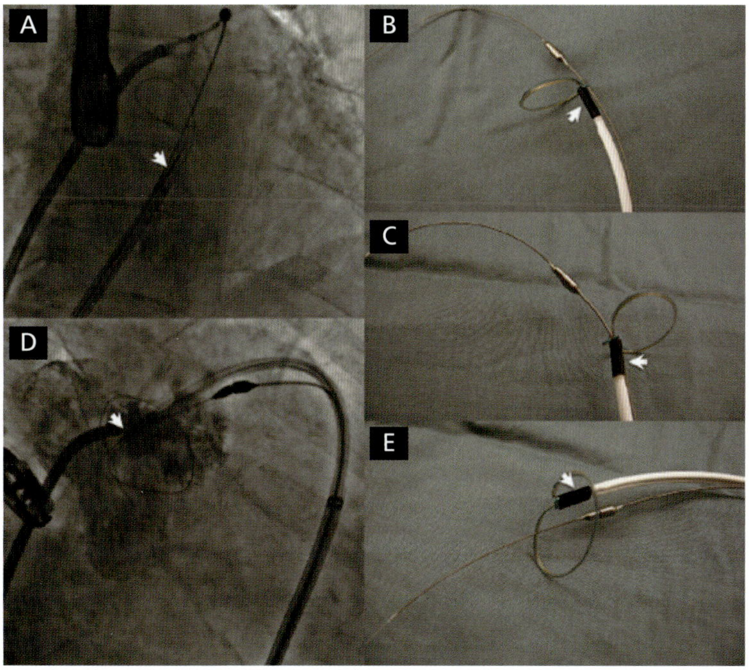

그림9

LARIAT 기구 및 시술관련 사진

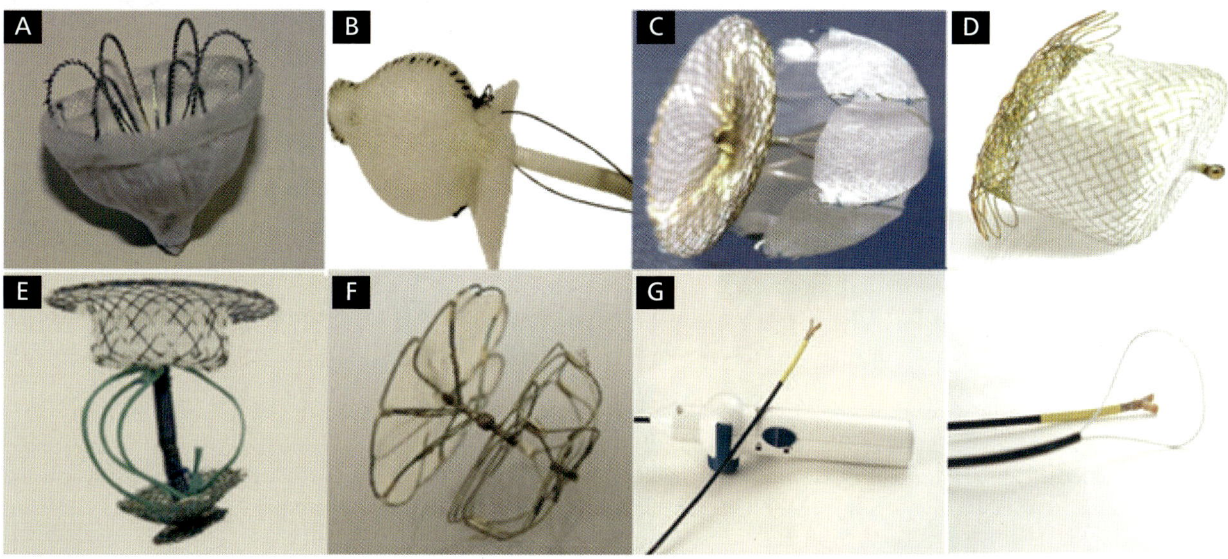

그림10

다양한 형태의 폐쇄 기구들

결부위로 이루어져 있다. ACP/Amulet의 원통형 모양의 로브는 고정장치의 손상을 피하기 위해서 고정장치보다 근위부까지 부분적으로 delivery sheath안으로 넣는 것만 가능하였으나 LAmbre device는 고정장치가 우산처럼 접히는 구조를 채택했기 때문에 완전히 sheath안으로 집어넣더라도 고정장치가 손상되지 않고, 부피가 작아 8–10 Fr.의 delivery sheath를 통해서 시술이 가능하다는 장점이 있다.

4. Ultraseal 기구

ACP/Amulet와 같은 로브와 디스크 형태이나, 디스크가 여러 장으로 나뉘어 겹쳐져 있다. 좌심방이의 입구가 단일 평면이 아닌 경우, 입구와 디스크 사이의 틈이 남지 않게 완전히 막아줄 수 있다는 장점이 있다.

5. Aegis 기구

LARIAT과 같이 심외막에서 좌심방이의 입구를 묶어주는 기구이다. LARIAT과의 주요한 차이점은 심장 안으로 유도선을 위치시킬 필요가 없고 모든 조작이 심낭 안에서 이루어지기 때문에 대퇴정맥을 통한 심장 안으로의 접근이 불필요하다. 전극이 연결된 작은 bioptome으로 좌심방이의 끝부분을 잡고 이것을 유도철선처럼 사용하여 올가미를 좌심방이의 목 부분에 위치시킨다. 올가미를 조여주면서 bioptome 끝을 통해 전달되는 좌심방이의 전기 신호가 작아지다가 사라지는 것을 확인함으로써 올가미가 적절하게 조여진 것을 확인할 수 있다.

지금까지 다양한 좌심방이 폐쇄 기구들의 특징들을 간략히 살펴 보았다. 기술의 발전과 경험의 축적으로 점차 개선된 기구들이 개발되고 있으나, 좌심방이의 다양한 해부학적인 특징 때문에 아직까지는 하나의 기구로 모든 환자를 치료할 수는 없으며, 기구 간의 우열을 비교하는 것에 한계가 있다. 그러나, 환자 개개인의 해부학적인 특징을 종합적으로 파악하고 그것에 맞는 적절한 기구의 선택을 통해서 더욱 안전하게 치료하고 더욱 좋은 치료 결과를 얻을 수 있으므로 개별 기구의 특성을 잘 이해하고 사용하는 것이 중요하겠다.

참고 문헌

(1) A History of Percutaneous Left Atrial Appendage Occlusion with the PLAATO Device Heyder Omran, Apostolos Tzikas, Horst Sievert, Frederike Stocka, Intervent Cardiol Clin 7 (2018) 137–142.

(2) Left Atrial Appendage Occlusion: The Current Device Landscape and Future Perspectives. Cruz-Gonzalez I, Fuertes-Barahona M, Moreno-Samos JC, Gonzalez-Ferreiro R, Lam YY, Sanchez PL. Interv Cardiol Clin. 2018 Apr;7(2):253-265.

(3) Device- and LAA-Specific Characteristics for Successful LAA Closure: Tips and Tricks. Yeow WL, Kar S. Interv Cardiol Clin. 2014 Apr;3(2):239-254.

(4) Cardiovascular Therapies Targeting Left Atrial Appendage. Turagam MK, Velagapudi P, Kar S, Holmes D, Reddy VY, Refaat MM, Di Biase L, Al-Ahmed A, Chung MK, Lewalter T, Edgerton J, Cox J, Fisher J, Natale A, Lakkireddy DR. J Am Coll Cardiol. 2018 Jul 24;72(4):448-463.

(5) Percutaneous left atrial appendage closure: procedural techniques and outcomes. Saw J, Lempereur M. JACC Cardiovasc Interv. 2014 Nov;7(11):1205-20.

(6) Incidence, Characteristics, and Clinical Course of Device-Related Thrombus After Watchman Left Atrial Appendage Occlusion Device Implantation in Atrial Fibrillation Patients. Kubo S, Mizutani Y, Meemook K, Nakajima Y, Hussaini A, Kar S. JACC Clin Electrophysiol. 2017 Dec 11;3(12):1380-1386.

(7) Device-Related Thrombosis After Percutaneous Left Atrial Appendage Occlusion for Atrial Fibrillation. Fauchier L, Cinaud A, Brigadeau F, Lepillier A, Pierre B, Abbey S, Fatemi M, Franceschi F, Guedeney P, Jacon P, Paziaud O, Venier S, Deharo JC, Gras D, Klug D, Mansourati J, Montalescot G, Piot O, Defaye P. J Am Coll Cardiol. 2018 Apr 10;71(14):1528-1536.

(8) Device Thrombosis After Percutaneous Left Atrial Appendage Occlusion Is Related to Patient and Procedural Characteristics but Not to Duration of Postimplantation Dual Antiplatelet Therapy. Pracon R, Bangalore S, Dzielinska Z, Konka M, Kepka C, Kruk M, Kaczmarska-Dyrda E, Petryka-Mazurkiewicz J, Bujak S, Solecki M, Pskit A, Dabrowska A, Sieradzki B, Plonski A, Ruzyllo W, Witkowski A, Demkow M. Circ Cardiovasc Interv. 2018 Mar;11(3):e005997.

(9) Computed Tomography for Left Atrial Appendage Occlusion Case Planning. Eng MH, Wang DD. Interv Cardiol Clin. 2018 Jul;7(3):367-378.

(10) Left atrial appendage occlusion with lambre in atrial fibrillation: Initial European experience. Park JW, Sievert H, Kleinecke C, Vaskelyte L, Schnupp S, Sievert K, Lam YY, Stähli BE, Zhang D, Li A, Brachmann J. Int J Cardiol. 2018 Aug 15;265:97-102.

Chapter

6 심방중격 천자 테크닉 및 주의할 점

고려대학교안암병원 심재민

I. 역사

심방중격 천자는 1959년 Dr. Ross 등에 의해 처음 개발되었다[1]. 당시에는 좌심방의 압력을 측정하기 위한 진단적 목적으로 심방중격 천자가 시도되었으며 이후 심초음파의 발전으로 필요성이 줄어들었다가 1980년대에 경피적 승모판 성형술이 개발되면서 치료적 목적으로 본격적으로 사용되기 시작하였다. 이후 2000년대에 들어서 심방세동 전극도자절제술이 빠르게 늘면서 사용이 급격하게 증가하였고, 최근 좌심방이 폐색술, 승모판 성형술 등 구조적 심질환에 대한 경피적 시술이 발전하면서 더욱 필요성이 증가하게 되었다.

II. 해부학 및 랜드마크 카테터

심방중격은 후방은 심장막의 주름(pericardial fold), 상방은 상대정맥, 전-상방은 대동맥 판막의 비관동맥 발살바동(non-coronary sinus of Valsalva), 앞쪽은 삼첨판륜의 중격부(septal tricuspid annulus), 전-하방은 관정맥동의 입구(coronary sinus os), 하방은 하대정맥으로 둘러싸여 있다. 실제로 우리가 목표로 하는 부분인 true interatrial septum은 우심방의 septal wall 전체의 약 20% 정도만을 차지하는 작은 부위이며 이 부분을 벗어나서 천자가 될 경우 심방 외부로 나가게 된다([그림1], [그림2]) 중격천자를 할 때 무엇보다도 중요한 것은 대동맥의 근위부가 천자되는 것을 피하는 것이다. 따라서 대부분의 시술자는 대동맥판막의 위치를 확인하면서 중격천자를 할 수 있도록 심장 내에 카테터를 위치시키는데 가장 정확한 방법은 대퇴동맥을 통하여 pigtail 카테터를 대동맥의 근위부에 놓는 것이다. 동맥을 사용하면서 생기는 혈종 등의 합병증이 증가하지만 시술 중 동맥압을 지속적으로 모니터링할 수 있다는 장점도 있다. 다른 방법으로는 His bundle이 대동맥 근위부 또는 관정맥동의 입구와 가깝고 RAO (right anterior oblique) view에서 봤을 때 같은 수직면(vertical plane)에 위치해 있기 때문에 전기생리학검사 시 사용하는 His 카테터를 위치시킬 수도 있다. 또 다른 방법으로 관정맥동을 통해 multi-electrode 카테터를 위치시켜 놓아도 대동맥의 위치를 파악하는데 많은 도움이 된다[그림3]. 하지만 이 방법들은 전기생리학검사를 시행하지 않는 시술자에게는 친숙하지 않다. 심방중격 천자는 항상 이러한 랜드마크 보다 뒤쪽을 향하도록 시행 해야 가장 위험한 합병증인 대동맥 천자를 예방할 수 있다.

III. 기구

심방중격 천자를 위한 기구는 긴 sheath, dilator, 그리고 needle로 구성된다[그림4]. Brokenbrough needle은 내상(lumen)이 있어 압력을 모니터링하거나 조영제를 주입할 수 있다. 보통 사용하는 표준적인 sheath와 dilator, 그리고 needle의 길이는 각각 63, 67, 71 cm 이며 우리나라 환자들에게 더 긴 기구가 필요한 경우는 거의 없다.

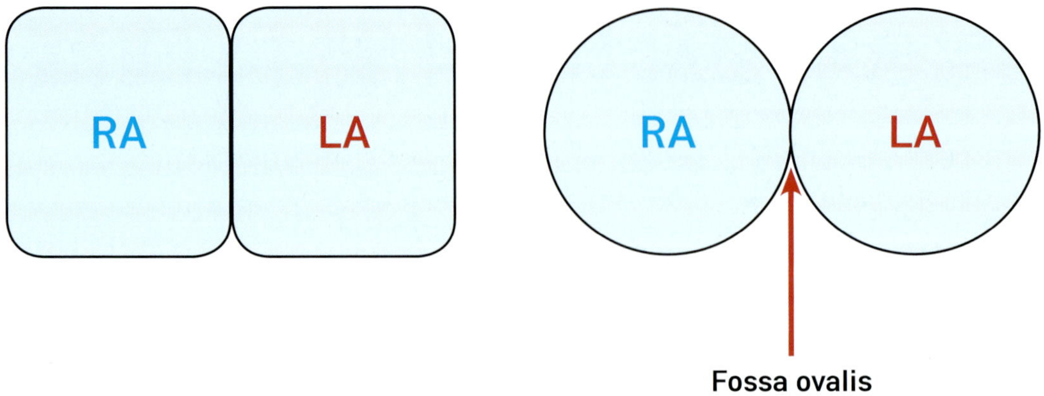

그림1

도식적으로 나타낸 심방중격
실제로 심방중격은 좌측의 그림에서 보이는 것 같이 우심방과 좌심방이 맞닿아 있는 것이 아니고, 우측의 그림처럼 interatrial fold가 난원와 (Fossa ovalis) 주변으로 형성되어 있어 우리가 목표로 하는 true interatrial septum은 전체 septal wall의 20% 정도만을 차지하는 작은 부위이다. 우심방과 좌심방이 맞닿아 있는 난원와 이외의 부위로 천자가 될 경우 심방 외부로 나가게 됨을 주목해야 한다.

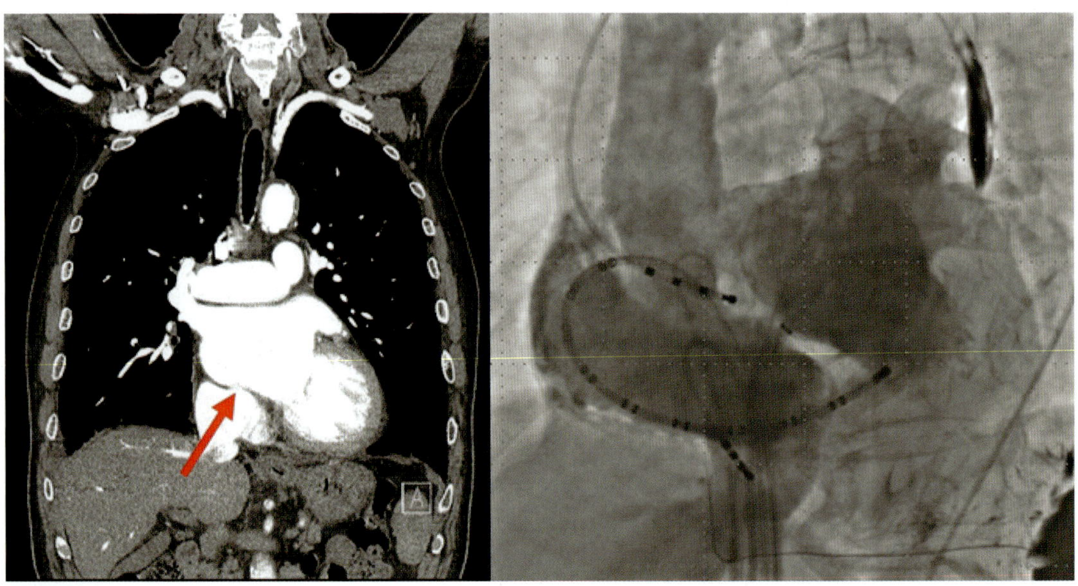

그림2

심방중격을 보여주는 CT 이미지 (좌)와 심방조영술 (우)
난원와 (화살표)의 위, 아래로 interatrial fold가 형성되어 있고 fold안쪽으로는 지방조직이 들어있다. 난원와 이외의 부위가 천자되면 심방 바깥으로 나가게 된다.

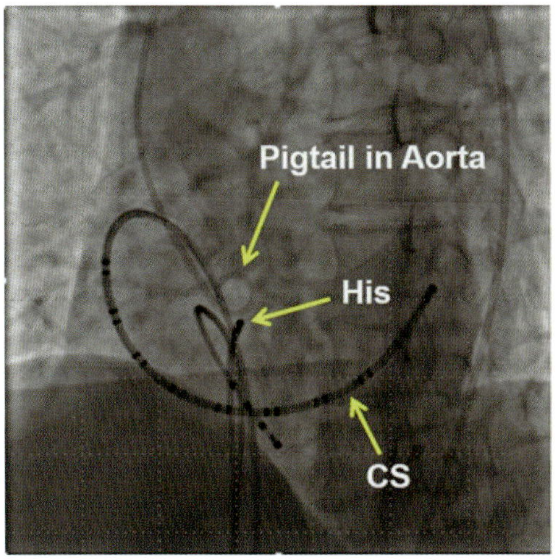

LAO 35°

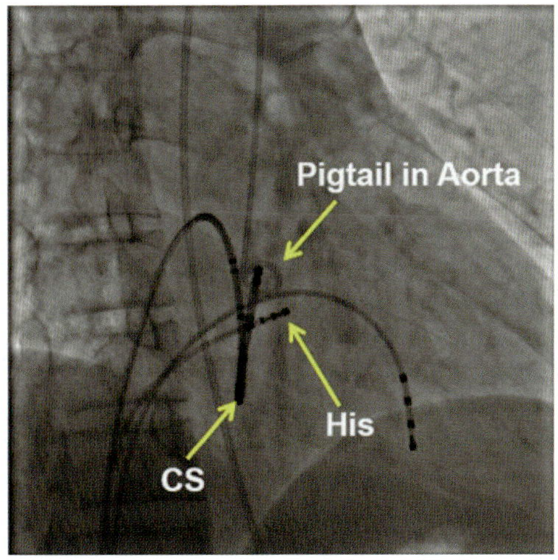

RAO 35°

그림3

심방중격 천자를 위한 랜드마크 카테터의 위치
대퇴동맥을 통하여 pigtail 카테터를 대동맥의 근위부에 놓거나, 전기생리학검사 시 사용하는 His 카테터를 위치시키거나, 관정맥동을 통해 multi-electrode 카테터를 위치시켜 대동맥의 위치를 파악한다. CS, coronary sinus

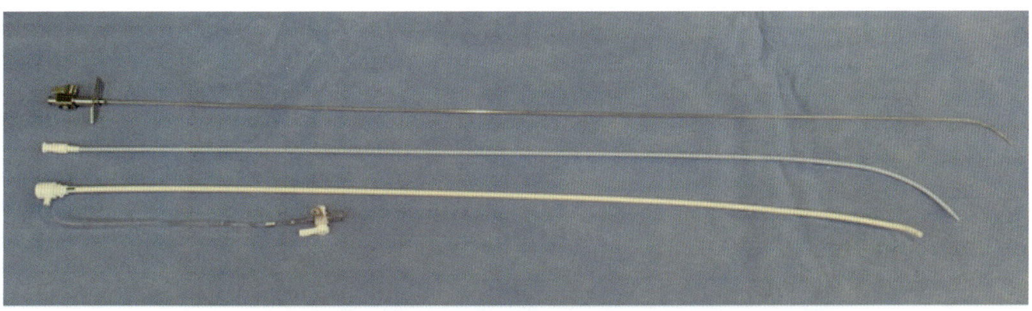

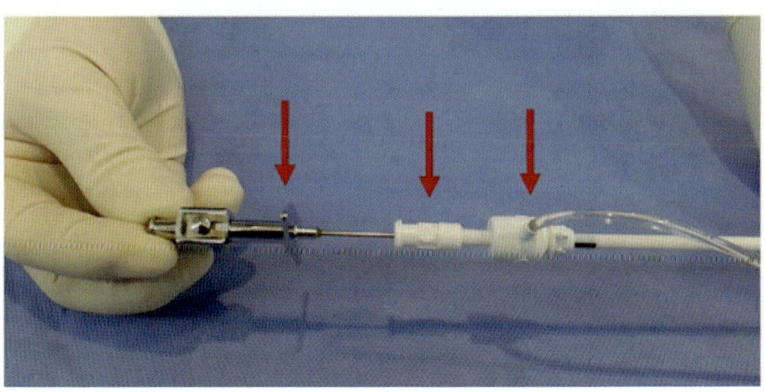

그림4

(위) 심방중격 천자를 위한 기구는 긴 sheath, dilator, 그리고 needle로 구성된다. Sheath의 sidearm이 sheath 말단부의 커브와 같은 방향을 향하고 있다. (아래) Brokenbrough needle 근위부에 있는 화살표 모양과 dilator의 마커, 그리고 sheath의 sidearm이 평행하도록 만들고(붉은 화살표) 화살표 부위와 dilator의 근위부 사이의 거리를 손가락 두 개 정도를 합친 정도로 유지하여 needle 끝이 dilator 밖으로 나가지 않은 상태에서 sheath, dilator, needle 전체를 한꺼번에 끌어 내려서 난원와로 접근한다.

Ⅳ. 시술 과정

시술 과정은 다음과 같이 6단계로 나눌 수 있다.

1. 중격천자 결합체를 상대정맥에 위치 (Positioning of transseptal puncture assembly in the SVC)

모든 기구는 헤파린을 섞은 생리식염수로 flushing을 하고 조립을 한다. Sheath와 dilator를 0.035 또는 0.032 인치 J tipped 가이드 와이어를 통하여 상대정맥까지 올린다. 이후 와이어를 제거하고 dilator를 aspiration과 flushing 한 후 Brockenbrough needle을 dilator의 lumen을 통하여 삽입한다. 이 때 Brockenbrough needle에 들어 있는 stylet을 같이 사용해야 needle이 dilator 내부를 긁으면서 plastic emboli가 발생하거나 dilator와 sheath의 옆면을 천자하는 것을 예방할 수 있다. 난원와를 천자하기 전까지는 needle 끝은 항상 dilator 내에 있어야 상대정맥이 천자되는 것을 막을 수 있는데, needle 근위부 hub에 있는 arrow와 dilator의 hub 사이의 거리가 손가락 두 개 정도의 너비로 유지함으로써 needle 끝이 dilator 밖으로 나오는 것을 막을 수 있다[그림4]. Stylet을 제거하고 다시 flushing을 한다. 압력 모니터링을 하는 경우 needle hub에 연결한다.

2. 결합체를 끌어내려 난원와에 진입 (Pull down & Fossa ovalis engagement)

Fluoroscopy를 LAO 30도로 한 상태에서 오른손으로는 needle을 잡고 왼손으로 sheath와 dilator를 잡은 뒤 앞서 언급한 것처럼 needle과 dilator 사이의 거리를 손가락 두 개 정도로 일정하게 유지하면서 sheath와 needle 전체를 시계방향으로 회전하여 needle의 arrow가 4시-5시 방향을 가리키도록 한 상태에서 fluoroscopy로 움직임을 관찰하면서 sheath와 needle 전체를 부드럽게 아래쪽으로 끌어내린다[그림5]. 끌어내리면서 두 번 천자기구 결합체(assembly)가 크게 움직이는 것(jump)을 관찰할 수 있는데 첫 번째는 상대정맥에서 우심방 내로 진입할 때이고 두 번째는 난원와에 진입할 때이다. 이후 천자기구 결합체를 부드럽게 밀어서 난원와에 밀착시키고 위치를 확인한다.

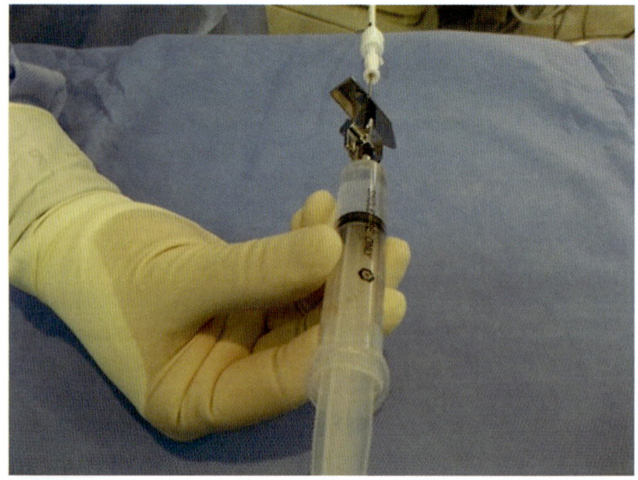

그림5

결합체를 끌어내릴 때 needle의 방향
needle과 dilator 사이의 거리를 손가락 두 개 정도로 일정하게 유지하면서 sheath와 needle 전체를 시계방향으로 회전하여 needle의 arrow가 4시-5시 방향을 가리키도록 한 상태에서 sheath와 needle 전체를 부드럽게 아래쪽으로 끌어내린다.

3. 난원와의 목표지점에 제대로 위치했는지를 확인 (Verification of the Fossa ovalis engagement)

관정맥동 카테터를 사용하는 경우 dilator 말단부는 관정맥동 입구보다 위에 있어야 하고 대동맥에 pigtail catheter를 위치시켰다면 이보다는 아래쪽에 있어야 한다. 천자기구 결합체를 일정하게 유지하면서 fluoroscopy를 RAO 40도 정도로 돌려서 다시 위치를 확인하는데 dilator tip이 관정맥동, His bundle 또는 pigtail 카테터보다 뒤에 위치해 있어야 한다. 관정맥동 카테터를 사용하는 경우 올바른 위치에서는 카테터의 주행방향과 needle의 주행방향이 대개 평행하게 보인다. 난원와에 제대로 위치해 있는지를 확인하기 위해 조영제를 사용할 수도 있다. needle을 통하여 조영제를 주사하면 난원와에 위치한 경우 특징적인 tenting 현상을 관찰할 수 있지만 난원와의 밖에 있을 경우 조영제가 조직에 stain 되는 현상을 볼 수 있다[그림6]. 제대로 난원와에 진입하지 못한 경우 천자기구 결합체를 시계방향으로 돌려 뒤쪽을 향하게 하거나 반시계방향으로 돌려 앞으로 향하게 하여 위치를 조정한다[그림7]. 시술의 종류에 따라 이상적

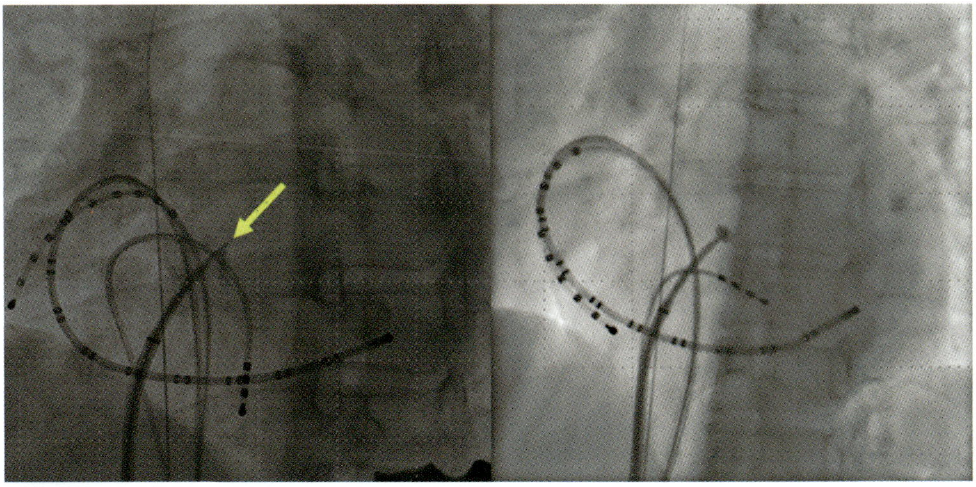

그림6

조영제를 사용한 needle의 위치 확인
needle을 통하여 조영제를 주사하였을 때 난원와에 제대로 위치한 경우 특징적인 tenting 현상을 관찰할 수 있지만 (좌, 화살표), 난원와의 밖에 있을 경우 조영제가 조직에 stain 되는 현상을 볼 수 있다 (우).

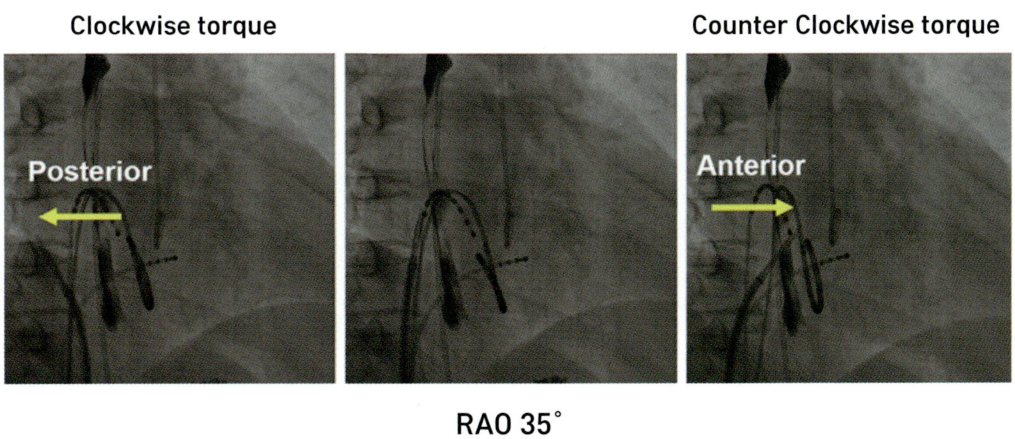

그림7

결합체의 위치 조정
RAO view에서 봤을 때 결합체를 시계방향으로 회전하면 뒤쪽을 향하게 되며 반시계방향으로 회전하면 앞쪽을 향하게 된다.

인 천자위치가 다른데 일반적으로 심방세동 전극도자절제술과 좌심방이 폐색술은 후하방, cryoballoon 시술은 앞쪽, 승모판 시술은 위쪽에서 천자되는 것이 이후의 시술에 유리하다. 천자기구 결합체가 관정맥동 입구 근처까지 내려오거나 위치가 많이 어긋나서 잘 조절되지 않는 경우는 와이어를 다시 넣어서 상대정맥까지 천자기구 결합체를 올린 후 처음부터 다시 시작하는 것이 좋다.

4. 심방중격 천자 (Interatrial septum puncture)

천자는 LAO view에서 시행한다. 왼손을 천자기구 결합체가 움직이지 않도록 잡은 상태에서 오른손을 이용하여 needle을 밀어 천자를 하는데 중격을 통과할 때 needle이 jump하는 것을 손에서 느낄 수 있고 fluoroscopy 상에서도 관찰할 수 있다.

5. Needle 끝이 좌심방 내에 위치해 있는지 확인 (Validation of the needle tip in the LA)

Sheath와 dilator를 밀어 넣기 전에 가장 중요한 것은 needle이 좌심방 내에 위치해 있는지 반드시 확인해 봐야 한다는 것이다. 가장 기본적인 방법은 needle에서 흡인했을 때 동맥혈이 잘 나오는 것을 확인하는 것이다. 하지만 혈액이 흡인되는 것만으로 needle의 위치를 확인하는 것은 이미 혈심낭이 생겨 있는 경우(천자가 어려워 여러 차례 시도를 한 경우) 심막에 고여있는 혈액이 흡인된 것을 천자가 잘 된 것으로 오인할 수 있으므로 주의해야 한다. 따라서 추가로 조영제를 needle을 통해서 주입해 보는 것이 큰 도움이 된다. 좌심방 내에 조영제가 들어갔을 때는 좌심방에서 좌심실로의 혈류를 따라 조영제가 아래로 이동하나 만약 대동맥이 천자되었다면 빠르게 위로 향하게 된다. 압력 모니터링은 천자되는 순간 좌심방의 압력 곡선이 나오는 것을 관찰할 수 있으므로 가장 확실한 방법 중 하나이다[그림8]. 또한 와이어를 needle이나 dilator를 통해 넣어서 와이어가 심장 실루엣을 벗어나서 폐정맥으로 들어가는 것을 확인하는 방법도 있고 TEE나 ICE를 통해서 sheath와 dilator를 직접 보거나 flushing을 할 때 좌심방 내의 미세기포(microbubble)를 확인해도 된다.

6. Sheath를 좌심방 내로 진입 (Sheath advancement into the LA)

Needle 끝이 좌심방 내에 있다는 것이 확인되면 오른손으로 needle이 더 이상 전진하지 않도록 잡고 왼손으로 dilator와 sheath를 전진시킨다. Dilator가 중격을 통과할 때 탄력을 손에서 느낄 수 있다. Dilator가 통과하면 오른손으로 needle과 dilator를 고정하고 sheath를 왼손으로 좌심방 내로 밀어 넣는다. 마지막으로 sheath의 위치가 움직이지 않도록 왼손으로 잡고 dilator와 needle을 조심스럽게 제거한 후 sheath의 side arm을 통하여 흡인하고 flushing한다. 좌심방 내로 공기가 들어가게 되면 치명적이기 때문에 항상 조심스럽게 aspiration 하고 flushing 해야 한다. 만약 심방세동의 전극도자절제술의 경우와 같이 두 개의 sheath가 필요하다면 두 가지 방법이 있다. 첫번째는 위에 언급한 과정을 반복하여 새로운 천자를 하나 더 하는 것이다. 두번째

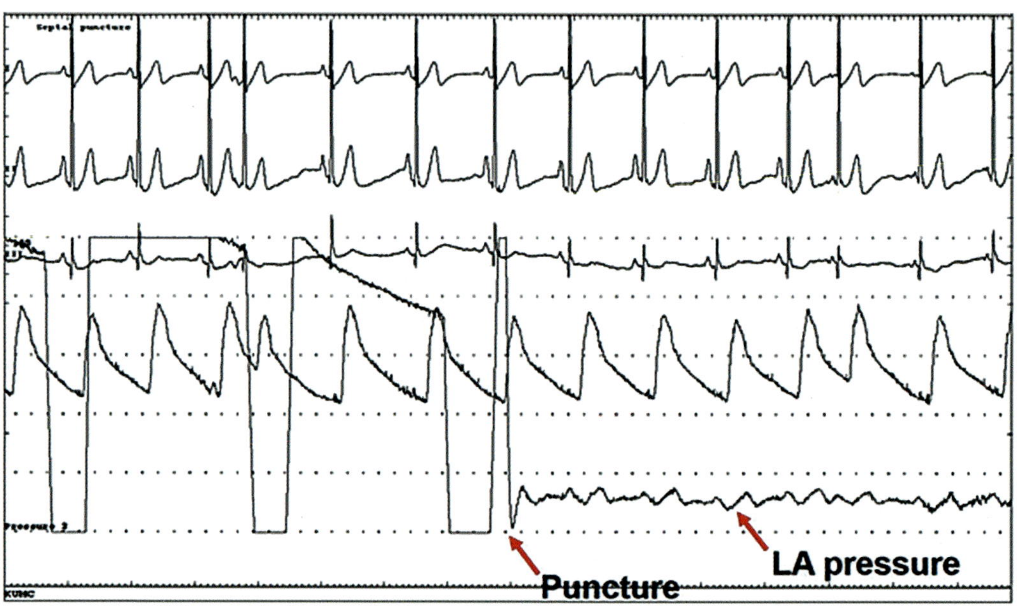

그림8

Brokenbrough needle의 압력 모니터링
천자가 이루어지기 직전 needle이 심방중격을 밀면서 압력이 급격하게 상승하였다가 천자가 이루어진 후 좌심방의 압력곡선이 나타나는 것을 확인할 수 있다.

는 와이어와 dilator를 기존에 천자된 sheath에 넣어 와이어를 좌측 폐정맥까지 밀어 넣은 뒤 sheath를 우심방으로 빼 놓고 두 번째 sheath에 deflectable ablation 카테터를 넣어 fluoroscopy를 보면서 기존에 천자된 구멍을 찾아서 sheath를 좌심방 내로 넣은 뒤 우심방에 있는 첫 번째 sheath를 와이어를 따라서 다시 좌심방 내로 밀어 넣는 방법이다. 이 방법은 심방세동 전극도자절제술에서 많이 사용되나 한 구멍에 두 개의 sheath가 위치하다 보니 의인성 심방중격결손이 더 잘 생긴다는 보고가 있다[2]. 이 연구에 따르면 한 구멍으로 두 개의 sheath를 사용한 경우에는 시술 후 9개월 째 경식도초음파를 시행했을 때 27명 중 8명(30%)이 심방중격결손이 남아있었던 반면 두 개의 별도의 천자를 시행한 경우에는 15명 중 한 명도 없었다고 하였다.

V. 항응고요법

Sheath와 카테터를 좌측 심장에 위치 시키는 것은 뇌졸중의 위험이 있으므로 항상 주의해야 한다.뇌졸중을 예방하기 위해서는 세심한 공기제거(deairing)와 flushing에 신경써야 하며 헤파린 정맥주사를 통한 항응고요법이 필요하다. Sheath가 들어가고 불과 수분 내에 혈전이 생길 수 있으므로 항응고제를 가능한 빨리 주사하는 것이 좋다. 천자 중 발생할 수 있는 혈심낭과 같은 출혈성 합병증에 대한 우려 때문에 어느 시점에 헤파린을 주사하는지는 시술자에 따라 차이가 있기는 하지만 일반적으로 sheath가 우심장(right heart)에 들어갔을 때 5000단위 정도를 주사하고 중격천자가 이루어진 직후 5000단위를 더 주사한 뒤 ACT(activated clotting time)를 15에서 30분 간격으로 검사하면서 300초 이상으로 맞추면 위험을 최소화 할 수 있을 것으로 생각된다.

VI. 문제해결과 테크닉

심방 중격은 해부학적 변이가 많이 있어 needle이 항상 난원와로 떨어지는 것은 아니다. 환자가 큰 우심방을 가지고 있다면 보통 needle의 모양을 큰 커브로 다시 만들어 주는 것이 필요하며 많은 시술자들이 우심방의 모양에 따라 needle의 모양을 변형하는 것을 모든 천자 전에 시행하고 있다[그림9]. 또한 표준 커브보다 더 큰 커브를 가지는 needle도 상품화 되어 나와 있다. Needle의 모양을 바꾸어 시도해도 실패할 경우에는 우심방 조영술이 도움이 될 수 있다. 30 cc 정도의 조영제를 12-15 ml/s 의 속도로 파워 인젝터와 pig tail 카테터를 사용하여 우심방에 주사하고 RAO와 LAO 영상을 얻는다. 우심방 조영술을 통해 상대정맥 및 하대정맥, 삼첨판, 우심방의 후벽, 심방중격 등의 위치를 확인할 수 있으며 저장된 이미지를 이용하여 심방중격 천자에 도움을 받을 수 있다. 이 방법은 특히 심장의 해부학이 비정상적인 경우, 예를 들면 심장이 심하게 회전되어 있는 경우나 우측 횡경막이 상승되어 있는 경우 등에 매우 유용하다. 또한, 심장 내의 해부학적 구조를 초음파를 이용하여 직접 보면서 더 안전하고 효과적으로 중격천자를 시행할 수 있다. 특히 이전에 실패한 경우, 비정상적인 해부학을 가진 경우, 이전의 수술로 인공물을 가지고 있는 경우, 항응고제를 지속적으로 복용하고 있는 경우에 더 유용하다. 경식도 초음파나 심장내 초음파(intracardiac echocardiograpy,

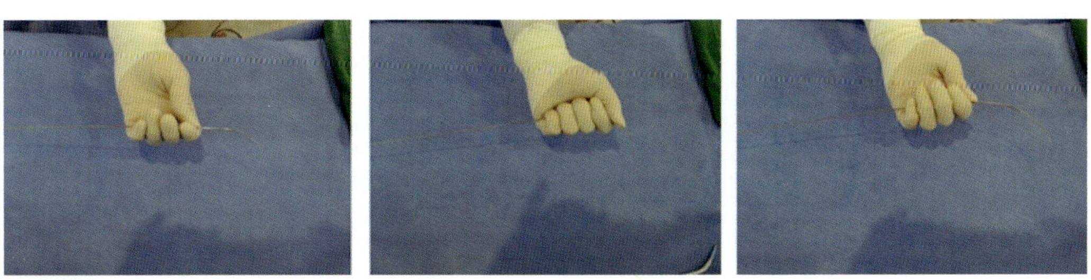

그림9

우심방의 크기에 따른 needle 모양의 변형
환자가 큰 우심방을 가지고 있다면 needle의 모양을 큰 커브로 다시 만들어주는 것이 필요하다.

ICE)를 사용할 수 있는데 ICE가 환자의 고통이 적고 편리하기 때문에 최근에는 ICE 사용이 더 많아지고 있다. ICE probe를 9Fr sheath를 사용하여 우심방에 위치시키고 심방중격을 관찰할 수 있다. 난원와로 천자기구 결합체가 떨어지면 세심한 움직임을 통하여 난원와의 가장 얇은 부위에 오도록 위치를 조정한다. Dilator를 난원와로 밀면 좌심방 쪽으로 밀리면서 특징적인 tenting을 관찰할 수 있으며 needle을 전진시켜 천자가 시행되면 tenting이 갑자기 사라지는 것을 확인할 수 있다. 안전하게 중격천자를 하는 다른 방법 중 하나는 천자가 시행된 후 0.014 inch 혈관성형술 와이어를 needle의 lumen을 통하여 밀어 넣는 것이다. 와이어가 좌심방으로 들어가면 왼쪽 폐정맥 중 하나로 밀어 넣고 이를 통하여 sheath와 dilator를 쉽고 안전하게 좌심방 내로 넣을 수 있다. 와이어가 심장 실루엣 바깥으로 나가지 않거나 심막 주변에서 구부러지거나 대동맥을 따라서 주행할 경우 절대로 sheath와 dilator를 밀지 말고 즉시 와이어를 제거한 후 조영제를 사용하여 위치를 확인하여야 한다. 심방세동 전극도자절제술의 재시술의 경우와 같이 이전에 중격천자를 시행했던 환자에서 다시 시행하는 경우에는 섬유화로 심방중격이 두꺼워져서 통과하기 어려운 경우가 많다. 표준적인 방법으로 실패한 경우 고주파에너지를 Brokenbrough needle에 전달하여 천자를 시행할 수 있다[그림10]. 최근에는 중격천자를 위한 와이어도 상품화되어 나와 있으며 고주파에너지가 나오는 중격천자 needle도 상품화되어 사용되고 있다. 심방중격결손으로 수술을 받았거나 시술을 받은 경우에도 중격천자를 시행할 수 있다. 또는 Mustard나 Senning 수술을 받은 경우 trans-baffle 천자를 시행할 수도 있다. 이러한 환자들에서 부정맥의 발생이 많기 때문에 중격천자를 통해 시술이 필요한 경우가 많으며 안전하고 효과적으로 천자를 시행할 수 있음을 여러 논문에서 보고하고 있으니 자세한 방법은 참고문헌을 읽어볼 것을 권한다[3,4].

Ⅶ. 합병증

심방중격천자와 연관된 합병증의 발생률은 약 1% 정도이다. 가장 흔한 것은 혈심낭이며 needle이 난원와 이외의 부위를 천자하여 발생한다. needle만 통과할 경우 대부분 심낭압전까지 진행하지 않으나 sheath와 dilator가 통과하면 심낭압전의 위험성이 커지므로 needle로 천자가 되었을 때는 좌심방 내에 있는 것이 맞는지 반드시 확인한 후 다음 단계로 진행해야 한다. Sheath와 dilator가 심낭 내로 통과하여 심낭압전이 생기더라고 대부분은 심낭천자로 해결이 가능하며 수술적인 치료를 요하는 경우는 드물다. 심낭압전이 생기더라도 당황하지 말고 출혈량이 많을 경우 protamine 등을 사용하여 항혈전제의 작용을 역전시키고 활력징후를 모니터링 하면서 심낭천자를 통해 배액을 해주

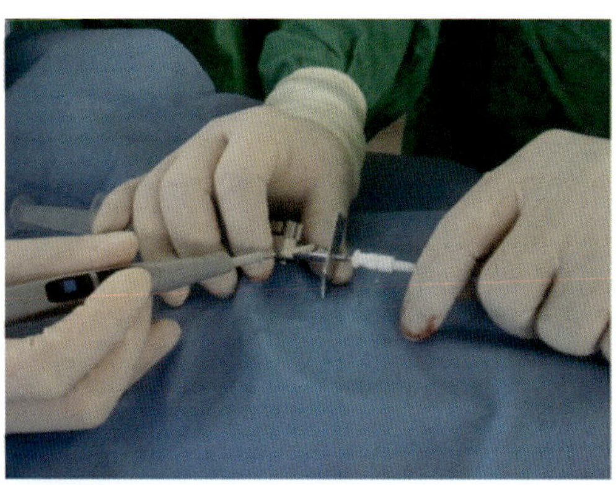

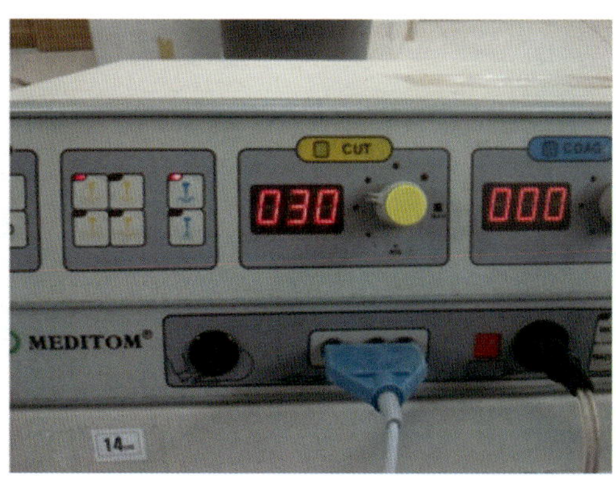

그림10

고주파에너지를 이용한 중격천자
수술 시 사용하는 전기소작기를 이용하여 Brokenbrough needle에 고주파 에너지를 전달하면 두꺼운 중격을 천자하는데 도움이 된다.

면 대부분은 호전된다. 대동맥이 천자된 경우는[그림11] 위치가 매우 중요하다. sinotubular junction을 기준으로 아래 부분, 즉, NCC (non-coronary cusp)가 천자된 경우는 sheath가 심낭을 통과하지 않기 때문에 sheath를 제거해도 심낭압전이 되는 경우는 거의 없다. 하지만 sinutubular junction 위쪽으로 천자된 경우는 sheath 가 심낭을 거쳐서 대동맥 내로 들어가기 때문에 대부분 수술적 치료가 필요하다. 대동맥이 천자된 경우는 대동맥 혈관촬영을 통해서 위치를 확인하여 sinotubular junction 아래쪽이 천자된 경우 와이어를 넣어 놓은 상태에서 sheath를 조심스럽게 제거해 볼 수 있다. 심낭압전이 발생하는 경우는 와이어를 통해 sheath를 다시 위치시켜 더 이상의 출혈을 방지한 상태로 수술에 들어갈 수 있도록 해야 한다. 일시적으로 하벽의 ST가 상승하는 경우가 드물게 발생한다. 카테터의 자극으로 인한 미주신경 반사이거나 공기 색전증으로 발생할 수 있으며[그림12] 공기 색전증이 발생하지 않도록 천자기구 결합체를 항상 주의해서 다루어야 한다. 의인성 심방중격결손이 남아서 뇌졸중이나 편두통 등을 일으킬 우려가 있다. 하지만 두 개의 별도의 천자를 하여 심방세동 전극도자 절제술을 시행하는 경우에는 임상적으로 문제가 되는 경우가 거의 없다.

Ⅷ. 결론

심방중격천자술은 심방세동 전극도자 절제술 및 구조적 심질환에 대한 시술의 증가로 필요성이 점점 많아지고 있으며 몇 가지 유의사항을 염두에 두고 경험을 쌓으면 fluoroscopy만으로도 충분히 안전하고 효과적으로 시행할 수 있다. 천자가 된 후 sheath와 dilator를 밀기 전에 needle이 좌심방에 있는지만 잘 확인하면 위험한 합병증은 대부분 피할 수 있다. 경험이 많지 않고 시술을 자주 하지 않는 경우에는 ICE나 TEE 같은 영상 장비의 도움을 받는 것이 바람직하다.

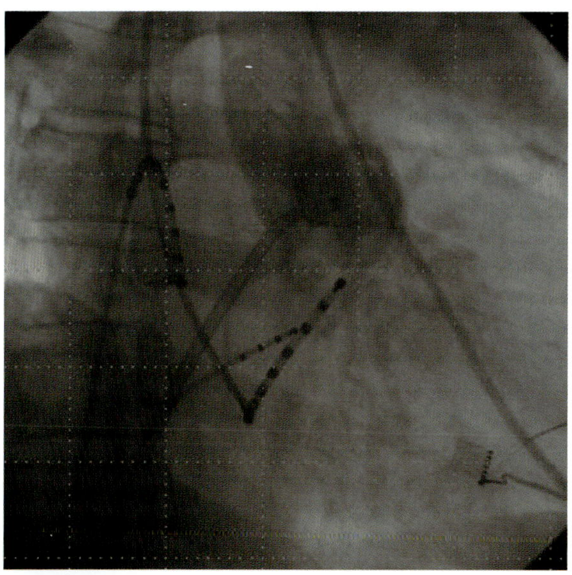

그림11

대동맥 천자
Sheath를 통해 조영제를 주입하였을 때 대동맥이 조영되는 것을 관찰할 수 있다. Sinotubular junction 아래쪽이 천자된 경우로 와이어를 넣어 놓은 상태에서 sheath를 제거하였을 때 더 이상의 출혈이 발생하지 않았다.

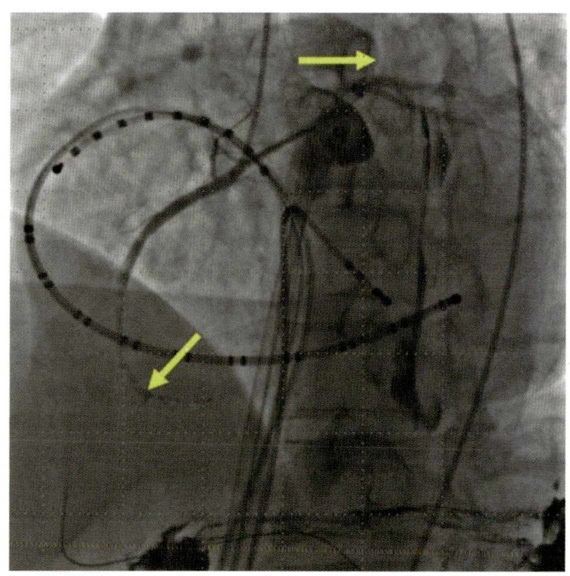

그림12

공기 색전증
우관상동맥과 좌심방이 내에 공기 음영 (화살표)을 관찰할 수 있다.

참고 문헌

(1) Ross J, Jr., Braunwald E and Morrow AG. Transseptal left atrial puncture; new technique for the measurement of left atrial pressure in man. Am J Cardiol. 1959;3:653-5.

(2) Hammerstingl C, Lickfett L, Jeong KM, Troatz C, Wedekind JA, Tiemann K, Luderitz B and Lewalter T. Persistence of iatrogenic atrial septal defect after pulmonary vein isolation--an underestimated risk? Am Heart J. 2006;152:362 e1-5.

(3) Li X, Wissner E, Kamioka M, Makimoto H, Rausch P, Metzner A, Mathew S, Rillig A, Richard Tilz R, Furnkranz A, Chen Q, Zhang Q, Liu Q, Zhou S, Kuck KH and Ouyang F. Safety and feasibility of transseptal puncture for atrial fibrillation ablation in patients with atrial septal defect closure devices. Heart Rhythm. 2014;11:330-5.

(4) Uhm JS, Kim NK, Kim TH, Joung B, Pak HN and Lee MH. How to perform transconduit and transbaffle puncture in patients who have previously undergone the Fontan or Mustard operation. Heart Rhythm. 2018;15:145-150.

(5) Rillig A, Meyerfeldt U, Birkemeyer R, Treusch F, Kunze M and Jung W. Persistent iatrogenic atrial septal defect after pulmonary vein isolation : incidence and clinical implications. J Interv Card Electrophysiol. 2008;22:177-81.

Chapter

7 시술 단계별 테크닉 및 주의할 점

세브란스병원 김중선
용인세브란스병원 이오현

시술을 시작함에 있어 좌심방이의 혈전을 배제하고, 좌심방이의 폭과 깊이 뿐만 아니라, 좌심방이의 lobe 의 숫자와 배치를 아는 것이 매우 중요하다.

Ⅰ. Venous access

우측 대퇴정맥으로의 접근이 선호하게 되는데, 이는 좀 더 직접적인 심방 중격으로의 접근을 허용하고, 시술자가 조작을 하기 수월하기 때문이다. 삽입 부위는 수술용 메스, mosquito (모스키토) forcep을 이용하여 추후 13 or 14 Fr sheath를 삽입하기 용이하게 준비해둔다. 천자 부위 지혈에는 수동 압박법(Manual compression), "figure-of-8" suture, 또는 Perclose Proglide (Abbott Vascular, Temecula, California)를 이용하여 pre-closing을 해두는 방법 등을 사용한다.

Ⅱ. Fluoroscopic LAA measurements

심방중격 천자를 마친 후에는 5Fr pigtail catheter를 좌심방이에 위치시킨 후 여러 각도에서 좌심방이 조영술을 시행하여 해부학적 구조와 길이를 평가하게 된다. Right anterior oblique (30°) cranial projection (20°)에서는 개구부와 근위부의 좌심방이를 평가하는데 용이하고 Right anterior oblique (30°) caudal projection (10-20°)은 좌심방이의 원위부를 잘 평가 가능하며 anterior lob과 posterior lobe의 평가가 용이하여 기구 거치의 방향을 결정할 수 있다. RAO caudal projection에서는 카테터를 반시계 방향(counterclockwise)으로 돌리면 anterior lobe 방향(위쪽)으로 시계방향(clockwise)으로 돌리면 posterior lobe (아랫쪽)으로 향하게 된다.

Ⅲ. Access sheath advancement

긴(260 cm) J-tipped stiff 0.035-inch wire (Amplatz Super Stiff J-tip 3mm curve)를 좌상부 폐정맥에 위치시켜 두고, access sheath를 부드럽게 전진하여 위치시킨다. Watchman 장치의 경우 pigtail catheter를 이용하여 좌심방이에 access sheath를 천공에 주의하며 깊숙이 위치시킨다. RAO (30°) caudal (20-30°) 각도가 sheath의 진입과 기구 삽입을 위해 원위부 lobe의 관찰에 용이하다. ACP 장치의 경우 좌상부 폐정맥의 입구에 sheath 를 위치시키고, 살짝 아래로 빼면서 반시계 반대방향으로 돌려 좌심방이의 개구부로 위치를 떨어뜨리게 된다. Sheath의 위치조절 및 ACP 혹은 Amulet기구 삽입에는 RAO cranial 각도를 주로 사용하게 된다.

Ⅳ. Watchman sizing and implantation steps

삽입한 Watchman 기구의 크기는 좌심방이 개구부의 최대직경을 근거로 해서 17 - 31 mm 에서 결정하게 된다. Oversizing 은 8-25% (2-4 mm) 정도가 권고된다. 이후 주의깊게 flushing 을 통해 Devlivery system 내에 포함된 공기를 모두 제거하고, 압축된 기구가 포함된 delivery system 을 access sheath 내로 진입시킨 뒤 혈액을 뒤로 배액시키는 것은 공기색전증을 피하기 위해서는 필수적인 단계이다. Delivery system 과 access sheath 의 맨 끝의 표식이 일치가 될 때까지 진입시킨다. 이후 기구를 더 이상 전진시키지 않는 상태에서 Sheath 를 천천히 벗긴다. 이때 가능하면 환자에게 무호흡을 유도하는 것이 안정적인 기구의 삽입에 좋다. 기구가 모두 sheath 에서 빠져나오면 fluoroscopy와 TEE 를 이용하여 평가하게 된다. 지나치게 원위부에 삽입된 경우, 부분적으로 recapture하고, access system을 조금 빼낸 후 다시 기구에서 sheath를 벗기는 작업을 진행하게 된다. 방향은 좌심방이 원위부가 공간이 충분하다면 가급적 anterior lobe 방향으로 거치를 해야 기구 주위 누출(peridevice leakage)을 줄일 수 있다. 지나치게 근위부에 삽입된 경우, 기구 크기의 선택이 잘못된 경우, 또는 삽입 위치가 적절치 않은 경우 등에는 완전히 recapture 를 진행한 후 새로운 기구와 delivery system 으로 다시 시도해볼 수 있다. 기구를 delivery cable 에서 풀기 전, 기구 Embolism 을 예방하기 위해 4 "PASS" 기준이 만족되었는지 확인해야 한다.

1) Position (기구의 최대 직경이 좌심방이 개구부 위치나 그보다 살짝 원위부에 위치해야 한다. Shoulder가 기구 depth의 40-50% 이하의 정도로 튀어나오는 것은 괜찮다.)
2) Anchor (Access sheath 와 delivery catheter 조합을 1-2 cm 정도 잡아당겼다가 놓을 때 원래 위치로 되돌아 가는지를 확인하여 안정성을 평가한다.)
3) Size (기구의 shoulder 가 TEE 상에서 원래 크기보다 8-20% 정도 눌려야 한다.)
4) Seal (기구를 풀기 전 좌심방이 벽과 기구사이의 gap 이 존재하는지 확인하고 Color Doppler를 통해 residual flow가 5 mm 미만이어야 한다. 5mm 이상일 경우 reposition 해야 한다.)

위와 같은 기준이 만족될 때 core wire를 반시계 방향으로 3~5바퀴 돌려 기구를 풀어준다. 최종적으로 조영술과 TEE 를 이용한 평가를 시행한다.

V. ACP 혹은 Amulet sizing and implantation steps

ACP 기구의 크기는 fluoroscopy와 TEE 상에서 확인된 가장 넓은 landing zone의 직경에 근거하여 결정하게 된다. 권고사항은 가장 넓은 landing zone의 직경에서 ACP의 경우 3-5 mm, Amulet 의 경우 2-4 mm만큼 더 큰 크기의 기구를 선택하는 것이다. 이 만큼의 Oversizing은 기구의 안정성과 Lobe의 anchoring을 향상시키게 된다. 그러나 Landing zone이 지나친 타원형일 경우 가장 좁은 직경에서 5 mm 이상으로 지나치게 oversizing되지 않게 주의를 기울여야 한다. 이후 주의 깊게 delivery system을 flushing하고, 압축된 기구가 포함된 delivery system을 access sheath 내로 진입시킨 뒤 혈액을 뒤로 배액시키는 것은 공기색전증을 피하기 위해서는 꼭 수행해야 한다. Sheath를 LAA landing zone의 10 mm 원위부에 위치한 후 sheath를 그대로 잡고 delivery system을 밀어서 Lobe의 일부를 "ball" 모양으로 전개한다. 만약 TEE와 fluoroscopy에서 위치가 적절하다면 Lobe의 나머지 부분을 모두 전개한다. 만약 Landing zone에서의 Lobe의 각도와 위치가 모두 최적이라면 sheath를 뒤로 빼서(unsheathe) disk도 전개시킨다. 시술은 RAO Cranial이나 Caudal projection에서 시술자의 편의에 따라 시행할 수 있고 device의 방향을 잡는데 caudal projection이 사용되고 좌심방 이의 입구에서 Disc의 위치는 cranial projection이 용이하다. 위치와 각도를 TEE와 fluoroscopy에서 확인하고 불만족스럽다면 disk 와 lobe을 다시 sheath 내로 진입시켜 "ball" 모양을 만들어 재시도 한다.

기구를 풀기 전에 적절한 전개를 보증할 수 있는 5가지 sign 을 확인해야 한다.

1) 타이어 모양의 Lobe (적절한 Lobe의 압박과 Stabilizing wire 의 engagement)
2) Disk와 Lobe의 분리(disk의 seal을 보증함)
3) Disk의 오목함(Lobe로부터 disk가 견인되면서 seal을 보증)
4) Lobe의 축(Lobe의 wall과 stabilizing wire의 적절한 접촉을 위해 landing zone에서 Lobe의 축이 neck axis에 수직이어야 함)
5) TEE 상에서 Lobe가 Left circumflex artery (LCX) 안쪽에 위치해야 한다(Lobe 너비의 2/3 이상이 LCX 안쪽에 위치할 정도로 충분히 깊어야 함).

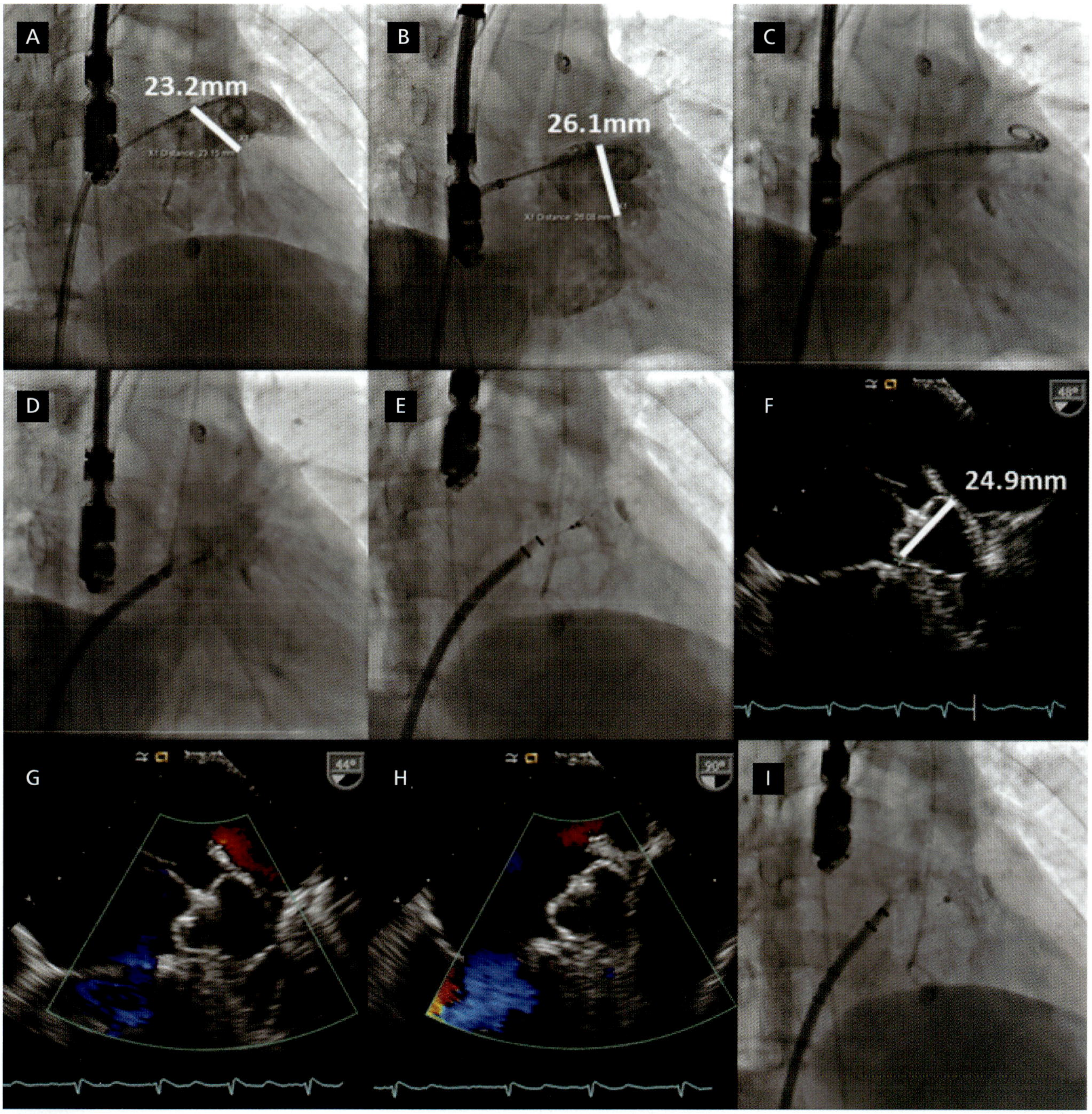

그림1

Watchman device implantation
(A) RAO cranial view (B) RAO caudal view (C) Sheath advancement over the pigtail
(D) Watchman deployment (30mm) in RAO caudal view (E) Watchman deployment in RAO cranial view (F-I) Device released after ensuring PASS (position, anchor, size, seal)

만약 기구의 안정성이 불확실할 때는 부드럽게 disk를 당김으로써 확인할 수 있으며, 과격한 tug test는 기구 색전의 위험성 높아 권장되지 않는다. 그 대신 기구를 풀기 전에 5분 동안 안정성을 확인하기 위해 관찰할 수도 있다. TEE를 통해 기구 주위 누출을 확인한다. 조영술을 시행하여 적절한 위치에 삽입되었는지 확인한다. 만족스러운 위치에 삽입되었다면 delivery cable을 반시계 반대방향으로 돌려 기구를 풀어준다.

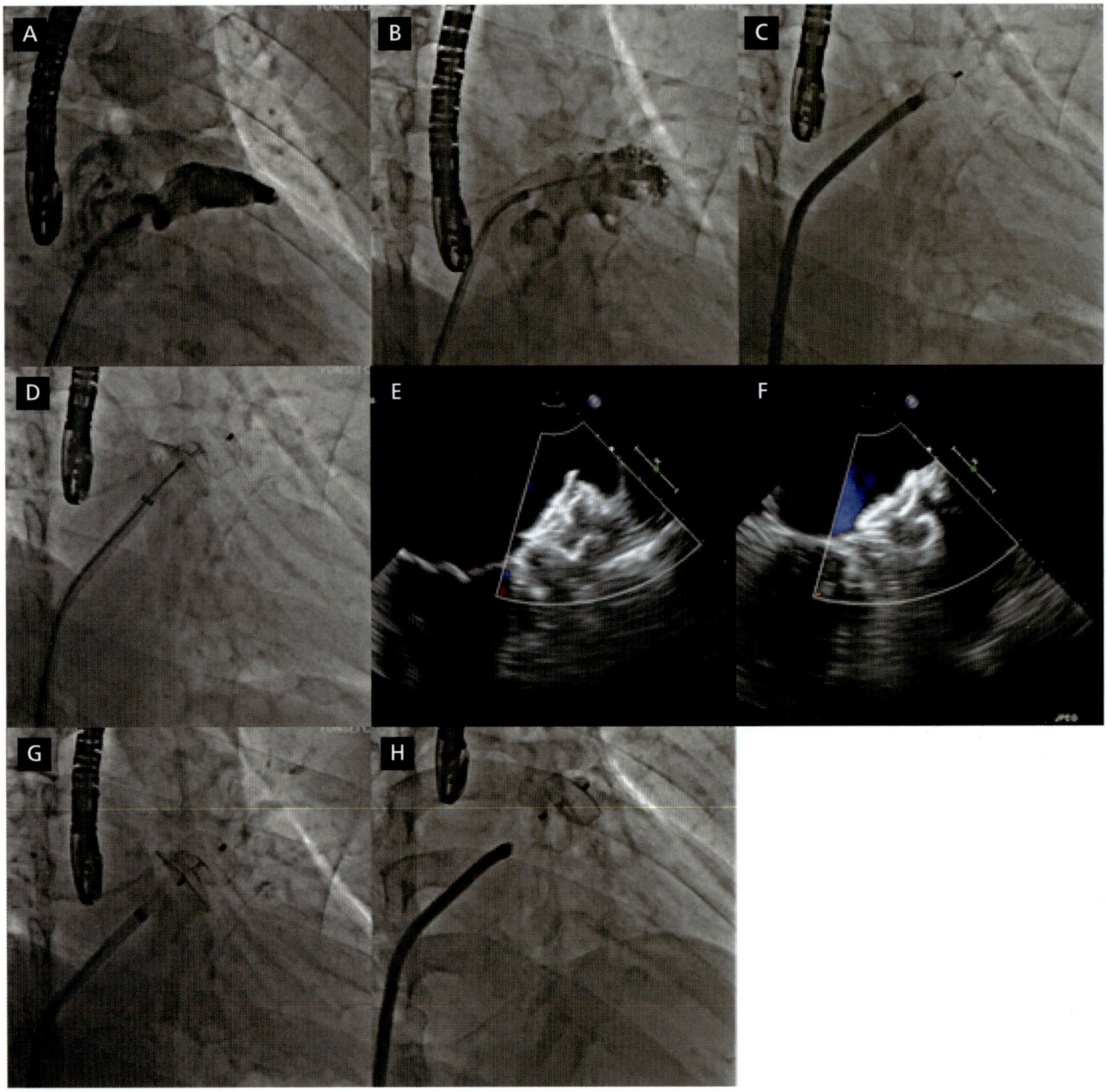

그림2

ACP device implantation
(A) RAO cranial view (B) RAO caudal view (C) Deployment the "ball" by the withdrawl of the delivery sheath (D) The reminder of the lobe is unsheathe and the position is check on cineangiogram and TEE. The disk is then unsheathed (E-F) Device position is confirmed on TEE with color Doppler to assess leak (G-H) Device released after ensuring 5 sign

Chapter 8

경피적 좌심방이 폐색술 관련 부작용 및 대처법

울산병원 신은석

좌심방이(left atrial appendage, LAA) 폐색술은 보편적으로 경피적 혈관내 접근방법으로 transseptal puncture (TSP)와 함께 큰 직경의 쉬스(large-bore sheath)를 사용하는데 이로 인하여 좌심방이 벽을 천공하는 위험성 이 존재한다. 또한 좌심방이 내에서의 낮은 압력 및 혈류는 혈전 및 공기 색전증을 유발할 수 있다. 근래에는 기구와 시술방법이 발전함에 따라 시술관련 부작용(사망, 뇌졸중, 심장탐폰, 기구색전)이 감소하고 있는 추세이다.

I. 심낭삼출 및 심장탐폰

1. 발생빈도

가장 빈번하게 발생하는 부작용인 심낭삼출(pericardial effusion)은 최초의 Watchman 연구인 2009년 PROTECT AF trial에서 4.3%에 달했으나 시술의 고도화에 따라 점차 낮아졌으며 2014년 CAP2 trial에서는 1.9% 수준으로 보고된 바 있다. 최근의 Watchman 기구를 사용한 임상연구들을 분석한 메타 연구에서 심장탐폰(cardiac tamponade)은 약 1.3%수준으로 밝혀졌다. Amplatzer Cardiac Plug (ACP) 장치의 경우 심낭삼출 발생빈도는 1.9%~3.7%, 심장탐폰은 1.2%로 보고된 바 있다.

2. 분류

Munich LAA occlusion 지침서는 중재치료가 필요한 심낭삼출의 발생시기에 따라 48시간 이내의 급성과 48시간 이후의 만 성으로 분류하고, 경피적 또는 외과적 배액술이 필요하거 나 수혈이 필요한 경우 및 쇼크나 죽음에 이르게 되는 심낭 삼출을 임상적으로 의미있는 것으로 분류하고 있다. 또한 심외막 접근법을 통한 폐색술의 경우에는 500 mL 이상의 bloody fluid 배출과 수혈이 필요하거나 외과적 중재치료를 요하는 경우를 임상적으로 의미있는 심낭삼출로 정의하고 있다.

3. 기전

심낭삼출의 89%는 시술 24시간내에 발생하며, 이는 시술상의 문제와 연관되어 있다. 가이드와이어, 카테터, 쉬스(device delivery sheath), transseptal needle은 좌심방 이, 좌심방 또는 폐정맥에 외상을 가할 수 있으며, 폐색장 치(LAA occlusion device)에 의해서도 생길 수 있는데 특히 recapturing, repositioning 시에 좌심방이 천공의 위험성이 존재한다. 이 때 원인을 판명하기 어려운 경우는 약 30%에 달한다.

4. 예방

- 이미 존재하는 만성 심낭삼출을 배제하기 위해 transesophageal echocardiogram (TEE) 등을 활용하여 기본 적인 심낭구조를 평가한다.
- 뇌졸중 고위험군과 같은 위험요인이 없는 경우 시술하기 전에 경구용 항응고제 투여를 중단한다.
- TSP는 TEE 또는 intracardiac echocardiography (ICE)를 가이드로 사용하면 안전하게 시술 할 수 있다.
- 좌심방이내로 전달쉬스(device delivery sheath)를 안전하고 용이하게 삽입할 수 있도록 pigtail 카테터를 가이드 로 사용한다.

- 부드러운 J- 와이어라 할지라도 얇은 좌심방이벽 을 천공할 수 있으므로, 모든 와이어는 fluoroscopic guidance하에 사용한다.
- 심낭삼출은 조기발견이 중요하므로 침습적 동맥압 라인을 통해 즉각적으로 발견할 수 있도록 하고, TEE를 통해 주기적으로 점검해야 한다. 비마취환자의 경우 심낭에 혈액이 고일경우 흉통을 호소하게 된다.
- 깊은 삽관이 필요한 경우, 전달쉬스는 pigtail 카테터를 통해 전진함으로써 좌심방이벽을 tenting하지 않도록 유의한다.
- 심낭배액장비는 신속히 사용하기 위해 시술실내에 상비한다.
- 좌심방이 폐색술은 심장외과 또는 흉부외과의 backup (cardiac or thoracic surgical backup)이 가능한 병원에서 시행한다.

5. 치료

- 조기진단, 즉각적인 혈류회복, 경피적 배액이 필수적이며, 심낭천자술이 시행되는 동안 혈관내 용적확보 (intravascular volume expansion)와 강심제의 사용이 필요하다.
- 심낭천자술은 일반적으로 하부검상(subxiphoid) 접근법으로 시행하나, 비만환자의 경우 흉골연이나 심첨을 통한 접근이 용이하다.
- 심낭접근시 외상을 최소화하기 위해 micropunture access set을 사용할 수 있으며, 21게이지/7 cm needle을 사용해 40 cm/0.018 inch 와이어를 조영술하에서 삽입한다. needle을 4F 또는 5F 어셈블리(dilator-catheter assembly)로 교체후 혈액을 배액하거나 압력측정을 통해 심낭내 위치를 확인하고 0.035 inch 와이어를 삽입 후 심낭배액관을 삽입한다[그림1].
- Micropuncture needle이 충분히 길지 않은 경우 긴 척추 needle을 사용한다.
- 지속적인 출혈을 동반하는 명백한 심장천공은 0.5% 이하로 매우 드물지만 외과적인 치료가 필요하다. 실혈(blood loss) 및 수혈의 필요성을 최소화하기 위해 자가 수혈을 반드시 고려해야 한다(must be considered). 항응고 역전제(anticoagulation reversal)의 사용시기에 대 해서는 여전히 논쟁중이며, 조기사용은 심낭내 혈액응고나 심낭배액의 막힘을 유발할 수 있다.
- 만약 폐색장치가 심낭을 천공시켰을 경우에는 심낭배액을 확보하고 외과팀이 개흉술을 준비할 때까지 폐색

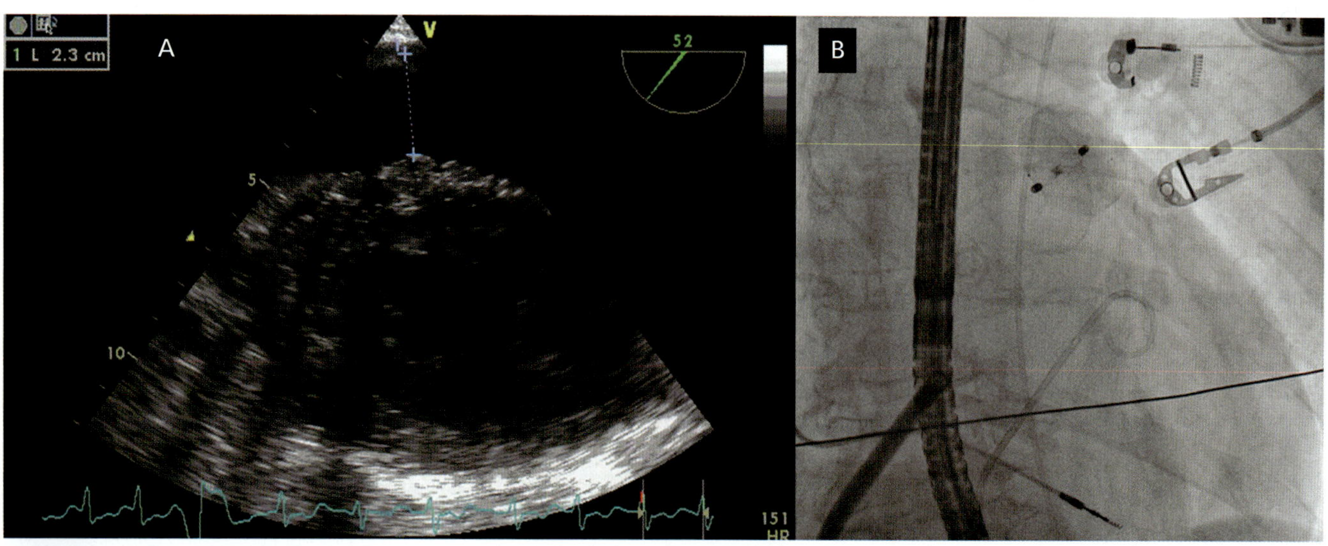

그림1

좌심방이 폐색술 과정에서 다량의 심낭삼출이 심초음파로 발견되어(A) 심낭천자술을 시행하여 심낭배액관을 삽입하였다(B).

(Courtage by Dr. JW. Park.)

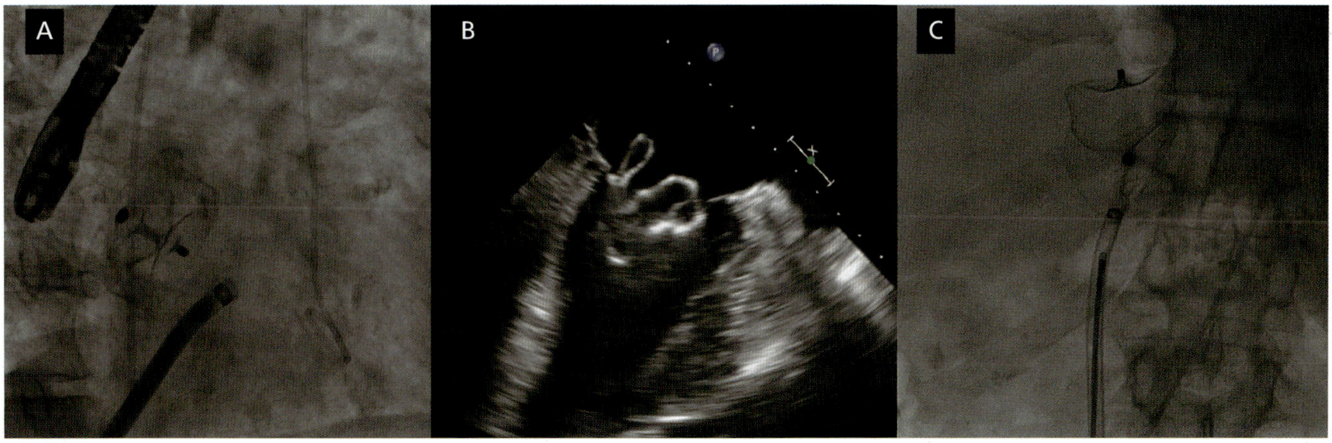

그림2

좌심방이 폐색기구가 좌심방내로 색전된 후(A) 승모판막에 걸려있다가(B), 경피적으로 회수되었다(C).
(Courtage by Dr. JW. Park.)

장치를 빼지 말고 그 상태로 유지해서 수술에 임해야 한다.

II. 기구색전

1. 발생빈도, 기전 및 임상증상

기구색전(device embolization)은 좌심방이 폐색술의 가장 위험한 부작용중 하나이며(one of the most feared complication), 최근의 Watchman 임상결과에서 평균 0.25%의 빈도를 보이고 있다. Watchman 연구 13건과 ACP 연구 18건의 메타분석에서 기구색전 발생시기 및 발생위치를 살펴본 결과 69%의 기구색전이 급성이며, 나머지는 1~7개월내에 발생한 것으로 보고되었다. 동물실험결과에 따르면 수일내에 벽에 완전 부착되므로, 시술후 24시간 이내에 올바른 위치에 있는지 확인할 필요성이 있다. 색전된 기구가 발견되는 위치는 좌심실 43%, 대동맥 43% 그리고 14%가 좌심방내이고 일반적으로 기구의 크기와 관련이 있으며, 더 큰 기구일수록 좁아지는 좌심실 유출로 상에 갇히게 될 가능성이 높다. [표1]은 기구색전과 관련한 주요기전을 나열하고 있는데, 퇴원후 임상증상은 기구의 위치와 관련되어 있다. 대부분의 경우 임상적인 증상이 나타나지 않으나 심계항진, 심장마비, 저혈압, 심정지로 이어질 수 있다. 그 대처법이 [그림1]에 정리되어 있다.

[표1] 좌심방이 폐색기구의 색전의 기전

기구의 크기	삽입된 기구가 너무 작거나 큰 경우
기구의 위치	잘못된 위치(shallow implant) 또는 축이탈
시술자 관련	과도한 tug 테스트
환자 관련	Reversion to sinus rhythm (restores LAA contractility) 기구가 충분히 접착되기전 과도한 신체 움직임
기타	기구이식 직후 therapeutic cardioversion

2. 예방

- 좌심방이의 크기 및 축에 대한 정확한 사전평가를 통한 적절한 기구형태 및 크기를 선택한다.
- CT스캔을 해서 추가적인 정보를 가지고 시술계획을 수립한다.
- 기구의 크기는 적절한 정도의 oversizing을 한다(9-25% for Watchman, 3-5 mm for ACP, 2-4 mm for Amulet).
- 기구와 전달와이어(delivery wire)를 사전에 확실하게 연결한다.
- 기구삽입 후 제조사의 사용지침에 따른 안정성 체크포인트를 따라서 확인한다.
- 2차원 TEE (가능하다면 3차원 TEE) 또는 조영술을 통

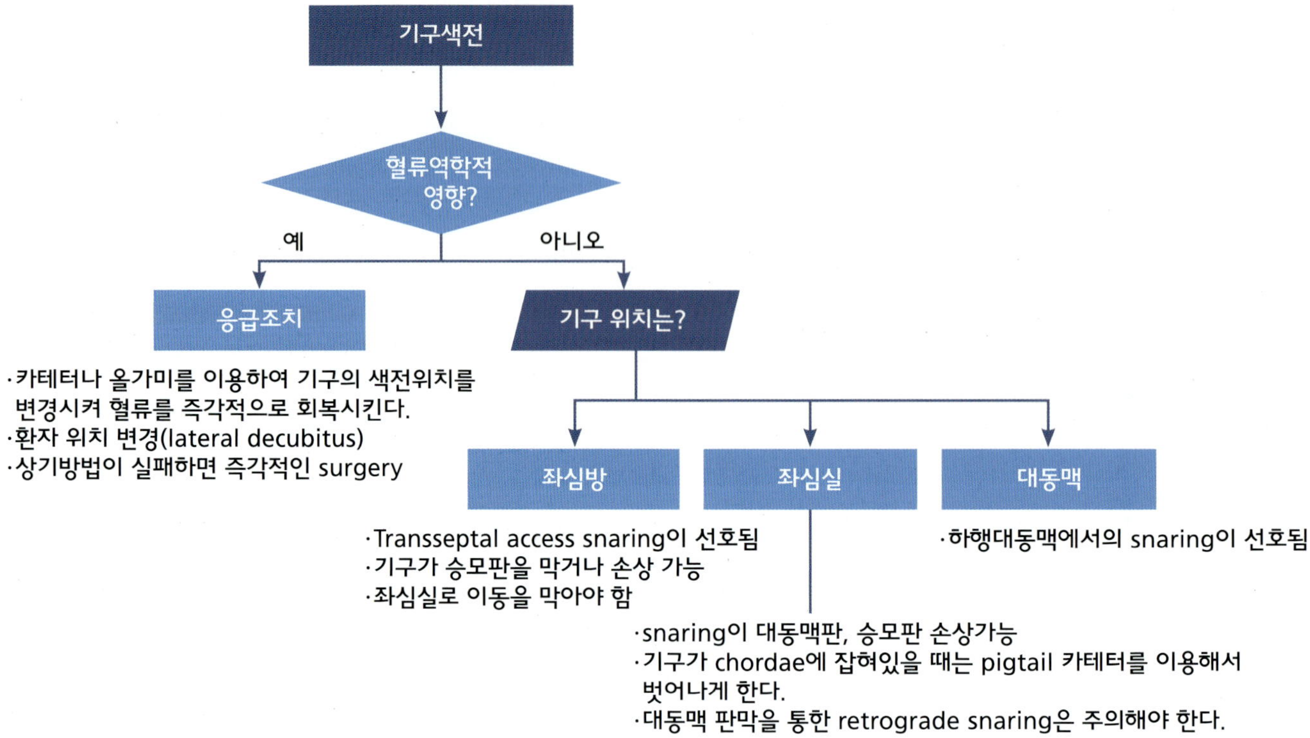

그림3

좌심방이 폐색기구의 색전에 대한 대처 알고리즘

해서 기구의 disc와 lobe의 위치를 확인한다.

- 좌심방이내에 기구를 삽입한 후 케이블을 떼기전에 몇 분간 유지함으로써 기구가 확장되고 최종위치에 안착할 시간을 갖는다.
- 조영술, TEE 또는 ICE 상에서 tug 시험을 진행할때마다 기구의 위치 및 안정성을 재평가한다.
- 특히 25 mm 이상의 큰 기구의 경우 좌심실내로 기구가 색전되지 않도록 주의해야한다.
- 대부분의 기구색전은 초기에 발생하므로 24시간 이내 TTE를 통한 확인이 필요하다.

3. 폐색기구의 경피적 회수

- 회수방법 선택에 있어 그 위치 및 시술자의 경험에 따라 [표2]와 같이 난이도의 차이가 있다.
- 경피적 회수장비는 큰 쉬스, 올가미, 생검기구로 구성된다.
- 기구의 전달쉬스보다 2-4F 더 큰 사이즈의 쉬스를 사용한다(14-18F, 80 cm length). 비스듬하게 깎인 쉬스 팁은 입구 크기를 늘릴 수 있으나 날카로운 가장자리에 의한 천공에 유의해야 한다. 일반적으로 하나의 루프를 가지는 gooseneck 올가미(120 cm)가 여러 루프의 Ensnare (Ensnare with multiple loops)와 같은 다른 올가미보다 우수하다.
- 올가미는 5-6F 가이딩 카테터를 통해 사용해야 한다 (The snare should be placed through a 5-6F coronary guding catheter).

[표2] 기구의 색전위치에 따른 제거기술의 어려움

위치	내용
좌심방	중간의 시술난이도 경피적 회수를 위해서 TSP와 큰직경의 쉬스 필요
좌심실	어려운 시술난이도 외과적 회수가 필요한 경우가 많음
대동맥	쉬운 시술난이도 회수할 때 혈관손상이 생길 가능성이 가장 적음

- 회수하는 기구는 완전히 당겨서 쉬스안으로 넣어야 하며 그렇지 않은 경우 생검기구를 이용해서 당겨 쉬스안으로 넣어야 하고 완전히 기구가 쉬스 안으로 들어온 후에 쉬스를 제거한다.
- 시술하는 동안 헤파린 항응고제를 투여하며 목표 활성 응고시간(activated clotting time)은 250초 이상으로 유지해야 한다.

Ⅲ. 뇌졸중

발생빈도는 0.5% 이내이며 일반적으로 시술후 24시간내에 발생한다. 대부분의 경우 공기 색전증과 연관되어 있으며 가역적이다. 주요 기전은 [표3]과 같다.

1. 공기 색전증

공기 색전증은 드문 합병증으로 대부분 잘못된 시술방법에 기인한다. 뇌혈관의 공기 색전은 일과성 허혈발작이나 뇌졸중을 유발하는데 환자가 전신마취하에 있다면 알아차리기 어렵다. 그러나 동시다발적으로 심혈관계 공기 색전이 있다면 일과성 ST-분절 상승을 일으켜 임상적으로 공기색전을 알 수 있다. 공기색전은 주로 우관상동맥에서 나타나는데 inferior lead에서 ST-분절 상승, 저혈압, 서맥을 유발한다[그림4].

공기색전 예방을 위해 다음과 같은 사항을 유의한다.

- 흉부 양압을 유지한 상태에서 전신마취 및 기관내 삽관을 하면 공기색전을 예방할 수 있다.
- 식염수를 주사하여 좌심방 압력을 10 mmHg 이상으로 유지한다.
- 좌심방에 전달쉬스를 위치시킨 후 와이어와 dilator 를 제거 할 때 천천히 일관된 속도로 제거해야 하고 쉬스의 끝 부분이(시술자가 잡고 있는) 환자의 심장위치보다 낮게 유지해야 한다. 폐색기구를 연결하거나 조영제를 주입하기 전에 연결튜브에서 항상 잔류공기를 제거한다.
- 사용 설명서에 따라 모든 카테터를 세심하게 flushing 하고 주의 깊게 장치를 준비한다.

공기 색전증 발생시의 대처법은 다음과 같다.

- 좌심방이의 해부학적 구조상 공기가 갇힐 수 있으므로 pigtail 카테터를 사용해 공기를 흡입하고, 폐색기구에 의해서도 공기가 포집될 수 있으므로 환자는 몇시간동안 바로 누운 자세(supine)를 유지해 공기 이동을 막아야 한다.
- 심각한 정도에 따라 100% 산소공급, Trendelenburg 자세, 고압 챔버(hyperbaric chamber)가 필요할 수 있다.

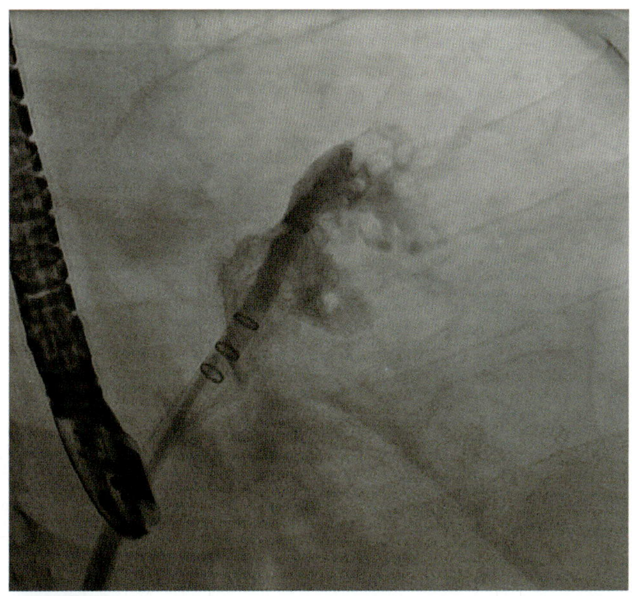

그림4

좌심방이내에 공기색전

(Courtage by Dr. HJ Lee.)

[표3] 좌심방이 폐색시술 후에 발생하는 뇌졸중의 기전

초기 (Periprocedure)	후기 (>7day Postprocedure)
1. 공기 색전	1. 기구와 관련된 혈전
2. 기구에서 발생하는 혈전	2. 불완전한 좌심방이 폐색술
3. 기존에 존재하던 좌심방이 혈전에 의한 색전	3. 좌심방이와 무관한 혈전

2. 시술기구와 연관된 혈전형성

시술기구나 좌심방에 생성되는 혈전생성(de novo equipment associated with thrombus formation)은 시술을 위협하는 요소이며 불완전 헤파린화(incomplete heparinization)가 가장 일반적인 원인이며, 시술 중 오랫동안 카테터의 flushing을 진행하지 않은 경우에도 발생할 수 있다[그림5]. 그 대처법은 아래와 같다.

- 좌심방내 기구삽입시 250초 이상의 활성화 응고시간을 유지한다.
- 어려운 TSP의 경우 TSP 니들이나 쉬스에 혈전이 생성될 수 있으므로, TSP 전 헤파린을 투여 (half-dose)하고 심방중격을 가로지른 후에 완전 헤파린화하는 것이 적절하다.
- 활성응고시간은 주기적(매 20분마다)으로 체크하여 250초 이상으로 유지한다.
- 혈전은 fluoroscopy 로는 확인하기 어려우므로 TEE를 통한 조기발견이 중요하다.
- 그 위치, 크기 및 유동성에 따라 큰 쉬스를 통한 혈전 제거를 시도할 수 있다
- Alteplase를 사용해 혈전용해를 시도할 수 있다.
- 가능한 경우 뇌색전 보호장치의 시용을 고려해볼 수 있다.

3. 시술전 이미 존재한 좌심방이 혈전에 의한 색전증

시술전부터 있던 혈전의 색전에 따른 뇌졸중 유발을 예방하기 위해서는 세밀한 시술전 TEE 검사를 해야 한다. 종종 spontaneous echo contrast (SEC)의 고밀도 소용돌이를 혈전으로 오해할 수 있으나 동적으로 변화하는 소용돌이 패턴이나 혈액량 확장(좌심방 압력을 올리기 위한 식염수 보충)에 따른 에코 밀도감소를 통해 구별할 수 있다. 간혹 뇌졸중의 고위험군 환자에서 경구용 항응고제를 복용하면서 시술을 하기도 하는데 만약 이러한 환자에서 항응고제를 중단할 때는 heparin을 bridging therapy로 고려해야 한다. ACP 혹은 Amulet 기구를 사용하여 이미 존재하는 좌심방이 혈전이 있는 상태에서 성공적으로 혈전을 entrapment 시키는 시술이 보고되고 있으나 이는 통상적으로 추천되는 방법은 아니다.

Ⅳ. 기구관련 부작용

1. 좌심방이 폐색기구에 의한 혈전

기구에 의한 혈전(device-associated thrombus, DAT)은

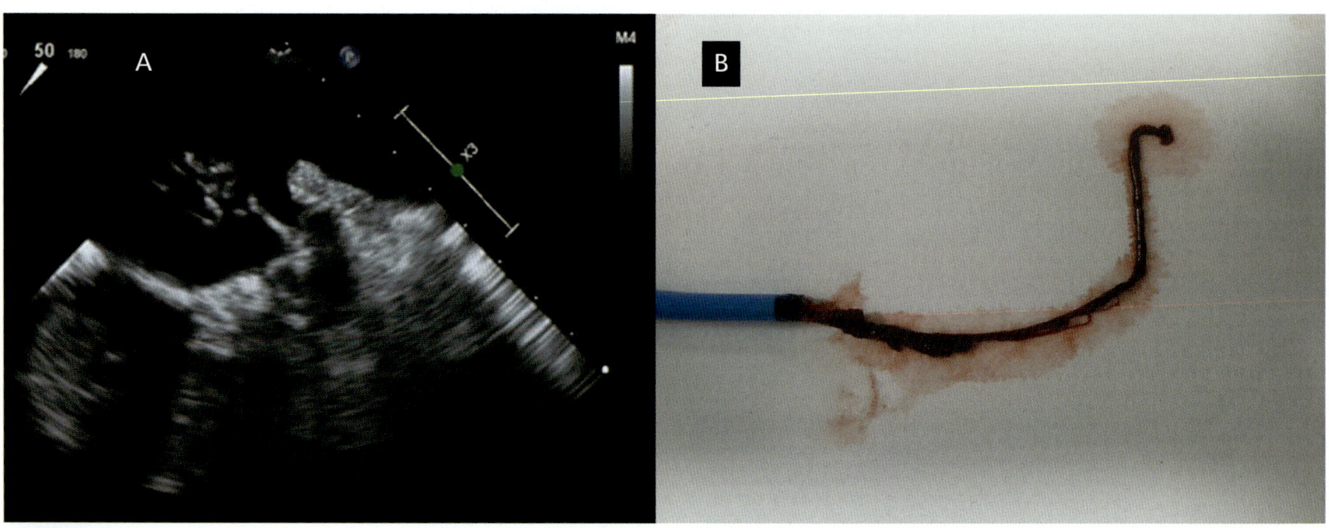

그림5

좌심방이 폐색기구를 전달하는 쉬스안에서 발생한 혈전

(Courtage by Dr. HJ Lee.)

일반적으로 임상 증상이 없으며 시술 후 추적 관찰 시 TEE 검사를 통해 발견된다. PROTECT AF 연구에서 4.2%의 환자가 DAT가 있었고, 0.3%의 환자가 뇌졸중을 보였으며, 2017년 EWOLUTION 연구에서는 DAT 2.6%, 뇌졸중 0.4%를 보여주었고 같은 해 ACP 연구에서는 3.2%의 환자가 DAT로 판명되었다. ACP 관련 혈전들은 대부분 커넥터 핀(connector pin)에 혈전이 부착되어 있는것으로 판명되어 이를 반영한 2세대 Amulet 기구(a recessed proximal end screw)가 개발되었다. 30여개의 임상연구에서의 2118개의 폐색장치를 분석한 메타연구에서 DAT 발생비율은 3.9%이며, 약 7%의 환자가 뇌졸중이나 일과성 허혈발작을 일으키는 것으로 판명되었다[그림6]. DAT에 대한 대처법은 다음과 같다.

- 현재까지 DAT 검사 및 관리에 대한 합의된 지침은 없다.
- 시술 후 45 일-6 개월내에 최소한 한번의 검사(surveillance imaging)가 필요하며, 12개월 이내에 추가적인 검사를 시행하는 것을 추천한다.
- 앞서 언급한 대로 약 7%가 뇌졸중이나 일과성 허혈발작을 일으키므로 치료가 반드시 필요하다.
- 약 6주간의 추가적인 또는 강화한 항응고제를 투여한다.
- 항응고 요법은 와파린과 같은 경구투여, 저분자 헤파린, 정맥내 헤파린 투여를 포함한다.

2. 기구주변 유출

좌심방이의 부적절한 밀봉(sealing)은 지속적인 혈류흐름, 혈전 생성, 뇌색전증을 유발할 수 있다. 그 기전으로는 (1) 원형이 아닌 좌심방이 형태(타원형, 불규칙형), (2) 기구의 undersizing, (3) 축을 벗어난 기구의 삽입(벽에 대한 불완전 부착), (4) 시술 후 기구의 이동, (5) 기구의 불완전 내피 화, (6) 시술 후 좌심방이 remodeling이 있다.

이에 대한 대처방법은 아래와 같다.

- 현재까지 이에 대한 합의된 지침은 없다. PROTECT AF 와 PREVAIL 연구에서는 5 mm 이하일 경우 성공적인 시술로 정의한 반면 다른 연구들에서는 보다 보수적인 3 mm 이하로 임계치를 설정하고 있다.
- 지속적인 항응고 요법과 추가적인 기구의 삽입(Amplatzer septal occluders, patent foramen ovale occluders, ACP or Amulet, or vascular or ductal occluders)을 고려해볼 수 있다.

V. 기타 부작용

이외의 부작용으로는 진입부위(access site)에 따른 부작용(bleeding, hematoma, pseudoaneurysm, infection, deep venous thrombosis)을 포함해 TEE 관련(esophageal trauma, rupture), 마취관련(trauma to airway, aspiration pneumonia), 시술방법관련(pericarditis)등의 부작용이 있다.

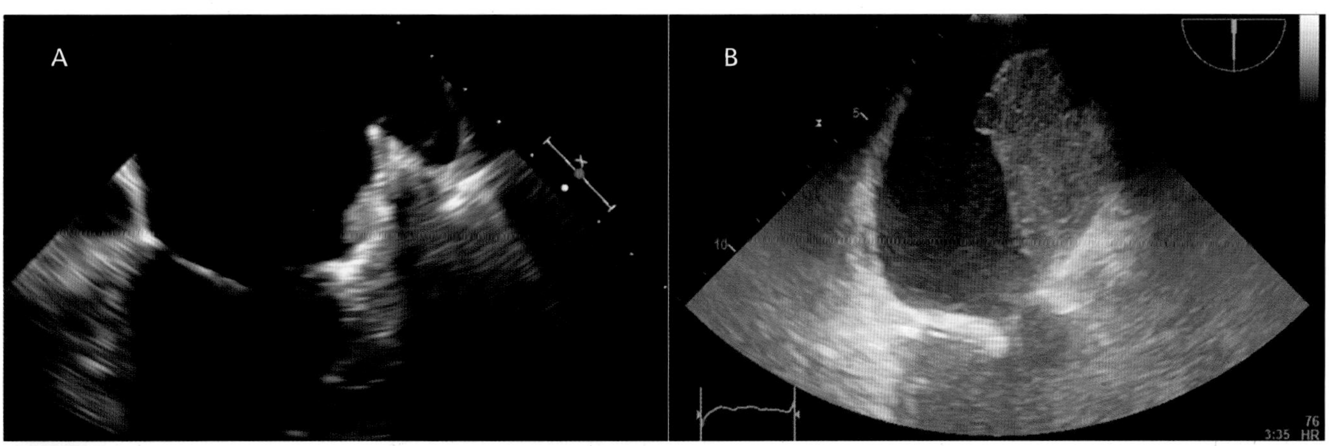

그림6

좌심방이 폐색기구에 발생한 작고(A) 큰 혈전(B)

(Courtage by Dr. JW. Park.)

좌심방이 폐색술과 관련된 중대한 합병증은 현재는 비교적 드물지만(1%~2% 미만) 주요 이환율과 사망률과 관련될 수 있다. 따라서 시술자는 이러한 잠재적인 합병증 및 관리에 대해 잘 알고 있어야 한다. 급속한 악화 및 끔찍한 결과를 피하려면 신속한 인지와 치료가 필요하다. 좌심방이 폐색술을 하는데 있어서 합병증 발생을 예방하기 위해서는 시술자 교육 및 역량 요구 사항에 대한 엄격한 지침과 절차적 기술 개선이 필요하다.

Chapter

9 흉강경을 이용한 좌심방이 폐쇄술

고려대학교안암병원 정재승

심방세동이 모든 허혈성 뇌졸중의 15%를 차지하고, 뇌졸중 발병률을 5배 증가시키는 알려져 있다. 심방세동 관련 뇌졸중은 심방세동이 없는 경우보다 나쁜 예후를 나타낸다. 심방세동 및 심장 질환을 앓고 있는 환자에서 좌심방이(Left atrial auricle)가 중요한 혈전의 원인이라는 것은 여러 논문에서 입증이 되어왔다. 이에 대해 여러 방법들이 개발해 오던 중 2015년, Watchman® (Boston Scientific, St. Paul, Minnesota) 좌심방이 폐쇄기구가 비판막성 심방세동 환자중에서 단기간의 경구 항응고 치료는 견딜 수 있으나 장기간의 경구 항응고 치료에 부적합한 환자의 뇌졸중의 위험을 낮출 수 있는 장치로 승인되었다.

뇌졸중 예방을 위해서는 완벽한 좌심방이의 폐쇄가 필수적인데, 그동안 발표 되었던 여러 외과적 방법들인 External ligation (외부 결찰), internal suture closure (심방내부 봉합폐쇄), external stapler resection (자동봉합기를 이용한 외부 절제) 등 중 부정적 결과들은 작은 누출 및 남아 있는 심방조직에서 발생한 심방세동 관련 색전증으로 뇌졸중 발병이 연관되어 있었다는 것을 여러 논문에서 밝혀진 바 있다. 외과적 방법들 뿐만 아니라 위에 언급한 Watchman이나 Amplatz Cardiac Plug® (St. Jude Medical, St. Paul, Minnesota) 그리고 최근 소개된 Lariat® (SentreHeart, Redwood City, California) 또한 늦게 발병된 심방세동 관련 색전성 뇌졸중이 발생한 환자들 중 경식도 초음파나, 컴퓨터 단층촬영에서 작은 누출을 발견할 수 있었다.

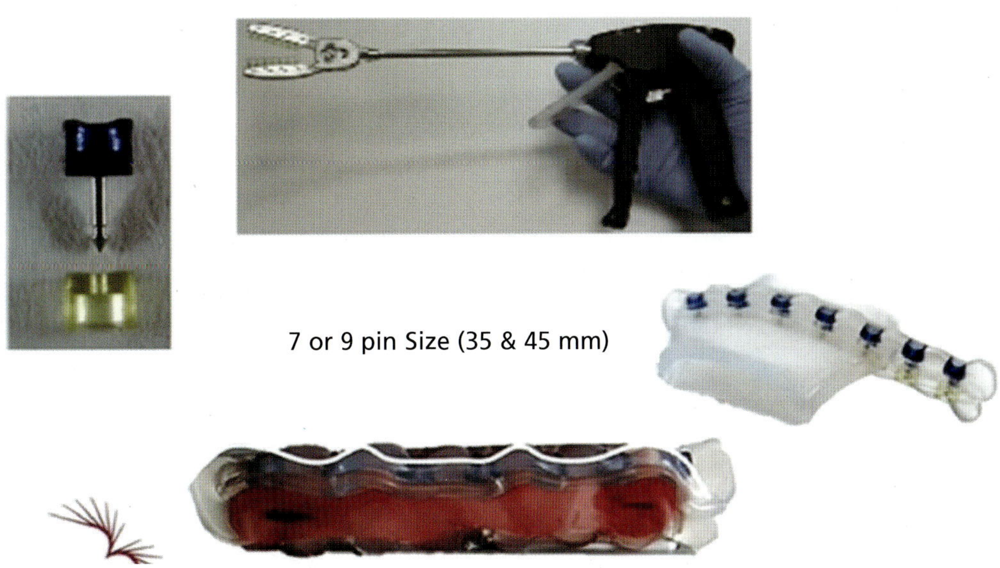

그림1

TigerPaw® (MAQUET)

따라서 근본적으로 좌심방이를 완전히 폐색할 수 있는 외과적 수술기구들이 발달해 왔는데 최근에는 TigerPaw® (MAQUET), AtriClip® (AtriCure)와 같은 기구들이 개발되어 많은 논문들에서 좋은 결과를 보여주고 있다[그림1], [그림2]. 이 중 TigerPaw®는 개흉이나 최소 침습 수술로 사용이 가능하지만 흉강경만으로는 사용이 불가능하다. 반면 AtriClip®은 완전 흉강경으로도 사용할 수 있도록 개발이 되어 12 mm trocar에 들어갈 수 있어 완전 흉강경을 이용한 좌심방이 폐쇄술이 가능하게 되었다. 두 장치 모두 심방세동이 있으면서 심장수술이 필요한 경우에 부정맥 미로(Maze) 수술과 함께 사용하는 것이 가장 흔한 적응증이 되겠으나 흉강경 만으로 수술이 가능한 AtriClip®의 경우는 Watchman®, Amplatz®와 마찬가지로 장기간의 항응고제 사용에 금기증인 환자에 사용할 수 있도록 보건복지부에서 2019년 5월 1일 고시 되었다. 위의 환자 뿐만 아니라 완전 흉강경을 이용한 부정맥 미로 수술의 경우에 동시에 사용이 가능하다.

I. 흉강경을 이용한 좌심방이 결찰술의 과정

1. 수술전 준비 및 검사

- 3D Thorax CT
- Pul. Vein 위치 및 기형여부 확인
- LAA size, 모양, type 확인
- Trocar Port level 확인
- Pleural adhesion 여부 및 가능성 (예: Old tuberculosis…)
- Brain MRI
- 수술전 뇌졸중, 뇌출혈 여부 확인
- 뇌동맥류 확인

2. Anesthesia and Position

- Double lumen endotracheal intubation
- Lt. side jugular central line for SVC ablation (In case of simultaneously performing TT Maze)

LAA Exclusion System		
Size	AtriClip PRO Device	AtriClip PRO2 Device
35 mm	PRO135	PRO235
40 mm	PRO140	PRO240
45 mm	PRO145	PRO245
50 mm	PRO150	PRO250

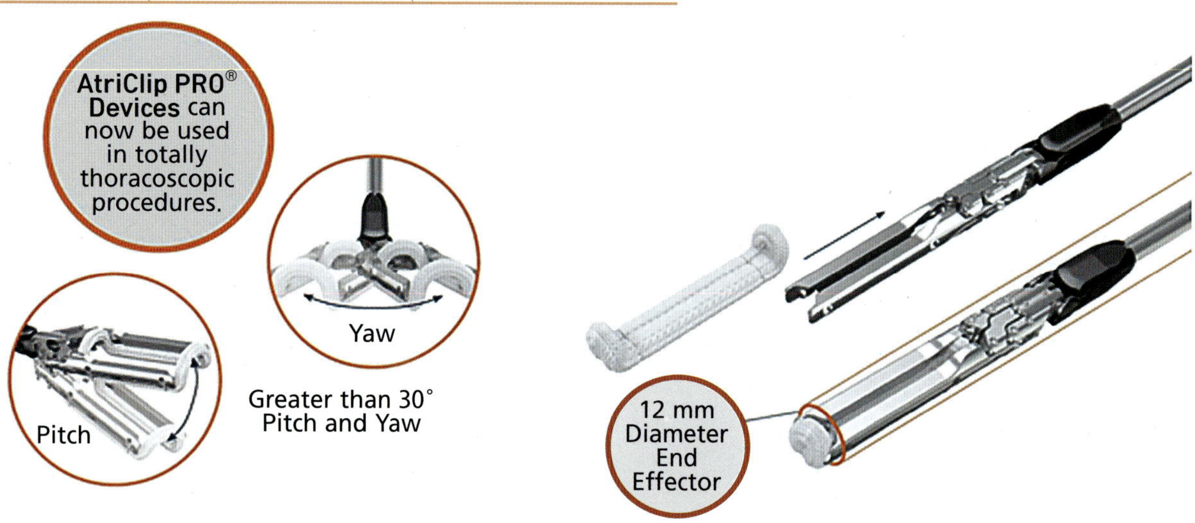

그림2

AtriClip® (AtriCure)

- Arterial monitoring line

3. 흉강경 트로카 삽입[그림3]

Left 2nd ICS anterior axillary line ➜ 5mm trocar

Left 4th ICS posterior axillary line ➜ 5mm trocar

Left 7th ICS post. axillary line ➜ 12mm trocar

4. 심막 열기[그림4]

- Energy devices: Harmonic scalpel®, LigaSure®, Thunderbeat® 등의 장비를 이용, bleeding 적고 안전하게 사용가능하나 비용은 비싸다(완전 흉강경의 경우 보험 급여 가능).
- Endo-scissor: 비용이 거의 발생하지 않으나 pericardium (심막) 절제 부분에서 bleeding 가능성이 높고 심막을 여는 동안 다른 혈관이나 심장 손상 가능성이 높다.

5. LAA (Left artrial auricle) exclusion: 좌심방이 폐쇄술

- Endo GIA stapler (흉강내시경 자동봉합기)
  : AtriClip®에 비해서는 가격이 저렴하나 현재까지는 심장에 자동봉합기를 사용하는 것은 보험급여 인정을 못받고 있어 병원이 부담해야 함. 얇은 좌심방이에 손상을 입혀 bleeding 가능성이 있다.
- LAA Clipping (AtriClip®)
  : 상대적으로 출혈 위험성이 거의 없으며 높은 성공율이 보고되고 있음. 비급여시 380만원, 현재는 전액 보험급여가 가능하다.

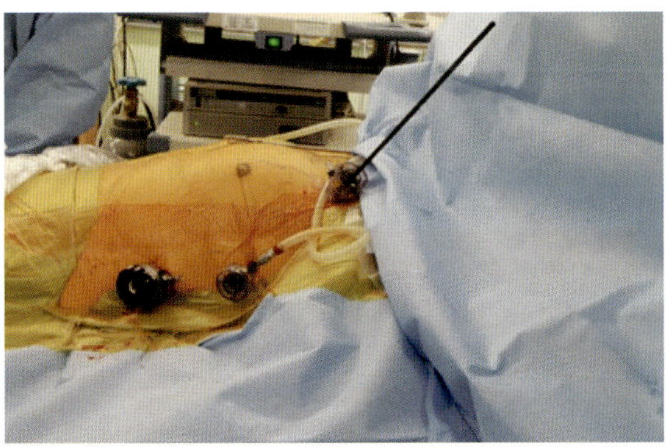

그림3

Trocar position

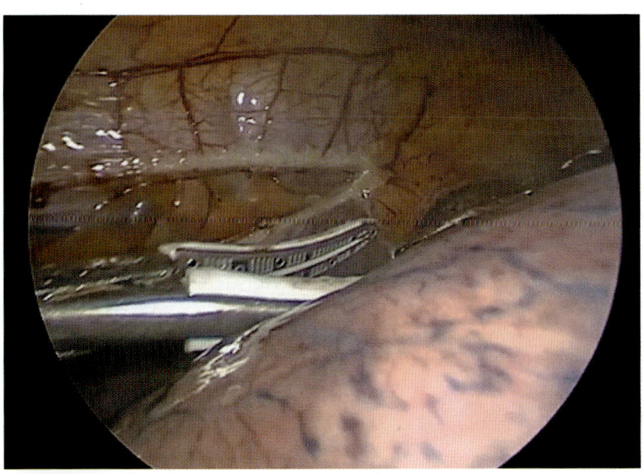

그림4

Excision of pericardium by using LigaSure®

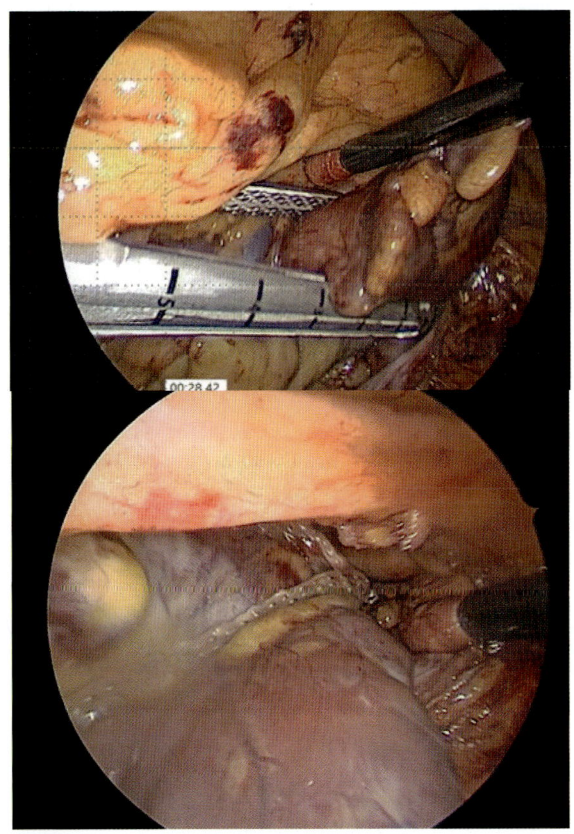

그림5

LAA resection by endoGIA stapler

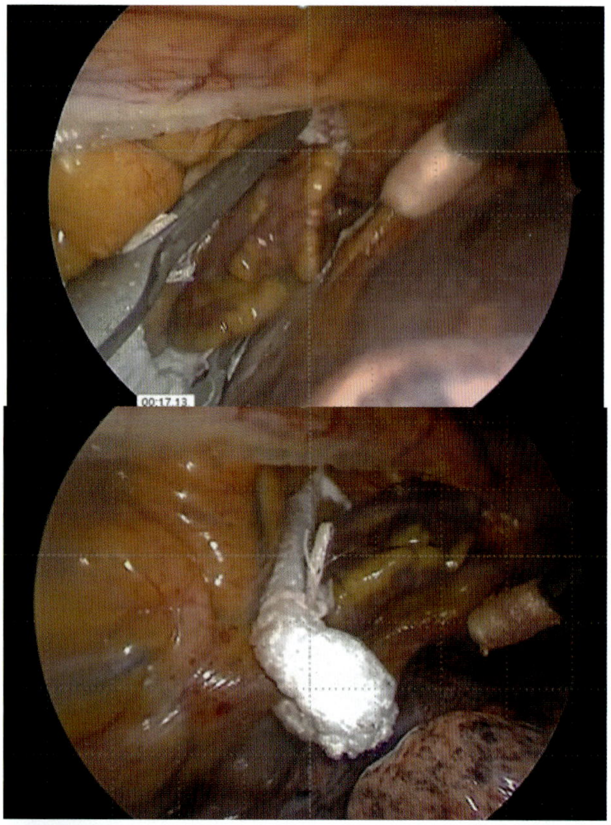

그림6

LAA clipping by AtriClip®

서론에서 언급한대로 기존의 좌심방이 폐쇄술의 수술적 치료의 실패는 어떤 방법이던 좌심방이 조직이 1 cm 이상 남아 있거나 완전한 폐쇄가 안되고 빈 부분(leakage)이 남아 있는 것과 관련이 있다. 그럼에도 불구하고 외과적 절제는 혈전 색전증을 감소시키고, 심정지 상태에서 심장 수술을 받는 모든 심방세동 환자에게 권장된다.

AtriClip®은 사용하기 쉽고(좌심방이의 허혈성 위축/섬유증을 유도하는) 작용 메카니즘의 성질은 개흉 및 최소 침습 수술에서 LAA의 폐쇄를 위한 현재까지 가장 신뢰할 만한 수술 도구로 생각 된다. 이와 같은 기구들은 혈관 내 또는 심장 내막 쪽으로 접근하지 않기 때문에 항응고제가 필요하지 않아, 특히 항응고제에 대한 절대 금기가 있는 환자에게 유용하다. 이러한 그룹 중 하나는 급성 뇌졸중이나 TIA (Transient Ischemic Accident)를 앓은 환자일 것이다. 재발성 뇌졸중의 위험은 TIA나 뇌졸중 직후 가장 높기 때문에 이 환자들은 일반적으로 45일 동안 경구 항응고제를 복용 할 수 없기 때문이다. 향후 신경과 전문의와 성공적으로 협력하여 고위험 환자에게, 바람직하게는 동일한 입원 기간 동안 최소 침습적 좌심방이 폐쇄를 시행할 수 있을 것으로 기대된다.

이 장치에 대한 주요 금기 사항은 심장 수술의 과거력이 있거나 일반 흉부 X-ray에서도 확인 가능한 늑막 유착이다.

향후 AtriClip®의 사용이 경구 항응고제에 대한 금기 사항이 있는 환자 또는 상대적으로 금기인 환자에게 유익한지 여부를 평가하기 위해서는 무작위 시험의 결과가 필요하며 이미 몇몇 시험이 진행중이다.

참고 문헌

(1) Circulation. 2017;135:366–378
(2) Am J Cardiol 2017;119:2056 – 2060
(3) Am J Cardiol 2017;120:953–958
(4) Braz J Cardiovasc Surg 2017;32(6):517-22

PART

V

승모판과 삼첨판의 경피적 시술

Transcatheter mitral and tricuspid intervention

Chapter

1 기본 영상(CT) - 승모판(MV)

Basic imaging (CT) - MV

서울아산병원 양동현

Mitral valve (MV) 질환은 가장 흔한 판막 질환으로 보고에 의하면 75세 이상 고령인에서 10%의 유병율을 보인다[1]. MV의 질환 가운데 Mitral regurgitation (MR)은 가장 흔한 질환으로 MV에 구조적 혹은 퇴행적 변화로 인해 생기는 primary MR이 있고, 좌심실 질환으로 인해 MV apparatus의 기능에 문제를 야기하여 발생하는 secondary MR이 있다. MV의 병변에 대한 중재적인 시술이 발달함에 따라 심장 영상을 하는 영상 의학과 및 심장 내과 의사는 MV의 기능적 형태적 해부 병리학에 좀 더 익숙해 질 필요가 있다. transcatheter mitral valve (TMV) repair 및 TMV replacement (TMVR)를 수행하는데 필요한 MV의 CT소견을 중심으로 MV의 해부학과 시술 전 평가 방법에 대해 기술하고자 한다.

I. Mitral valve의 해부학

MV의 해부학은 대동맥 판막과 비교하여 조금 더 복잡하다. 대동맥 판막의 annulus는 왕관 모양으로 다소 복잡하기는 하지만 판막의 가장 아래 부위를 기준으로 하여 oblique axial영상을 만들면 간단하게 측정할 수 있다. 반면 MV는 MV apparatus라고 부르는 fibrous annulus, chordae, 그리고 papillary muscles로 이루어져 있어서 대동맥 판막에 비해 평가하기가 더 복잡하다.

1. Annulus

Mitral annulus는 비 대칭적인 모양으로 3차원적으로 보면 saddle-shape의 구조물이다. Mitral annulus는 anterior horn (or peak)과 posterior horn으로 이루어져 있는데 anterior horn은 대동맥 근위부 쪽을 향하여 위쪽으로 뻗어 있으며 소위 'aortomitral continuity' 혹은 'intervalvular fibrosa'를 형성한다[1,2]. Aortomitral continuity는 '정상' 좌심실의 매우 특징적인 소견으로 심장의 fibrous skeleton의 일부를 구성하며 대동맥 판막과 MV사이에 위치하고 있으므로 TMVR시 잠재적인 좌심실 유출로(left ventricular outflow) 폐색의 원인이 된다. Posterior horn은 좌심실과 좌심방 심근 사이에 위치하며, MV posterior leaflet이 붙는다. Fibrous trigones은 anterior and posterior horns의 연결 부위에 위치하며 CT에서 쉽게 찾을 수 있는데 'focal triangular thickening'으로 관찰된다. CT에서 annulus의 크기 측정은 saddle-shape의 MV annulus를 모두 그려서 측정하는 방법이 있고 좀 더 간단한 방법으로 annulus의 모양을 알파벳 'D' shape으로 가정하고 측정하는 방법이 있다[2,3]. 이 부분에 대해서는 뒤에 다시 설명한다.

2. Leaflet

MV는 2개의 leaflet, anterior mitral leaflet (AML)과 posterior mitral leaflet (PML)로 이루어져 있다. 각 leaflet은 각각 3개의 scallop (A1, A2, A3 in AML; P1,P2,P3 in PML)으로 이루어져 있다[1,4] [그림1]. AML과 PML은 크기와 모양이 다른데, AML은 annulus둘레의 1/3을 차지하고 aortic valve와 연결되어 있으므로 aortic leaflet이라고도 부른다. PML은 annulus둘레의 2/3를 차지하고 좌심실/좌심방의 심근사이인 posterior annular horn에 붙어 있

으므로 mural leaflet이라고도 부른다. AML과 PML이 만나는 coaptation line은 약간 구부러져 있는 arc-like 모양을 보이는데 'surgeon's view'에서 보면 좌심방이(left atrial appendage)쪽에 anterolateral commissures가 위치하고, 심방중격(interatrial septum)쪽에 posteromedial commissure가 위치한다. CT에서 AML, PML은 매우 쉽게 구분할 수 있으며 수축기때 imaging plane을 'surgeon's view'로 만들어 보면 각 scallop도 모두 구분이 가능하다[4]. 따라서 MV prolapse시 어떤 scallop에 prolapse가 생기는지도 CT로 평가가 가능하다. 자세한 방법은 뒤에 기술하였다.

3. Subvalvular Apparatus

Subvalvular apparatus는 papillary muscle과 chordae tendinea로 이루어져 있다. Papillary muscle은 그 위치와 mitral leaflet commissure와 기능적으로 연관 되어 있는 관계에 따라서 이름을 붙인다. 따라서 anterolateral papillary muscle은 anterolateral commissure와 연결되어 있고, posteromedial papillary muscle은 posteromedial commissure와 연결되어 있다. 각 papillary muscle은 1-3개정도의 muscle bundle로 이루어져 있다. Chordae tendinea는 그 수나 모양이 매우 다양하고 leaflet tip이나 body에 붙어 있다. CT에서 papillary muscle은 심초음

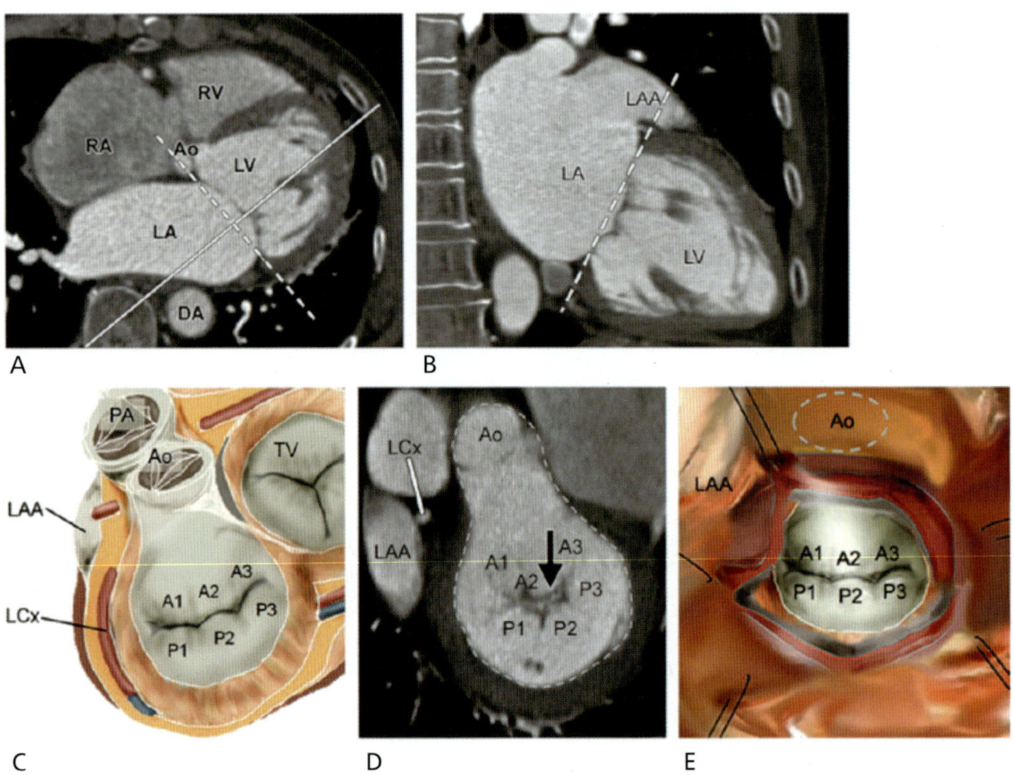

그림1

(a) Standard axial CT image (b) Two-chamber CT image. (c-d) En face illustration and CT image. (e) Illustration shows the surgeon's approach to the mitral valve.

Ao = aorta, DA = descending thoracic aorta, LA = left atrium, LAA = left atrial appendage, LCx = left circumflex coronary artery, LV = left ventricle, RA = right atrium, RV = right ventricle. A1, A2, and A3 = lateral, middle, and medial scallops of the anterior leaflet, respectively. P1, P2, and P3 = lateral, middle, and medial scallops of the posterior leaflet, respectively.

(from Koo HJ and Yang DH et al. Radiographics 2014; 34:1537-1552)

파에 비하여 그 모양이 훨씬 잘 보이기 때문이 accessory papillary muscle과 같은 형태적 변이를 알기 쉽다. 하지만 Chordae는 병적으로 두꺼워져 있지 않다면 CT에서는 매우 가느다란 선으로만 보여서 평가하기가 쉽지 않다.

II. CT를 이용한 MV 평가

CT를 이용하여 MV를 평가하기 위해서는 ECG gating이 필요하다. 시간해상도를 고려하면 single source CT보다는 dual source CT가 더 유리하다. 심장의 수축기와 이완기를 모두 볼 수 있는 retrospective ECG gating을 이용하여 영상을 얻으며 방사선량을 줄이기 위해 ECG pulsing을 사용한다면 R-R interval 30%-80%를 이용하면 된다[4]. 영상을 촬영후에는 R-R interval 5%혹은 10%단위로 영상을 재구성하면 모두 10 or 20 phases/beats의 multiphase CT 영상을 얻을 수 있다. 영상의 재구성을 위해서는 별도의 워크스테이션이 필요한데 최근 심장 CT영상 소프트웨어는 대부분 multiphase CT 영상분석을 지원하므로 임상적용에 큰 무리는 없다. Mitral regurgitation이 일어나는 원인을 평가하기 위해서는 수축기 영상이 필요하고, MV annulus의 크기를 측정하기 위해서는 이완기의 영상이 필요하므로 원하는 목적에 맞추어 영상을 선택하면 된다. CT에서 TMVR의 시술 전 평가를 위해 측정가능한 지표들은 [표1]에 정리되어 있다.

1. Morphological Characterization of Mitral Regurgitation

MV에 병이 생겼을 때 혈류 역학적 중요도나 병변의 형태적 특징은 1차적으로 심장 초음파를 이용하여 진단한다. CT는 영상 재구성을 잘 한다면 MV leaflet이나 subvalvular apparatus의 형태학적인 이상 소견을 명확하게 보여줄 수 있다. MV prolapse는 판막에 형태적인 이상이 생겨서 mitral regurgitation을 유발하는 대표적인 질환인데, prolapse scallop의 위치와 범위를 3차원 초음파와 유사한 영상으로 CT에서도 보여줄 수 있다. 이를 위

[표1] CT에서 Transcatheter mitral valve therapy위해 평가할 수 있는 지표

Anatomic structure	Detail
Mitral annulus	Mitral annular calcification Area Perimeter Intercommisural distance Septal-lateral distance Trigone-trigone distance Fluoroscopic angulation (Intercommisural view, compromise view, en face view)
MV leaflets	Leaflet thickness Prolapse / flail segments (A1-A3 and P1-P3) Leaflet tethering Leaflet calcification
Subvalvular apparatus	Presence of bifid or accessory papillary muscle Presence of direct muscular insertions Interpapillary distance
Left ventricle (LV)	LV size (diameter, volume) LV long-axis length Neo-LVOT area Aortomitral angle LV ejection fraction Apical location in relation to midline and intercostal space
Others	Cardiac or extracardiac incidental findings (thrombus, congenital anomaly)

(Modified from Weir-McCall JR et al. Radiology 2018; 288:638-55)

해서는 다음과 같은 영상 재구성의 단계가 필요하다[그림 2]: 1) MV coaptation line에 수직인 영상을 만들면 MV prolapse의 위치가 AML인지 PML인지 구분 가능하다. 2) MV coaptation line에 평행한 영상을 만들면 MV prolapse의 위치가 anterolateral commissure에 가까운지 혹은 posteromedial commissure에 가까운지 알 수 있다. 3) Surgeon's view를 만들면 3차원 초음파와 유사한 영상을 만들 수 있고 MV prolapse의 전체적인 모양을 확인할 수 있다[4,5].

2. Annular Sizing

CT는 Transcatheter Aortic Valve Replacement (TAVR) 시술에서 aortic annulus를 측정하는 방법으로 확고하게 자리를 잡았다. 이러한 경험을 바탕으로, 비록 초기이

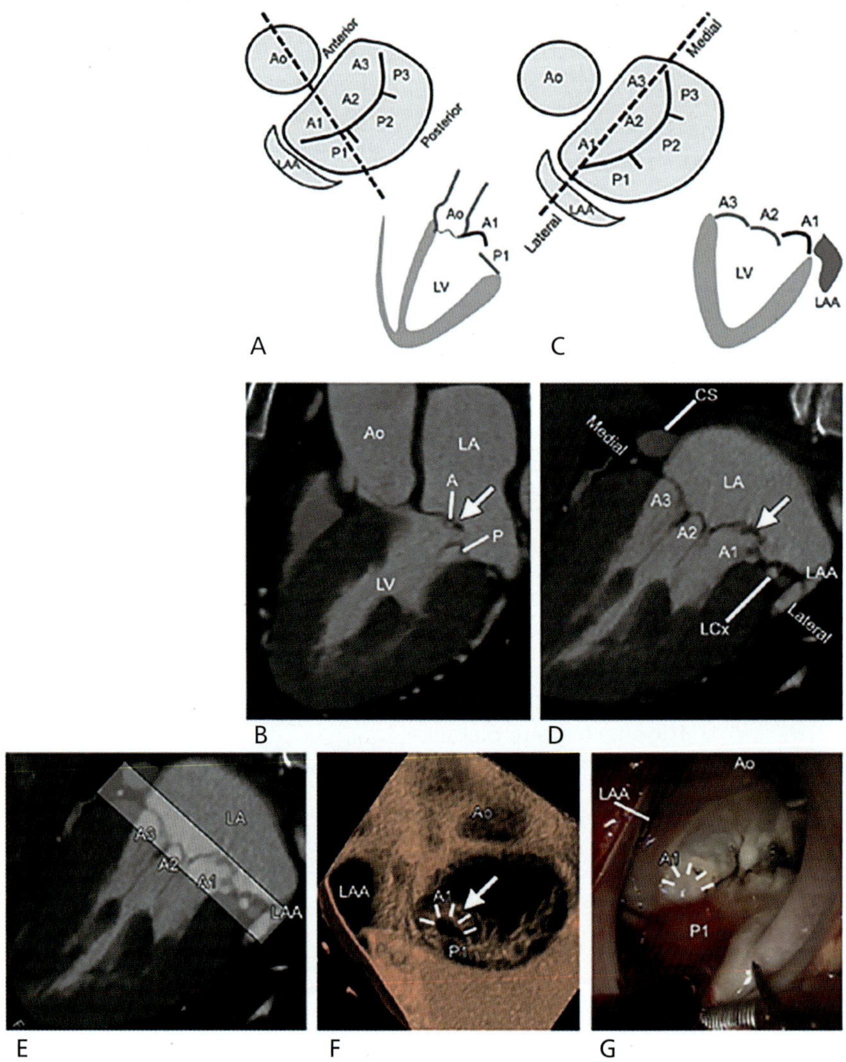

그림2

(a-b) MV coaptation line에 수직인 영상 (c-d) MV coaptation line에 평행한 영상
(e) Volume rendering 영상 (f)를 만들기 위한 slab thickness
(f) Volume rendering영상에서 A1 scallop prolapse의 범위가 잘 보임
(g)로봇 수술 시야에서 바라본 A1 scallop prolapse.
(from Koo HJ and Yang DH et al. Radiographics 2014; 34:1537-1552)

기는 하지만, TMVR연구들에서도 CT는 annulus의 크기를 평가하는데 널리 사용되고 있다. CT에서 MV annulus는 다음의 2가지 방법으로 평가할 수 있다[2,3]. 1) Saddle-shape의 3차원적인 구조물인 MV annulus를 직접 따라서 그린 후 annulus의 projected 면적이나 직경 등을 구하는 방법 (Saddle-shaped annulus); 2) anterior horn을 fibrous trigones레벨에서 일직선으로 잘라서 2차원적인 MV annulus 평면을 만든 후 annulus 크기를 평가하는 방법(D-shaped annulus). 전자는 annulus의 선상에 일정간격으로 점을 찍은 후 MV annulus의 3차원 형상을 재구성한 후 계산해야 하므로 특별한 소프트웨어가 필요하다(예: 3-mensio Structural Heart, Pie Medical Imaging BV, Maastricht, the Netherlands). 후자의 경우는 일반적인 3D 워크스테이션을 이용하여 평가할 수 있으나 CT에서 fibrous trigone과 posterior mitral annulus를 하나의 image plane에 담아야 하기 때문에 영상 재구성 기법에 능숙해질 필요가 있다. Blanke등은 위 두가지 측정방법을 비교한 결과를 보고하였다. 이 연구에 의하면 D-shaped annulus 측정기법이 Saddle-shaped annulus방법과 비교하여 좀더 annulus의 모양이 좀더 평탄하였고 크기는 작았다. 그 결과 이론적으로는 D-shaped annulus기법이 LVOT clearance에 더 유리하였다. 하지만 MV annulus를 측정하는 방법과 그 결과로 얻어지는 지표는 TMVR에 사용되는 기구가 무엇이냐에 따라서 결정되어야 함을 명심해야 한다. 예를 들면 Tiara device (Neovasc)는 D-shape으로 만들어져 있고 intercommissural distance와 projected annular perimeter가 중요하다. 반면 CardiAQ-Edwards TMV (Edwards Lifesciences)는 the largest annular diameter가 중요하다고 알려져 있다.

3. Landing Zone Characterization

CT는 TMV시술시 landing zone과 관련한 중요한 정보들을 줄 수 있다. 특히 mitral annular calcification (MAC)는 annulus의 크기 평가를 어렵게 하기 때문에 CT와 초음

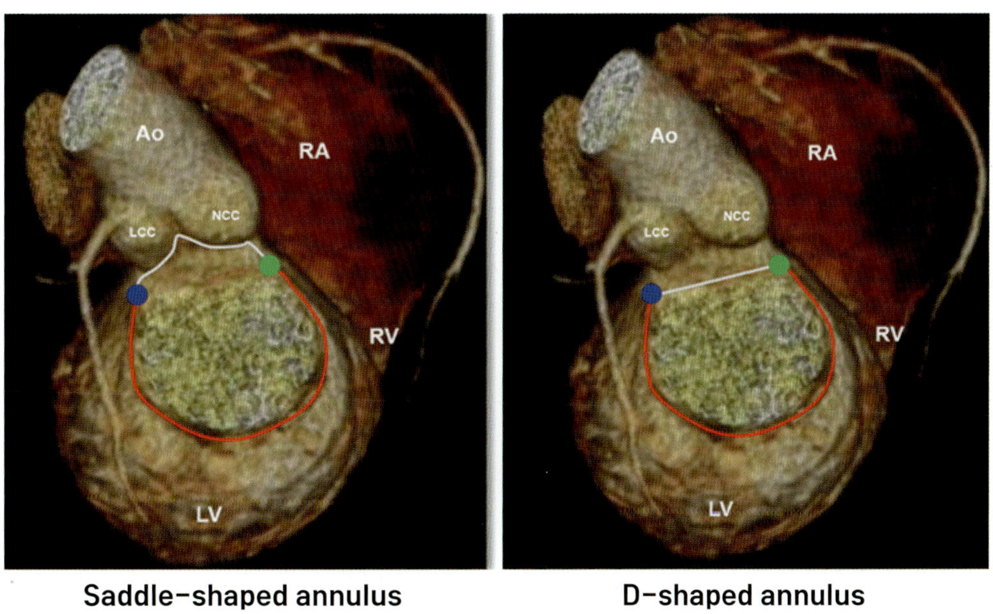

그림3

CT volume rendering영상에 표시한 lateral trigone (blue dot), medial trigone (green dot), anterior horn(grey line), and posterior horn (red line)

Ao = aorta, LCC = left coronary cusp, LV = left ventricle, NCC = noncoronary cusp, RA = right atrium, RV = right ventricle.

파 모두에서 문제가 된다. CT에서 영상의 window/width를 잘 맞추면 작은 calcification은 큰 문제가 되지 않지만 매우 심한 경우는 뚜렷한 해결책이 없을 수 있다. 한편 annulus 둘레의 75%이상을 둘러싼 MAC의 경우 일반적으로 TAVR 시 사용하는 aortic valve를 삽입해도 된다는 보고들이 있으므로 시술방법을 결정할 때 MAC의 범위를 평가해주는 것이 중요하다.

4. LVOT Obstruction Assessment

TMVR 시술이후 LVOT obstruction은 매우 심각한 부작용을 야기할 수 있으므로 시술계획시 이를 예측하는 것이 중요하다. CT는 특별한 프로그램을 이용하여 기구의 삽입을 시뮬레이션 해봄으로써 기구의 삽입 후 LVOT의 형태적인 변화를 간접적으로 추측해볼 수 있다. 하지만 시술 후 LVOT obstruction의 기전에 아직 완벽하게 이해되지는 못해서 추가 연구가 필요한 분야이다.

5. Predicting Fluoroscopic Angulations

MV 중재 시술 시 MV annular plane에 기구의 축이 수직으로 들어가도록 하기 위하여 적절한 fluoroscopic angulations을 예측하는 것은 안전한 시술에 도움이 조영제나 방사선의 피폭을 줄이는데도 도움을 줄 수 있다. 또한 시술과 관련이 있을 수 있는 coronary sinus나 left circumflex coronary artery의 위치가 하이브리드 시스템이 표시되게 함으로써, 시술 중에 발생할 수 있는 위험을 줄일 수 있다.

참고 문헌

(1) Weir-McCall JR, Blanke P, Naoum C, Delgado V, Bax JJ, Leipsic J. Mitral Valve Imaging with CT: Relationship with Transcatheter Mitral Valve Interventions. Radiology 2018;288:638-55.
(2) Blanke P, Dvir D, Cheung A, et al. A simplified D-shaped model of the mitral annulus to facilitate CT-based sizing before transcatheter mitral valve implantation. J Cardiovasc Comput Tomogr 2014;8:459-67.
(3) Abdelghani M, Spitzer E, Soliman OII, et al. A simplified and reproducible method to size the mitral annulus: implications for transcatheter mitral valve replacement. Eur Heart J Cardiovasc Imaging 2017;18:697-706.
(4) Koo HJ, Yang DH, Oh SY, et al. Demonstration of mitral valve prolapse with CT for planning of mitral valve repair. Radiographics 2014;34:1537-52.
(5) Koo HJ, Kang JW, Oh SY, et al. Cardiac computed tomography for the localization of mitral valve prolapse: scallop-by-scallop comparisons with echocardiography and intraoperative findings. Eur Heart J Cardiovasc Imaging 2018.

Chapter

2 기본 영상(CT) - 삼첨판(TV)

Basic imaging (CT) - TV

서울아산병원 구현정

Tricuspid valve (TV)의 기능이 심질환 환자에 morbidity와 mortality에 영향을 끼치고 있음에도, 우심질환이 상대적으로 증상의 발현이 늦고 computed tomography (CT)상 좌심질환에 비해 평가가 어렵기 때문에 그 기능과 CT 소견에 대해서는 간과되어 왔다. 하지만 점차 CT 영상의 질이 좋아지고 TV의 기능에 대한 이해가 깊어지고 있으며, 최근 percutaneous transcatheter TV therapy가 등장함에 따라 TV의 영상소견에 대한 이해가 필요해 지고 있다.

I. Tricuspid valve의 구조

1. 정상 Tricuspid Apparatus

Tricuspid apparatus는 세 개의 tricuspid leaflets (anterior, septal and posterior leaflets), fibrous annulus, chordae tendineae (tendinous cords)와 papillary muscle로 구성되어 있다. Tricuspid leaflet중 septal leaflet은 tricuspid annulus의 medial side에서 interventricular septum의 위쪽에서 기시하고, anterior와 septal leaflet의 사이 commissure에서 membranous septum을 muscular atrioventricular septum과 interventricular septum으로 나눈다[그림1]. Anterior papillary muscle은 anterior and posterior tricuspid leaflets로 chorade가 연결되고, posterior papillary muscle은 posterior and septal leaflet으로 연결된다. Septal papillary muscle은 anterior and septal leaflet으로 연결된다. Posterior leaflet은 상대적으로 기능이 적어 수술 시 repair하지 않고 제거할 수도 있다. Septal leaflet의 하방 interventricular septum에는 right bundle branch가 있어 수술 시 이를 손상시키지 않도록 조심해야 한다. Tricuspid annulus는 oval shape으로 medial to inferolateral direction이 좀 더 길쭉한 모양이고, tricuspid annulus의 area는 cardiac cycle동안 심방과 심실의 수축에 따라 약 30%정도 측정치의 변화를 보인다[1]. 정상의 경우 평균 tricuspid annulus diameter는 4.0 ± 0.7 cm이고, tricuspid annular circumference는 12 ± 1 cm, tricuspid annular area는 11 ± 1.8 cm^2이다[2].

2. Tricuspid valve의 CT 소견

Aorta에서 측정한 contrast media의 attenuation이 100 Hounsfield unit이 되었을 때를 맞추어 조영 증강 영상을 촬영하는 routine coronary CT angiography에서는 우심장 내의 heterogeneous attenuation을 보이는 조영제로 인해 tricuspid apparatus를 정확히 평가하기 어렵다. 따라서 우심장을 평가하기 위한 CT protocol이 필요한데, saline: contrast media = 1:1로 50%의 조영제를 이용하여 지연 영상을 촬영함으로써 우심장 내부가 homogenous attenuation을 보이는 영상을 촬영할 수 있다[3]. 하지만 superior vena cava와 inferior vena cava에서의 조영제로 인해 streak artifacts가 심한 경우 TV를 포함한 right ventricular (RV) inlet의 구조를 정확히 볼 수 없고, 정상 TV의 경우 leaflet이 얇기 때문에 leaflet의 기시부만 보일 수도 있다. 그러나 Ebstain anomaly에서 처럼 tricuspid leaflet의 기시부위 위

치가 다른 경우는 CT를 이용해 평가할 수 있고, 특히 leaflet에 thickening이 있는 경우에는 leaflet의 모양이 잘 보일 수 있다. Four chamber view에서는 septal leaflet의 위치를, 그리고 right 2 chamber view에서는 anterior and posterior leaflets의 위치를 보여줄 수 있다[그림2]. Ebstein anomaly에서는 posterior and septal leaflet의 apical displacement 정도를 평가하는 것이 중요한데, leaflet의 위치 변화로 인해 atrialized RV와 functional RV의 크기가 결정된다[그림3]. Anterior leaflet의 displacement는 드물지만 가끔 redundant한 모양을 보이기도 한다. 선천성 우심장기형의 일종인 tricuspid atresia나 atrioventricular membranous defect, cleft TV등도 CT를 이용해 평가할 수 있다. 또는 드물지만 우심방에서 발생할 수 있는 myxoma, thrombus, valve에 생길 수 있는 papillary fibroelastoma등도 크기가 매우 작지만 않다면 CT에서 contrast filling defect를 보이는 mass-like lesion으로 보일 수 있다.

II. 우심실 기능의 평가

Tricuspid regurgitation의 가장 흔한 원인은 TV annulus의 dilatation으로, 원발성 폐고혈압이나 좌심장 기능 부전과 관련하여 나타날 수 있다. Annulus가 넓어지면 TV leaflet이 tethering되고 이로 인해 coaptation defect가 발생하게 된다. Annular remodeling으로 인해 발생한 leaflet tethering은 ring annuloplasty 후에도 남아 persistent tricuspid regurgitation의 원인이 될 수도 있다[4]. Pulmonary hypertension은 RV systolic pressure를 증가시켜 RV dilatation이 발생하고, tricuspid leaflet도 tethering되어 tricuspid regurgitaton을 일으킬 수 있다. Tricuspid regurgitation이 지속되면 RV volume overload를 일으키고 right atrial and ventricle dilatation으로 결국 우심장의 systolic function을 저하시킬 수 있다. CT상 RV volume overload를 시사하는 interventricular septum의 straightening과 RV wall의 thickening, pulmonary hypertension을 시사하는 pulmonary trunk and central

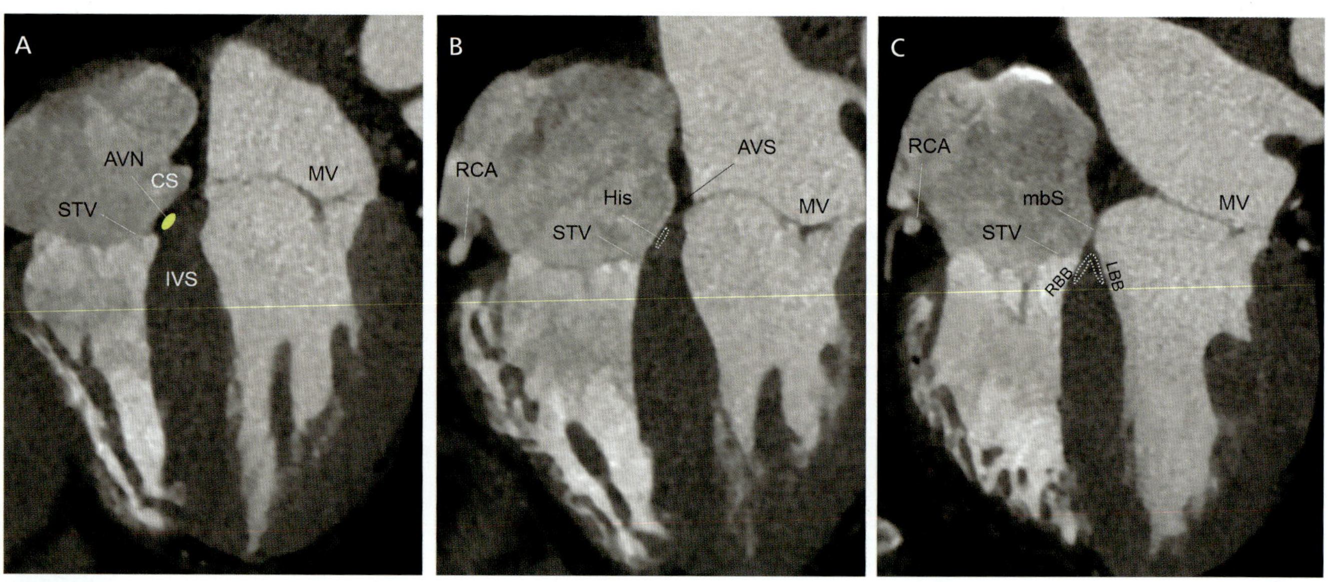

그림1

Atypical chest pain으로 촬영한 34세 남자 환자의 정상 tricuspid valve 영상
(A-C) Long-axis view로 atrioventricular junction septum을 보여주는 CT images.
mbS, membranous septum of interventricular septum; AVN, atrioventricular node; AVS, atrioventricular septum; His, bundle of His; IVS, interventricular septum, LBB, left bundle branch; MV, mitral valve; RBB, right bundle branch; STV, septal leaflet of tricuspid valve; RCA, right coronary artery.

pulmonary artery enlargement소견이 있는지 확인하는 것이 질환의 병태생리를 이해하고 치료계획을 세우는데 도움이 될 수 있다. CT에서는 10% RR interval의 systolic and diastolic phase를 포함한 ECG-gated multiphase data를 얻으면 end-systolic volume, end-diastolic volume, stroke volume 과 ejection fraction을 포함한 우심실의 기능도 평가할 수 있다.

Ⅲ. CT를 이용한 Transcatheter TV therapy의 Planning

Percutaneous transcatheter TV therapy는 수술 고위험 환자의 tricuspid regurgitation을 치료하는 최신 방법들로 최근 주목받고 있는데, TV annulus에 MitraClip이나 TriAlign과 같은 suturing device를 설치하는 방법, tricuspid spacer를 위치시켜 regurgitant orifice를 줄이고 leaflet이 닿는 부위를 제공하는 방법, 그리고 stented caval valve를 SVC나 IVC에 위치시켜 regurgitant volume을 감소시켜서 우심장부전 증상을 개선하는 방법들이다[그림4]. 이 시술들을 계획하기에 앞서 CT로 TV를 평가하고, 더 나아가 시술시행에도 도움을 줄 수 있는 방법에 대해 알아보고자 한다.

Tricuspid annulus는 right atrioventricular groove와 인

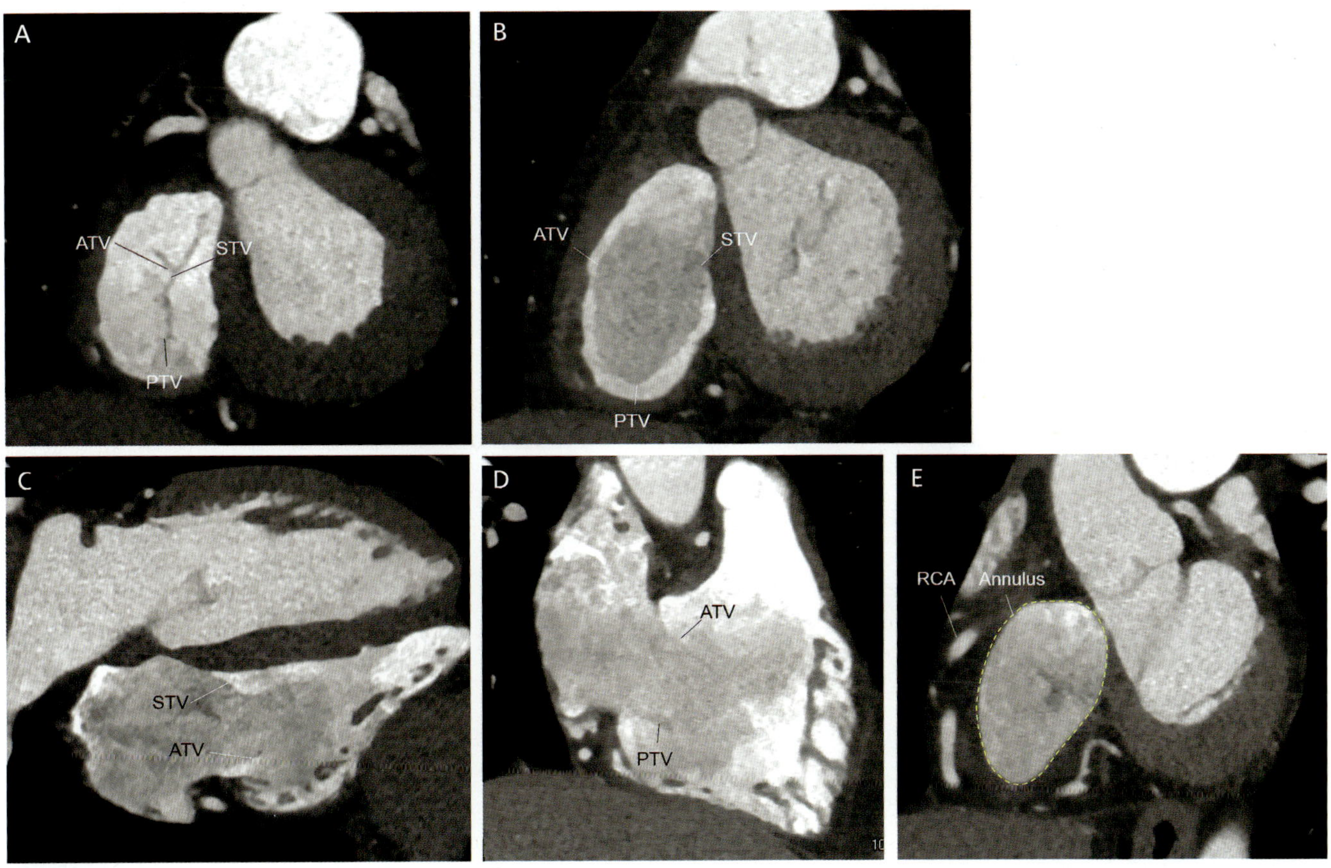

그림2

Tricuspid valve를 평가하는 CT views
Tricuspid valve의 short-axis view를 tricuspid annulus보다 right ventricle쪽으로 아래에서 촬영한 systolic phase (A, 35% RR) and diastolic phase (B, 70% RR) 영상. Anterior, septal, and posterior leaflets를 보여준다. (C) Long-axis 4 chamber view에서 보이는 septal and anterior tricuspid leaflets. (D) Long-axis 2 chamber view에서 보이는 anterior and posterior tricuspid leaflets. (E) Short-axis에서 tricuspid annulus의 2차원적 직경과 면적을 측정하기 위한 영상.

접해 있기 때문에 이를 지나는 right coronary artery (RCA)에 손상이 가지 않도록 RCA와 implantable device가 들어갈 부분의 위치 관계를 파악하는 것이 중요하다. CT는 TV annulus와 RV의 geometrical information을 제공하고 RCA와 TV annulus의 관계를 정확히 보여줄 수 있기 때문에 시술에 도움을 줄 수 있다. 하지만 아직까지는 어떤 환자가 transcatheter TV therapy의 적절한 indication인지, 그리고 어떠한 순서로 CT를 이용하여 시술을 계획하여야 하는지가 아직 정립되어 있지는 않다. 최근 저널에 소개된 key imaging analysis view를 table로 나타내었다[5][표1]. Spacer system을 이용하는 경우에는 TV annulus의 dimension을 short-axis view로 측정하고 device의 tip이 닿을 right ventricular apex에서부터 spacer가 위치할 TV annulus까지의 거리를 확인하는 것이 도움이 될 수 있다. Clipping을 이용한 시술에는 right coronary artery의 impingement를 막기 위해 TV annulus와 right coronary artery의 course가 어떠한 관계를 보이는지 확인하고, myocardial bridging이 있는 부분은 없는지 확인한다[그림5]. 시술이 시행될 tricuspid leaflet에서부터 right coronary artery까지의 거리를 short-axis와 4 chamber views를 이용하여 측정한다.

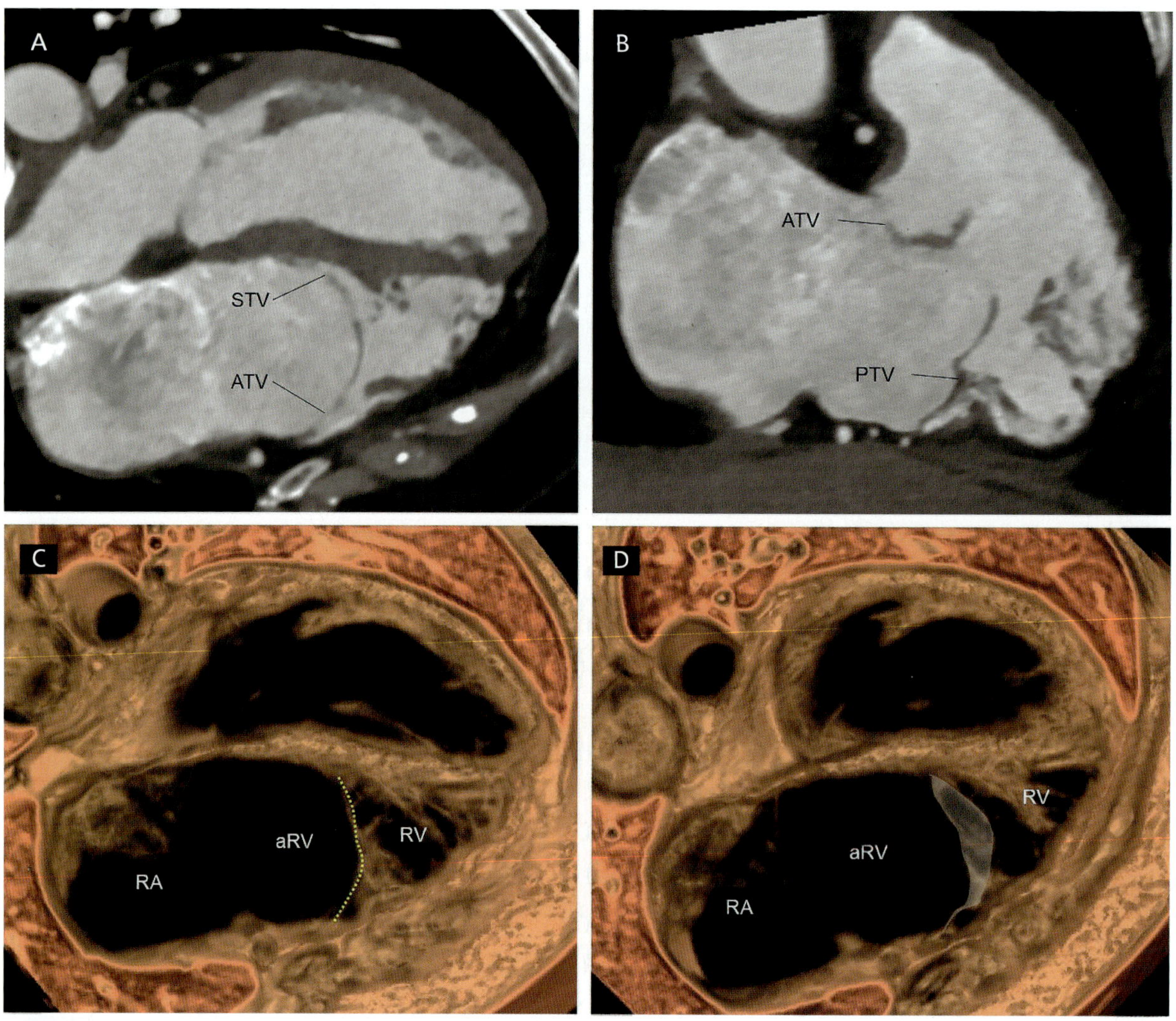

그림3

Ebstein anomaly를 진단받은 59세 여자 환자의 CT소견
Septal and posterior leaflets의 apical displacement로 인한 atrialized right ventricle (aRV)를 볼 수 있다.

Right coronary artery가 TV annulus의 위쪽이나 아래쪽으로 주행하여 annulus에 평행한 위치에서 확인이 되지 않는 경우, thick-slap multiplanar reconstruction image와 volume rendered image를 만들어 볼 수 있다. Caval valve의 implantation시에는 right atrium junction하방의 stent가 들어갈 inferior vena cava의 length와 dimension을 확인하는데 CT 소견이 도움이 될 수 있다. 하지만 여러 가지 제시된 transcatheter TV therapy들은 앞으로 feasibility를 좀 더 확인해야할 것으로 보이고, 시술을 성공적으로 시행하는 데 있어 CT의 역할이 중요할 것으로 생각된다.

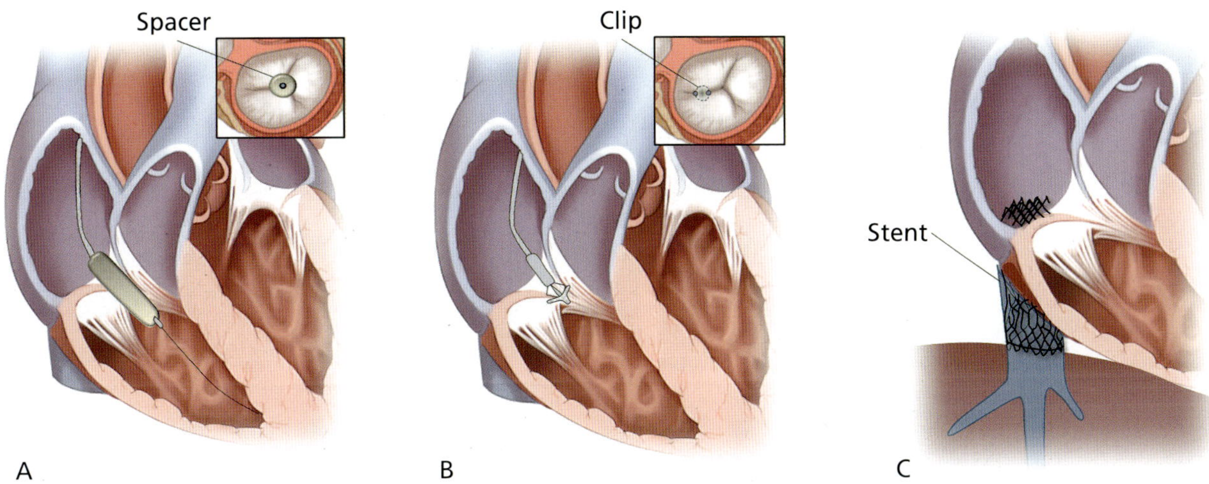

그림4

Tricuspid regurgitation의 치료로 개발된 percutaneous device들의 종류
(A) Tricuspid regurgitant orifice를 막고 leaflet의 coaptation을 위한 spacer (B) MitraClip에서 개발된 tricuspid leaflet의 clipping device (C) Inferior vena cava에 implant시키는 stented caval valve

[표1] Transcatheter tricuspid valve therapy에서 고려할 구조적 특징과 평가에 유용한 CT views

Anatomical targets and key measures	CT images
Spacer system occupying the regurgitant orifice	
Tricuspid annulus dimension	Short-axis of the tricuspid valve
Tricuspid annulus에서 right ventricular apex까지 거리	Long-axis 4 chamber view
Transcatheter technique for clipping of tricuspid leaflets	
Course of right coronary artery	Long-axis 2 chamber and 4 chamber views, volume rendered images
Right coronary artery에서 anterior/posterior tricuspid leaflet까지 거리	Long-axis 4 chamber view, short-axis of the tricuspid valve
Stented caval valve implantation	
Right atrial junction에서의 inferior vena cava 크기	Cavoatrial junction의 transverse plane
Inferior vena cava에서 1st hepatic vein까지 거리	Oblique sagittal plane of the inferior vena cava

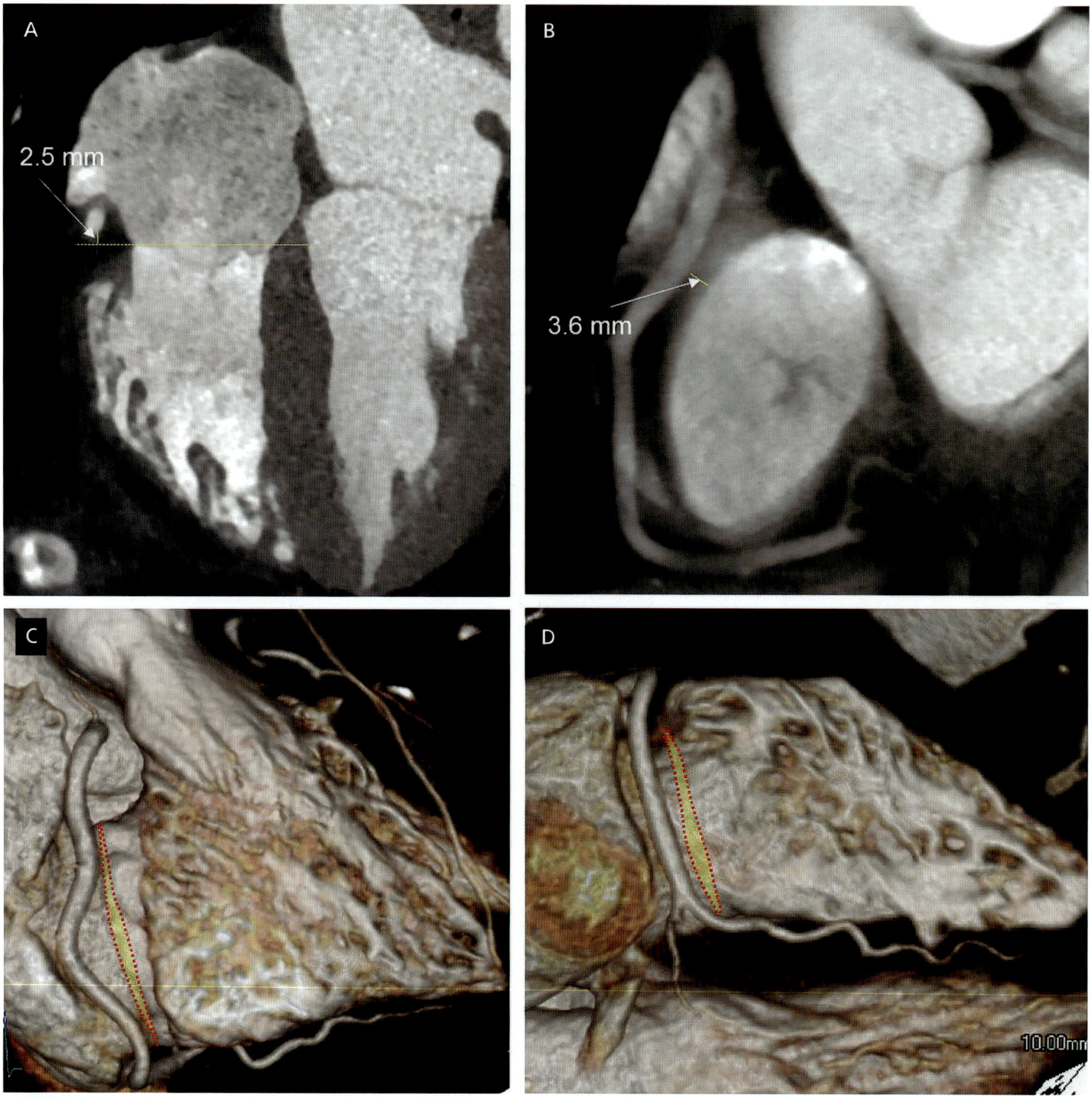

그림5

Right coronary artery와 tricuspid annulus의 관계를 보여주는 CT images
(A) Thin-slap multiplanar reconstruction image of long-axis 4 chamber view. Right coronary artery는 tricuspid annulus의 상방 2.5 mm정도 위에 있음 (B) 10-mm thickness multiplanar reconstruction image. Tricuspid annulus보다 바깥쪽으로 약 3.6 mm 떨어져 있는 right coronary artery. (C,D) tricuspid annulus (yellow area)의 위치를 보여주는 volume rendered image.

참고 문헌

(1) Ton-Nu, T.T., et al., Geometric determinants of functional tricuspid regurgitation: insights from 3-dimensional echocardiography. Circulation, 2006. 114(2): p. 143-9.
(2) Tei, C., et al., The tricuspid valve annulus: study of size and motion in normal subjects and in patients with tricuspid regurgitation. Circulation, 1982. 66(3): p. 665-71.
(3) Saremi, F., et al., Imaging Evaluation of Tricuspid Valve: Analysis of Morphology and Function With CT and MRI. AJR Am J Roentgenol, 2015. 204(5): p. W531-42.
(4) Fukuda, S., et al., Tricuspid valve tethering predicts residual tricuspid regurgitation after tricuspid annuloplasty. Circulation, 2005. 111(8): p. 975-9.
(5) van Rosendael, P.J., et al., Computed tomography for planning transcatheter tricuspid valve therapy. Eur Heart J, 2017. 38(9): p. 665-674.

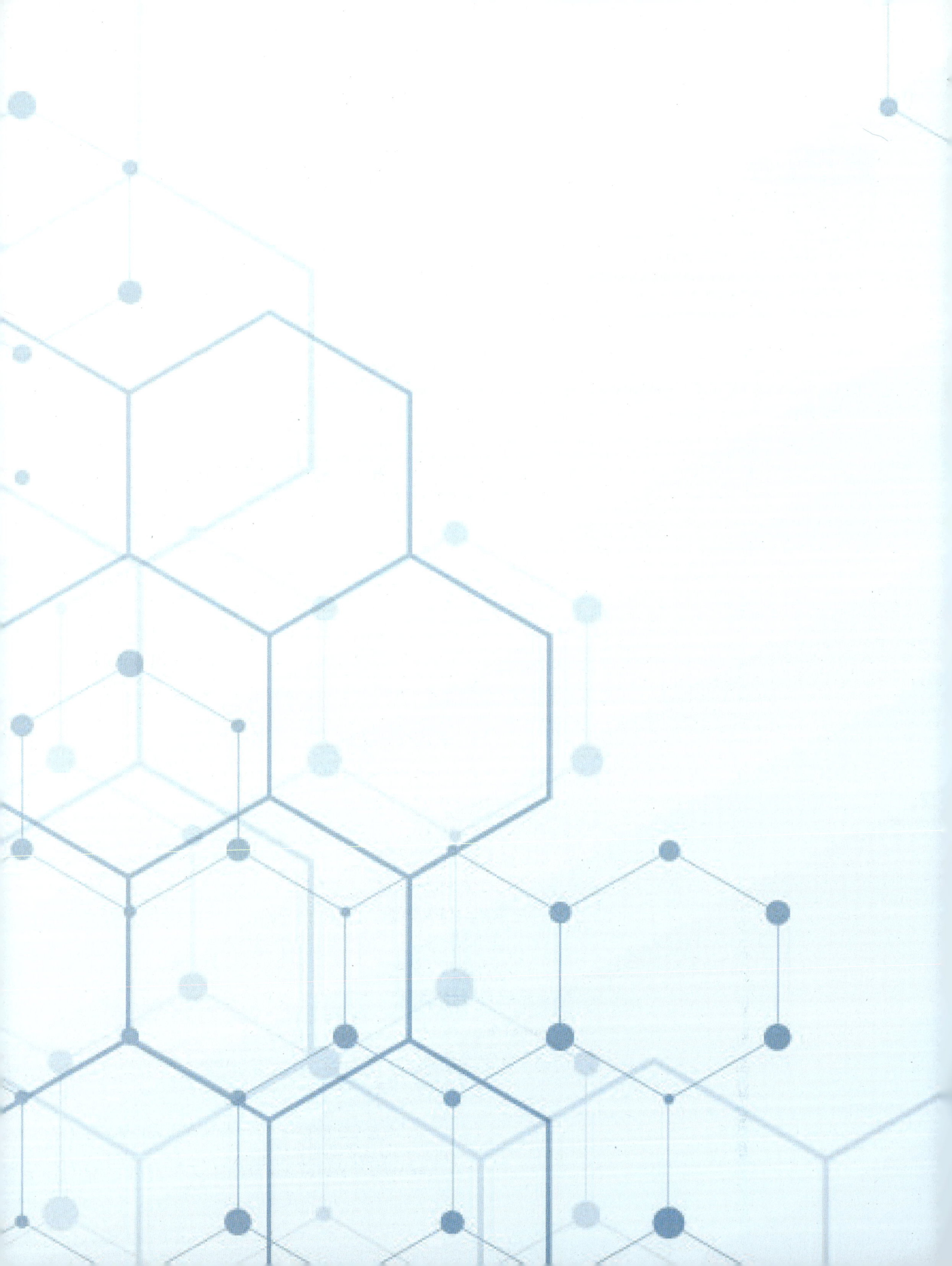

Chapter 3

기본 영상(심초음파) - 승모판과 삼첨판(MV & TV)

Basic imaging (ECHO) - MV & TV

서울아산병원 김대희

I. 승모판 협착증

1. 2면성 심초음파 검사

승모판 협착증 환자의 대다수는 류마티스열에 의한 류마티스성이다. 드물게 판막의 퇴행성 석회화가 심한 경우나 승모판 수술 후의 합병증으로 발생하기도 하며 약물 부작용(Cafergot, fen-phen)에 의하여 발생하기도 한다. 류마티스성 승모판 협착증의 경우 류마티스 열에 의한 염증반응으로 판막의 비후 및 석회화가 발생하게 되고 양쪽 교련부위에서 승모판막 전엽과 후엽이 들러붙게 되어 확장기 승모판막구의 면적이 줄어들게 된다. 승모판 협착증의 전형적인 2면성 심초음파 검사 소견은 [그림1]과 같다.

승모판막의 면적은 흉골연 단축 단면을 통해 측정할 수 있으나 승모판막의 전엽 및 후엽의 말단 부위를 지나는 정확한 단면을 얻어야 하며 석회화가 심하거나 commissurotomy를 시행받은 과거력이 있는 환자에서는 측정이 어려울 수 있다. 승모판막 두께, 석회화 정도, 운동성 및 판막하 구조물의 비후 정도를 각각 1-4점으로 점수화하여 승모판막의 심초음파 점수(echocardiograhphic score)를 계산하는데 이는 경피적 풍선 교련 절개술(Percutaneous mitral balloon valvuloplasty)를 시행 가능

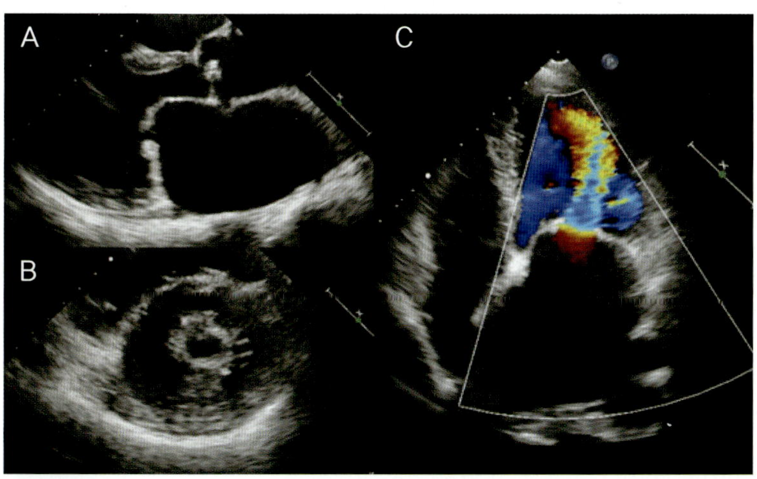

그림1

A) 2면성 심초음파 흉골연장축단면도에서 확장기시 좌심실쪽으로 볼록한 모양(doming) 및 하키 스틱 모양을 보이는 승모판 전엽 B) 흉골연단축단면도에서 물고기 입(fish mouth) 모양의 승모판막구 모양 C) 색 혈류 영상에서 확장기시에 좌심방에서 좌심실로 향하는 유입 혈류의 속도증가에 의한 촛불모양의 청색분사

성을 판단하는데 중요한 지표가 된다[표1]. 점수가 8점 이하인 경우에는 경피적 풍선 교련절개술의 성공률이 높지만 이보다 높은 경우에는 성공률이 낮아지며 합병증이 발생할 위험성이 커진다. 그렇다고 8점 이상인 환자에서 반드시 경피적 풍선 교련절개술을 못하는 것은 아니며 교련 부위의 석회화나 융합이 있는 경우는 교련 부위의 절개가 적절히 될 가능성이 작으므로 좋지 않은 예후와 연관되어 있다.

2. 경식도와 3면성 심초음파 검사

승모판 협착증 환자에서 중증도 이상의 협착이 있을 때 먼저 경피적 풍선 교련 절개술을 고려하며 심장 초음파 검사에서 경피적 절개술이 적절해 보이지 않거나 시술이 실패한 경우 외과적 수술을 고려하게 된다. 경피적 풍선 교련 절개술은 시술 전에 경식도 심초음파 검사가 반드시 시행되어야 하며 이 검사를 통하여 좌심방 및 좌심방이 (appendage)를 자세히 살펴 혈전이 형성되어 있지 않은 것을 확인한 후 경피적 풍선 교련 절개술을 시행하여야 한다[그림2].

승모판막구의 면적은 대개 2면성 경흉부 심초음파 검사에서 planimetry로 측정하지만 3면성 경식도 심초음파 검사를 통해 승모판막구의 면적을 측정하기도 한다[그림3].

대개 2면성 planimetry로 측정한 승모판막구의 면적과 3면성 경식도 검사를 이용하여 측정한 면적은 일치하는 경향을 보이지만, 일부 좌심방의 직경이 크거나 흉골 단축 단면도가 양쪽 승모판막엽의 말단 부위 끝에서 정확히 얻어지지 않을 경우에 승모판막구의 면적이 실제보다 크게 측정된다. 특히 좌심방의 직경이 49 mm 이상이거나 echo beam과 승모 판막의 말단 부위 사이의 각도(Mα)가 9.5° 이상일 경우에는 3면성 경식도 심초음파 검사를 통한 승모판막구의 면적의 측정이 2면성 planimetry보다 정확하다는 연구 결과가 발표되면서 3면성 심초음파 검사의 유용성이 좀더 강조되고 있다[그림4].

3. 승모판협착증의 중등도 평가

승모판 협착증 환자에서 약물적 치료 또는 중재술적 치료 등의 치료 방침을 결정하는데 있어서 승모판 협착증의 원인과 단계에 대한 정확한 진단이 가장 중요하다. [표2]는 승모판 협착증의 진행에 따른 환자 중증도 분류로 총 4단계를 보여준다. 위험도가 있는 환자 (단계 A) 또는 진행성 환자(단계 B), 무증상 중증(단계 C) 및 증상성 중증(단계 D) 단계이다. 질환의 진행 정도에만 초점을 맞춘 것이 아니라 판막

[표1] 승모판막 심초음파 점수

Grade	Mobility	Thickening	Calcification	Subvalvular Thickening
1	Highly mobile valve with only leaflet tips restricted	Leaflets near normal in thickness (4-5 mm)	A single area of increased echo brightness	Minimal thickening just below the mitral leaflets
2	Leaflet mid and base portions have normal mobility	Midleaflets normal, considerable thickening of margins (5-8 mm)	Scattered areas of brightness confined to leaflet margins	Thickening of chordal structures extending to one-third of the chordal length
3	Valve continues to move forward in diastole, mainly from the base	Thickening extending through the entire leaflet (5-8 mm)	Brightness extending into the mid-portions of the leaflets	Thickening extended to distal third of the chords
4	No or minimal forward movement of the leaflets in diastole	Considerable thickening of all leaflet tissue (>8-10 mm)	Extensive brightness throughout much of the leaflet tissue	Extensive thickening and shortening of all chordal structures extending down to the papillary muscles

심초음파 점수는 위의 4가지 항목의 합으로 산출함. 점수 0-16점.

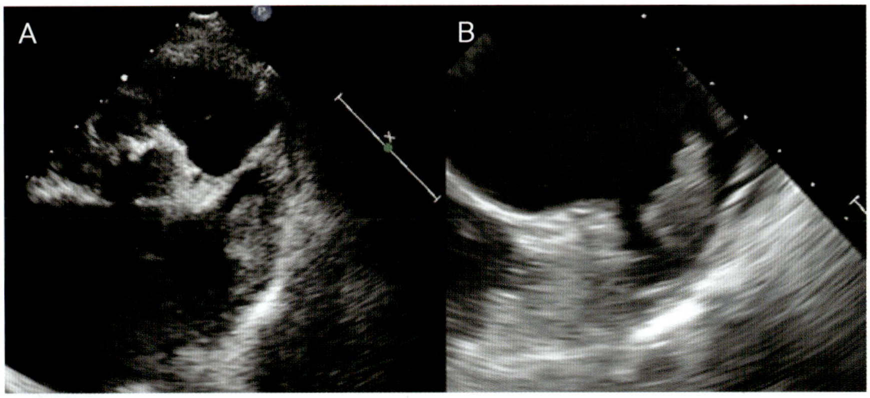

그림2

(A) 경흉부 심초음파 검사에서 좌심방이 내 혈전 (B) 같은 환자에서 경식도 심초음파 검사에서 좌심방이 내 혈전

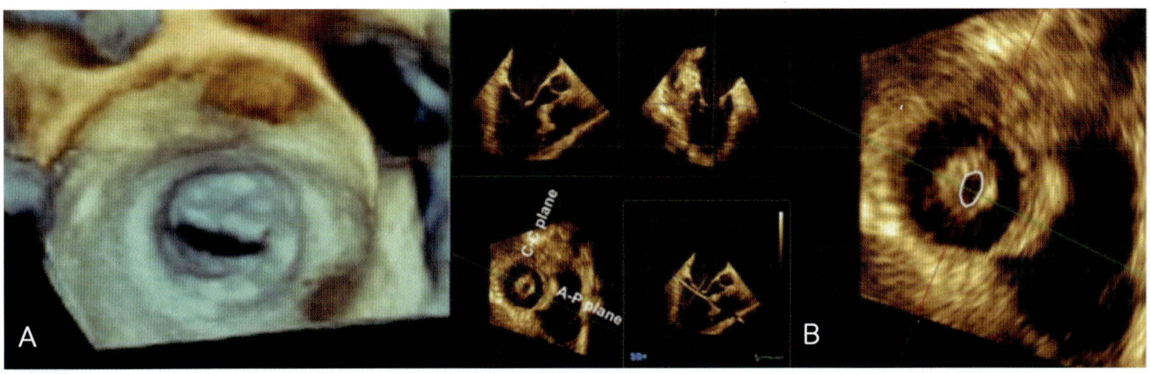

그림3

(A) 승모판막의 Full volume 이미지와 live 3D 이미지
(B) 여러 단면에서 얻은 이미지를 3D 이미지로 재구성하여 승모판막구를 측정

(Min S-Y, et al. Heart 2013;99:253-258.)

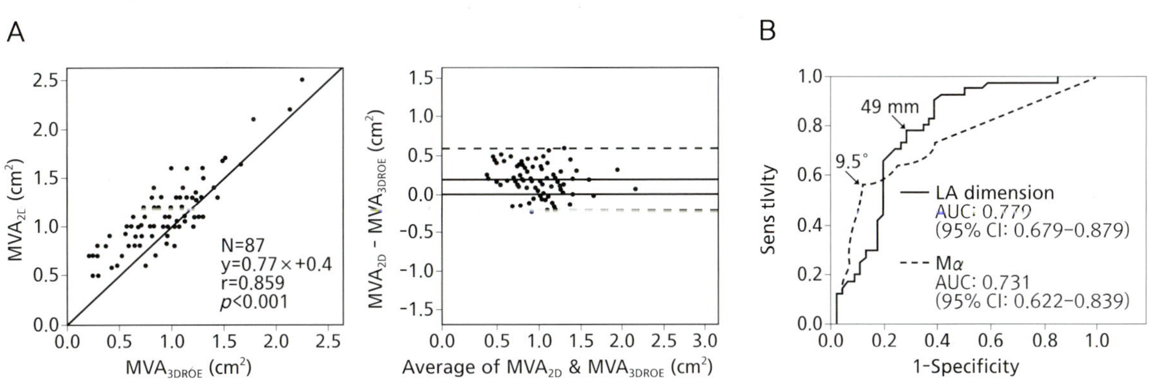

그림4

(A) 2면성 planimetric measurement (MVA2D)와 3면성 경식도 심초음파 검사로 측정한 승모판막 면적(MVA3DTOE)의 비교 (B) 좌심방 직경과 Mα의 cuf-off valve

(Min S-Y, et al. Heart 2013;99:253-258.)

질환의 중증도, 증상의 유무, 크기에 의한 심실 반응이나 질환으로 인한 과도한 혈압, 폐동맥 또는 전신성 순환계에 대한 영향, 심박의 변화 등을 종합적으로 평가하는 방법이다.

II. 승모판 역류증

승모판 역류증은 수축기에 좌심실에서 좌심방으로 혈액이 역류하는 현상을 의미한다. 색 혈류 영상에서 좌심방으로 향하는 역류 제트를 관찰하는 것이 진단의 근거가 된다. 승모판 역류증은 원인 기전에 따라 크게 일차성과 기능성으로 나눌 수 있는데 일차성의 흔한 원인으로는 승모판 일탈증, 류마티스성 혹은 퇴행성 판막 질환, 감염성 심내막염, 유두근 기능 이상 등이 있고, 승모판륜의 확장을 가져올 수 있는 심실 및 심근의 질환에 의해 기능성 승모판 역류증이 발생 할 수 있다.

1. 승모판 일탈증

승모판은 건삭 및 유두근에 의해 지지됨으로써 높은 좌심실 내압에도 불구하고 좌심방으로의 역류되는 것을 막고 있는데 승모판엽의 일부에서 점액성 변성이 일어나면 처짐 현상(billowing)이 발생하게 된다. 처짐 현상이 발생한 일부의 승모판엽이 수축기에 좌심방 내로 탈출하게 되면 두 판엽 사이에 부정 교합이 야기되고 결국 승모판 역류증이 발생하게 된다. 특히 질병이 진행하여 건삭이 파열될 경우 역류증이 더욱 심해지게 되며 판엽의 판첨이 심첨부를 향하지 않게 되는 연가양 승모판(flail mitral leaflet)을 보이기도 한다. 승모판 일탈증의 정의는 흉골 연장축 단면도에서 수축기에 판엽이 양쪽 승모판륜을 기준으로 하여 좌심방 쪽으로 2 mm 이상 탈출(prolapse)되는 현상을 말한다. 승모판 일탈증에서 혈류 집중역과 역류 제트의 방향을 확인함으로써 역류 병변을 진단 할 수 있다[그림5].

2. 기능성 승모판 역류증(Funtional MR)

승모판막 자체의 구조적 이상 없이 국소적 또는 전반적인 좌심실의 remodeling으로 발생하는 승모판 역류를 기능성 승모판 역류증이라고 하며 허혈성 심근병증이나 확장성 심근병증에서 자주 동반된다. 좌심방이나 좌심실의 확장에 의

[표2] 승모판협착증의 중증도에 따른 분류

Stage	Definition	Valve Anatomy	Valve Hemodynamics	Hemodynamic Consequences	Symptoms
A	At risk of MS	• Mild valve doming during diastole	• Normal transmitral flow velocity	• None	• None
B	Progressive MS	• Rheumatic valve changes with commissural fusion and diastolic • Planimetered MVA > 1.5 cm^2	• Increased transmitral flow velocities • MVA > 1.5 cm^2 • Diastolic pressure half-time < 150 ms	• Mild-to-moderate LA enlargement • Normal pulmonary pressure at rests	• None
C	Asymptomatic severe MS	• Rheumatic valve changes with commissural fusion and diastolic doming of the mitral valve leaflets • Planimetered MVA ≤ 1.5 cm^2 • (MVA ≤ 1.0 cm^2 with very severe MS)	• MVA ≤ 1.5 cm^2 • (MVA ≤ 1.0 cm^2 with very severe MS) • Diastolic pressure half-time ≥ 150 ms • (Diastolic pressure half-time ≥ 220 ms with very severe MS)	• Severe LA enlargement • Elevated PASP > 30 mmHg	• None
D	Symptomatic severe MS	• Rheumatic valve changes with commissural fusion and diastolic doming of the mitral valve leaflets • Planimetered MVA ≤ 1.5 cm^2	• MVA ≤ 1.5 cm^2 • (MVA ≤ 1.0 cm^2 with very severe MS) • Diastolic pressure half-time ≥ 150 ms • (Diastolic pressure half-time ≥ 220 ms with very severe MS)	• Severe LA enlargement • Elevated PASP > 30 mmHg	• Decreased exercise tolerance • Exertional dyspnea

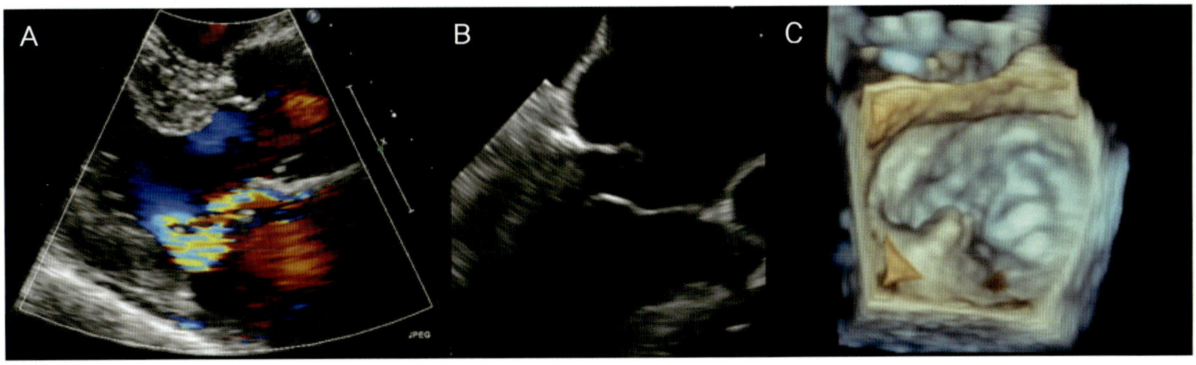

그림5

(A) 색 영상 경흉부 심초음파 검사 (B) 경식도 심초음파 검사 (C) 3면성 경식도 심초음파 검사상 건삭이 파열된 경우

한 승모판륜의 확장은 승모판 엽간의 부적절한 교합을 야기하며 결국 승모판 역류를 일으킨다. 심근경색에 의한 허혈성 심근병증의 경우 심실의 일부가 확장되면서 유두근도 함께 확장된 쪽으로 전이되는데 이로 인해 건삭 및 승모판엽이 당겨지게(tethering) 되어 역류가 발생하는 것이다..

3. Mitral Clip implantation에서 3면성 경식도 심초음파 검사

Mitral Clip implantation은 승모판 역류증 환자에서 효과적인 치료방법 중 하나로 기대되고 있다. Mitra Clip implantation을시행하기 위해서는 승모판 역류증의 중등도와 원인이 되는 구조적 이상이나 좌심실 기능이상 여부 등을 평가하여 적절한 환자를 선택하는 것이 중요하다. 2면성 경흉부 심초음파 검사를 통해 승모판 역류증의 중등도를 평가하였다면 2D 경식도 심초음파 검사를 통해서는 승모판 역류증의 중등도를 재확인하고 승모판 역류증의 원인이나 기시부위 또는 승모판막의 형태가 MitralClip implantation 적절한지 여부를 자세히 평가할 수 있다. [표3]에서는 MitraClip 적합성 여부를 판단하는데 도움이 되는 승모판막의 형태학적 특성을 기술하였다.

또한 3면성 경식도검사는 승모판막의 해부학적 구조를 자세히 파악하는데 도움이 되며 특히 승모판막 주변의 좌심방이, 대동맥판막, 삼첨판막과 같은 주변 구조물을 평가를 용이하게 한다[그림6].

Mitral Clip implantation은 경피적으로 Clip형태의 device를 삽입하여 승모판의 판엽을 잡아 전체적인 심장주기에서 고정된 형태로 유지하여 승모판의 역류를 줄이는 시술 방법으로 2면성 경식도 심초음파 가이드하에 시행된다. 실시간 3면성 경식도 심초음파 검사(RT 3D TEE)는 2

[표3] 승모판막의 형태학적 특성에 따른 MitraClip 적합성 여부

Ideal valve morphology for a MitraClip procedure	Symptoms
MR originating from the mid portion of the valve (degenerative or functional aetiology)	Perforated mitral leaflets or clefts, lack of primary and secondary chordal support
Lack of calcification in the grasping area	Severe calcification in the grasping area
MVA >4 cm^2	Haemodynamically relevant mitral stenosis
Length of posterior leaflet ≥10 mm	Length of posterior leaflet <7 mm
Non-rheumatic or endocarditic valve disease	Rheumatic valve disease—with restriction in systole und diastole or endocarditic valve disease
Flail-width <15 mm, flail-gap <10 mm	
Sufficient leaflet tissue for mechanical coaptation: coaptation depth <11 mm, coaptation length >2 mm	Gap between the leaflets >2 mm

(Wunderlich NC, et al. Eur Heart J Cardiovasc Imaging 2013;14:935-49)

면성 경식도를 보완해주는 영상 진단 요법으로써 특히 시술시에 승모판막의 정밀한 해부학적 정보와 device의 세부 사항 및 주변 해부학적 구조와의 카테터/클립의 정확한 관계를 en-face view를 통해 평가할 수 있어 결과적으로 시술 시간을 단축시키고 효율성을 향상시킬 수 있게 되었다. 또한 Mitral Clip 시술 중에서 심방 중격의 천자 부위를 정하는 일은 가장 중요한 과정 중 하나인데 이때 3면성 경식도 심초음파를 이용하여 천자 부위를 결정하기 때문에 Mitral Clip implantation시에 2면성 경식도 검사 뿐 아니라 3면성 경식도 검사의 사용이 필요하다[그림7].

시술 이후에는 승모판의 역류 또는 협착 정도를 재평가 해야 한다. 대개 경흉부 심초음파 검사로 평가하게 되는데 MitralClip 시행 이후에 승모판 역류는 여러 개의 jet 를 가지게 되기 때문에 일반적인 근위부 등속면 면적법이나 색채 제트 면적법, 최소 혈류 반경 부위의 너비로는 잔존 역류증의 중등도가 과대 평가될 수 있다. 따라서 여러 지표의 측정을 통한 다면적 평가가 필요하겠다.

4. 승모판 역류증 중증도

승모판 역류증의 중증도를 평가하는 가장 중요한 양적 지표로 역류 용적(regurgitant volume), 역류 분획(regurgitant fraction) 및 역류구면적(regurgitant orfice area)이 있다. 의미있는 대동맥판 역류가 없을 경우 승모판을 지나는 혈류에서 좌심실 유출로를 지나는 혈류를 빼면 승모판 역류 용적이 된다.

역류가 일어나면 좌심실의 혈액은 좁은 승모판구 쪽으로 집중되면서 혈류 속도는 점진적으로 증가하고, 각 파동의 표면 속도가 같은 연속적인 반구형 파동이 형성된다. 그중 근위부 혈류 집중역의 면적을 PISA (proximal isovelocity

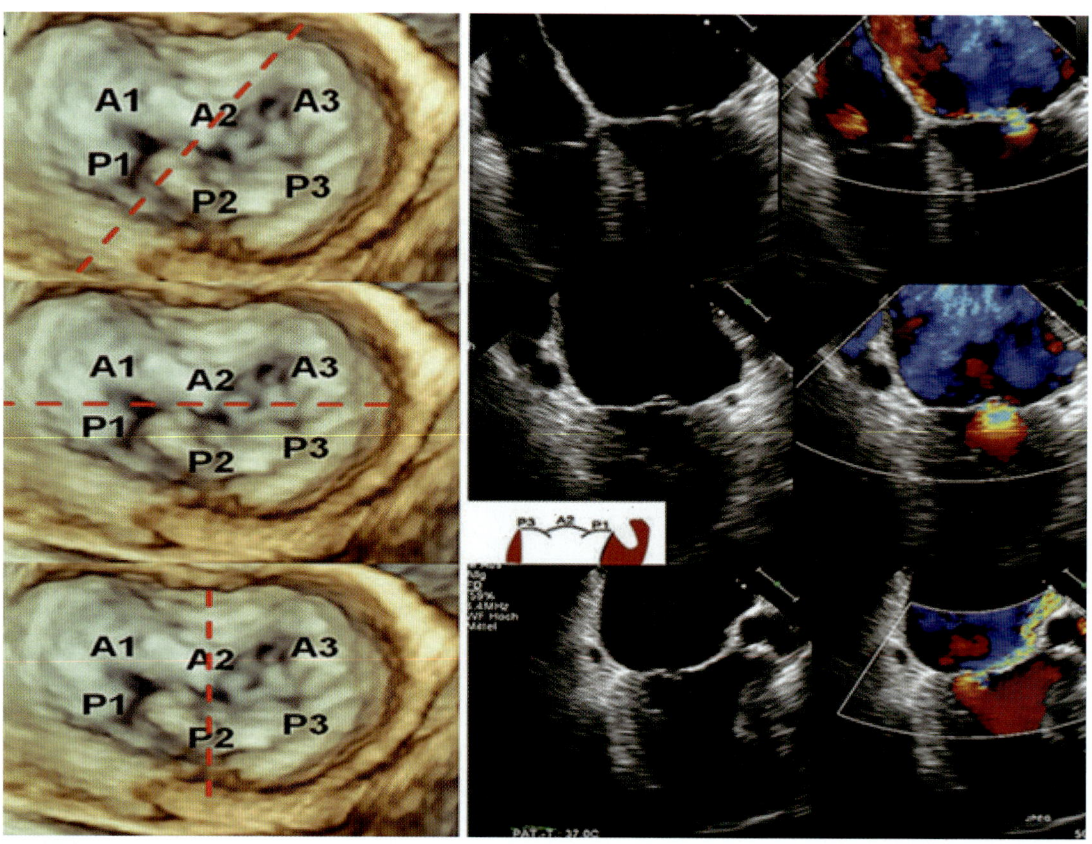

그림6

승모판막 역류증에서 기시 부위의 평가에 도움을 주는 경식도 심초음파 검사의 전형적인 2면성, 3면성 key views (Wunderlich NC, et al. Eur Heart J Cardiovasc Imaging 2013;14:935-49).

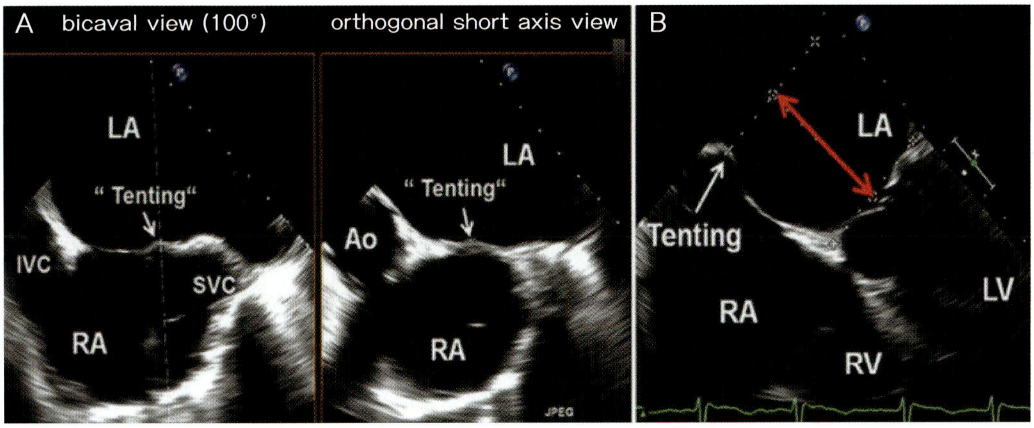

그림7

(A) 심방 중격 천자 시에 x-plane view를 이용하여 천자 부위를 결정
(B) 4-chamber view에서 tenting 위치에서 승모판까지의 거리를 표시(붉은 화살표)
(Wunderlich NC, et al. Eur Heart J Cardiovasc Imaging 2013;14:935-49)

surface area)라고 하며 PISA 반구의 표면에 해당하는 혈류의 속도가 당시 역류의 alising velocity에 해당한다. 근위부 등속면 면적(PISA)에서의 혈류 속도는 판구를 지나는 역류 혈류 용적 속도와 같기 때문에 이를 이용하여 유효 역류구(ERO) 면적을 구할 수 있다.

Vena contracta는 역류 분사의 가장 작은 단면적으로 역류 입구 바로 위에서 발생한다. 이것은 해부학적인 실제 입구 부위를 나타내는 것이 아니라 생리적 유효 역류 분사 면적을 나타내는 것이다. 최소 혈류 반경 부위의 너비 측정의 장점은 근위부 등속면 면적 방법과는 달리 연류 분사의 편심성 여부에 큰 영향을 받지 않는다는 것이다.

임상에서 승모판 역류증의 중증도의 판정은 환자의 진료와 치료 계획 수립에 매우 중요하며 위에서 설명한 여러 심초음파적 평가 방법과 임상 상황을 모두 고려한 포괄적인 접근이 필요하다. [표4]는 일차성 승모판 역류증의 진행에 따른 환사 중증노 분류로 총 4난계를 보여준나. 중증 기능성 승모판 역류는 일차성에 비해 낮게, 즉 적은 역류혈로 정의하였으나 일차성 승모판 역류와 기준이 달라 혼란의 여지가 있고 중증도가 과대 평가되는 경향이 있어 2017년 미국 심장 학회 지침에서는 일차성 승모판 역류와 일치하도록 만성 중증 이차성 승모판 역류의 진단 기준을 유효 역류 면적 $< 0.40\ cm^2$, 역류혈 60 mL 이상으로 수정하였다.

Ⅲ. 삼첨판 역류증

삼첨판 역류는 정상인의 75%에서 나타나며 우심실과 폐동맥의 수축기 압력을 예측하는데 사용된다. 경도의 삼첨판 역류는 흔하지만, 중등도 이상의 삼첨판 역류는 장기적으로 좋지 않은 예후와 연관되어 있다. 삼첨판 역류증은 판막 자체의 질환 또는 삼첨판륜의 확장에 의하여 일어날 수 있으며, 그 원인으로는 류마티스성 질환, 엡스타인 기형, 우심실 경색, 우심실의 심근증, 인공심박동기 삽입 및 삼첨판륜의 확장으로 인한 기능적 역류증과 심내막염이나 흉벽 외상으로 인한 건삭의 파열에서 보이는 삼첨판막 탈출이 있다.

1. 삼첨판 역류증 중증도

삼첨판 역류증의 중등도는 일반적으로 역류 면적과 Vena contracta의 너비가 사용되며 승모판 역류증에서 색 도플러 검사의 특징적 소견들은 삼첨판 역류에서도 똑같이 적용된다. Vena contracta는 너비가 7 mm 초과하거나 삼첨판 역류 분사 면적이 10 cm^2 초과 할 경우 중증 삼첨판 역류로 진단할수 있다. 또한 심한 삼첨판 역류증의 간접 지표로서 하대정맥이 확장되어 있고 호흡 주기에 따른 크기의 변화가 사라지는 것과 간정맥에서 간헐파 도플러 검사를 이용하여 수축기에 역류성 혈류를 관찰할 수 있다.

[표4] 승모판협착증의 중증도에 따른 분류

Grade	Definition	Valve Anatomy	Valve Hemodynamics	Hemodynamic Consequences	Symptoms
A	At risk of MR	• Mild mitral valve prolapse with normal coaptation • Mild valve thickening and leaflet restriction	• No MR jet or small central jet area <20% LA on Doppler • Small vena contracta <0.3 cm	• None	• None
B	Progressive MR	• Severe mitral valve prolapse with normal coaptation • Rheumatic valve changes with leaflet restriction and loss of central coaptation • Prior IE	• Central jet MR 20%-40% LA or late systolic eccentric jet MR • Vena contracta <0.7 cm • Regurgitant volume <60 mL • Regurgitant fraction <50% • ERO <0.40 cm^2 • Angiographic grade 1-2+	• Mild LA enlargement • No LV enlargement • Normal pulmonary pressure	• None
C	Asymptomatic severe MR	• Severe mitral valve prolapse with loss of coaptation or flail leaflet • Rheumatic valve changes with leaflet restriction and loss of central coaptation • Prior IE • Thickening of leaflets with radiation heart disease	• Central jet MR >40% LA or holosystolic eccentric jet MR • Vena contracta ≥0.7 cm • Regurgitant volume ≥60 mL • Regurgitant fraction ≥50% • ERO ≥0.40 cm^2 • Angiographic grade 3-4+	• Moderate or severe LA enlargement • LA enlargement • Pulmonary hypertension may be present at rest or with exercise • C1: LVEF >60% and LVESD <40 mm • C2: LVEF ≤60% and LVESD ≥40 mm	• None
D	Symptomatic severe MR	• Severe mitral valve prolapse with loss of coaptation or flail leaflet • Rheumatic valve changes with leaflet restriction and loss of central coaptation • Prior IE • Thickening of leaflets with radiation heart disease	• Central jet MR >40% LA or holosystolic eccentric jet MR • Vena contracta ≥0.7 cm • Regurgitant volume ≥60 mL • Regurgitant fraction ≥50% • ERO ≥0.40 cm^2 • Angiographic grade 3-4+	• Moderate or severe LA enlargement • LA enlargement • Pulmonary hypertension present	• Decreased exercise tolerance • Exertional dyspnea

2. 3면성 심초음파 검사

삼첨판막은 복잡한 구조물이어서 2면성 경흉부 심초음파 검사나 경식도 심초음파 검사로 3개의 삼첨판막을 하나의 이미지에서 모두 관찰하는 것은 불가능하다. 그러나 3면성 심초음파 검사에서는 en-face view를 통해 3개의 삼첨판막의 구조 뿐 아니라 주변의 심실과 심방까지 자세히 관찰할 수 있어서 원발성 삼첨판 역류증에서 판막의 병변을 평가하는데 유용하게 사용된다([그림8], [그림9]). 나아가 실시간 3차원 경식도 심초음파는 일상적인 임상평가 뿐 아니라 중재적 심장 시술 분야가 늘어남에 따라 그 중요성이 더욱 강조되고 있다.

IV. 삼첨판 협착증

삼첨판 협착증은 성인, 소아 모두에서 흔하지 않은 질병이다. 대개 류마티스성 질환 때문에 발생하며 흔하지 않은 원인으로는 유암종성(carcinoid) 심질환, 종양, 증식물 등에 의한 폐쇄가 있다. 2면성 심초음파 검사를 통해 삼첨판 협착증의 원인을 찾을 수 있으며 도플러 심초음파 검사로 삼첨판 협착증을 분석하는 방법은 승모판 협착증과 유사하다. 중증 삼첨판 협착증은 평균 압력차가 7 mmHg 이상이고 압력 반감기가 190 ms 이상일 때로 정의한다.

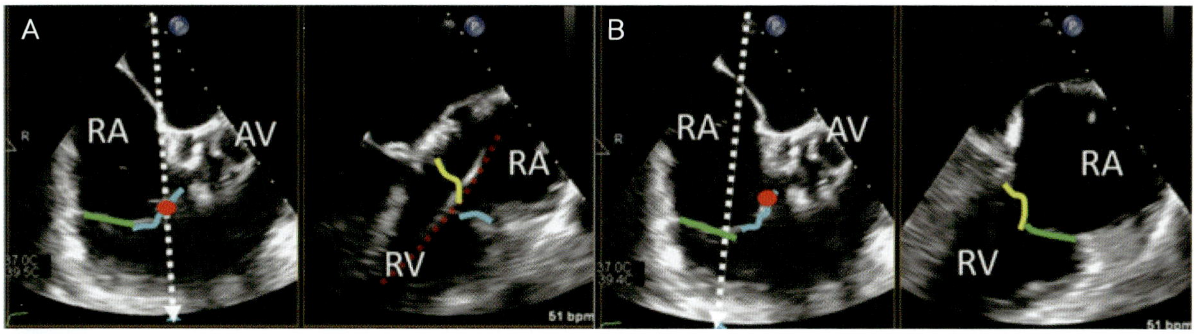

그림8

2면성 경식도 초음파 검사
(A) 60°-90° 사이에서 삼첨판막의 전엽(노란색)과 후엽(초록색)이 가장 잘 관찰되며 simultaneous multiplane imaging를 통해 전엽과 중격엽(하늘색)의 coaptation (B) 전엽과 후엽의 coaptation이 관찰됨
(VOL. 11, NO. 4 JULY/AUGUST 2017 CARDIAC INTERVENTIONS TODAY)

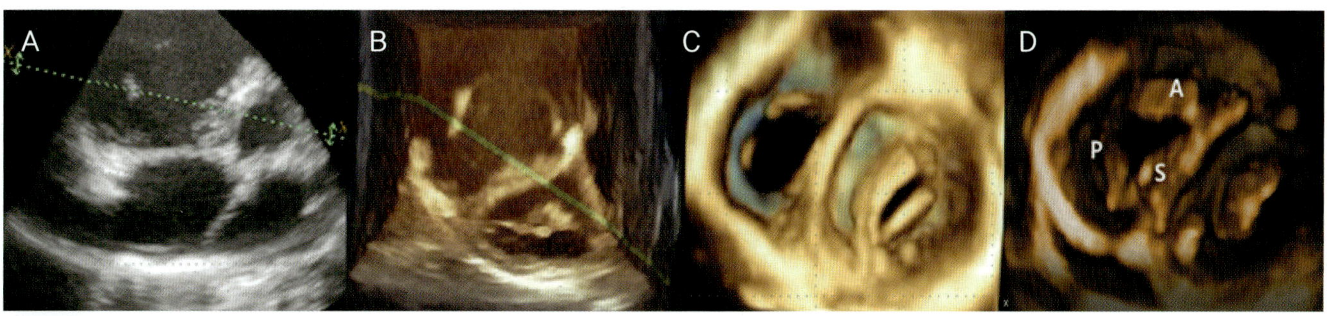

그림9

(A) 2면성 경식도 심초음파 검사에서 삼첨판막 (B) 삼첨판막의 simultaneous multiplane image
(C) deep gastric view에서 삼첨판막의 3D volumes (D) 3개 판엽의 위치

참고 문헌

(1) Nishimura, Rick A., et al. "2017 AHA/ACC Focused Update of the 2014 AHA/ACC Guideline for the Management of Patients with Valvular Heart Disease: A Report of the American College of Cardiology/American Heart Association Task Force on Clinical Practice Guidelines." Circulation 135.25 (2017): e1159-e1195.

(2) Nishimura, Rick A., et al. "2014 AHA/ACC guideline for the management of patients with valvular heart disease." Journal of the American College of Cardiology 63.22 (2014): 2438-2488.

(3) Min, Sun-Yang, et al. "Discrepancy between mitral valve areas measured by two-dimensional planimetry and three-dimensional transoesophageal echocardiography in patients with mitral stenosis." Heart 99.4 (2013): 253-258.

(4) Wunderlich, Nina C., and Robert J. Siegel. "Peri-interventional echo assessment for the MitraClip procedure." European Heart Journal–Cardiovascular Imaging 14.10 (2013): 935-949.

(5) Badano, Luigi P., et al. "Evaluation of the tricuspid valve morphology and function by transthoracic real-time three-dimensional echocardiography." European Journal of Echocardiography 10.4 (2009): 477-484.

(6) Maisano, Francesco, et al. "Percutaneous mitral valve interventions in the real world: early and 1-year results from the ACCESS-EU, a prospective, multicenter, nonrandomized post-approval study of the MitraClip therapy in Europe." Journal of the American College of Cardiology 62.12 (2013): 1052-1061.

Chapter 4

경피적 승모판 성형술 기구 - 에지 투 에지 성형 테크닉

Percutaneous mitral valve repair device - Edge to Edge repair technology

세브란스병원 김중선

Edge to edge mitral repair 방법으로 MitraClip 시스템(Abbott Vascular, Abbott Park, IL, USA)이 현재까지 유일하게 FDA와 CE에 승인을 받아 임상에서 전세계적으로 널리 시술 되고 있다. 첫 시술은 2003년에 베네수엘라에서 시행이 되었으며 EVEREST I (feasibility 연구)와 무작위 배정 연구인 EVEREST II 연구를 통해 비해 12개월째 사망률, 재시술 및 승모판 역류 정도가 3도 이상 재발하는 것을 일차 종료점으로 비교하였을 때 수술적 치료에 비해 비열등성을 입증하였다. 하지만, 5년 장기 추적 관찰시 승모판의 재시술 비율은 7.5%인 승모판 수술군에 비해 25.7 %로 Mitralclip 시술군에서 높다고 보고 하였다. 2017년 미국 ACC/AHA 지침 및 유럽 ESC 지침은 Class IIb로 판막 변형을 가지는 승모판 폐쇄 부전에서 적절한 약물 치료 치료에도 반응하지 않는 심부전을 보이는 환자로 수술의 위험성이 높고 적절한 판막 구조를 가지는 경우로 국한하고 있다. 하지만 최근 COAPT 연구에서 기능적인 아차성 승모판 폐쇄 부전에서도 약물 치료에 비해 우월한 성적을 보고하여 추후 진료 지침의 변화가 있을 것으로 판단된다. 본 chapter에서는 MitraClip 시스템을 이용한 시술 방법에 대해 주로 정리를 해보고자 한다. 시술은 flouroscopy와 경식도 초음파(trans-esophageal echocardiography, TEE) 하에 진행되며 영상 전문가와의 적절한 시술 위치의 평가를 위해 원활한 의사 소통이 중요하다.

I. 정맥 천자(Venous access)

우측 대퇴정맥으로 천자하여 24F Steerable sheath를 넣는다. 시술 후 figure-8 closure 방법을 사용하거나 Perclose Proglide (Abbott Vascular, Temecula, California)를 이용하여 pre-closing을 해두는 방법 등을 사용한다.

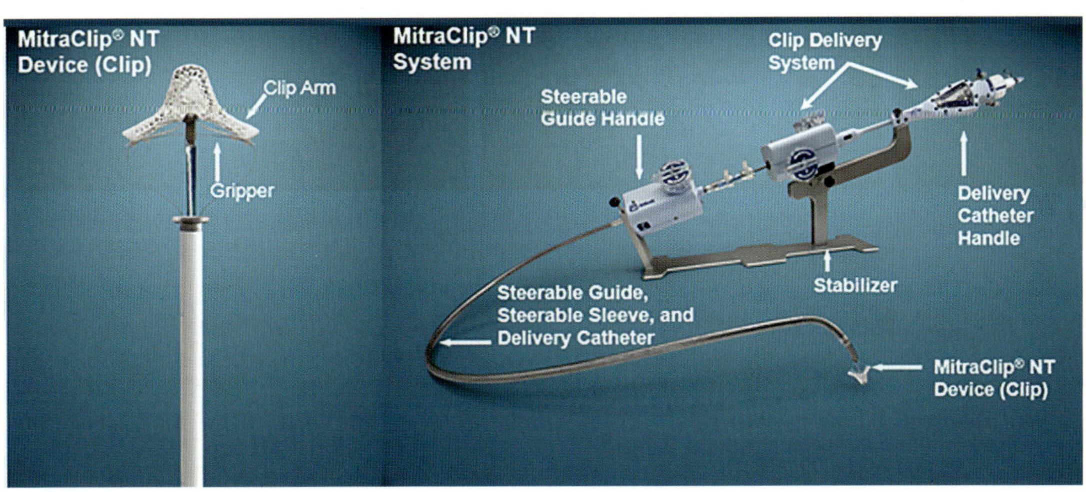

그림1

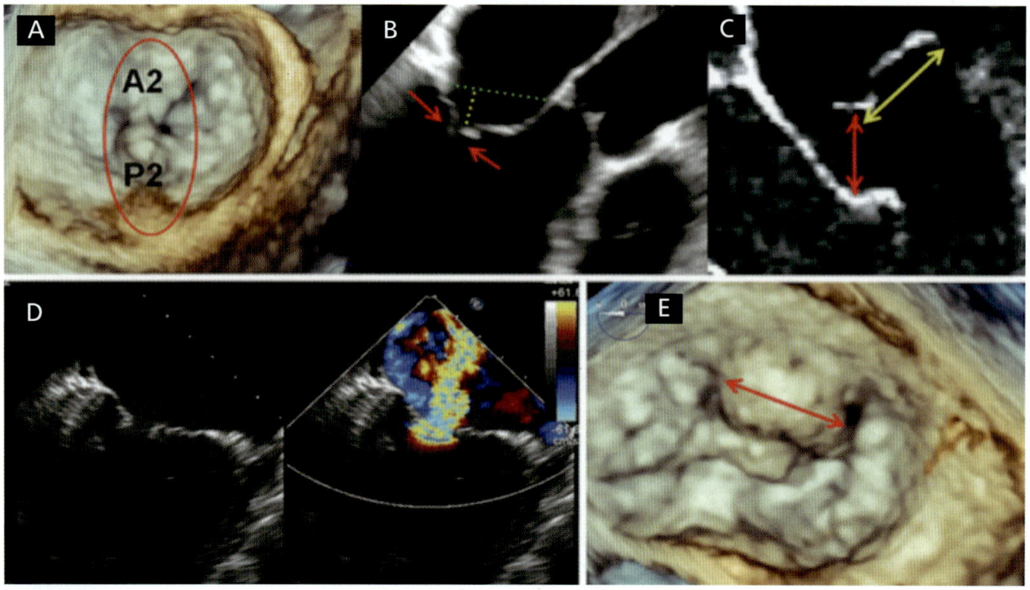

그림2

Ideal morphologies for a MitraClip implantation. The pathology should be located in the middle segments (A and D) with no calcification. in the grasping area as shown in an intercommissural view in (D). (B) Illustrates some remaining degree of coaptation (red arrows, ideally at least 2 mm), the yellow line represents the coaptation depth (ideally , 11 mm). The yellow arrow in (C) follows a posterior leaflet with enough tissue for grasping (ideally ≥10 mm) and the red arrow illustrates the measurement of a flail gap (ideally ,10 mm). In (E), the flail width is marked with a red arrow (ideally ,15 mm) (P2 prolapse in a non-surgical view)

(Wunderlich NC, et al. Eur Heart J Cardiovasc Imaging 2013;14:935-49)

[표1] Morphological Criteria of MitralClip

Optimal morphology	Challenging morphology	Unsuitable morphology
Central A2/P2	Peripheral A1/P1 or A3/P3	Cleft or perforation
No calcification	Calcification present but not in grasping zone	Calcification in grasping zone
MVA>4 cm^2	MVA>3 cm^2	MVA<3 cm^2 or MG>5 mm Hg
Posterior leaflet>10 mm	Posterior leaflet 7-10 mm	Posterior leaflet<7 mm
Tenting height<11 mm Coaptation reserve>2 mm	Tenting height≥11 mm	
Normal leaflets and mobility	Carpentier IIIB	Carpentier IIIA
Flail gap<10 mm flail width<15 mm	Flail width>15 mm (with sufficient valve area to tolerate multiple clips)	Multiple segments, Barlows

MG, Mean gradient.
Optimal morphology is well suited for implantation and initial institutional experience. Challenging morphology should be preferably treated in experienced centers. Unsuitable morphology would not be suited to E-EC placement, and evidence of mitral stenosis (MVA<3 cm^2 or MG>5 mm Hg) would be considered a contraindication. Reproduced with permission from *Clinical Research in Cardiology.*

II. 심방 중격 천자(Septal Puncture)의 위치와 방법

Clip의 위치는 적절하게 clip의 위치를 조절하기 위해 적어도 leaflet 상방 1 cm의 여유는 있어야 한다. TEE 하에 심방 중격 천자의 위치는 bicaval view에서 중간 부위(mid-fossa), short axis에서 후방과 중간 부위(posterior – mid fossa)가 권유되며 4-chamer view에서 leaflet으로부터의 높이(height)를 확인하다. 심방 중격 천자 후 transeptal sheath는 좌심방 중간에 위치하고 heparin을 투여하여 ACT를 250 s를 유지하게 한다. transeptal sheath를 left upper pulmonary vein에 위치시키거나 pig-tail catheter를 이용하여 left upper pulmonary vein에 위치 시킨 후 260 cm super stiff 0.9 mm (0.035") exchange length guidewire를 이용하여 steerable guide catheter를 좌심방으로 전진시킨다. Guider가 3 cm정도 LA안에 들어갈 때까지 넣고 Dilator를 guide 안으로 5 cm정도 빼고 나서 wire를 같이 제거한다.

III. Clip delivery 시스템 투입

Guide 안에 공기(air)가 완전히 제거되었는지 확인 하고 시술 중에는 헤파린 생리 식염수(heparinized saline)으로 지속해야 공기 색전(air embolism)을 막을 수 있다. 그 후 clip delivery 시스템을 guide 안에서 살짝 돌리면서 저항이 없도록 전진시킨다.

IV. Clip의 leaflet grasping과 위치 확인

Delivery catheter를 valve 2 cm 하방에 위치하고 clip arm을 valve coaptation line에 수직으로 맞춘다. Delivery catheter의 rotation의 제한이 있는지 확인 후 Clip을 닫아서 valve아래쪽에 붙인다(이 때 grasping arm angle은 120° 정도) Clip의 위치가 적절하다고 판단되면 gripper를 아래로 내려서 각각의 valve leaflet을 잡는다. Clip을 더 오므려서 clip간의 각도가 60° 정도되게 한다. TEE 상 X-Plane이나 3D로 leaflet을 적절하게 잡았는지 평가할 수 있으며 심초음파 상 평가 지표는 leaflet immobilization, 하나 혹은 여러 개의 valve 입구, 제한한 leaflet의 움직임, 적절한 승모판 폐쇄부전의 감소로 확인된다.

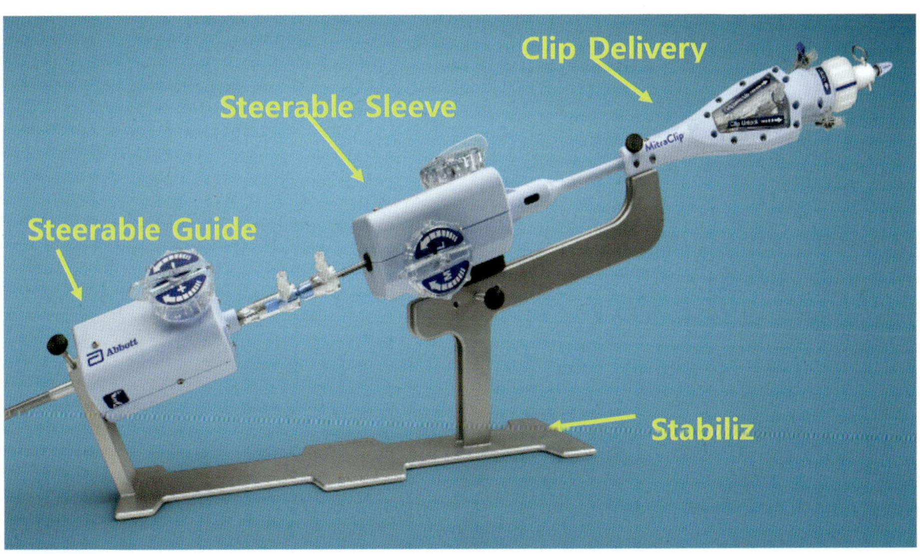

그림3

Guide Handle: Anterior/Posterior
Sleeve Handle: Medial/Lateral, Anterior/Posterior
Clip Delivery Handle: Clip Positioning, Grasping and Deployment
Stabilizer: Medial/Lateral

Clip의 alignment를 위해 delivery catheter의 shaft가 mitral valve에 수직으로 위치하도록 하고 clip의 원위부 끝이 적어도 leaflet 상방 1 cm에 위치하게 한다.

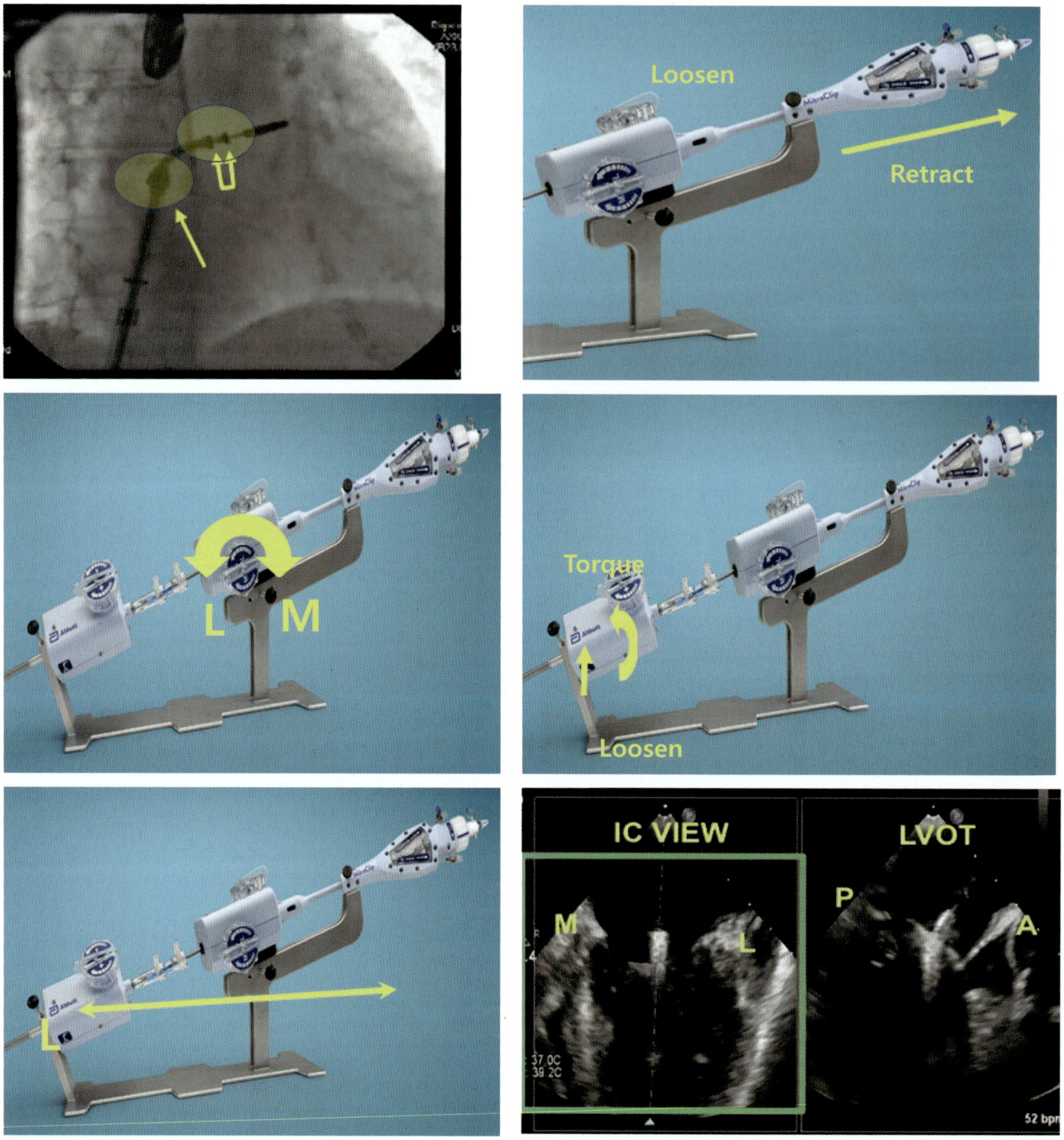

DC Handle을 조절해서 Clip의 align을 valve에 맞추도록 조절한다.

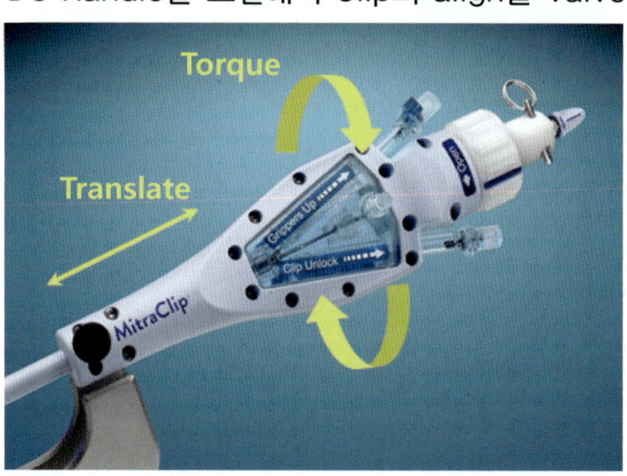

TEE 뿐 아니라 fluoroscopy 상에서도 Clip이 심첨부를 향하였는지 확인한다. 더불어 TEE 3 D Enface view는 clip의 alignment를 확인하는 데 유용하다.

그림4

Medical deflection of sleeve

V. MitralClip system의 제거

Guilde를 좌심방에 둔 상태에서 혹은 같이 catheter delivery 시스템을 제거하는데 delivery catheter 고정을 풀고 sleeve curve를 M/L knob과 A/P knob을 이용하여 neutral position을 한 후 delivery catheter를 조인 후 delivery catheter의 tip 끝이 좌심방의 외벽과 mitral valve에서 자유롭게 움직이는 것을 확인 후guide의 knob을 이용하여 guide를 straight 하게 편다. 그리고 Sleeve Fastener를 풀고 Sleeve handle을 당겨서 catheter delivery system을 guide 10 cm 안으로 넣는다. 그리고 Guide tip을 우심방으로 빼고 대퇴정맥을 통해 제거한다.

VI. 합병증

시술 중 합병증(Complications)으로는 사망률 1%-2.2%, 심장 압전(cardiac tamponade) 0.7%-1.9%, 응급 심장 수술(urgent cardiac Surgery) 2%, 뇌경색(stroke) 0-1%, 수혈을 요하는 출혈(bleeding requiring transfusion) 7.4%-13%, 혈관 손상(vascular injury) 1.4%, partial leaflet detachment 2%, clip 색전(embolization) 0.5%, 그리고 위장관 손상 1%로 보고 되고 있어 시술 시 이에 대한 예방 및 적절한 조치가 필요하다.

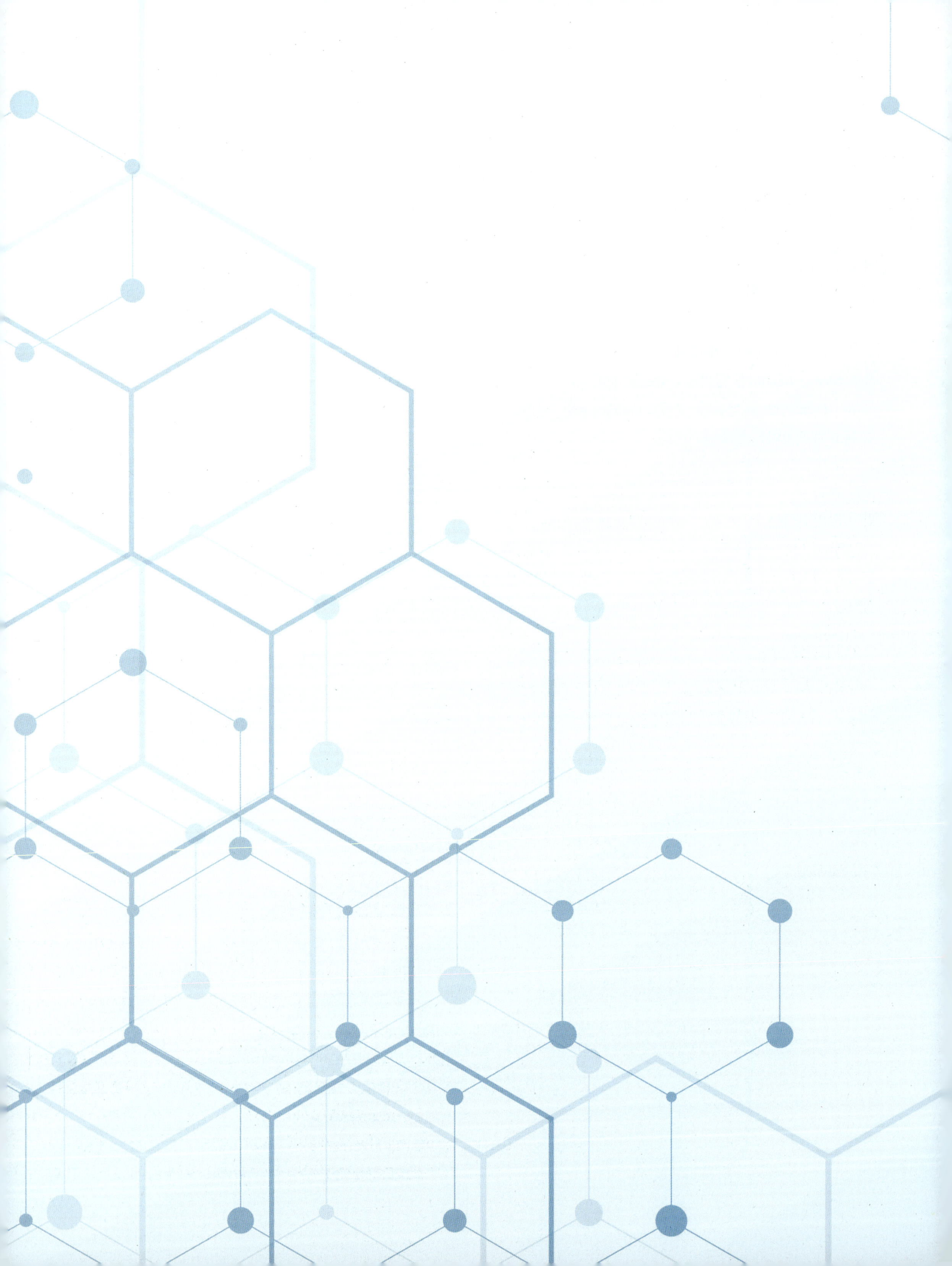

Chapter

5 경피적 승모판 성형술 기구 - 승모판륜(승모판막 고리) 성형 테크닉

Percutaneous mitral valve repair device - Annuloplasty technologies

명지병원 조윤형

본 장에서는 승모판막 역류증을 카테터 시술로 치료할 수 있는 방법 중 가장 대표적인 Edge-to-Edge 방법 외에 승모판막 고리를 성형할 수 있는 다른 방법들을 소개하고자 한다. MitraClip이 승모판막 역류증을 줄이기 위한 수술적 테크닉을 경피적으로 모방한 것처럼, 수술적 승모판막 고리 성형술을 경피적으로 모방한 시도들이 있다.

I. 관상정맥동을 통한 승모판막 고리 성형술

관상정맥동(coronary sinus)과 대심정맥(great cardiac vein)은 승모판막 후엽과 승모판막 고리 뒤쪽과 평행하게 주행한다. 관상정맥동은 승모판막 고리에서 심방 쪽으로 약 0.5 ~ 1 cm 떨어져 있다. 관상정맥동 내에 기구가 설치되면 승모판막 고리 조직을 접어 조일 수 있어 승모판막 양엽이 서로 닿도록 할 수 있기 때문이다.

1. Carillon mitral contour system [그림1]

Carillon mitral contour 기구(https://cardiacdimensions.com/physicians/#CarillonSystem)는 중간 니티놀 리본과 대심정맥 내 위치하는 원위부 앵커, 관상정맥동 입구에 위치하는 근위부 앵커로 이루어진다. 9F 유도초를 사용하며, 내경정맥을 통해 관상정맥동 안으로 접근한다. 관상정맥동 조영 영상을 AP caudal 각도로 촬영한다. 원위부 앵커를 대심정맥 내 적절한 위치에 고정한 후 3 ~ 5 cm 기구를 뺀 후 관상정맥동 입구 부위에 근위부 앵커를 설치한다. 기구를 설치한 좌관상동맥 조영 영상을 촬영하여 무딘 경계 동맥(obtuse marginal artery)가 눌리지 않았는지 확인한다.

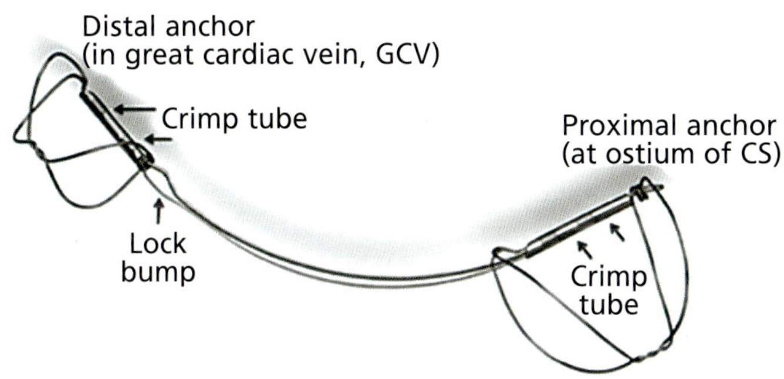

그림1

CARILLON Mitral Contour System

TITAN과 AMADEUS 연구에서 승모판막 고리 면적이 좁아지고 증상과 6분 걷기 검사 결과가 12개월에 걸쳐 좋아졌다.

II. Direct Annuloplasty Technologies

1. Cardioband 기구 [그림2]

Cardioband 기구(Cardioband device)는 대퇴정맥을 통해 심방중격을 지나 직접 부봉한 앵커를 승모판막 고리에 시술한다(https://www.edwards.com/gb/devices/transcatheter-valve-repair/cardiobandmitralsystem, https://youtu.be/gAZ1yJz1Ip0). Cardioband 기구는 수술적 승모판막 고리 성형술 링 효과를 경피적으로 구현한다. 유럽 Cardioband CE Mark 연구에 따르면 2년째 79% 생존율을 보였고 96% 환자가 승모판막 역류증 등급 2 이하를 나타냈으며, 유의한 증상 및 삶의 질 개선 효과가 있었다.

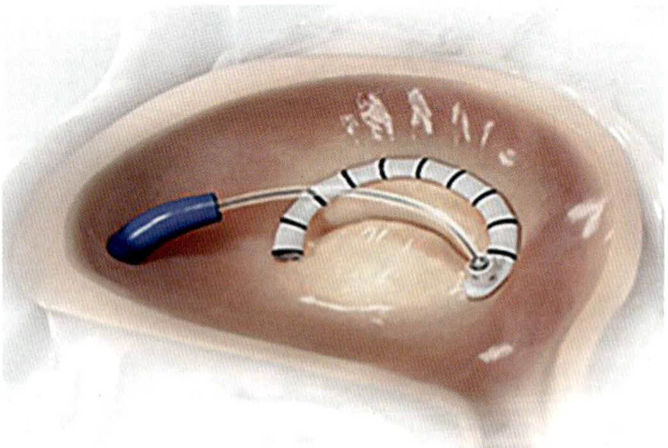

그림2
Cardioband Mitral Reconstruction System

2. Mitralign 경피적 고리성형술 시스템 [그림3]

Mitralign 경피적 고리 성형술 시스템(Mitralign Percutaneous Annuloplasty System)은 승모판막 고리 조직을 겹쳐 꿰메어 승모판막 고리가 조여져 승모판막 역류증을 줄인다. 기구를 대동맥, 좌심실을 거쳐 좌심방까지 위치한 후 pledget 을 사용하여 승모판 고리 조직을 겹친다. 일반적으로 pledge 두 쌍을 승모판막 고리 서로 반대쪽에 설치하여 승모판막 고리 둘레를 줄여 기능적 역류 정도를 줄인다. Pledget갯수와 위치는 조절할 수 있다(https://youtu.be/wNDd8lHkpx0).

Nickenig 등이 Mitralign 시스템을 첫 인체 연구를 보고하였다. 심부전에 대한 안정적인 약물 치료 중인 중등도-중증 기능적 승모판막 역류증을 가진 71명 환자를 시술 후 전향적으로 관찰하였다. 기구 성공률은 70.4%, 사망 환자는 0%, 심낭 압전은 8.9% 환자에게 발생하였다. 30일째 전체 원인 사망률과 뇌졸중 발생률은 각각 4.4%, 심근 경색증 발생률은 0%였다. 6개월째 전체 원인 사망률은 12.2%, 뇌졸중 발생률은 4.9%, 심근경색증 발생률은 0%였다. 비응급 승모판막 치환술은 2.4%, 승모판막 재건술은 17.1% 환자에서 행해졌다. 6개월째 승모판막 역류증은 50% 환자에서 1.3 등급 감소했고, NYHA 등급과 6분 보행 검사 결과가 의미있게 향상되었다. 승모판막 고리 둘레는 평균 앞뒤로 3 mm, 양 옆으로 2 mm 줄었고, 승모판막 tenting 면적은 0.57 cm^2 감소했다. 좌심실 리모델링에도 의미있는 향상이 일어났다. 좌심실 이완기말 직경, 이완기말 용적, 수축기말 용적이 감소했다. Mitralign 시스템은 CE 표시를 받았고 현재 유럽에서 상업적 사용이 가능하다.

3. Arto 시스템 [그림4]

Arto 시스템(Arto System)은 증상이 있는 기능적 승모판막 역류증 환자에게 승모판 전후 길이(anterior-posterior dimension)을 줄여 승모판 고리 확장을 치료한다. 12-F 정맥 유도초를 우측 내경정맥과 우측 총대퇴정맥에 삽입한다. 대심정맥(great cardiac vein)에 유도 철사를 위치하고, 또 심방 중격을 지나 좌심방 안으로 유도 철사를 위치한다. 자석이 달린 카테터를 대심정맥과 좌심방 후측벽에 위치한다. 천자 후 정맥-정맥 루프(veno-venous loop)을 만든다. 심방중격 앵커(spetal anchor)와 관상정맥동 앵커를 설치 후 서로 단단히 묶어 승모판 전후 길이를 줄여 승모판막 역류를

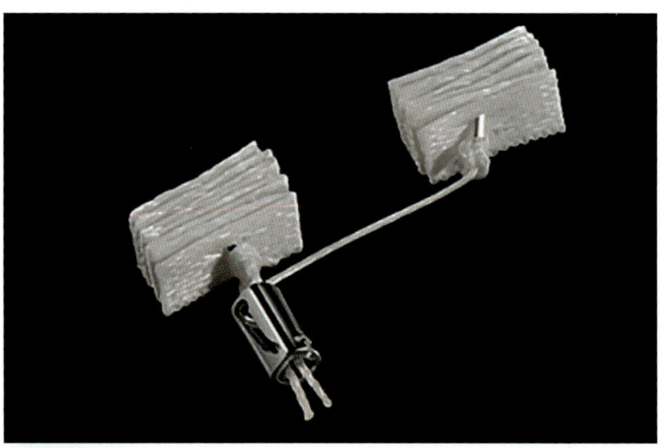

그림3
Mitralign Percutaneous Annuloplasty System

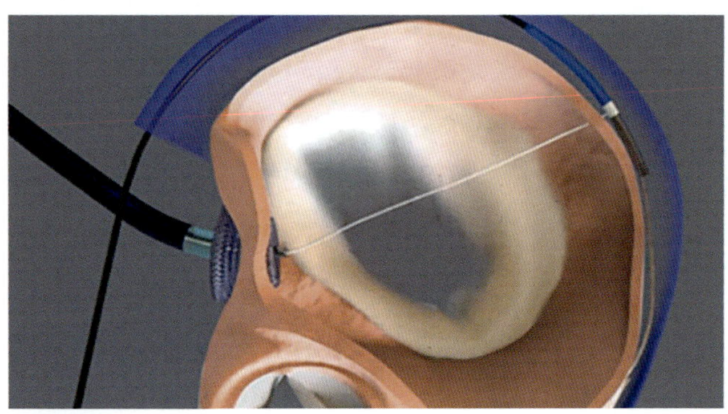

그림4
ARTO System

줄인다(http://mvrxinc.com/ARTO_system.html).

MAVERIC 연구에서 첫 30일 결과가 2015년 발표되었다. 시술 중 이벤트는 없었으나, 30일째에 pericardial window 가 필요한 심낭 삼출 1례와 무증상 기구 이탈 1례가 발생하였다. 승모판막 역류 effective regurgitant orifice area 는 30.3±11.1 mm^{2}에서 13.5±7.1 mm^{2}로 감소하였다. Regurgitant volume은 45.4±15 mL에서 19.5±10.2 mL로 감소하였다. 승모판 전후 길이는 45.0±3.3 mmd에서 38.7±3.0 mm로 줄었다. MAVERIC 연구 1년 결과가 2018년 euroPCR에서 발표되었다. 총 44명 환자 중 1년째 심혈관 질환 사망은 5명(11.4%), 뇌졸중은 1명(2.3%), 심근 경색증은 1명(2.3%), 승모판 수술/시술은 1명(2.3%), 심낭 압전은 1명(2.3%), 신부전은 3명(6.8%) 발생하였다. 2단계 이하 승모판막 역류증은 시술전 37%에서 1년째 92%로 증가하였다. 시술전 NYHA II 30%에서 30일째 획득하였던 NYHA I/II 80%로 향상되었던 결과는 시술 1년째까지 유지되었다. 1년째 심부전으로 인한 입원은 5명(11.7%), 사망은 5명(11.3%)였다. 승모판 전후 길이는 1년째 35.5 mm 로 유의하게 감소된 상태로 유지되었다.

4. Iris 기구 [그림5]

Iris 기구(Iris Complete Annuloplasty Ring) (http://www.millipedemedical.com/iris.html)는 승모판막 고리에 설치할 수 있는 semirigid nitinol ring 이다. Iris 기구는 이음 고리를 가진 끝으로 구성되어 있어 환자의 승모판막 고리에 맞추어 조절할 수 있다. Iris 기구는 심방 쪽에서 설치 조작되기 때문에 좌심실 코드 간섭 염려를 피할 수 있다.

초기 데이터는 동물에서 수술적 방법으로 직접 설치하여 얻었고, 첫 인간 데이터는 3명 환자에서 개흉 수술 중 임시로 시술하여 얻었다. 4번째 환자는 수술로 영구 설치하였고 1년까지 안정적이었으며, 좌심실 리모델링 개선 증거를 보였다. 최근 Iris 기구는 경피적으로 대퇴 정맥을 통해 심방중격을 거쳐 좌심방에서 조작하고 설치하도록 개선되었다. 2017년 2명 환자에게 경피적으로 대퇴동맥, 심방중격을 거쳐 성공적으로 Iris 기구가 시술되었고, 환자는 48시간 이내에 퇴원하였다. 현재 총 10명 환자를 대상으로 하는 연구(NCT02607527)가 진행 중이다. 일차 종말점은 급성기 안전도이며, 이차 종말점은 30일 효율성이다. Iris 기구는 삼첨판막에도 적용될 수 있다.

5. Amend 기구 [그림6]

Amend 기구(Amend Mitral Annuloplasty Ring)는 현재 수술에서 사용되는 고리 성형술를 본뜬 semi-rigid D 형태 링이다. 수술적으로 심첨부를 카테터로 통과한 후 승모판막을 지나 카테터를 위치한다. 카테터에서 링을 꺼내고 D 형태를 만든다. 승모판막에 맞게 위치한 후 안전 걸쇠를 후측 승모판막 고리에 걸어 링을 고정한다. 후측 승모판막 고리를 앞으로 밀어 전측 승모판막 고리에 닿게 되면 안전 걸쇠를 전측 승모판막 고리에 걸어 링을 고정한다. D 형태 링이 승모판막 고리에 완전히 고정되면 전후 승모판막 거리도

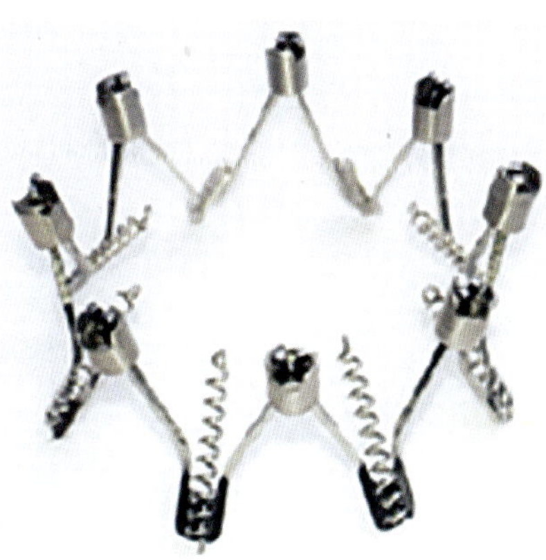

그림5

Iris Complete Annuloplasty Ring

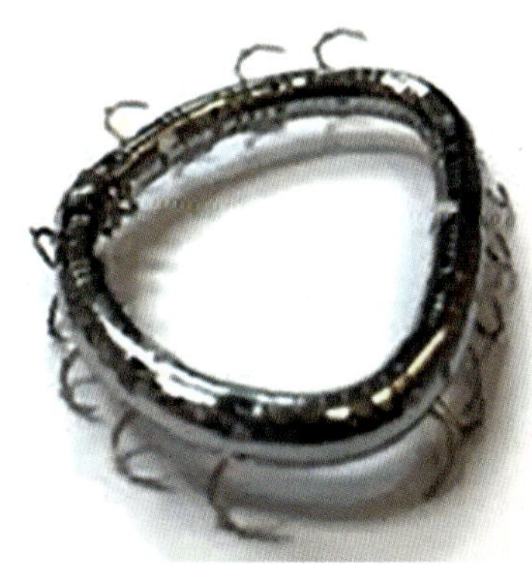

그림6

Amend Mitral Annuloplasty Ring

줄고 전후 승모판막 엽들이 잘 붙어 승모판막 역류가 준다. 대퇴 동맥을 통한 Amend 기구 또한 개발되고 있다(https://youtu.be/_rVtlt7iiu8).

2016년 11월에 Valcare Medical 사에서 첫 인간 증례를 발표하였다. 이스라엘에서 심첨부 접근으로 수술 고위험군 환자에게 Amend 기구를 성공적으로 설치하였다. 아직까지 임상 데이터는 없다.

6. VenTouch 시스템 [그림7]

VenTouch 시스템(VenTouch System)은 심실 재형성 전략을 사용한다. VenTouch 기구는 좌심실 바깥을 둘러싸는 소매 형태이다. 수술적으로 심첨부 접근한 후 소매 형태로 좌심실 바깥을 둘러싸 입힌다. 부풀릴 수 있는 식염수 주머니가 후하방 쪽에 달려 있다(https://www.mardil.com/our-therapy/). 주머니 안으로 식염수를 주입하면 주머니가 부풀며 바깥에서 승모판막 고리 후측면을 앞으로 밀게 된다. 승모판막 고리 전후 길이가 줄고, 역류 구멍이 작아진다. VenTouch 기구는 향후 경피적 접근법으로 개발될 예정이다. 주머니 내 식염수 양도 늘리거나 줄일 수 있도록 개발될 예정이다. 현재 인간 대상 다기관 임상 연구가 진행 중이다.

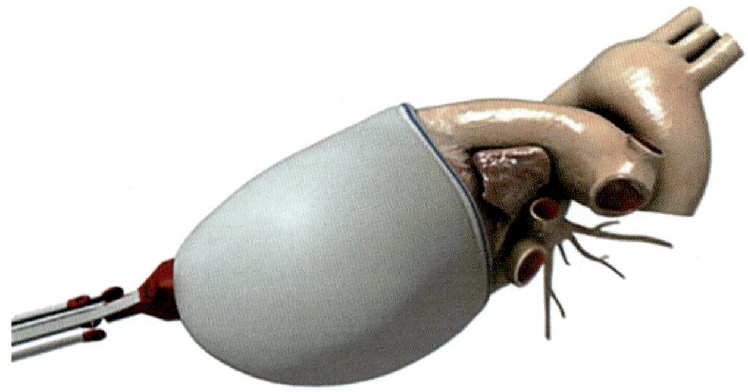

그림7

VenTouch System

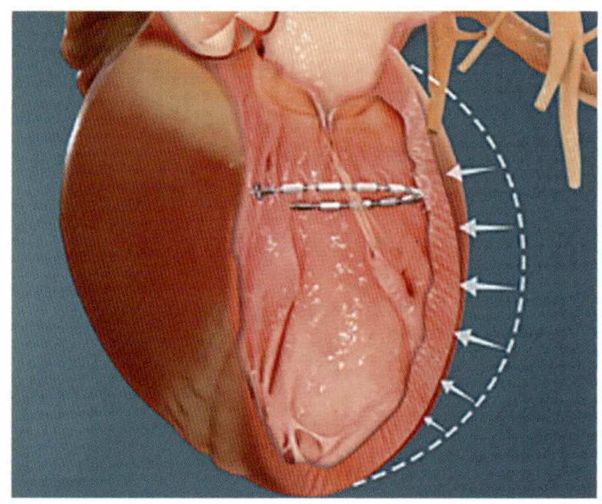

그림8

AccuCinch System

Ⅲ. Basal Ventriculoplasty Technologies

1. AccuCinch 시스템 [그림8]

AccuCinch 시스템(AccuCinch System)(https://www.ancoraheart.com/)은 확장성 심근병증 때문에 발생한 기능성 승모판막 역류증 치료 기구이다. AccuCinch 기구는 경피적으로 삽입되어 기능성 승모판막과 좌심실 리모델링을 치료하도록 고안되었다. AccuCinch 기구는 확장된 좌심실 후자유벽(posterior free wall)에 설치되어 후자유벽의 둘레 길이를 줄인다. 좌심실 직경이 줄고 유두근이 재배치되고 승모판막 당겨짐이 줄고 승모판막 고리 둘레가 줄어든다. 좌심실 리모델링을 역전하고 승모판막 엽이 잘 만나도록 도와 기능적 승모판막 역류증을 줄인다. AccuCinch 기구는 대퇴 동맥으로 삽입되어 좌심실 승모판막 고리 홈 10-20 mm 아래 설치된다. 현재 미국과 유럽에서 임상 연구가 진행되고 있다.

Ⅳ. Chordal Technologies

1. NeoChord DS1000 기구 [그림9]

NeoChord DS1000 기구(https://neochord.com/product-education/instructions-for-use/)는 퇴행성 승모판 역류증 치료를 목표로 한다. NeoChord DS1000 기구는 수술적으로 심첨부를 통해 삽입되며, 승모판막 재건 수술에서 사용하는 ePTFE 합성 섬유를 인공 코드로 사용한다. 심첨부를 통과한 후 기구가 문제가 되는 승모판막 엽을 붙잡는다. 적절하게 승모판막 엽이 붙잡힌 경우 승모판막 엽을 바늘로 뚫고 ePTFE 코드를 통과시킨 뒤 몸 밖으로 꺼낸다. Knot loop을 만든 후 붙잡힌 승모판막 엽으로 knot을 위치한 후 심첨부 인공 코드를 고정하여 승모판막 역류를 줄인다.

2006년 첫 인간 환자 시술이 이루어졌다. 2012년 유럽에서 CE Mark 를 얻었다. 2014년 Seeburger 등이 TACT 연

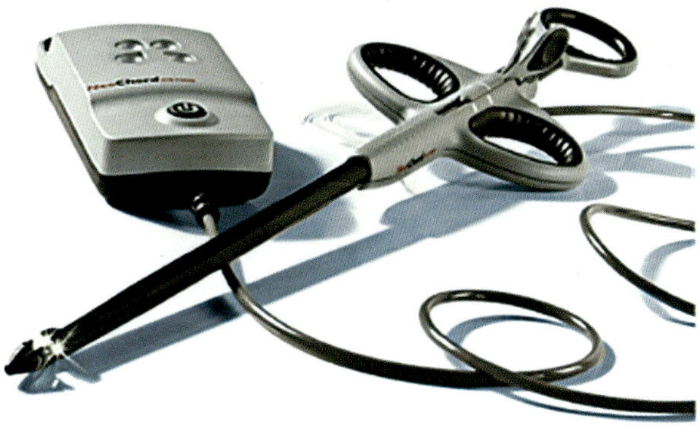

그림9

NeoChord DS1000 System

구 결과를 발표하였다. 총 30명 환자 중 90% 승모판 역류증 등급 4, 100% 후승모판막엽 탈출증과 파열 또는 연장 소견을 보였다. Postcardiotomy 증후군으로 1명 사망, 1명 minor stroke, 6명 시술 실패 합병증이 있었다. 30일째 30명 중 17명에서 승모판막 역류증 등급 2 이하를 보였다. 현재 TACT 레지스트리 연구가 진행 중이며, 2016년부터 미국 내에서 RECHORD 연구가 진행되고 있다.

2. TDS-5 Mitral Valve Repair Device [그림10]

TDS-5 승모판막 재건 기구(Mitral Valve Repair Device, Harpoon Medical, Inc.)는 인조 코드 기반 시스템이다. 수술적 심첨부 접근 후 12F 유도초를 통해 ePTFE knotted suture를 시행한다. 퇴행성 승모판막 역류증 환자를 위해 고안되었다. TEE와 fluoroscopy 하에 기구를 승모판막 후엽 아래에 위치한 후 바늘로 후엽을 통과한다. 후엽 심방 쪽에 ePTTE knot가 이루어지고 기구를 제거하면 인조 코드가 남게 된다. 승모판막 역류증을 감소하기 위해 여러번 시행할 수 있다. 이상적인 코드 길이를 정해 심장 바깥 부위에 고정한다.

2016년 TCT에서 Gammie 등이 13명 환자에서 행한 시술 1년 결과를 발표하였다. 시술 성공률은 100%였다. 30일째 13명 모든 환자에서 승모판막 역류증은 없거나 소량을 보였다. 30일째, 1년째 사망, 뇌졸중, 심근경색증, 심내막염, 수술 전환 보고는 없었다. 1년째 2명 환자가 재시술을 받았다. 한 명은 ePTFE 코드가 떨어졌고, 한 명은 자기 원래 코드가 끊어졌다. 1년째 13명 중 4명에서 중등도 승모판 역류증 등급을 보였다. 현재 CE Mark 연구(NCT02432196)가 진행 중이다.

승모판막 역류증을 치료하기 위한 여러 경피적 기구들이 계속 개발되고 발전하고 있다. 그 중 수술적 승모판막 고리 성형술을 모방한 다양한 경피적 기구들이 다양하게 소개되고 있다. 이 기구들이 수술보다 승모판막 역류증을 줄이고 임상 증상을 개선하고 심부전으로 인한 입원과 사망률을 낮출 수 있다면 중재 시술 분야에 중요한 도약이 될 것이다.

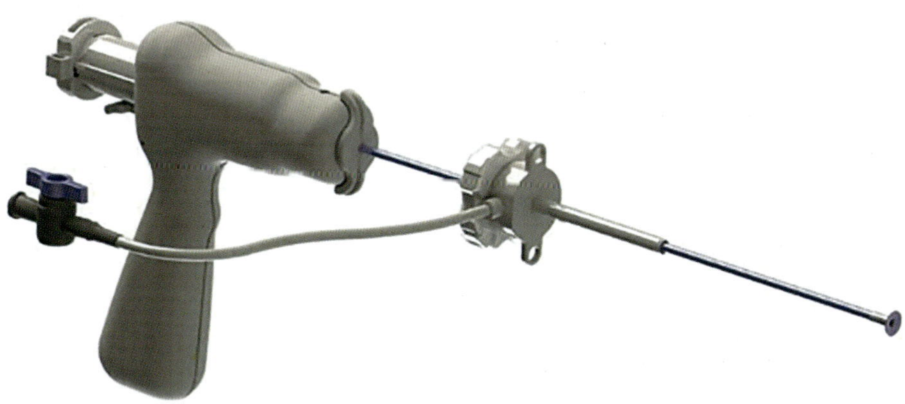

그림10

TDS-5 Mitral Valve Repair Device

참고 문헌

(1) Enriquez-Sarano M, Akins CW, Vahanian A. Mitral regurgitation. Lancet. 2009;373:1382-1394.
(2) Nkomo VT, Gardin JM, Skelton TN, et al. Burden of valvular heart diseases: a population-based study. Lancet.2006;368:1005-1011.
(3) Patel JB, Borgeson DD, Barnes ME, et al. Mitral regurgitation in patients with advanced systolic heart failure. JCard Fail. 2004;10:285-291.
(4) Heidenreich PA, Albert NM, Allen LA, et al. Forecasting the impact of heart failure in the United States: a policystatement from the American Heart Association. Circ Heart Fail. 2013;6:606-619.
(5) Nishimura RA, Otto CM, Bonow RO, et al. 2014 AHA/ACC guidelines for the management of patients with valvularheart disease: a report of the American College of Cardiology/American Heart Association Task Force on PracticeGuidelines [published erratum appears in J Am Coll Cardiol. 2014;63:2489]. J Am Coll Cardiol. 2014;63:e57-185.
(6) Mirabel M, Iung B, Baron G, et al. What are the characteristics of patients with severe, symptomatic, mitralregurgitation who are denied surgery? Eur Heart J. 2007;28:1358-1365.
(7) Nickenig G, Schueler R, Dager A, et al. Treatment of chronic functional mitral valve regurgitation with a percutaneousannuloplasty system. J Am Coll Cardiol. 2016;67:2927-2936.
(8) Rogers JH, Thomas M, Morice MC, et al. Treatment of heart failure with associated functional mitral regurgitationusing the ARTO system: initial results of the first-in-human MAVERIC trial (Mitral Valve Repair Clinical Trial). JACCCardiovasc Interv. 2015;8:1095-1104.
(9) Spargias K, Praz F, Chrissoheris M, et al. The Edwards PASCAL transcatheter mitral valve repair system: 30-daycompassionate use results. Presented at EuroPCR 2017; May 16–19, 2017; Paris, France.
(10) Seeburger J, Rinaldi M, Nielsen SL, et al. Off-pump transapical implantation of artificial neo-chordae to correctmitral regurgitation: the TACT trial (Transapical Artificial Chordae Tendinae) proof of concept. J Am Coll Cardiol.2014;63:914-919.
(11) Gammie J. Beating heart mitral valve repair using a preformed ePTFE knot implantation device. Presented atTranscatheter Cardiovascular Therapeutics 2016; October 29–November 2, 2016; Washington, DC.

Chapter

6 경피적 승모판 치환술

Percutaneous (Transcatheter) Mitral Valve Replacement

분당차병원 김원장

승모판막, 특히 승모판 역류(mitral regurgitation, MR)는 다른 판막 질환보다 유병률에 있어서 단연 우위에 있고, 특히 서구에서는 75세 이상의 성인에서 많게는 10%까지 보고되고 있는 보건학적으로 중요한 질환이다[1]. 치료하지 않은 MR환자들의 5년 생존률이 50%도 되지 않는 예후를 보여 임상적으로 암 생존률과 비슷하다는 것이 문제이고, 더욱이 치료받는 환자는 극소수라는 것이 보건학적으로 큰 문제로 대두되고 있다. 미국의 경우, MR환자는 4백만명에 육박하고, 이중 수술받는 경우는 4만명에 불과하다[2,3].

최근들어, 카테터를 이용한 경피적 승모판막 치료 기술이 시도되고 있고, 특히 MitraClip™ system (Abbott Vascular, Santa Clara, CA, USA)은 수술의 고위험군이나 수술 금기 환자의 새로운 대안 치료로 대두되고 있다. 최근 발표된 The Cardiovascular Outcomes Assessment of the MitraClip Percutaneous Therapy for Heart Failure Patients With Functional Mitral Regurgitation (COAPT) trial은 functional (secondary) MR환자를 대상으로 2년간의 표준 약물 치료를 하는 군과 비교하여 재입원율(35.8% vs. 67.9%)과 총사망률(29.1% vs. 46.1%)을 유의하게 개선하였다[4]. 하지만, 여전히 실제 진료 현장에서는 이런 transcatheter mitral valve repair (TMVr)로 할 수 없는 환자군이 상당수 존재하고, repair후에 residual MR이 문제로 대두 대고 있다[5,6]. 이러한 이유로 많은 제약점에도 불구하고 Transcatheter mitral valve replacement (TMVR)이 갖는 장점이 분명이 있다.

I. 경피적 승모판막 치환술 (TMVR) 시 고려 사항

승모판막은 앞서 다른 장에서 기술된 것처럼 독특한 해부학적 구조를 갖고 있어 기구를 삽입 시 고려해야 하는 해부학적 구조가 대동맥 판막과 완전히 상이하다. 첫째, 안장 모양의 non-circular structure이면서 대동맥 판막에 비해 사이즈가 크다. 둘째, 삽입 시 left ventricular outflow tract (LVOT)에 인접해 있어 LVOT을 막을 수 있는 위험적 위치에 있다. 셋째, 승모판막륜은 대동맥판막륜에 비해 석회화나 rigidity가 약해 기구의 anchor에 상대적으로 취약하다. 넷째, chordae나 papillary muscle 등의 subvalvular apparatus가 있어서 삽입 후 이 구조물들에 영향을 미칠 수 있다. 그래서 시술 전, 심초음파와 심장 computed tomography (CT)을 통한 영상적 정보를 이용하여 정확한 환자 선택이 시술 성공의 중요한 핵심이 된다.

1. Device Anchoring

Transcatheter aortic valve replacement (TAVR)와 달리, 앞서 언급했듯이 독특한 안장 모양의 non-circular하고 큰 승모판륜과 상대적으로 석회화가 적은 곳에 device을 안착시키는 것이 TMVR의 성공의 선결 조건이다. 이를 해결하기 위해 device 개발의 핵심은 다음과 같은 방향으로 요약된다. 첫째, 심실 쪽의 anchor system이 원래 판막 끝을 잘 잡아주고, 둘째, 기구의 양끝 부위가 적절한 radial과 axial force을 가지게 하는 것이며, 셋째, 기구 둘레에 여러 anchor system을 고안해 판막에 잘 박혀 있게 하거나,

radial interference을 통해 마찰력을 증가시켜 안정시킨다. 넷째, 좌심실과 심방쪽으로 독특한 테두리를 만들어 판막륜과 판막, 그리고 chordae을 잡아준다. 다섯째, 링이나 도킹 시스템을 고안해서 기구가 잘 안착할 수 있게 하거나, 마지막으로 샴페인 코르크 마개 같은 강력한 radial force를 device에 적용하는 방법이다[그림1].

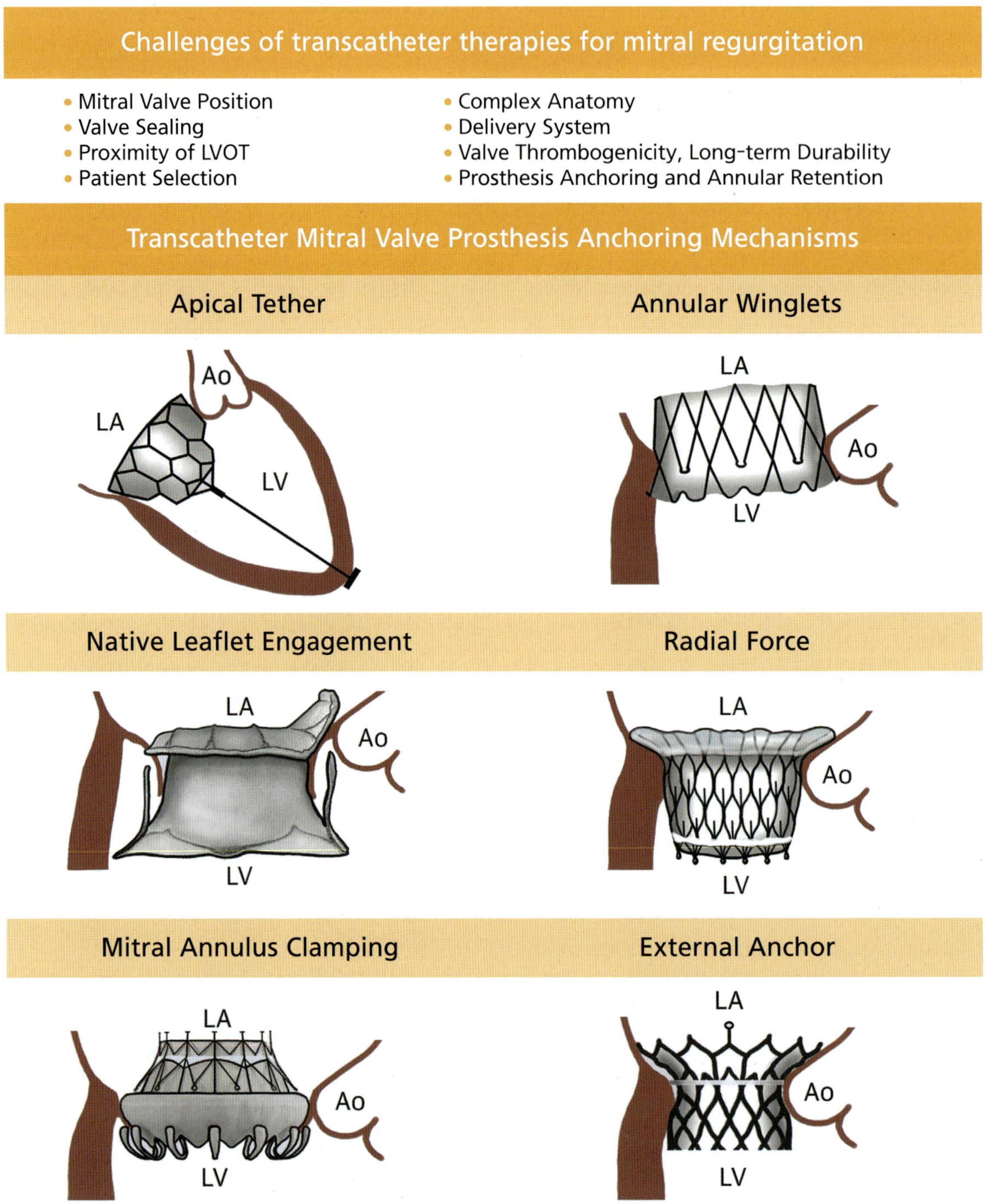

그림1

Device Anchoring Mechanism

(Regueiro, A. et al. J Am Coll Cardiol. 2017;69(17):2175-92.)

2. 좌심실 유출로(LVOT)의 폐쇄 위험성

LVOT는 좌심실 중격과 승모판의 전엽으로 구성된 가상 공간이다. 밸브 삽입 후 이 부위가 해부학적으로 좁아지게 될 수 있어 시술 전 고려 사항 중 중요한 요소이다. Mitral Valve Academic Research Consortium (MVARC)에서는 이곳을 통과하는 평균 혈류 속도가 삽입 전에 비해 10 mmHg이상 증가하는 경우 LVOT 패쇄로 정의한다[8]. 이런 문제는 device 자체가 가지는 부피와 aorto-mitral complex로 이루어진 해부학적 구조 자체에 기인한다. 추가적 요인으로는 비대칭적인 심실 중격의 비대, 승모판막의 석회화가 심한 경우에 device 삽입 후 LVOT 페쇄를 더욱 악화시키는 역할을 하게 된다. 그래서 TMVR을 하기 전 여러 이미지를 이용하여 이런 LVOT 폐쇄의 위험성을 미리 예측하는 것이 중요하다. 특히 최근에는 CT 이미지를 이용하여 시술 전 neo-LVOT (기구 삽입 후 새로 생성되는 LVOT)을 가늠하여 이런 폐쇄 위험성에 대한 평가를 하는 것이 유용한 방법으로 대두되고 있고 간단한 소프트웨어로 이를 측정할 수 있게 되었다[9].

3. 적절한 해부학적 구조를 갖는 환자 선택과 시술 전 영상을 이용한 계획

승모판막의 독특한 해부학적 구조와 특성으로 인해 TMVR의 최상의 대상 환자를 잘 선택해야 성공적인 시술로 연결될 수 있다. LVOT 페쇄가 예측되는 경우이거나, 판막륜의 크기가 너무 크거나 작은 경우, 좌심실 기능이 너무 떨어져 있는 경우, 대동맥 판막에 기계 판막이 삽입된 경우, 판막륜의 석회화가 너무 심한 경우, 심한 폐동맥 고혈압이 동반되어 있는 경우는 시술하지 않는 것을 우선 고려한다. 이렇듯, 경험이 쌓이면서 적절한 환자를 선택하는 것이 성공적인 시술의 중요한 요소가 되면서 성적의 향상도 동반되게 되었다.

시술 전 여러 이미지를 이용한 해부학적, 기능적 평가는 필수적이다. 심초음파를 이용해 전통적으로 폐쇄부전의 원인, 정도, 기전을 평가하고 최근 3D 심초음파를 이용하여 좀 더 명확하게 승모판막륜과 주위 구조물들에 대한 평가가 가능해졌다. 최근에는 CT을 이용한 3D 모형이 시술 전 거의 표준 평가로 여길 정도로 많이 사용되고 있다. 3D 이미지(심초음파, CT)를 이용하여 시술 전 승모판의 geometry를 평가하고, 판막륜과 주위 구조물 간의 연관 관계를 파악하며, 기구 삽입 시 실제 삽입 각도를 미리 알고, LVOT 폐쇄의 위험은 없는 지와 approach route나 방법을 파악하는 것이 중요하다. [표1]은 CT을 이용한 시술 전 체크 리스트를 정리한 예시 표이다[10].

[표1] CT Pre-Procedural Assessment for TMVR

Exam	Anatomical structure	Measurement
Cardiac CT scan (ECG-gated)	Mitral annulus	Intercommisural distance
		Septal-to-lateral distance
		Trigone-to-trigone distance
		3D perimeter
		Projected area
		Projected perimeter
		Mitral annular trajectory
		Mitral annular calcification
		En face view fluoroscopic angulation
		Compromise-veiw angulation

-계속

[표1] CT Pre-Procedural Assessment for TMVR

Exam	Anatomical structure	Measurement
Cardiac CT scan (ECG-gated)	Mitral leaflets	Mitral leaflet length
		Mitral leaflet calcification
	Papillary muscles	Distance between heads
		Projected distance to the mitral annulus plane
		Distance to the ventricular wall
	Left atrium	Long-axis diameter
		Short-axis diameter
		Left atrium height
		LAA ostium to mitral annulus distance
	Left ventricle	Long-axis diameter
		Width in long-axis view
		Interventricular septum thickness
	LVOT	Aorto-mitral angle
		Neo-LVOT cross-sectional area
Thorax CT scan (Non-ECG-gated)	Left ventricle apex	Ideal intercostal space for transapical approach
		Distance from sternal midline
		Angulation for coaxial deployment
Abdominopelvic CT scan	Iliofemoral vein	Iliofemoral venous diameter for transfemoral approach

3D = 3-dimensional; CT = multislice computed tomography; ECG = electrocardiogram; LAA = left-atrial appendage; LVOT = left ventricular outflow tract ejection fraction; TMVR = transcatheter mitral valve replacement

II. TMVR Devices의 초기 임상 경험

대부분의 TMVR systems들이 아직은 off-label이고 FDA 승인 전이며 소규모 연구들이 전부여서 idea-generation 수준이다. 현재도 지속적인 디자인의 개선과 anchor 기전의 변경 등 발전을 거듭하고 있는 실정이다.

1. ALTAVALVE™ [그림2]

AltaValve™ (4C Medical Technologies, Minneapolis, MN, USA)는 transapical approach (TA) 로 32Fr 카테터를 이용해 거치하고 supra-annular type의 nitinol frame의 self-expanding시스템이다. 구모양으로 (50-90 mm) 안쪽에 27 mm bovine pericardium의 trileaflet으로 구성되어 있다. Reposition이 가능하고 부분적으로 retrievable (80% 미만으로 펴졌을 경우 가능함)하다. 2018년 first-in-human (FIH) implantation을 했다[11].

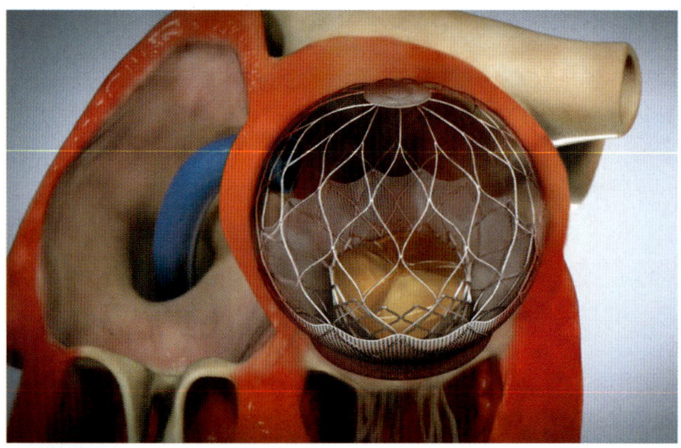

그림2

ALTAVALVE™

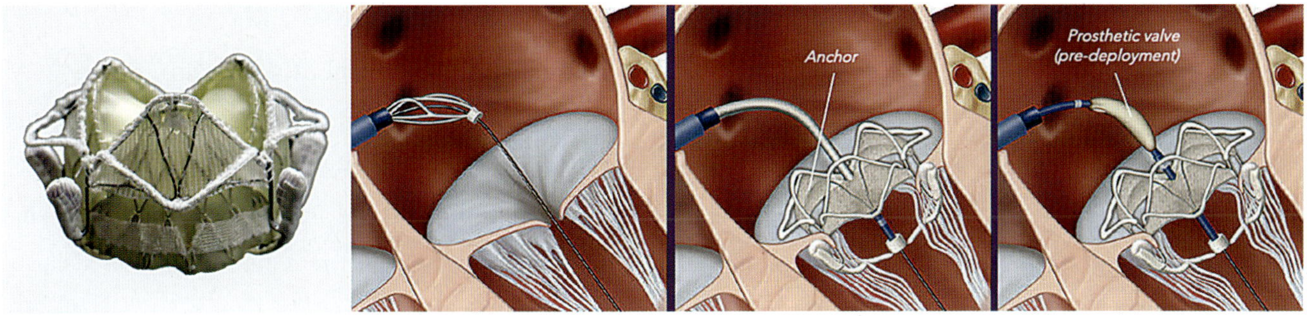

그림3

CAISSON™ TMVR System

2. CAISSON™ TMVR System [그림3]

Caisson™ TMVR system (LivaNova PLC, London, UK)은 anchor부위와 밸브로 구성되어 있다. 31Fr의 transfemoral (TF) approach 로 anchor와 밸브 모두 retrievable이 가능하다. Anchor시스템은 nitinol, self-expanding system이다. 4개의 sub-annular feet와 3개의 atrial holding features가 native valve를 꽉 잡아주고 여기에 trileaflet porcine pericardium으로 만든 nitinol, self-expanding valve가 거치되도록 디자인되어 있다. 2016년 처음 시술된 이후로 23명에게 시술되었다[10].

3. CARDIAQ™ TRANSCATHETER MITRAL VALVE [그림4]

CardiAQ™ (Edwards Lifesciences, Irvine, CA, USA)는 TA 또는 TF 둘다 가능하다. Self-expanding frame으로 trileaflet의 bovine pericardium으로 만들었으며 섬유 skirt을 대서 판막 유출을 줄였다. Nitinol frame은 심실 쪽과 심방 쪽 anchor 시스템으로 구성되어 있고 주로 native valve 뒤로 anchor되게 되어 sub-valvular 구조와 chorda를 건드리지 않으면서 잘 anchor되게 디자인되어 있는 것과 동시에 주로 supra-valvular type으로 제작되어 LVOT 폐쇄를 최소화하였다. 2012년 FIH 이후로 26케이스를 보고하였다[10].

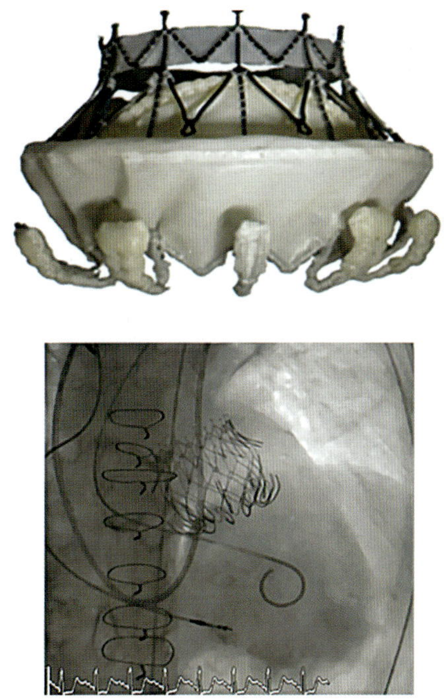

그림4

CARDIAQ™

4. FORTIS™ MITRAL TRANSCATHETER HEART VALVE [그림5]

FORTIS™ valve (Edwards Lifesciences, Irvine, CA, USA) 역시 Self-expanding frame으로 trileaflet의 bovine pericardium으로 만들었고 하나의 flange가 심방 쪽으로, 두개의 마주보는 paddles이 심실 쪽으로 있어 승모판막을 잡아주는 것이 주요 거치 원리이다. 42Fr TA delivery system에 29 mm밸브를 crimping하여 시술하고 A2-P2 거리가 30-44 mm까지 시술이 가능하다. 2015년 첫 시술 후 13명 시술 후 valve thrombosis문제로 생산 중단되었다[12]. 현재는 사용 불가하다.

5. HIGHLIFE™ TMVR SYSTEM [그림6]

HighLife™ device (HighLife SAS, Paris, France)는 두 개의 별도의 시스템으로 구성되어 있다. 우선 sub-annular level에 하나의 polymer tube의 ring이 nitinol hooks로 고정을 한 후 Self-expanding frame으로 trileaflet의 bovine pericardium로 만들어진 31 mm nitinol alloy-based frame을 polyester graft로 덧씌운 밸브를 펼쳐 안착시킨다. TA는 39Fr, TF는 18Fr로 femoral artery를 통해 좌심실로 retrograde approach를 하게 된다. 2017년 FIH 이후로 15 케이스가 시행되었다[10].

6. INTREPID™ TMVR [그림7]

Intrepid™ TMVR (Medtronic, Minneapolis, MN, USA)도 trileaflet의 bovine pericardial valve로 nitinol frame의 self-expanding system으로 circular inner stent (27 mm 단일 사이즈)에 밸브를 거치하고 이를 cardiac cycle에 따라 변형이 가능한 outer fixation ring (심방쪽으로 flexible brim으로 구성되어 시술 시 image 가이드 하기에 용이하다. 43, 46, 50 mm 세개 size로 구성되어 있다. TA system, 35Fr으로 시술한다. Outer fixation ring은 승모판막륜보다 크게 만들어져 radial force을 유지하고 atrial side의 flexible 부분과 ventricular side의 stiff한 부분이 압박에 견디고 모양을 유지하게 하여 마치 샴페인 코르크 마

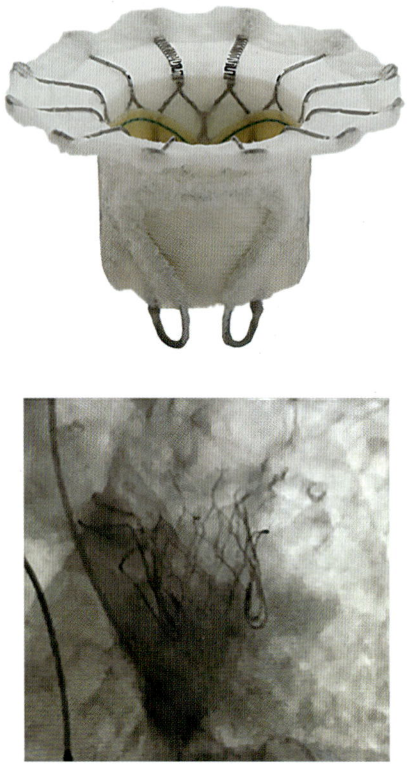

그림5

FORTIS™

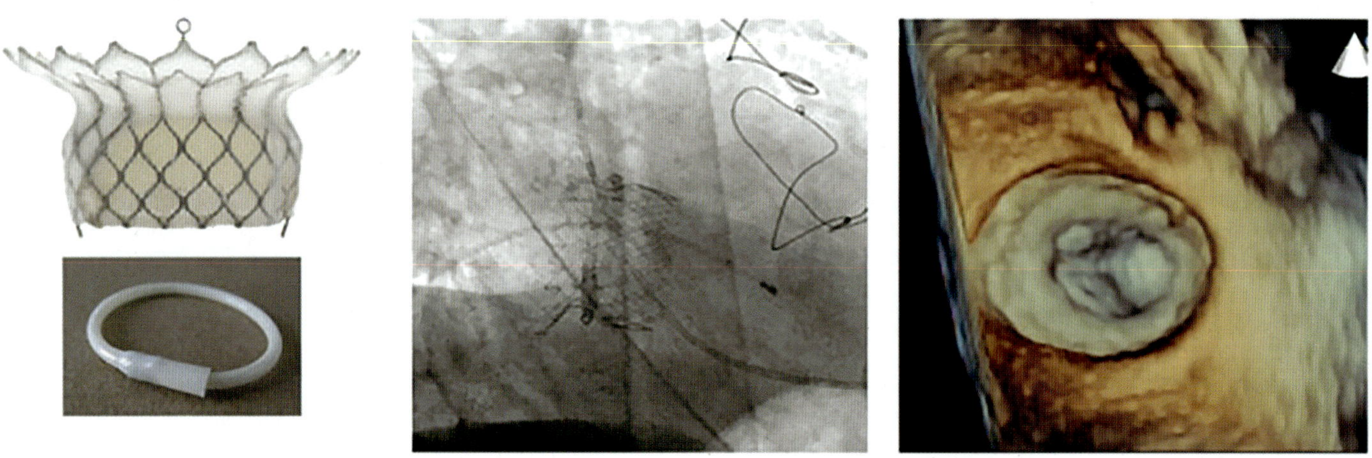

그림6

HIGHLIFE™

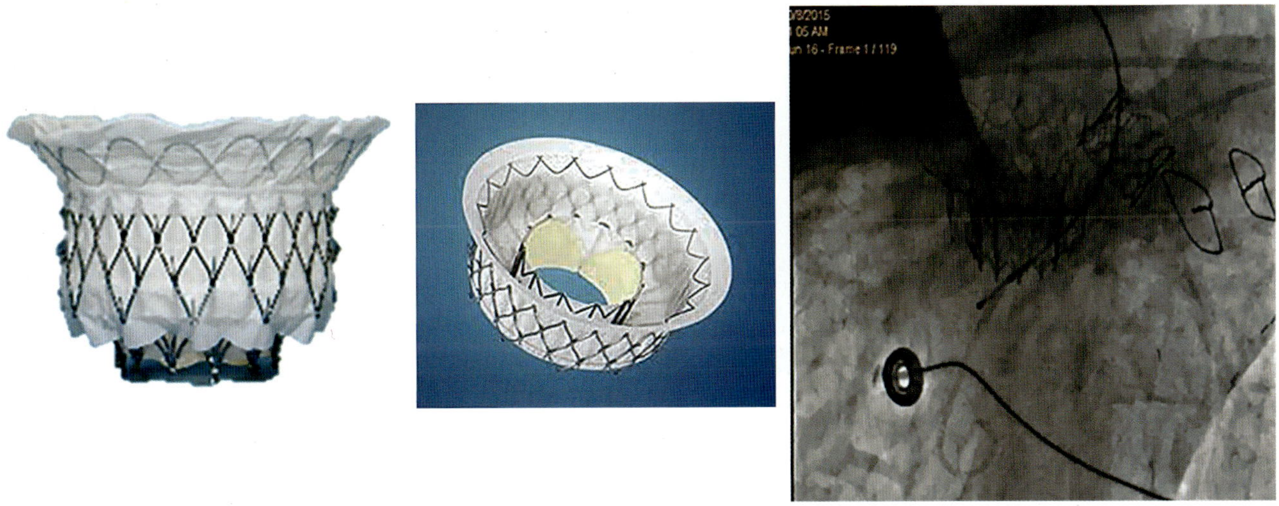

그림7

Medtronic Intrepid

개와 같은 원리로 빠지지 않게 한다. 2014년 FIH 이후로 수술 고위험이나 불가능한 50여 명의 환자에게 시술되었다[10]. APOLLO trial (NCT03242642)이라는 수술 군과의 무작위 연구가 2018년부터 진행중이다.

7. MVALVE™ SYSTEM [그림8]

MValve™ system (MValve Technologies Ltd, Herzeliya, Israel) 은 valve 자체가 아닌 docking system으로 TA system이고 full deployment후에도 recapture가 가능하다. Chorda를 보존하여 leaflet function을 유지시켜 주고 fluoroscopy에 잘 보이면서 PVL을 최소화하는 sealing elements를 갖는 것이 특징이다. 2015년 FIM이후 현재 차세대 버전으로 자체 valve system을 개발 중이다[11].

8. NAVI™ MITRAL VALVE [그림9]

Navi™ mitral valved stent (NaviGate Cardiac Structures, Inc., Lake Forest, CA, USA)는 self-expanding system으로 밑동을 자른 원추 모양의 21 mm 높이로 구성되어 있다. 항공기 주날개 끝에 달리는 윙릿(winglets) 같은 구조를 여러 개 갖고 있어 annular anchor을 용이하게 한다. TF (retrograde, transseptal), TA 모두 가능하고 카테타 shaft는 18Fr이고 원위부는 30Fr로 부피감이 있다. 2015년 FIM을 하였으나 임상 자료는 부족하다[12].

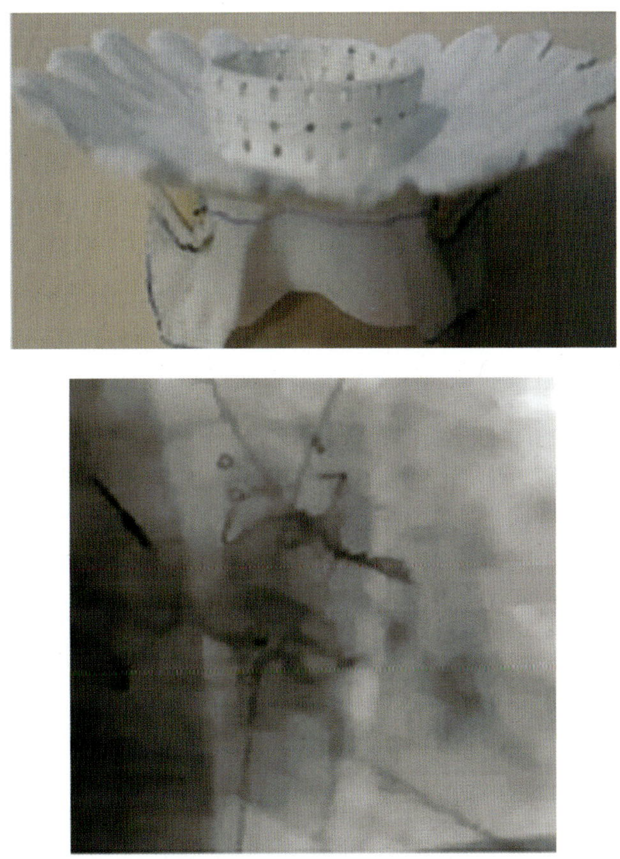

그림8

MVALVE™ SYSTEM

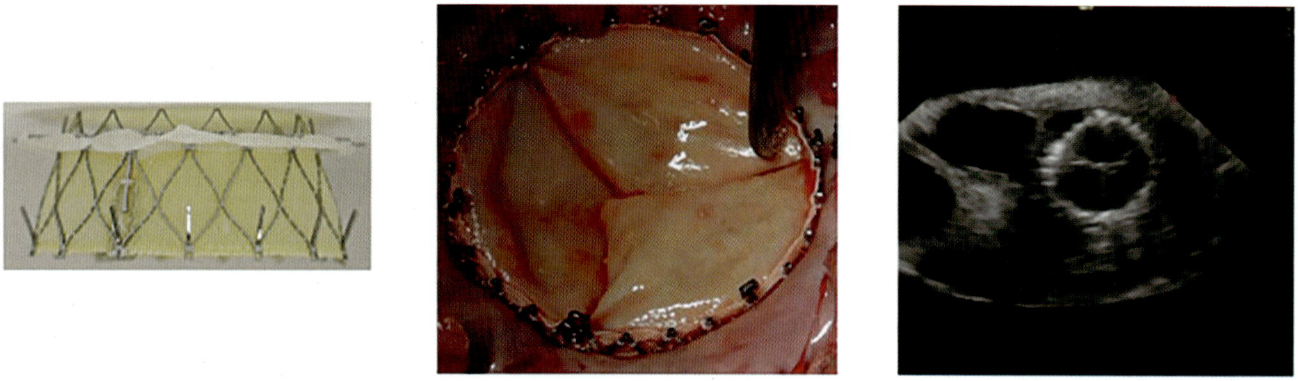

그림9

NAVI™ MITRAL VALVE

9. TIARA™ MITRAL TRANSCATHETER HEART VALVE [그림10]

Tiara™ valve (Neovasc Inc., Richmond, BC, Canada)는 trileaflet의 bovine pericardium로 만들어진 nitinol alloy-based frame의 self-expanding system으로 TA system으로 32Fr 카테터로 valve size는 35 mm (30, 35 mm의 내경)와 40 mm(34.2, 40 mm의 내경)로 구성되어 있고 final 단계 직전까지는 reposition과 retrieve가 가능하다. D-shaped으로 atrial skirt와 ventricular fibrous trigone에 안착할 수 있는 ventricular anchor system을 가지고 있다. 2014년 FIM 이후로 TIARA-I, II의 작은 연구가 수행되었다[13].

10. SAPIEN M3™ SYSTEM [그림11]

SAPIEN M3™ (Edwards Lifesciences, Irvine, CA, USA)는 dock system과 modified SAPIEN M3 29 mm valve로 구성되어 있다. Dock system은 크게 세 부분으로 구성되어 있어 1) leading turn은 37 mm로 크고 leaflet과 chorda을 잡아주고 2) functional turn은 polyethylene terephthalate braid로 덮혀 있고 상대적으로 작은 25.5 mm

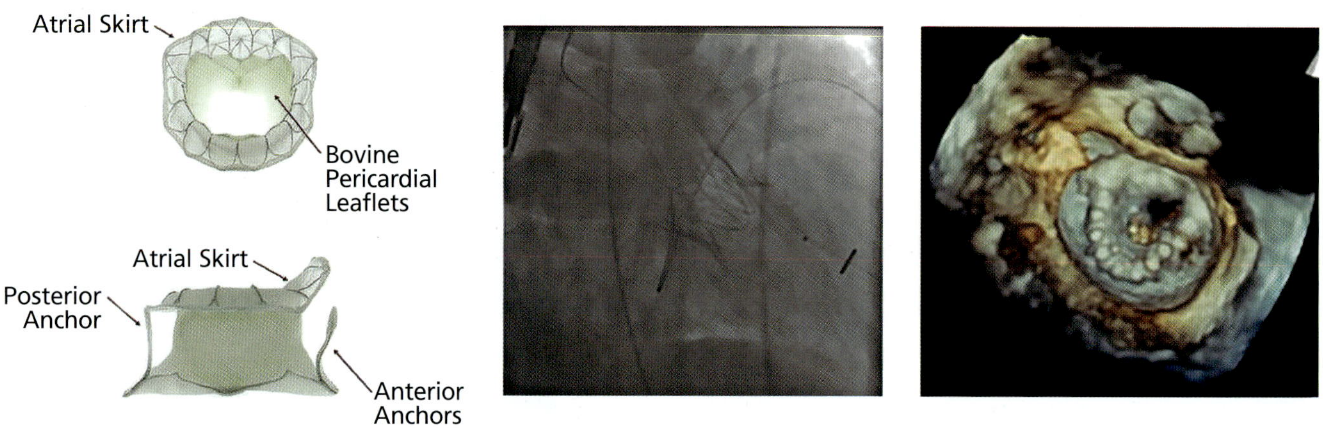

그림10

TIARA™ MITRAL TRANSCATHETER HEART VALVE

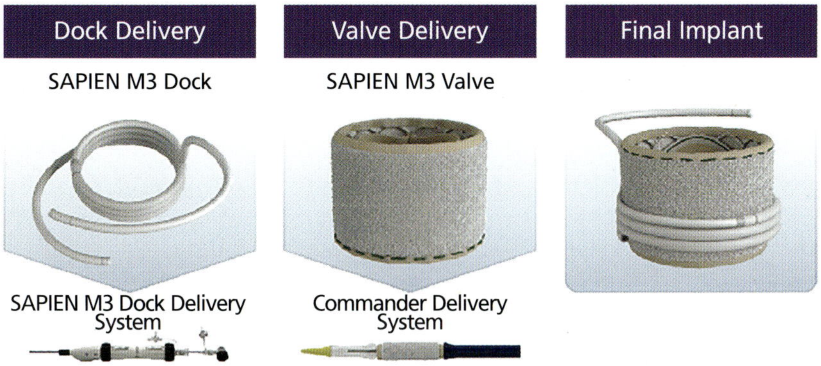

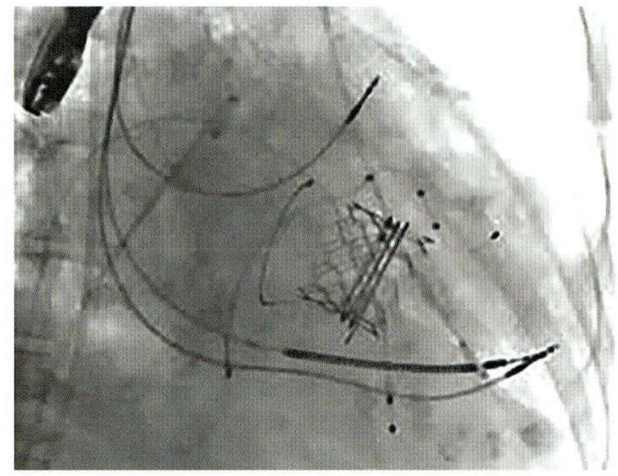

그림11

SAPIEN M3™ SYSTEM

외경으로 migration을 막아주며, 마지막으로 3) atrial turn은 valve deploy전까지 dock이 유지되도록 해 주는 역할을 하며, dock은 카테터에 연결되어 있을 때까지는 full retrieve가 가능하다. Valve는 TAVR에 사용하는 Sapien 3 29 mm밸브와 다 같고 PET skirt가 겉 전면을 다 감싸 dock system과의 sealing을 용이하게 하는 점만 다르다. 최근 15 cases의 보고가 되었다[14].

11. TENDYNE™ BIOPROSTHETIC MITRAL VALVE SYSTEM [그림12]

Tendyne™ mitral valve system (Abbott Vascular, Santa Clara, CA, USA)은 trileaflet porcine pericardium으로 만든 nitinol의 self-expanding double-frame으로 되어 있다. adjustable tether, apical fixation (sealing pad)와 밸브 자체의 세 부분으로 구성되어 있다. TA system으로 apical pad가 단추처럼 access hole을 시술 후 자연스럽게 막게 된

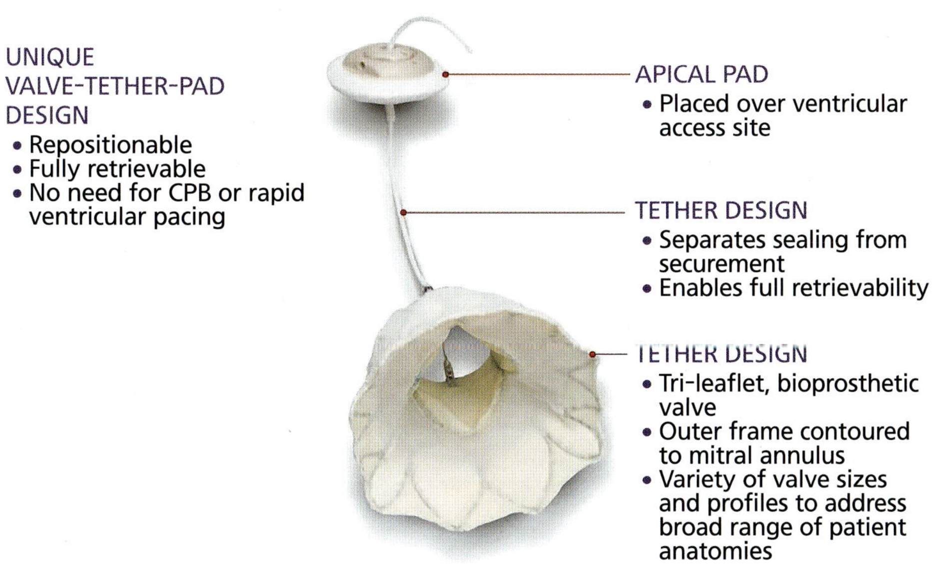

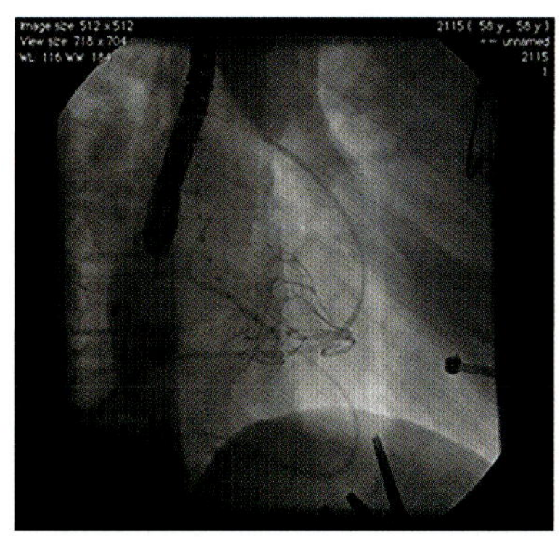

그림12

Abbott TENDYNE TMVR

다. Atrial cuff는 system이 좌심실로 밀리는 것을 방지함과 동시에 sealing역할을 함으로써 자연스럽게 PVL을 막아 준다. Tether design으로 완전히 핀 후에도 retrieve와 reposition이 가능하다. Inner stent는 circularity를 유지하며 한 사이즈로 effective orifice area>3.2 cm^2로 유지할 수 있게 되어 있고, Outer sealing frame은 septal to lateral은 30에서 43 mm까지, intercommissural dimension은 34에서 50 mm까지 커버할 수 있게 만들어져 있고 native valve size보다 크게 implantation하는 것이 일반적이다. 최근 2019년 발표된 연구 결과 93명의 환자를 대상으로 1년 생존률이 72.4%의 좋은 성적을 보였다[15].

Ⅲ. Transcatheter Mitral Valve Therapies: Replacement (TMVR) 대 Repair

개념적으로 primary (degenerative) MR과 secondary (functional) MR에서 치료적 접근 방법에 있어서 대부분 문제가 되는 경우는 functional MR의 치료가 되겠다. 카테타를 이용한 치료는 기본적으로 전통적인 수술적 방법에 비해 지니는 태생적인 penalty로 수술의 고위험 환자를 대상으로 하고 functional MR환자를 대상으로 진행하여 dilated left ventricular patient를 대상으로 하고 많은 경우 좌심실 기능이 떨어져 있는 환자를 대상으로 한다.

기존의 수술 데이터를 보면 ischemic MR환자를 대상으로 repair와 replacement를 무작위 대조 연구한 데이터에서 2년간 사망률의 차이는 없었으나 repair군에서 59%의 재발률을 보였다[16]. 수술 후 재발하는 MR환자는 재발하지 않은 환자에 비해 유의한 사망률의 증가를 보였다[17]. 이렇듯 MR 환자의 원인 별 치료를 할 때 치료 후 남거나 재발하는 MR이 향후 장기 생존율에 중요한 영향을 미치는 데는 이견이 없다.

Remnant 또는 recurred MR의 발생에 있어서는 어느 정도 TMVR이 우위에 있는 것처럼 보이지만 실제 앞서 제기한 해부학적 구조의 문제, TMVR자체의 내구성(durability)이나 변성(structural dysfunction)등의 문제가 해결되지 않은 숙제로 남아 있다. 또한, 간과되고 있는 TMVR후의 좌심실의 개선 후, 이와 연관된 좌심실의 변화로 인한 geometry의 변화를 극복하는 문제점 등 해결해야 할 문제나 증명되어야 할 것들이 산적해 있다.

최근 들어 수술적 기법을 응용하여 TMVr기법들이 개발되고 활발히 임상 연구를 진행중이다. 현재로서는 미국 FDA 승인을 받은 기구는 MitraClip™ system 이 유일하고 유럽의 CE마크를 획득한 기구로 DS 1000 device (NeoChord, Inc., St. Louis Park, MN, USA), Cardioband (Edwards Lifesciences, Irvine, CA, USA), Carillon® (Cardiac Dimensions, Inc., Kirkland, WA, USA), 그리고 Mitralign device (Mitralign, Inc., Tewksbury, MA, USA) 등이 있다. 앞서 언급했듯이 대규모 연구는 MitraClip™ system을 이용한 연구였고, Multicentre Study of Percutaneous Mitral Valve Repair MitraClip Device in Patients With Severe Secondary Mitral Regurgitation (MITRA-FR) 연구[18]와 COAPT 연구[4]의 결과가 상반되어 아직도 controversy가 남아 있는 상황이다.

요약하면 임상적으로 위험도가 높은 환자를 대상으로 시술 후 remnant MR을 줄이고 동시에 시술 자체의 안정성을 확보하는 문제와 또한 좌심실의 volume이 감소하면서 오는 geometry의 변화 등을 전반적으로 고려해야 하는 volume dependent인 MR을 한가지 방법으로 치료하는 것보다 이들의 장점을 적절히 섞는 방법도 고려해 볼 필요가 있다는 것이 필자의 개인적인 생각이다.

Ⅳ. 향후 전망과 미래

Pressure hypertrophy가 주 기전인 AS에서 TAVR는 이제 기구의 발달은 물론 임상 적응증의 적극적인 확대로 주 치료법으로 확고한 자리를 잡았다고 볼 수 있다. 하지만, MR에서 TMVR이나 TMVr은 아직도 해결해야 할 난제와 단독 치료법으로 자리매김 하기보다는 수술적 치료의 대체 요법으로서 한동안 사용되어 질 것으로 생각된다. 경험이 축적되고 기구의 지속적인 개선으로 적절한 환자군을 잘 선별하여 안전한 시술 결과들이 지속적으로 발표되면 MR영역에서의 TMVR이나 TMVr의 역할은 점점 확대될 것으로 생각된다.

참고 문헌

(1) Coffey S, Cairns BJ, Iung B. The modern epidemiology of heart valve disease. Heart. 2016;102:75-85.

(2) Enriquez-Sarano M, Avierinos J-F, Messika-Zeitoun D, et al. Quantitative determinants of the outcome of asymptomatic mitral regurgitation. N Engl J Med 2005;352:875-83.

(3) Grigioni F , Enriquez-Sarano M , Zehr KJ , Bailey KR , Tajik AJ. Ischemic mitral regurgitation: long-term outcome and prognostic implications with quantitative Doppler assessment. Circulation. 2001 Apr 3;103(13):1759-64.

(4) Stone GW, Lindenfeld J, Abraham WT, et al. Transcatheter Mitral-Valve Repair in Patients with Heart Failure. N Engl J Med. 2018 Dec 13;379(24):2307-2318.

(5) Chiarito M, Pagnesi M, Martino EA, et al. Outcome after percutaneous edge-to-edge mitral repair for functional and degenerative mitral regurgitation: a systematic review and meta-analysis. Heart. 2018;104:306-12.

(6) Nishimura RA, Vahanian A, Eleid MF, Mack MJ. Mitral valve disease-current management and future challenges. Lancet. 2016;387:1324-34.

(7) Regueiro A, Granada JF, Dagenais F, Rodés-Cabau J. Transcatheter mitral valve replacement: insights from early clinical experience and future challenges. J Am Coll Cardiol. 2017;69(17):2175-92.

(8) Stone GW, Adams DH, Abraham WT, et al. Mitral Valve Academic Research Consortium (MVARC). Clinical Trial Design Principles and Endpoint Definitions for Transcatheter Mitral Valve Repair and Replacement: Part 2: Endpoint Definitions: A Consensus Document From the Mitral Valve Academic Research Consortium. J Am Coll Cardiol. 2015;66:308-21.

(9) Blanke P, Naoum C, Dvir D, et al. Predicting LVOT Obstruction in Transcatheter Mitral Valve Implantation: Concept of the Neo-LVOT. JACC Cardiovasc Imaging. 2017;10:482-5.

(10) Regueiro A, Granada JF, Dagenais F, Rodés-Cabau J. Transcatheter Mitral Valve Replacement : Insights From Early Clinical Experience and Future Challenges. J Am Coll Cardiol. 2017;69:2175-92.

(11) Nunes Ferreira-Neto A, Dagenais F, Bernier M, Dumont E, Freitas-Ferraz AB, Rodés-Cabau J. Transcatheter Mitral Valve Replacement With a New Supra-Annular Valve: First-in-Human Experience With the AltaValve System. JACC Cardiovasc Interv. 2019;12:208-9.

(12) Abdul-Jawad Altisent O, Dumont E, Dagenais F, et al. Initial Experience of Transcatheter Mitral Valve Replacement With a Novel Transcatheter Mitral Valve: Procedural and 6-Month Follow-Up Results. J Am Coll Cardiol. 2015;66:1011-9.

(13) Banai S. Tiara Transcatheter Mitral Valve Replacement Program Update. In: Paper presented at: Transcatheter cardiovascular therapeutics (TCT) - San Diego, California (USA). 2018.

(14) Makkar R. Sapien M3: Device Attributes, Implant Procedure and Early Results. In: Paper presented at: Transcatheter cardiovascular therapeutics (TCT) - San Diego, California (USA). 2018.

(15) Sorajja P, Moat N, Badhwar V, et al. Initial Feasibility Study of a New Transcatheter Mitral Prosthesis: The First 100 Patients. J AM Coll Cardiol. 2019;73(11):1250-60.

(16) Golstein D, Moskowitz AJ, Gelijns AC, et al. Two-year outcomes of surgical treatment of severe ischemic mitral regurgitation. N Engl J Med 2016;374:344-53.

(17) Suri RM, Clavel MA, Schaff HV, et al. Effect of Recurrent Mitral Regurgitation Following Degenerative Mitral Valve Repair: Long-Term Analysis of Competing Outcomes. J Am Coll Cardiol. 2016;67:488-98.

(18) Obadia JF, Messika-Zeitoun D, Leurent G, et al. Percutaneous Repair or Medical Treatment for Secondary Mitral Regurgitation. N Engl J Med. 2018;379:2297-306.

Chapter 7

경피적 삼첨판 성형술 기구

Percutaenous tricuspid repair device

영남대학교병원 김 웅
영남대학교병원 이중희

삼첨판막(Tricuspid valve)은 승모판막에 비해 큰 관심을 받아오지 못한 것이 사실이며, 잊혀진 판막("forgotten vlave")으로 기술 되어 왔다[1,2]. 미국에서는 160만명이 중증의 삼첨판막 역류증(tricuspid regurgitation)을 앓고 있으며 삼첨판막 역류의 중증도와 사망률 간에 뚜렷한 관련성이 있음에도 불구하고, 단지 8,000여명 이하 환자만이 수술적 치료를 받고 있다[3]. 중증의 삼첨판막 역류증를 가진 환자는 대부분 차선의 치료법으로 약물 치료를 선택하며 그 결과 임상 증상 호전은 미미하다[4]. 포괄적인 삼첨판막 역류의 병인에 대한 평가는 [표1]에 기술하였다. 삼첨판막의 수술적 치료에 적응증이 되는 환자는 수년간 약물 치료를 병행한 뒤 전원 되며 우심실의 기능 악화뿐만 아니라 다른 합병증의 진행으로 매우 높은 수술 위험도를 가지게 된다[5-8]. 다행히 근래 중증의 삼첨판막 역류증 환자에 대한 경피적 치료법이 새로이 소개되고 있다.

[표1] 삼첨판막 역류의 병인

형태학적 분류 (중증 TR%)	하위 질병군	특이 이상
일차적 첨판 이상 (25%)	선천성	엡스테인 기형 막주위 심실 중격 결손/기형 기타(예, 거대 우심방)
	후천성	카르시노이드 퇴행성(점액종성) 심내막염 심내막심근섬유증 의인성(박동기 전극리드, 우심실생검) 류마티스성 독소 기타(예; 허혈성 유두근 파열)
이차적 기능 이상 (75%)	좌측 심장 질환	좌심실 기능 이상 혹은 판막 질환
	우측 심실 기능이상	우심실 심근병증 우심실 허혈 우심실 과부하
	폐동맥 고혈압	만성 폐질환 좌우단락 폐혈전색전증
	우심방 이상	심방세동
기타	수술 후 이상	수술적 치료 이후 재발되는 삼첨판막 역류

I. 해부학적 고려

삼첨판의 해부학적 구조(Anatomic challenges) [그림1]는 좌측 심장 판막에 비해 매우 복잡하고, 세개의 엽(leaflets, 전방, 후방, 중격), 건삭(chordae tendinae) 과 세 개의 유두근 (papillary muscle)으로 구성된다[9]. 삼첨판의 해부학은 매우 다양하며 정상 삼첨판막의 특징은 중격엽으로부터 나온 끈(chorda)이 심실 중격에 직접 부착된다는 것이다[10]. 전방엽의 크기가 가장 크고, 중격엽이 가장 작다. 삼첨판막륜(tricuspid annulus)은 승모판륜의 말안장을 닮은 모양과 비교하여 복잡한 비평면의 평편한 타원형 구조이다. 이것은 역동적인 구조로서 모양과 크기가 혈역학적인 조건이나 심장 주기에 따라 변화하고 승모판막에 비해 더 큰 구경을 가진다. 기능적 삼첨판막 역류증(functional tricuspid regurgitation)은 초기 우심방 확장이 기능적인 삼첨판막륜의 확장을 가져오고 이것이 삼첨판막 역류의 주요한 기전이다[11,12]. 지속적인 삼첨판막륜의 확장은 주로 전후방 면에서 우심방의 자유벽에 따라서 일어나며, 반면 중격 확장은 제한되는데, 이런 해부학적 관련성은 심장의 섬유성 골격 때문이다. 중증의 삼첨판막 역류는 전방과 후방엽의 접합점이 떨어지면서 생기게 된다. 삼첨판막의 당겨짐(tricuspid tethering)은 우측 심실의 확장이 더욱 심해진 상태로 유두근이 편위(displacement) 되면서 발생한다[12].

삼첨판막 역류의 경피적 카테터 치료를 위해서는 해결해야할 다양한 해부학적 문제들이 있다. 첫째, 삼첨판막륜이 섬유성 지방으로 만들어져 있어 효과적인 기구 고정이 어렵다. 둘째, 우관상동맥이 삼첨판막륜 크기 감소의 해부학적 목표점인 판막의 전외측과 매우 근접하게 위치하여 의인성 관상동맥 손상의 위험성을 안고 있다. 셋째, 대부분 중

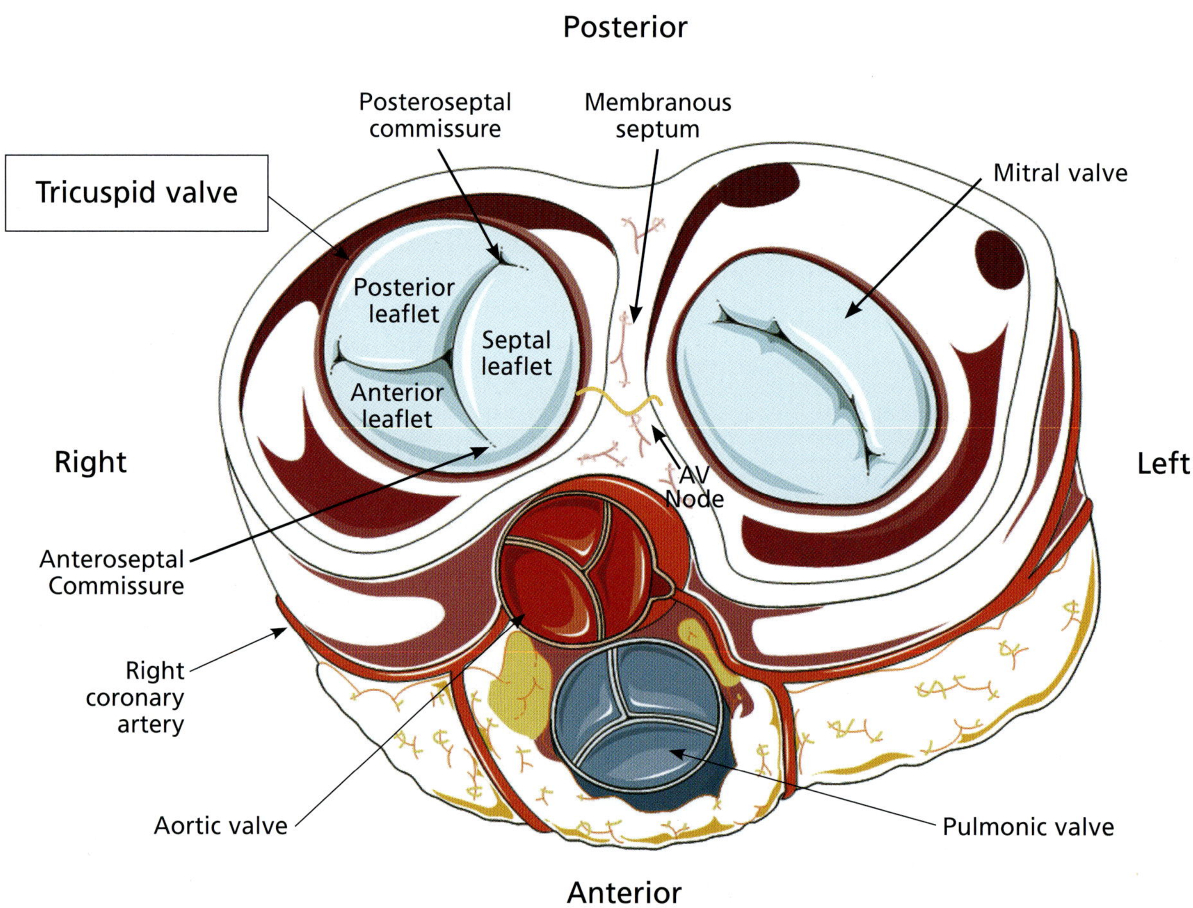

그림1

증의 삼첨판막 역류 환자는 확장된 삼첨판막륜(>40 mm to >70 mm)을 가지고 있으며 석회화 부분이 없어 경피적 삼첨판막 치환술을 시행하기 어렵다. 넷째, 방실 결절(atrioventricular node)이 중격엽 근처에서 나오며 기구 삽입으로 인해 전도장애를 유발할 수 있다. 다섯째, 이전 설치했던 심박동기나 제세동기 등은 경피적 기구 삽입시 제한점이 될 수 있다[9,13].

II. 중증 삼첨판막 역류의 경피적 카테터 삽입 기구

현재 삼첨판막 역류증 치료를 위한 경피적 접근법은 각각의 기전에 따라 판막륜 성형술 장치(annuloplasty systems), 접합 기구(coaptation devices), 첨판 기구(leaflet devices), 대정맥 판막 삽입(caval valve implantation) 그리고 삼첨판막 치환술(tricuspid valve replacement)가 있다. 아직 한국에서 도입이 되지 않았고, 이 모든 기구들은 초기 시도 단계이며 한 기구만이 초기 타당성 검사를 마쳤지만 이러한 기구들이 향후 잠재적 이익을 가져올 수 있을 것으로 보여지고 본문에서는 인간에서 최초로 시도되었던 기구들에 한해 기술하고자 한다[표2].

1. Trialign Percutaneous Tricuspid Valve Annuloplasty System

Trialign 기구(Mitralign, Inc., Boston, MA, USA)는 초기 기능적 승모판막 역류증의 치료를 위하여 개발되었다. 이 시술은 기능이 없는 삼첨판막을 이엽성 판막으로 만들어 주는 Kay 수술 치료와 유사하게 경피적으로 후방판막륜 주름잡기를 시행하는 판막륜 성형술이다. 조종 가능한 카테터를 내경정맥을 통하여 삼첨판막륜을 통과하여 위치시킨 뒤

[표2] 현재 인간에서 최초로 시도된 삼첨판 역류 감소를 경피적으로 치료하는 기구들

기구명	기전	치료 환자수	진행중인 연구	요약
Trialign	Annuloplasty	~60	SCOUT II and CE Mark study	훌륭한 초기 성적 및 안전성 공간을 적게 차지함 SCOUT연구에서 1달째 20%의 기구 실패율 Pledgets를 두번째 추가하면 더 좋은 결과가 예상됨
TriCinch	Annuloplasty	~25	PREVENT	초기 성적이 좋음 많은 수에서 후기 기구 빠짐이 생기지만, 기구 디자인이 변경되어 좋은 결과가 예상됨
Cardioband	Annuloplasty	~20	TRI-REPAIR	진정한 삼첨판막륜 기구 삼첨판 역류 감소는 효과적이나 연구 환자수가 적음 개구부의 감소가 커서 우관상동맥에 영향을 미칠 가능성
Iris	Annuloplasty	2 (Sx)	-	완전한 윤성형술 현재까지 수술적 치료만 가능
MIA	Annuloplasty	2 (Sx)	STTAR	현재까지 수술적 치료만 가능 공간이 적게 차지함
Forma	Annular spacer	>40	SPACER	높은 삶의 질 향상 설치 후 삼첨판막역류 정도를 알기 어려움 공긴이 크게 차지힘
MitraClip	Leafletplasty	>300	-	승모판막에서 입증된 효과 대부분의 센터에서 가능함 삼첨판막륜 감소를 목표로 하지 않음
Sapien XT	CAVI	Unknown	HOVER and TRICAVAL	우심방의 심실화 삶의 질 향상
Gate	Valve replacement	2 (1 Sx)	-	삼첨판막역류를 완전히 제거함 다양한 삼첨판막의 원인을 치료할 수 있음 기구 크기가 커서 환자가 견뎌낼 수 있을지 확실치 않음

CAVI, caval aortic valve implantation; Sx, surgical approach; TR, tricuspid regurgitation

고주파 선을 전진시키고, 이를 통하여 2개의 외과용 봉합 거즈(pledget)가 후방 중격 연결부와 전방 중격 연결부 사이에 위치하여 봉합하여 고정시키고 특정 주름잡기용 기구를 사용하여 후방엽을 효과적으로 제거시키는 방법이다[14]. 필요시 전방엽에 대해 동일한 시술을 시행할 수도 있다[15]. 초기 타당성 연구인 SCOUT 연구는 15명의 환자를 대상으로 시술 성공률 100%를 달성하였고 한 명의 환자에서 우 관상동맥에 스텐트 시술을 시행하였다. 30일째 경과 관찰 결과 시술 성공률은 80%였고 3곳의 봉합 거즈가 판막륜에서 떨어졌으나 재시술은 시행하지 않았다. 삼첨판막륜 크기의 감소, 판막 역류 구멍 및 좌심실 일회 박출량의 증가 등이 보고되었다. 뉴욕 심장 협회(NYHA, new York heart association) 기능 분류(≥ class I; p=0.001), 미네소타 심부전 질문지(47.4±17.6 to 20.9±14.8; p<0.001)와 6분 걷기 검사(245.2 m ±110.1 m to 298 m ± 107.6 m; p=0.008)의 의미있는 호전을 보였다[16]. 6개월까지 지속적인 향상이 관찰되었고 현재는 삼첨판막륜의 확장으로 인한 기능적 삼첨판막 역류가 보이는 30여명의 환자를 대상으로 SCOUT II 연구가 진행 중이며 심박동기 치료로 인해 삼첨판막 역류증이 생긴 2명의 환자도 등록되어 경과 관찰 중이다.

2. TriCinch Tricuspid Valve Repair System

TriCinch 기구(4Tech Cardio Ltd., Ireland)는 Kay-유사 판막륜성형술로 전후엽 교련부(commissure)를 잡아줌으로써 삼첨판막륜의 외측 중격엽의 지름을 감소시켜 준다. 시술은 18F 크기의 조작 가능한 전달 장치를 24F 크기의 대퇴정맥 유도관을 통해 우심방에 삽입하고 코르크스크류 고정 장치를 전후엽 교련부 근처에 고정한 후 다크론 밴드를 통하여 고정 장치에 연결된 자가 팽창성 스텐트를 하대 정맥의 간하(subhepatic) 부위에 위치시켜 삼첨판막에 가해지는 장력이 유지됨을 확인하여 마친다. TriCinch 기구를 사용하여 중증의 기능적 삼첨판 역류를 가진 환자의 경피적 치료를 위한 PREVENT (Percutaneous Treatment of Tricuspid Valve Regurgitation With the TriCinch System) 연구가 진행 중이다[17]. 시술 성공률은 81% (18명) 였고 이들 중 94%의 환자에서 삼첨판 역류의 유의한 급성 감소가 관찰되었다. 그러나, 2명의 환자(8%)에서 심막혈종이 발생하였으며 5명의 환자에서 판막륜 고정 장치가 분리되었으나 심각한 부작용은 관찰되지 않았다. 시술로 인하여 중증의 4단계 이상의 삼첨판 역류가 80%에서 40%로 감소한 것이 관찰되었으며 6개월 추적 관찰 결과 기능적 분류와 삶의 질 측면에서 지속적인 개선이 보였다.

3. Cardioband Annuloplasty System

카디오밴드 시스템(Edwards Lifesciences, Irvine, California, USA)은 본래 승모판막 시술을 위해 고안된 수술-유사 판막륜 성형 장치로 24F 유도관을 이용해 대퇴 정맥으로 삽입된다. 대략 16개의 고정 장치를 후엽 판막륜에 이식 후 고정하고 단단히 묶어 준다. 시술 후 판막륜의 직경과 역류는 감소하게 된다. 20명의 환자를 대상으로 한 TRI-REPAIR (Tricuspid Regurgitation Repair with Cardioband Transcatheter System) 연구 결과 30명 환자 모두에서 성공적으로 시술이 이루어 졌으며, 외측 중격엽의 지름이 평균 17% 감소하였다. 시술 전후 2명의 환자가 우심실 부전 및 장치와 무관한 치명적 출혈 발생으로 사망하였고, 뇌졸중 1명, 주요 출혈이 3명에서 발생하였다. 시술 후 30일째 유효 역류구 면적(50%) 및 베나 축소부(vena contracta) 모두 감소하였고(31%), 심박출량(7%)과 기능적 상태는 개선되었다[13,18].

4. Iris Complete Annuloplasty Ring

Millipede Iris 장치(Boston Scientific, Marlborough, Massachusetts, USA)는 완전 재배치가 가능한 판막륜 성형술 고리를 이용하여 치료한다. 이 장치는 지그재그 형태의 접을 수 있는 니티놀 고리와 이 고리를 판막륜에 부착해주는 코르크스크류 모양의 고정 장치로 구성되어 있으며 각 지그재그 링의 꼭대기에 개별 이음고리가 있다. 이 장치는 완전히 재배치가 가능하며 필요시 회수도 가능하다. 승모판 성형술을 동시에 진행하는 2명의 환자에서 IRIS 고리를 수술적으로 삽입하였으며, 그 결과 약 40% 정도의 삼첨판막륜의 지속적 지름 감소가 관찰되었으며 12개월 후에는 삼첨판 역류가 사라졌다. 이 장치는 항응고 요법이 필요치 않으며 본래의 해부학적 구조를 유지해주고 경피적 카테터 심장 판막을 삽입할 받침대 역할을 할 수 있을 뿐만 아니라 다른 경피적 치료 방안들을 가능케 해준다.

5. MIA device

최소 침습적 판막륜 성형 장치(MIA, minimally invasive annuloplasty technology; Micro Interventional Devices, Newtown, Pennsylvania, USA)는 봉합을 사용하지 않는 경피적 판막륜 성형술로 열가소성 탄성 중합체(MyoLast)와 저질량 중합체의 순응성 자가 긴장성 고정 장치(PolyCor)로 구성되어 있어 확장된 삼첨판막륜의 크기를 감소시킨다. 이 장치는 16F 크기의 전달 장치를 통해 수술적으로 삽입되며 STTAR (Study of Tanscatheter Tricuspid Annular Repair) 연구에서 최소 침습적 판막륜 성형 장치의 안정성과 유효성을 평가하기 위해 40명의 환자들이 등록될 예정이다.

6. MitraClip System

MitraClip 시술은 이미 승모판막 치료에 미국 식품의약국(FDA, Food and Drug Administration)의 승인을 받은 기구로 비교적 쉽게 시행할 수 있고 시술자의 친숙도 때문에 기능적 삼첨판 역류가 있는 고위험군에 대해 오프 라벨이지만 일차적 선택 치료가 될 수 있다. 650건 이상의 시술이 세계적으로 이미 시행되었다[19]. 그러나, 중재 시술을 이용한 edge-to-edge 판막 성형술은 삼첨판막에 적용할 경우 몇 가지 기술적 문제가 발생하게 된다. 첫번째로 시술 중 경식도 초음파로 삼첨판막에 대한 영상을 얻기가 매우 어려우며 기구의 동축 배열을 확인하기 위해서 심장내 초음파를(ICE, intracardiac echocardiography) 이용하는 것이 대안이 될 수 있다[20]. 두번째로 우심방에서 MitraClip 기구를 조작할 때 사용하는 일반적 기술을 사용할 수 없게 된다[21]. 세번째로 커다란 접합 틈은 기능적 삼첨판 역류가 있는 환자들에게 흔히 발견되는데 이런 경우 여러 번 봉합을 시도하고 여러 개의 클립을 사용해야 한다. 중격엽과 전방엽을 봉합하는 것이 체외 실험에서 가장 좋은 시술 결과를 보였다[22]. 네번째로 클립으로 삼첨판을 잡아주는 것은 심박동기의 전극유도선이 있는 경우 어려울 수 있다[23]. 이러한 환자들은 앞서 언급한 이첨판화 기술을 이용하거나 후엽과 전엽 사이는 잡지 않고 중격엽과 후엽 사이 뿐만 아니라 중격엽과 전엽 사이에도 삽입하는 "트리플-오리피스 기법"을 사용해 치료할 수 있다[24]. 마지막으로 우심실에서 판막하 공간이 작다는 것을 고려해 삼첨판엽과 코드가 꼬이지 않도록 클립 전달시스템을 서서히 움직이게 해야 한다.

Nickening 연구팀이 보고한 다기관 유럽 데이터베이스에서 중등도에서 중증의 삼첨판 역류가 있는 64명의 고위험군 환자들이 삼첨판막에 클립을 삽입하였다. 성공률은 97%였으며, 91%이상의 환자에서 삼첨판 중증도에서 1단계 이상 감소하였다. 대부분의 환자들은 30일 추적 관찰 결과 삼첨판 역류의 중증도와 뉴욕 심장 협회(NYHA, New York Heart Association) 기능적 분류 및 운동 능력에 있어 상당한 수술 후 개선을 보였다. Orban의 연구팀은 최근 경피적 카테터 edge-to-edge 삼첨판막 성형술을 받은 50명의 환자들에서 6개월 경과에 대해 보고하였는데 이 중 36명에서는 이첨판 성형술도 추가적으로 시행하였다. 46명의 환자(92%)에서 수술이 성공적이었으며 환자 당 평균 1.9개의 클립을 사용하였고 84%의 환자에서 전엽과 중격엽 사이에 클립을 삽입하였다. 6개월의 추적 관찰에서 NYHA 기능적 분류 상 1단계 이상의 개선을 보인 환자가 79%였으며 1단계 이상의 삼첨판 역류 중증도의 개선을 보인 환자도 90%였다. 2단계 이하의 삼첨판 역류 중증도 단계를 보인 환자가 77%였으며 사망률은 16%였다[25,26].

현재 진행되고 있는 TRILUMINATE (Trial to Evaluate Treatment With Abbott Transcatheter Clip Repair System in Patients with Moderate or Greater Tricuspid Regurgitation) 연구는 75명의 환자들을 등록시켜 3년 동안 추적 관찰을 시행하여 MitraClip의 삼첨판막 역류증 치료 성적을 평가할 계획이다.

7. Forma Tricuspid Repair System

Forma 장치(Edwards Lifesciences, Irvine, California, USA)는 폴리카보네이트-우레탄으로 채워진 풍선형 "스페이서"와 20F 유도관을 이용해 우심실 꼭지에 고정되어 있는 레일로 구성되어 있으며 이 스페이서가 역류구를 막아 판막엽을 접합 시키는 기구이다. 2015년 최초의 인체 실험 이 후 18명의 환자들에게서 사용되었고 이 중 15명 환자들을 1년 간 임상적으로 추적 관찰하였다. 16명의 환자(89%)

에서 병원 내 사망 없이 성공적으로 시술 되었고, 시술 후 1년 간 추적 관찰을 마친 14명의 환자들 중 86%의 환자에서 NYHA 기능적 단계 분류 상의 개선이 관찰되었으며 6분간 보행 거리와 삶의 질의 측면에서 유의한 개선이 관찰되었다[27].

미국 조기 타당성 조사(n=29)의 시술 후 30일 경과가 발표되었고, 2명의 환자에서 우심실 천공이 발생했으며 9명의 환자(31%)들에서 최소 한 가지의 부작용이 관찰되었는데 이 부작용에는 사망(n=2), 혈관 손상(n=1), 주요 출혈 내지는 생명을 위협하는 출혈(n=6), 장치 관련 수술(n=3: 천공으로 인해 개흉 수술로 전환한 환자 1명, 각각 장치 이동과 감염으로 인해 시술 후 30일 내에 추가적인 수술을 받은 환자 2명) 및 급성 신손상(n=3)이 있었다.

8. Caval Aortic Valve Implantation

대정맥-대동맥 판막 삽입술(Caval Aortic Valve Implantation, CAVI)은 하대정맥 혹은 하대정맥과 상대정맥에 경피적 카테터 판막을 삽입하는 시술로서, 삼첨판을 직접 치료하는 수술의 대안으로 사용된다. 이 시술은 정맥 울혈을 감소시켜 우심실부전 증상을 경감시키는 것을 목표로 한다. 하지만, 좌심방의 심실화로 삼첨판막륜의 크기가 더 커지는 것에 대한 우려들이 제기되고 있다. 초기 연구에서는 대동맥 협착에서 일반적으로 사용되는 풍선형 확장 판막을 사용하였으며[28], HOVER와 TRICAVAL의 두 연구에서 Sapien XT 판막을 사용해 CAVI의 실행 가능성에 대해 연구할 예정이다[29].

전용 CAVI 장치인 Tric 밸브 장치(P&F Products & Features Vertriebs GmbH – in cooperation with Braíle Biomedica)에 대한 초기 연구들이 진행되었다. Tric 밸브는 니티놀 스텐트 틀에 부착된 자가 팽창성 심내막성 조직 판막으로 20-F의 팽창 가능한 관을 통해 삽입된다. 4명의 환자에서 Tric 밸브 장치가 중증의 우심실 부전 치료를 위하여 성공적으로 시술되었고, 한 명의 환자에서 시술 중 개흉 수술로 전환했으나 나머지 환자들은 평균 7개월 추적 관찰 동안 모두 임상 증상이 개선 되었다.

9. Gate Tricuspid Valved Stent

2016년 11월 Gate 삼첨판 방실 판막 스텐트(NaviGate Cardiac Structures Inc., Lake Forest, California, USA)가 중증의 삼첨판 역류를 동반한 환자에서 성공적으로 삽입되었다. 초기 환자는 우심방을 절개하여 장치를 삽입하였고, 두번째 시술 환자에서는 우측 내경정맥을 통하여 시행되었다. 심장 전도와 우심실 기능에 대한 판막 대체술의 장기간 영향에 대해서는 아직 더 지켜보아야 하지만 초기 추적 관찰 결과는 긍정적이었다.

삼첨판막 역류는 흔하고 환자의 기능적 상태 및 장기 생존율에 중대한 영향을 미친다. 이런 상황에도 불구하고, 환자들에 대한 수술적 치료는 드물고 위험도가 높다. 대동맥 판막과 승모판막의 영역은 수술적 치료와 경피적 치료 간의 경쟁이 치열한 반면, 삼첨판막분야는 매우 높은 수술 위험도 때문에 모든 환자들에게서 수술에 비해 위험도가 덜한 경피적 치료기법이 빠르게 표준 치료가 될 수 있는 독특한 기회를 가지게 되었다. 하지만, 여전히 치료에 관한 이해가 부족하고 표준 진료 지침이 부족하여 질환의 후기에 발견되는 경우가 많다. 따라서 이러한 환자군에 대해 조기 치료의 중요성에 관한 의료 제공자들의 교육이 중요하다. 새롭고 다양한 경피적 치료 기술이 발전하면서 이러한 치료에 대해 개개인 환자에 대한 표준적인 평가, 질병의 진행 과정 및 정의, 심장 초음파 진단 기준과 적절한 임상 연구 목표점 등을 담은 자세한 표준 지침이 빠른 시일 안에 개발 되어야 하겠다.

참고 문헌

(1) Topilsky Y, Khanna AD, Oh JK, et al. Preoperative factors associated with adverse outcome after tricuspid valve replacement. Circulation 2011;123:1929-39.

(2) Stuge O, Liddicoat J. Emerging opportunities for cardiac surgeons within structural heart disease. J Thorac Cardiovasc Surg 2006;132:1258-61.

(3) Rogers JH, Bolling SF. The tricuspid valve: current perspective and evolving management of tricuspid regurgitation. Circulation 2009;119:2718-25.

(4) Nath J, Foster E, Heidenreich PA. Impact of tricuspid regurgitation on long-term survival. J Am Coll Cardiol 2004;43:405-9.

(5) Kim YJ, Kwon DA, Kim HK, et al. Determinants of surgical outcome in patients with isolated tricuspid regurgitation. Circulation 2009;120:1672-8.

(6) King RM, Schaff HV, Danielson GK, et al. Surgery for tricuspid regurgitation late after mitral valve replacement. Circulation 1984;70:I193-7.

(7) McCarthy PM, Bhudia SK, Rajeswaran J, et al. Tricuspid valve repair: durability and risk factors for failure. J Thorac Cardiovasc Surg 2004;127:674-85.

(8) Minol JP, Boeken U, Weinreich T, et al. Isolated Tricuspid Valve Surgery: A Single Institutional Experience with the Technique of Minimally Invasive Surgery via Right Minithoracotomy. Thorac Cardiovasc Surg 2017;65:606-11.

(9) Taramasso M, Vanermen H, Maisano F, Guidotti A, La Canna G, Alfieri O. The growing clinical importance of secondary tricuspid regurgitation. J Am Coll Cardiol 2012;59:703-10.

(10) Martinez RM, O'Leary PW, Anderson RH. Anatomy and echocardiography of the normal and abnormal tricuspid valve. Cardiol Young 2006;16 Suppl 3:4-11.

(11) Frater R. Tricuspid insufficiency. J Thorac Cardiovasc Surg 2001;122:427-9.

(12) Dreyfus GD, Martin RP, Chan KM, Dulguerov F, Alexandrescu C. Functional tricuspid regurgitation: a need to revise our understanding. J Am Coll Cardiol 2015;65:2331-6.

(13) Asmarats L, Puri R, Latib A, Navia JL, Rodes-Cabau J. Transcatheter Tricuspid Valve Interventions: Landscape, Challenges, and Future Directions. J Am Coll Cardiol 2018;71:2935-56.

(14) Schofer J, Tiburtius C, Hammerstingl C, et al. Transfemoral Tricuspid Valve Repair Using a Percutaneous Mitral Valve Repair System. J Am Coll Cardiol 2016;67:889-90.

(15) Latib A, Mangieri A. Transcatheter Tricuspid Valve Repair: New Valve, New Opportunities, New Challenges. J Am Coll Cardiol 2017;69:1807-10.

(16) Hahn RT, Meduri CU, Davidson CJ, et al. Early Feasibility Study of a Transcatheter Tricuspid Valve Annuloplasty: SCOUT Trial 30-Day Results. J Am Coll Cardiol 2017;69:1795-806.

(17) Tchetche D, Denti P, Juliard JM, Latib A, Maisano F. Innovative Transcatheter Tricuspid Valve Repair System. Initial Outcomes from the First in Human Multi-Centre Study. Journal of the American College of Cardiology 2016;68:B36-B.

(18) Schueler R, Hammerstingl C, Werner N, Nickenig G. Interventional Direct Annuloplasty for Functional Tricuspid Regurgitation. JACC Cardiovasc Interv 2017;10:415-6.

(19) Taramasso M, Hahn RT, Alessandrini H, et al. The International Multicenter TriValve Registry: Which Patients Are Undergoing Transcatheter Tricuspid Repair? JACC Cardiovasc Interv 2017;10:1982-90.

(20) Pozzoli A, Taramasso M, Zuber M, Maisano F. Transcatheter tricuspid valve repair with the MitraClip system using intracardiac echocardiography: proof of concept. EuroIntervention 2017;13:e1452-e3.

(21) Braun D, Nabauer M, Orban M, et al. Transcatheter treatment of severe tricuspid regurgitation using the edge-to-edge repair technique. EuroIntervention 2017;12:e1837-e44.

(22) Vismara R, Gelpi G, Prabhu S, et al. Transcatheter Edge-to-Edge Treatment of Functional Tricuspid Regurgitation in an Ex Vivo Pulsatile Heart Model. J Am Coll Cardiol 2016;68:1024-33.

(23) Fam NP, Ho EC, Ahmed N, Connelly KA. Transcatheter edge-to-edge repair of lead-associated tricuspid regurgitation. EuroIntervention 2017;13:1166-7.

(24) Braun D, Orban M, Nabauer M, et al. Transcatheter Treatment of Severe Tricuspid Regurgitation Using the Edge-to-Edge Repair Technique in the Presence and Absence of Pacemaker Leads. JACC Cardiovasc Interv 2017;10:2014-6.

(25) Nickenig G, Kowalski M, Hausleiter J, et al. Transcatheter Treatment of Severe Tricuspid Regurgitation With the Edge-to-Edge MitraClip Technique. Circulation 2017;135:1802-14.

(26) Orban M, Besler C, Braun D, et al. Six-month outcome after transcatheter edge-to-edge repair of severe tricuspid regurgitation in patients with heart failure. Eur J Heart Fail 2018;20:1055-62.

(27) Perlman G, Praz F, Puri R, et al. Transcatheter Tricuspid Valve Repair With a New Transcatheter Coaptation System for the Treatment of Severe Tricuspid Regurgitation: 1-Year Clinical and Echocardiographic Results. JACC Cardiovasc Interv 2017;10:1994-2003.
(28) Lauten A, Ferrari M, Hekmat K, et al. Heterotopic transcatheter tricuspid valve implantation: first-in-man application of a novel approach to tricuspid regurgitation. Eur Heart J 2011;32:1207-13.
(29) O'Neill BP, Wheatley G, Bashir R, et al. Study design and rationale of the heterotopic implantation of the Edwards-Sapien XT transcatheter valve in the inferior VEna cava for the treatment of severe tricuspid regurgitation (HOVER) trial. Catheter Cardiovasc Interv 2016;88:287-93.

PART

VI

기타 시술들

Other procedures

Chapter

1 판막 누출 시술 시 영상

Imaging of paravalvular leak

삼성서울병원 박성지

I. 경식도 심장초음파 유도 경중격천자

심방 중격을 통과하면 좌심방 구조물, 승모판, 좌심실 및 심지어 대동맥 판막에 정맥 경로가 제공되므로 TMVR, left atrial appendage closure, mitral prosthetic PVR closure, mitral ViV procedure를 포함하는 다양한 구조적 심장 중재술(structural heart interventions)에 이용된다.

환자의 안전을 최적화하고 중재술의 성공 가능성을 높이기 위해서는 정확한 중격 천자 위치가 중요하며 interventionalist와 echocardiographer 간에 조율된 노력이 필요하다.

경중격 천자 바늘은 일반적으로 TEE imaging transducer가 정지 상태로 유지될 때 상대정맥(superior vena cava)에서 서서히 빠져나간다. 만약, TEE에서 바늘이 보이지 않는 다면, 바늘의 위치를 확인하기 위해 TEE imaging transducer위치를 약간 조정해야 할 수 있으며 이상적인 천자 위치가 확인될 때까지 경중격 바늘 위치와 imaging plane을 단계적으로 계속 조절해야 한다.

경중격 천자 위치는 구조적 심장 중재술의 종류에 따라 다르다.

II. TRANSCATHETER CLOSURE OF PROSTHETIC VALVE PARAVALVULAR REGURGITATION

- 가장 흔히 사용하는 transcatheter devices : Amplatzer family of septal, ductal, vascular occluders (St. Jude Medical, St. Paul, MN) [그림2]
- Approach to transcatheter repair of PVR
    - Mitral defects: antegrade approach (via at transseptal puncture)
    - Aortic defects: retrograde approach (via the ascending aorta)

III. 판막주위 역류의 기본적인 심장초음파 평가

PVR의 평가에는 PVR 존재, 위치 및 심각도를 정의하기 위한 포괄적이고 체계적이고 통합된 접근이 필요

[표1] 시술의 종류에 따른 경중격천자의 위치

Procedure	Recommended transseptal puncture
Left atrial appendage closure with Watchman device	Inferior and posterior
TMVR with MitraClip device	Posterior and superior (4.0–4.5 cm from the mitral annulus in four-chamber view)
Mitral periprosthetic leak	Posterior at level of leak
Mitral valve-in-valve replacement	Posterior at level of valve

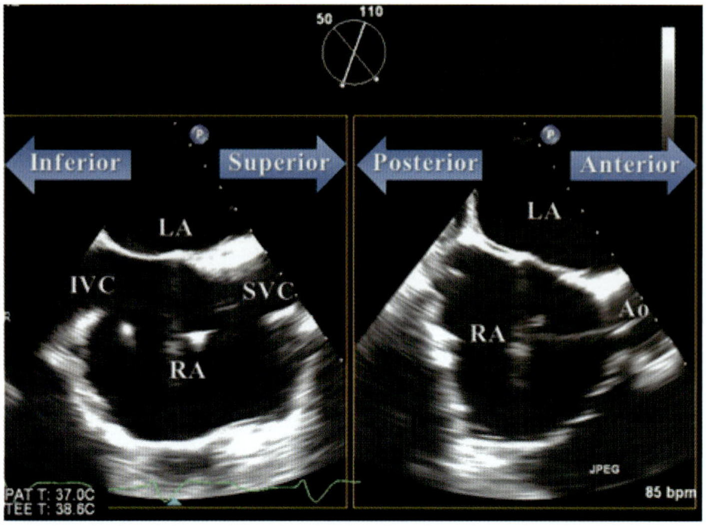

그림1

biplane TEE유도 경중격천자(Biplane TEE guidance for transseptal puncture)
경중격천자시 전형적인 biplane imaging orientation을 보여주고 있다(Ao, aortic root; IVC, inferior vena cava; LA, left atrium; RA, right atrium; SVC, superior vena cava).

1. 대동맥판막주위 역류 이미징

- TTE는 posterior regurgitant lesions을 놓치기 쉽고 TEE는 anterior regurgitant lesions을 놓치기 쉽다.
- 해결방안
  - 2D: lower parasternal window, apical window, subcostal window를 포함하는 multiple views에서 valve의 sewing ring을 관찰하려고 노력
  - color flow imaging과 Doppler imaging
    - continuous wave Doppler: prosthetic valve mean gradient, the regurgitant Doppler signal density, the regurgitant Doppler pressure half-time
    - pulse-wave Doppler of the descending thoracic aorta (from the suprasternal notch) or the abdominal aorta: 역류의 중증도를 평가하는데 부속변수, holodiastolic reversals (+) ➡ significant regurgitation

2. 승모판막주위 역류 이미징

- TEE를 포함하는 multiparameteric approach가 반드시 필요
- TTE
  - Mitral prosthesis PVR jet는 aortic PVR과 달리 TTE에서는 잘 관찰되지 않음
  - Clues: LVOT 대비하여 mitral prosthesis를 통과하는 속도의 비가 증가, mean diastolic gradient가 증가, peak jet velocity가 증가
- TEE
  - 고해상도의 multiplane을 사용하여 mitral prosthesis와 sewing ring을 관찰할 수 있으므로 반드시 필요
  - Continuous wave Doppler interrogation: signal density와 contour, prosthetic valve mean gradient, E velocity, prosthesis pressure half-time을 평가하기 위해 중요

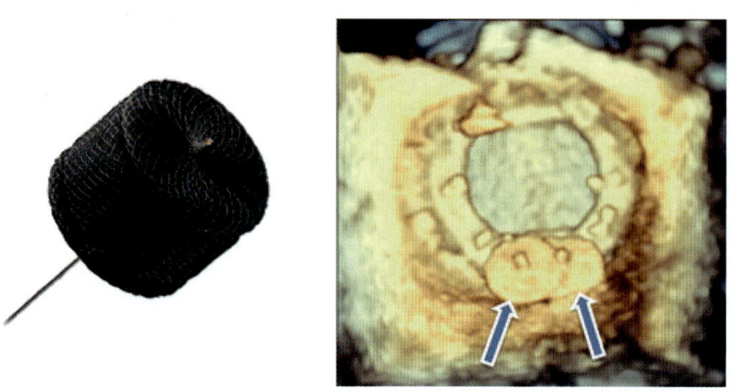

그림2

The Amplatzer Vascular Plug II (AVP II; St. Jude Medical, St. Paul, MN).
(Lt) AVP II 는 self-expanding nitinol mesh occlusion device로 구성 (Rt) 3D-TEE en face view (surgeon's view): 2개의 AVP II plugs가 mechanical mitral bileaflet의 posterior에 위치. proximal device disks가 의 atrial side (blue arrows)에 관찰

- Pulmonary vein flow: PVR의 혈역학적 부담을 추정하는데 매우 도움이 됨[그림3]
- PISA: 검증결과가 부족하여 일반적으로 사용되지 않음

- 가장 중요한 점: 위치 확인과 역류 제트의 수 확인
- mitral PVR lesions
  - 2D-TEE [그림4]
    - ① midesophageal window에서 transducer array를 0도에서 150도까지 점차적으로 회전시켜 전체 sewing ring을 체계적으로 스캔
    - ② short axis에서 2D transgastric view는 sewing ring의 단축을 제공하는데 중요
  - 3D-TEE [그림4]
    - ① 승모판막의 직관적인 en face “surgeon’s view”: PVR의 위치를 결정하는데 매우 중요
    - ② PVR defect(s) shape (irregular/crescentic), size, percutaneous repair에 적합한 환자 선정 시 중요한 dehiscence의 circumferential extent
  - Interventional cardiologist에게 PVR 위치를 정확히 알리는 것이 중요한데 이때 공통 언어(common language)를 사용하는 것이 필수적([그림4]와 4. TEE localization 참조)

Ⅳ. 승모판막 PVR과 판막주위 누출의 TEE상 위치

Mayo Clinic에서는 표준 공간 좌표와 해부학적 랜드 마크를 기반으로 하는 다음 명명법을 사용하고 있다.

1. 2D-TEE

① Anterior versus posterior: Long axis aortic valve/ascending aorta views (100 – 130 degrees)

② Anterolateral: LAA view (60 – 90 degrees)

③ Medial versus lateral: Horizontal 4-chamber view (0 – 20 degrees)

2. 3D-TEE

① Aortic valve = Anterior

② LAA = Anterolateral

③ Atrial septum = Medial

TEE-fluoroscopic fusion imaging은 fluoroscopy에서 결함의 위치를 시각화하여 보여줄 수 있으므로 interventionist가 판막 주위 결함을 캐뉼레이션 하기가 더 용이하다.

Ⅴ. PVR 폐쇄의 수술 중 이미징

- 승모판막의 3D TEE en face view (surgeon’s view, left atrial perspective)

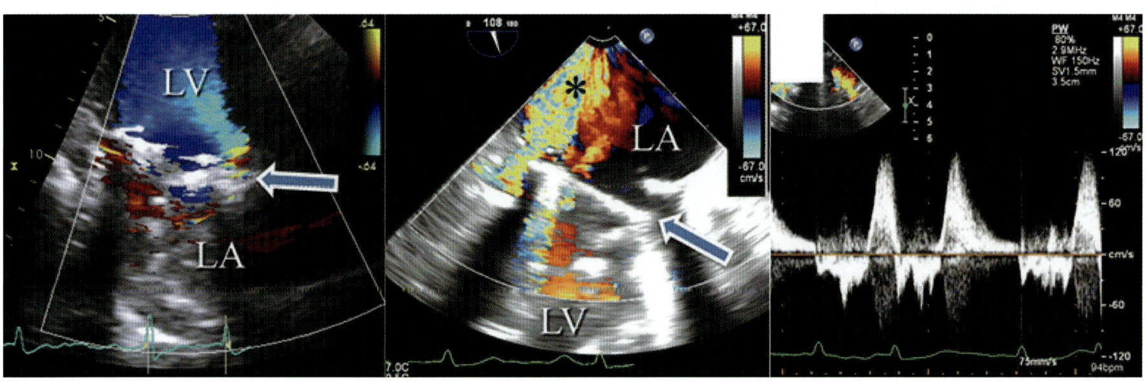

A B C

그림3

TTE imaging에서 mitral PVR의 Acoustic shadowing
(A) mitral mechanical prosthesis (blue arrow)의 전형적인 TTE imaging: 심한 2D artifact와 좌심방으로의 shadowing이 좌심방내 color flow imaging을 약화시킨다. (B) 동일한 환자의 TEE imaging: mitral PVR의 심한 posterior jet가 관찰됨 (C) 폐정맥의 Spectral Doppler imaging: systolic reversal of flow가 관찰되며 이는 심한 PVR 임을 시사함

① 심방 중격 천자가 성공한 뒤, 역류 손실의 cannulation을 안내하는데 유용[그림6]

② 가이드 와이어(guidewire)가 인공 판막의 입구를 통과하지 않고 판막 주위 결손을 통과하는 것을 유도

③ Device deployment하는 동안 결손 부위에 vascular occluder를 정확히 배치하여 최적의 착석(optimal seating) 보장

④ Device deployment 동안과 직후, device가 인공 판막 특히 기계 판막의 leaflet motion을 방해하여 움직이지 못하게 할 수도 있으므로 인공 판막의 기능을 지속적으로 평가하여야 함. leaflet motion의 device impingement를 시사하는 소견: device deployment동안 leaflet이 안 움직이거나 부분적으로 개방, Device가 수축기에 leaflet이 닫히는 것을

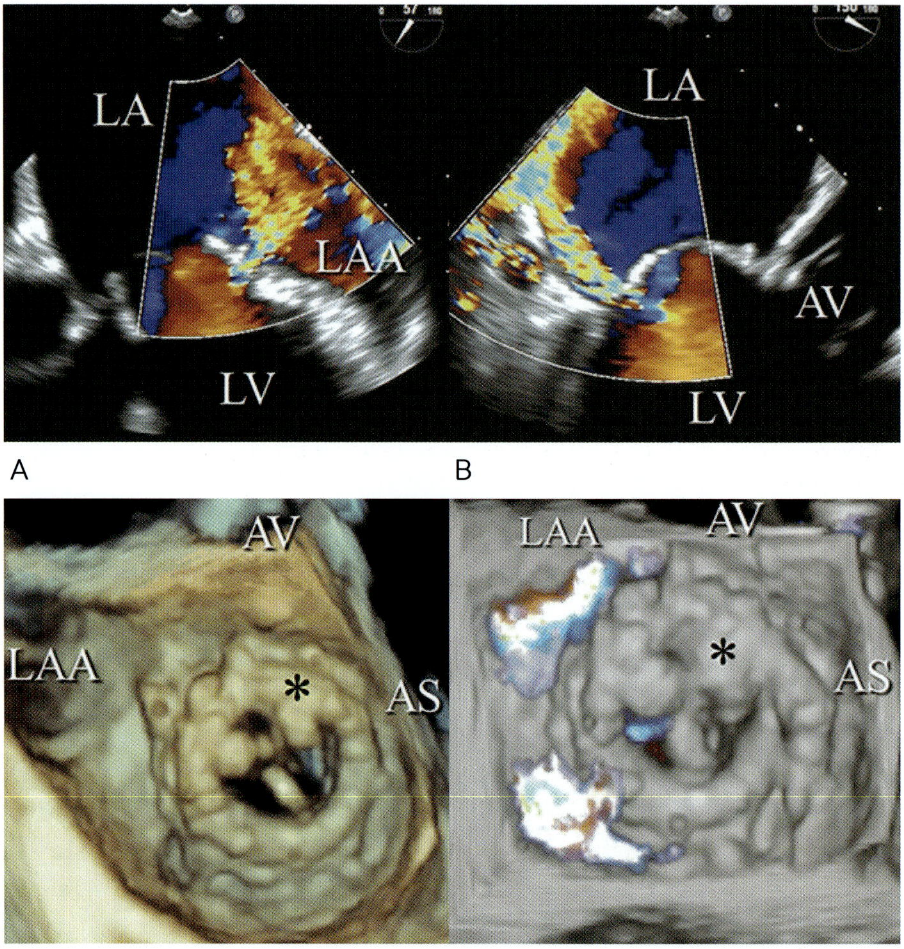

A B C D

그림4

중증의 승모판막 PVR의 시술 전 평가
(A) 포괄적인 multiplane TEE 이미징은 승모판막 PVR가 두가지 제트로 구성됨을 나타냄
(B) 57도의 multiplane angle에서 하나의 제트가 좌심방이에 인접하여 전 측방에서 관찰
(C) 150도의 multiplane angle에서 두번째 제트가 대동맥판막과 반대 방향으로 후외측에서 관찰
(D) 판막주위 결손(paravalvular defects)는 비교적 좁아서 noncolor 3D surface rendered imaging에서는 잘 보이지 않음 3D color Doppler imaging에서 sewing ring을 따라 위치와 circumferential extent가 명확히 관찰됨. 하나의 제트가 좌심방이 인접하여 전측방에서 보였고 두 번째 제트는 2D multiplane imaging을 기반으로 의심되는 후외측으로 확인

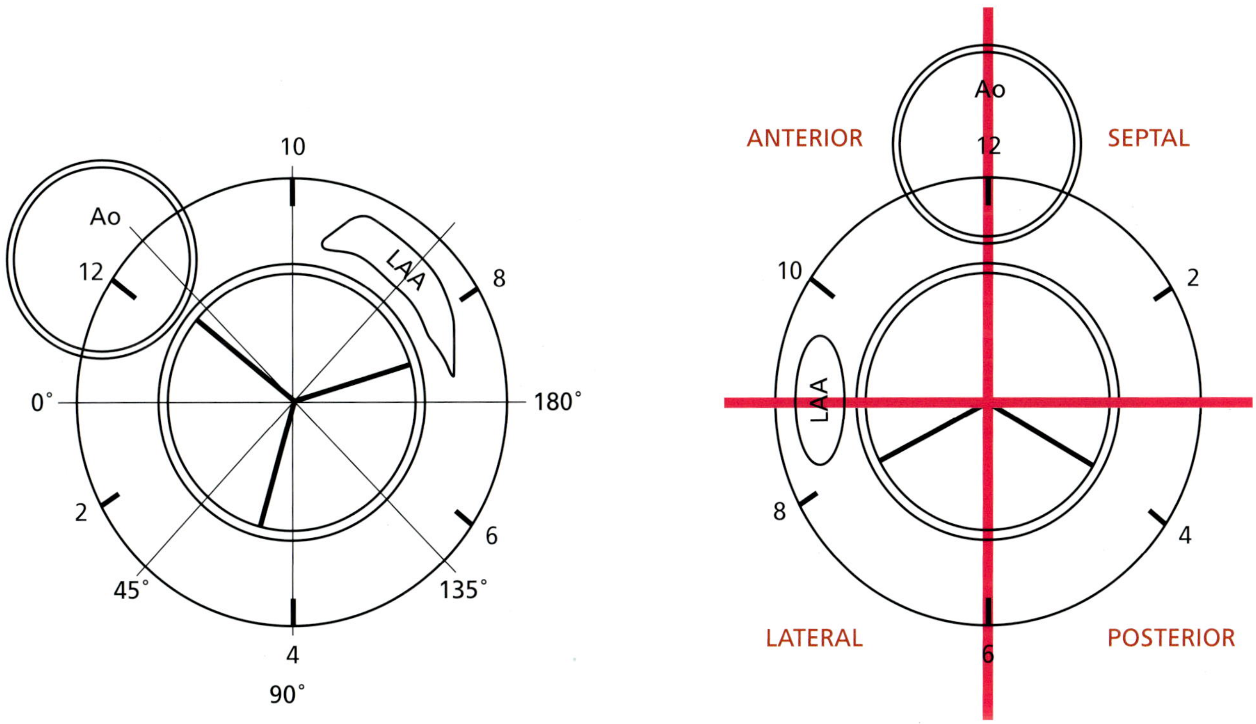

그림5

대동맥판막과 좌심방이를 기준으로 하는 PVR의 위치 결정시 사용되는 개략도

방해하여 하는 transvalvular regurgitation이 갑자기 증가

⑤ 합병증 발생 관찰: cardiac perforation, thrombus formation, worsening valve dehiscence, device embolization

VI. PVR 폐쇄 시술 이후 이미징

- 시술이 끝난 이후, 남아 있는 PVR을 평가
- 남아 있는 PVR은 정량적인 평가가 제한점이 많아 통합적인 평가가 필수적임
- 남아 있는 PVR은 삽입된 device에 의해서 eccentric, fragmented되므로 시술 전 영상과 동일한 혈압 상태에서 남아 있는 역류를 평가하기 위한 노력이 필요하며, plugs의 acoustic shadowing이 남아 있는 역류 제트를 가릴 수 있어서 multiple view에서 평가가 반드시 필요
- 폐정맥 흐름(pulmonary vein flow): 시술 전과 시술 이후 혈역학적 변화를 평가하는 데 유용, 폐정맥의 수축기 전방 혈류의 개선 또는 정상하는 적절한 폐쇄를 의미
- PISA 정량: 제트의 eccentricity, 다중 jets의 존재, 삽입된 device에 의한 acoustic shadowing으로 불가능

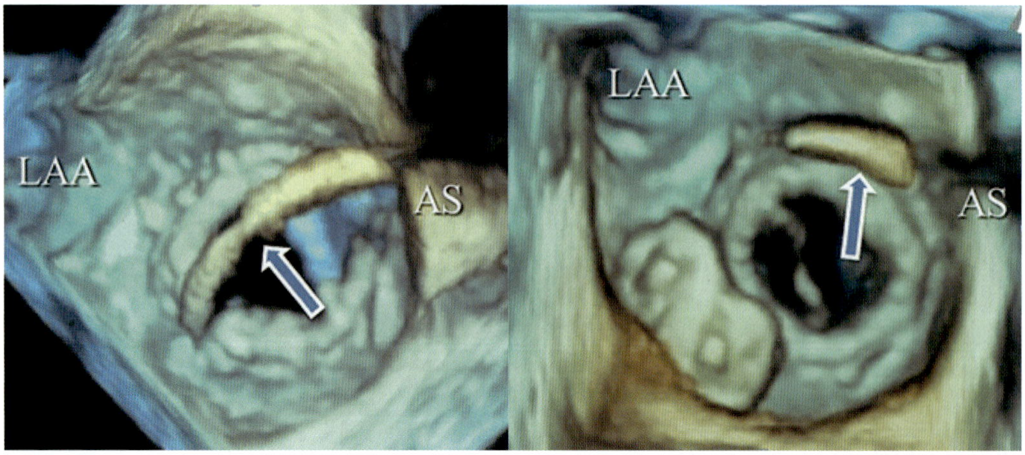

A B

그림6

Real-time 3D-TEE 유도 하 승모판 PVR defect closure
(A) 방중격 천자 이후, 승모판막의 en face view가 steerable guide catheter (blue arrow)를 사용하여 PVR cannulation을 가이드하는데 사용됨 (B) 두 개의 AVP II plugs가 후외측에 성공적으로 배치됨
(AVP, Amplatzer Vascular Plug; AS, atrial septum; LAA, left atrial appendage)

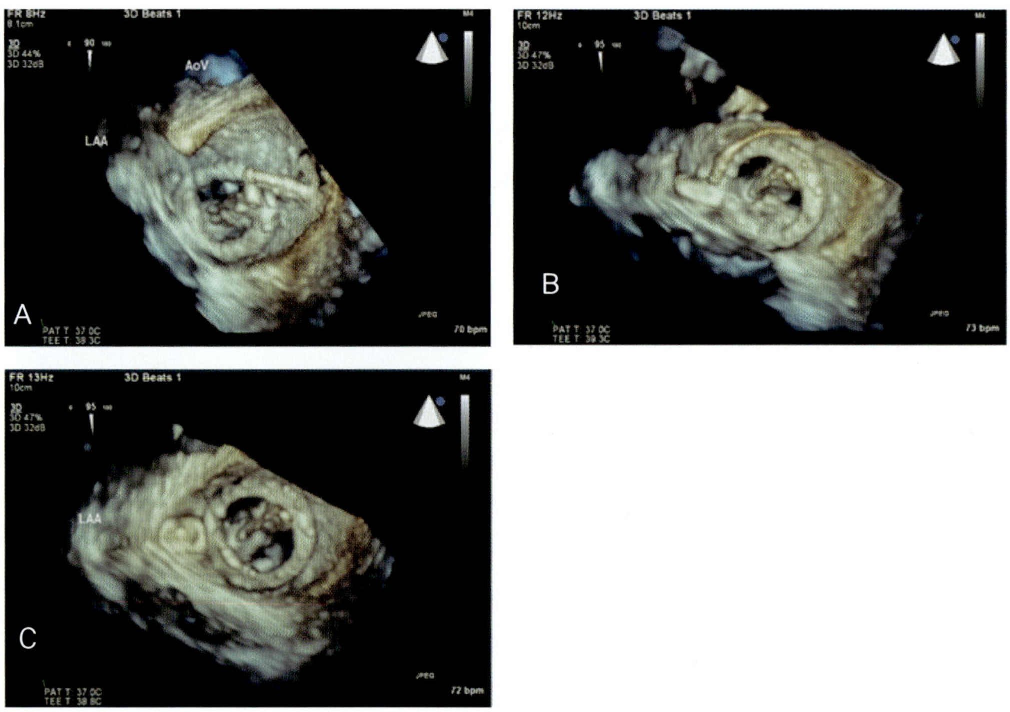

그림7

Real-time 3D-TEE 유도 하 승모판 PVR defect closure
(A) steerable guide catheter의 방중격천자 이후의 영상 (B) steerable guide catheter가 결손을 통과하는 영상 C) AVP II plugs가 전측방에 성공적으로 배치

참고 문헌

(1) Zamorano JL, Badano LP, Bruce C, Chan KL, Gonçalves A, Hahn RT, Keane MG, La Canna G, Monaghan MJ, Nihoyannopoulos P, Silvestry FE, Vanoverschelde JL, Gillam LD. EAE/ASE recommendations for the use of echocardiography in new transcatheter interventions for valvular heart disease. Eur Heart J. 2011;32(17):2189-214.
(2) Cavalcante JL, Rodriguez LL, Kapadia S, Tuzcu EM, Stewart WJ. Role of echocardiography in percutaneous mitral valve interventions. JACC Cardiovasc Imaging. 2012;5(7):733-46.
(3) Lee MS, Naqvi TZ. A practical guide to the use of echocardiography in assisting structural heart disease interventions. Cardiol Clin. 2013;31(3):441-54.
(4) Naqvi TZ. Echocardiography in percutaneous valve therapy. JACC Cardiovasc Imaging. 2009 ;2(10):1226-37.
(5) Patel H, Raisinghani A, DeMaria A. Echocardiography in Transcatheter Structural Heart Disease Interventions. Prog Cardiovasc Dis. 2018;61(5-6):423-436.
(6) Maragiannis D, Little SH. Interventional imaging: the role of echocardiography. Methodist Debakey Cardiovasc J. 2014;10(3):172-7
(7) The Echo manual, Forth edition Chapter 22. Interventional echocardiography

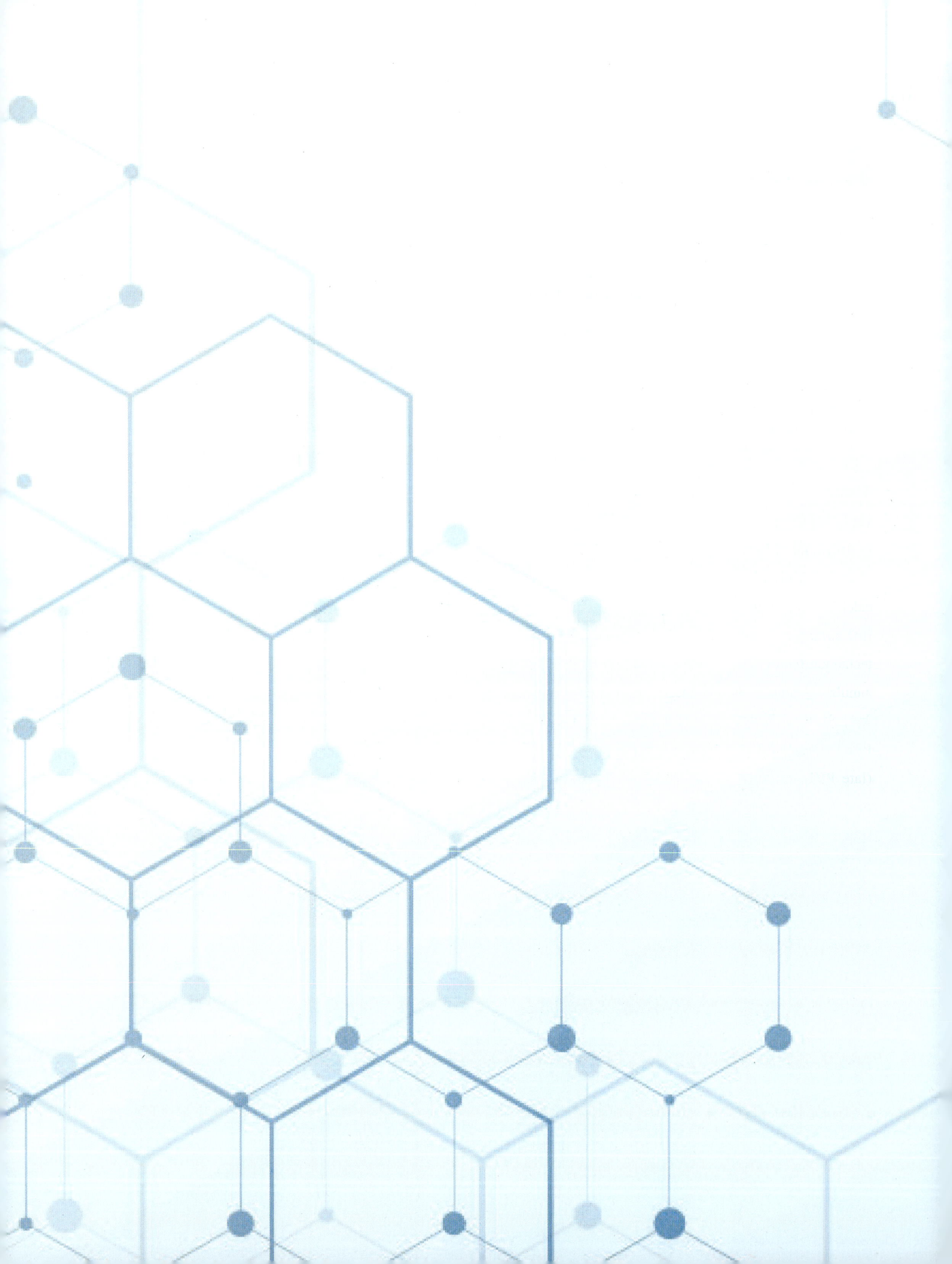

Chapter

2 판막 주위 누출의 경피적 폐쇄술

Percutaneous closure of paravalvular leak

김포우리병원 고윤석

Paravalvular leakage (PVL)은 surgical valve replacement 를 받은 5-18% 의 환자에서 발생하고, aortic valve replacement (AVR)에서는 2-10%, mitral valve replacement (MVR)에서는 7-17%에서 발생하는 것으로 보고되어 있다. PVL의 contributing factor로는 annular calcification, tissue friability, prior endocarditis or other inflammatory processes와 최근 steroid 치료, suture technique (continuous > interrupted), valve type (supra-annular > annular aortic, mechanical > bioprosthetics) 등이 있다. 약 74%의 환자에서 1년 이내에 PVL (early PVL) 이 발생하고, 약 26% 정도의 환자에서 1년 이후에 (late PVL) 발생한다. Early PVL의 경우 supra-annular type의 aortic valve를 사용하였거나, MVR시 continuous suture technique를 사용한 경우 잘 발생하는 것으로 되어 있고, late PVL의 경우 infective endocarditis나 완벽하게 제거되지 못한 annular calcium의 resorption에 의한 suture dehiscence에 의해 발생하는 것으로 알려져 있다. PVL의 standard treatment는 수술이나, 이 경우 처음 수술했던 경우보다 mortality나 morbidity가 현저히 높고, tissue characteristic에 따라서 PVL이 재발할 위험성 또한 존재한다. 이러한 이유로 eligible한 환자에서는 percutaneous PVL closure가 매우 좋은 option일 수 있다[그림1].

I. PVL의 분석

Percutanous PVL closure를 시행하기에 앞서 echocardiogram과 CT로 PVL의 degree, location, size, shape를 분석하는 것이 매우 중요하다. PVL의 degree가 낮고 증상이 없는 경우에는 observation하는 것이 보통이다. 호흡 곤란의 증상이 있고, heart failure, hemolytic anemia가 있는 경우 closure의 indication이 된다. 그러나 PVL의 size가 sewing ring의 1/3 이상을 차지할 때는 PVL closure보다 수술을 우선적으로 고려해야 한다. CT와 three dimensional echocardiogram을 이용하여 정확한 PVL의 location, shape, size를 측정해야 한다.

II. Aortic PVL

Aortic PVL의 경우 approach는 retrograde femoral access가 이용되고, mitral PVL의 경우 location에 따라 transvenous-transseptal approach나 transapical approach/retrograde-transfemoral-transaortic approach를 시행하게 된다.

III. Mitral PVL

Mitral PVL의 위치가 anterior, anterolateral, lateral, posterolateral의 경우는 transvenous-transseptal approach로 시행하고, anteromedial, medial, posteromedial, posterior의 경우에는 transapical approach/retrograde-transfemoral-transaortic approach로 시행한다. PVL의 shape과 size에 따라 device의 종류, 크기, 개수를 결정하여 시술을 진행한다.

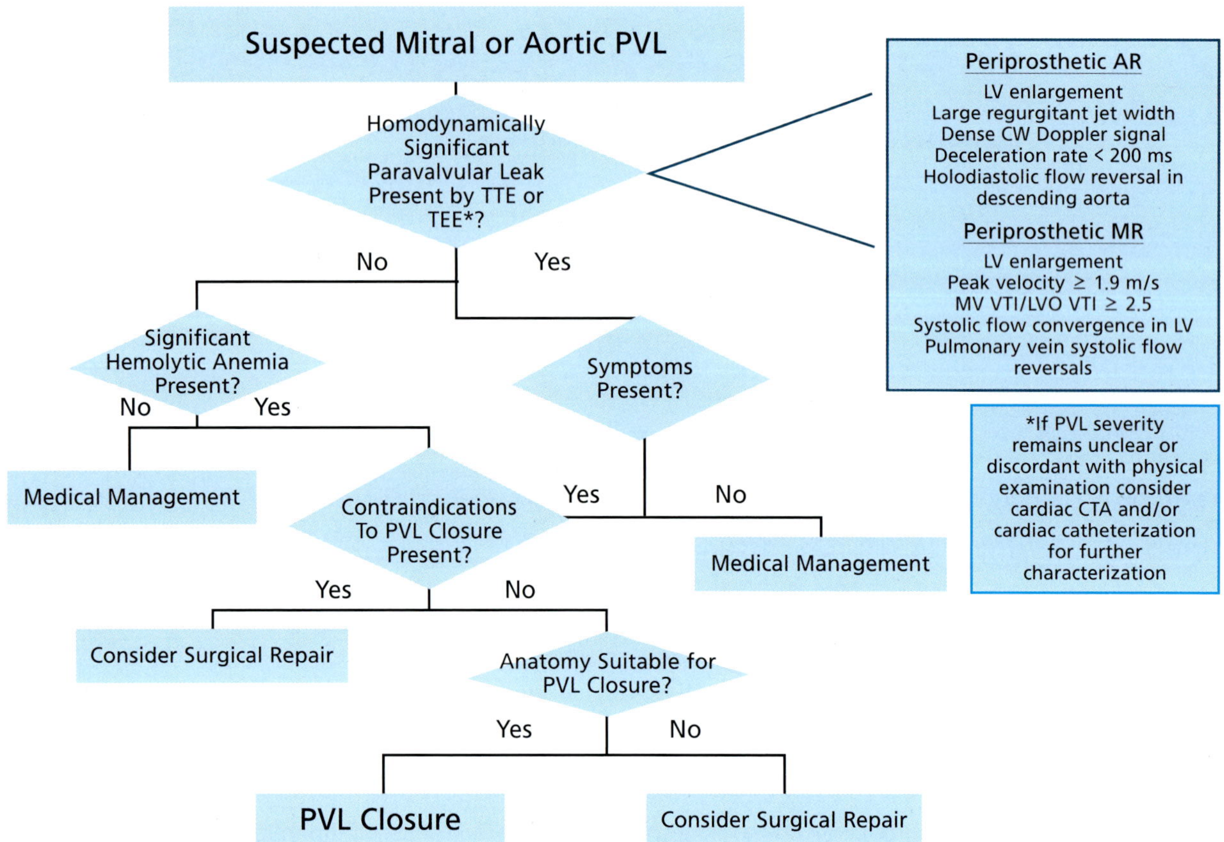

그림1

Decision algorithm for diagnosis and treatment of paravalvular leak (PVL).

AR, aortic regurgitation; CTA, computed tomography angiography; LV, left ventricular; LVO VTI, left ventricular outflow velocity time intregral; MR, mitral regurgitation; MV VTI, mitral valve velocity time integral; TEE, transesophageal echocardiogram; and TTE, transthoracic echocardiography.

(Circ Cardiovasc Interv 2015;8:e001945)

Ⅳ. Percutaneous PVL closure의 complication

Percutaneous PVL closure의 경우 complication이 매우 적은 안전한 시술로 알려져 있다. 30일 동안의 sudden death or unexplained death가 1.7%, stroke은 2.6%, emergency surgery 0.9%, periprocedural bleeding 5.2%로 보고되고 있다. Procedure failure의 원인은 prosthetic impingement나 wire나 sheath가 defect를 통과하지 못하는 것이다.

이와 같이 percutaneous PVL closure는 매우 안전한 시술이며, 수술이 불가능하거나 고위험군, 수술 시 재발이 강력히 의심되는 경우 first-line treatment로 고려되어 지고 있다.

참고 문헌

(1) Nishimura RA, Otto CM, Bonow RO, Carabello BA, Erwin JP 3rd, Guyton RA, O'Gara PT, Ruiz CE, Skubas NJ, Sorajja P, Sundt TM 3rd, Thomas JD; American College of Cardiology/American Heart Association Task Force on Practice Guidelines. 2014 AHA/ACC guideline for the management of patients with valvular heart disease: executive summary: a report of the American College of Cardiology/American Heart Association Task Force on Practice Guidelines. J Am Coll Cardiol. 2014 10;63:2438-88.

(2) Busu T, Alqahtani F, Badhwar V, Cook CC, Rihal CS, Alkhouli M. Meta-analysis Comparing Transcatheter and Surgical Treatments of Paravalvular Leaks. Am J Cardiol. 2018;122:302-309.

(3) Yang C, Liu Y, Tang J, Jin P, Li L, Yu S, Yang J. Prognosis of Transcatheter Closure Compared with Surgical Repair of Paravalvular Leak after Prosthetic Valve Replacement: A Retrospective Comparison. Thorac Cardiovasc Surg. 2018 May 8. doi: 10.1055/s-0038-1639334.

(4) Angel Sa´nchez-Recalde, Rau´ l Moreno,a Guillermo Galeote, Santiago Jimenez-Valero, Luis Calvo, Joel Herna´ndez Sevillano, Eduardo Arroyo-Ucar, Teresa Lo´ pez, Jose´ M. Mesa, and Jose´ L. Lo´ pez-Sendo´n. Immediate and Mid-term Clinical Course After Percutaneous Closure of Paravalvular Leakage. Rev Esp Cardiol. 2014;67:615–623

(5) Paul Sorajja, MD, Allison K. Cabalka, MD, Donald J. Hagler, MD, Charanjit S. Rihal, MD. Long-Term Follow-Up of Percutaneous Repair of Paravalvular Prosthetic Regurgitation. Am Coll Cardiol 2011;58: 2218–24.

(6) Paul Sorajja. Mitral Paravalvular Leak Closure. Intervent Cardiol Clin 2016;5:45–54.

(7) Daniel B. Spoon, MD, Joseph F. Malouf, MD, Jocelyn N. Spoon, MD, Vuyisile T. Nkomo, MD, Paul Sorajja, MD, Sunil V. Mankad, MD, Ryan J. Lennon, MS,y Allison K. Cabalka, MD,z Charanjit S. Rihal, MD. Mitral Paravalvular Leak: Description and Assessment of a Novel Anatomical Method of Localization. JACC Cardiovasc Imaging. 2013;6:1212-4.

(8) Grzegorz Smolka, Piotr Pysz, Marek Jasinski, Tomasz Roleder, Ewa Peszek-Przybyła, Andrzej Ochała, and Wojciech Wojakowski. Multiplug Paravalvular Leak Closure Using Amplatzer Vascular Plugs III: A Prospective Registry. Catheter Cardiovasc Interv. 2016;87:478-87.

(9) Paul Sorajja, Allison K. Cabalka, Donald J. Hagler, Charanjit S. Rihal. Percutaneous Repair of Paravalvular Prosthetic Regurgitation: Acute and 30-Day Outcomes in 115 Patients. Circ Cardiovasc Interv. 2011;4:314-321.

(10) MaurizioTaramasso, Francesco Maisano, AzeemLatib, Paolo Denti, Andrea Guidotti, Alessandro Sticchi, Vasileios Panoulas, Gennaro Giustino, Alberto Pozzoli, Nicola Buzzatti, Linda Cota, Michele De Bonis, Matteo Montorfano, Alessandro Castiglioni, Andrea Blasio, Giovanni La Canna, Antonio Colombo, and Ottavio Alfieri. Conventional surgery and transcatheter closure via surgical transapical approach for paravalvular leak repair in high-risk patients: results from a single-centre experience. Eur Heart J Cardiovasc Imaging. 2014;15:1161-7.

(11) Hyun Jung Koo, Joo Yeon Lee, Gun Ha Kim, Joon-Won Kang, Young-Hak Kim, Dae-Hee Kim, Jong-Min Song, Duk-Hyun Kang, Jae-Kwan Song, Tae-Hwan Lim, and Dong Hyun Yang. Paravalvular leakage in patients with prosthetic heart valves: cardiac computed tomography findings and clinical features. Eur Heart J Cardiovasc Imaging. 2018;19:1419-1427.

(12) Ronald K. Binder & John G. Webb. Percutaneous Mitral and Aortic Paravalvular Leak Repair: Indications, Current Application, and Future Directions. Curr Cardiol Rep 2013;15:342.

(13) Paul Sorajja, Richard Bae, John A Lesser, Wesley A Pedersen. Percutaneous repair of paravalvular prosthetic regurgitation: patient selection, techniques and outcomes. Heart. 2015;101:665-73.

(14) Charanjit S. Rihal, Paul Sorajja, Jeffrey D. Booker, Donald J. Hagler, Allison K. Cabalka. Principles of Percutaneous Paravalvular Leak Closure. J Am Coll Cardiol Intv 2012;5:121–30.

(15) Mohamad Alkhouli, Chad J. Zack, Mohammad Sarraf, Mackram F. Eleid, Allison K. Cabalka, Guy S. Reeder, Donald J. Hagler, Joseph F. Maalouf, Vuyisile T. Nkomo, Charanjit S. Rihal. Successful Percutaneous Mitral Paravalvular Leak Closure Is Associated With Improved Midterm Survival. Circ Cardiovasc Interv. 2017 Dec;10(12). pii: e005730. doi: 10.1161/CIRCINTERVENTIONS.117.005730.

(16) Paul Sorajja,Allison K. Cabalka, Donald J. Hagler, Guy S. Reeder, Krishnawamy Chandrasekaran, Frank Cetta, and Charanjit S. Rihal. Successful Percutaneous Repair of Perivalvular Prosthetic Regurgitation. Catheter Cardiovasc Interv. 2007;70:815-23.

(17) Millán X, Bouhout I, Nozza A, Samman K, Stevens LM, Lamarche Y, Serra A, Asgar AW, El-Hamamsy I, Cartier R, Pellerin M, Noble S, Demers P, Ibrahim R, Jolicœur EM, Bouchard D. Surgery Versus Transcatheter Interventions for Significant Paravalvular Prosthetic Leaks. JACC Cardiovasc Interv. 2017;10:1959-1969.

(18) Mackram F. Eleid, Allison K. Cabalka, Joseph F. Malouf, Saurabh Sanon, Donald J. Hagler, Charanjit S. Rihal. Techniques and Outcomes for the Treatment of Paravalvular Leak. Circ Cardiovasc Interv. 2015 Aug;8(8):e001945. doi: 10.1161/CIRCINTERVENTIONS.115.001945.
(19) John R. Lesser, B. Kelly Han, Marc Newell, Robert S. Schwartz, Wesley Pedersen, Paul Sorajja. Use of cardiac CT angiography to assist in the diagnosis and treatment of aortic prosthetic paravalvular leak: A practical guide. J Cardiovasc Comput Tomogr. 2015;9:159-64.

Chapter 3

만성 혈전 색전성 폐 고혈압: 혈관 내 치료

Percutaneous treatment of CTEPH

세브란스병원 안철민

만성 혈전 색전성 폐 고혈압(CTEPH)은 폐 고혈압의 드문 원인 중의 하나이며, 급성 폐 색전증의 결과로서 경화 및 섬유화되는 변화를 동반하는 폐쇄성 폐동맥 재형성을 야기하게 된다. 만성 혈전 색전성 폐 고혈압(CTEPH)은 연간 백만명당 5명의 비율로 발생을 하고 있는데 이는 급성 혈전 색전증 환자들에서 0.56~6.1%에 해당이 되는 숫자이다[1-4]. 정의에 의하면, 만성 혈전 색전성 폐 고혈압(CTEPH)은 폐 혈전 색전증 증상이 발생하고 나서 초기 2년 안에 발생하며 대개는 3~6개월 안에 발생하는 것으로 알려져 있다. 그러나, 대부분의 경우 이전 급성 폐 혈전 색전증 과거력과는 연관성이 없다. 만성 혈전 색전성 병(CTED)은 폐고혈압 여부와 상관 없이 진단될 수 있는 비슷한 범주에 해당이 된다[5]. 만성 혈전 색전성 폐 고혈압(CTEPH)의 불량한 기능 상태와 만성적인 면 때문에, 말단 혈관을 포함한 병변을 가지고 있는 환자들에게는 고전적이고 치료적인 의미의 개흉 동맥 내막 절제술을 적용할 수가 없다[1]. 이렇게 수술이 불가능한 환자들에서 최근 기능과 혈역학적인 지표들에서 명확한 개선을 가져온 풍선 폐 동맥 혈관 성형술(BPA) 혹은 경피적 혈관 폐 동맥 확장술(PTPA)을 적용한 연구들이 유럽과 일본의 일부 연구 그룹에서 발표된 바 있다[6,7]. 한국에서도 최근 만성 혈전 색전성 폐 고혈압(CTEPH) 환자들에서 풍선 폐 동맥 혈관 성형술(BPA)과 다학제적인 접근을 시행한 후의 초기 결과에 대해서 보고된 바 있다[8,9].

Ⅰ. 만성 혈전 색전성 폐 고혈압(CTEPH)의 병태생리

병태 생리학적으로 폐동맥의 혈전으로 인한 폐색은 폐혈관 저항을 증가시키게 되고 이는 우심 과부하 및 우심 부전을 야기하여 결과적으로 정상적인 기능에 영향을 미치게 된다. 만성 혈전 색전성 폐 고혈압(CTEPH)의 진행과 관련한 위험 인자에는 반복되는 색전증 이벤트, 진단 당시 높은 폐동맥 압력, 지혈 관련 위험 인자(항인지질 항체 증후군, 루푸스), 그 외 기타 의학적 상태들이 있다[1,4]. 지침상 만성 혈전 색전성 폐 고혈압(CTEPH)과 아급성 질환을 감별하기 위해 3개월 동안 항응고 요법을 시행하였음에도 불구하고 혈전의 정도가 지속될 경우에 진단할 것을 권고하고 있다[5]. 진단을 위한 이러한 접근은 만성 혈전 색전성 폐 고혈압(CTEPH)의 병태 생리에 기반을 두고 있다. 그러나, 이러한 진단 기준은 만성 혈전 색전성 폐 고혈압(CTEPH)의 모든 경우에 적용이 되지는 않는다.

만성 혈전 색전성 폐 고혈압(CTEPH)의 수술 조직 표본을 살펴 보면, 급성 혈전과 달리 더 경화되고 섬유화되어 매우 복잡한 양상을 띠고 있으며 폐동맥의 벽에 단단하게 붙어 있으면서 대부분 콜라겐, 엘라스틴, 염증 세포들, 재소통된 혈관들로 이루어져 있음을 알 수 있다. 이러한 경화되고 섬유화되는 정확한 기전에 대해서는 아직까지 완전히 밝혀진 바는 없다. 그러나, 기저의 자가 면역 질환, 혈액학적 이상 혹은 응고가 잘 되는 경향성을 보이는 경우처럼 초기의 부적절한 항응고 요법이 만성 상태로 진행하는 과정에 영향을 주게 된다[10]. 폐동맥의 경화되고 섬유화된 폐색은 대혈관의 폐색과 혈관 수축을 야기하게 되고, 이는 치료 후 폐동맥의 압력이 정상화된 후에도 지속적으로 혈관 구조의 재형성을 일으키게 된다[11]. 재형성된 소혈관들은 특발성 폐동맥 고혈압과 병리학적으로 비슷한 양상을 보이게 되고 우심 과부하 같은 구조적인 변화에 합당한 양상을 띠게 된다.

Ⅱ. 진단

기본적인 평가에는 혈중 산소 농도와 최대 산소 섭취량을 측정하면서 진행하는 심폐 기능 운동 검사, 6분 보행 검사, 환기/관류 폐 스캔, 전산화 단층 촬영 폐동맥 혈관 조영술 그리고 우심 기능을 확인하기 위한 심장 초음파가 포함된다. 이 검사들의 결과는 초기 치료의 결정 및 추적관찰에 있어 매우 중요하다. 2015년 유럽 진료 지침에 따르면, 만성 혈전 색전성 폐 고혈압(CTEPH)의 진단은 증상과 징후를 평가하고 심장초음파를 진행하는 것으로부터 시작한다[5]. 가능성이 높거나 중등도일 경우 관류가 되지 않는 부분을 확인하기 위해 환기/관류 폐 스캔을 진행해야 한다[12,13]. 만성 혈전 색전성 폐 고혈압(CTEPH)의 최적화된 진단 기준(Gold standard) 및 확진은 우심도자술을 동반한 선택적 혈관 조영술이다. 관류는 소혈관의 영상화 정도에 의존적이기 때문에 전산화 단층 촬영 폐동맥 혈관 조영술은 충분한 정보를 제공해 주지 못한다. 전산화 단층 촬영은 보통 대혈관 침범 여부 평가를 통해 수술 가능 여부를 결정할 때 사용된다. 폐고혈압의 다른 아형과는 달리 만성 혈전 색전성 폐 고혈압(CTEPH)으로 적절하게 진단된 경우에는 원인이 되는 혈전 장벽을 교정해 주고 나면 극적으로 호전이 된다. 말초 폐동맥 협착증 혹은 타카야수병처럼 폐동맥 협착증을 유발할 수 있는 폐혈관염을 포함한 만성 혈전 색전성 폐 고혈압(CTEPH)의 감별 진단은 반드시 고려해야 한다.

Ⅲ. 만성 혈전 색전성 폐 고혈압(CTEPH)의 치료 종류

동맥 내막 절제술(PEA)는 만성 혈전 색전성 폐 고혈압(CTEPH) 환자에서 치료 중의 하나이다. 만성 혈전 색전성 폐 고혈압(CTEPH)의 1/3은 불량한 예후를 나타내는 갈이 동반된 다른 병적 상태 혹은 말초 병변 때문에 수술이 불가능하다. 경피적 폐동맥 시술은 이러한 이유 때문에 수술이 불가능한 환자들에게 적용할 수가 있고 세계 곳곳에서 많이 소개가 되고 알려지고 있는 상황이다. 수술이 불가능한 경우와 더불어, 이러한 가교 요법(Bridging therapy)은 기술적으로는 수술이 가능하나 위험도가 너무 높은 경우 혹은 수술적 제거 후에도 증상이 있는 폐고혈압이 남아 있는 경우에는 필요한 실정이다[1].

Ⅳ. 만성 혈전 색전성 폐 고혈압(CTEPH) 환자를 위한 풍선 폐 동맥 혈관 성형술(BPA)

1. 첫 시술(First procedure)

만성 혈전 색전성 폐 고혈압(CTEPH) 환자에서 풍선 폐 동맥 혈관 성형술(BPA)의 첫 번째 사례들은 2001년에 처음으로 발표되었다[6]. Feinstein을 비롯한 학자들은[6] 18명의 환자에서 47번에 달하는 시술을 진행을 하였고 평균적으로 환자 한 명당 2.7번의 시술을 시행하였다. 그들은 혈역학적 지표 및 기능 측면에서 주목할 만한 개선을 보여주었다. 그러나, 18명 중에서 11명이 재관류 폐부종의 합병증을 보였으며 일부 환자들은 기계 호흡을 필요로 하였고 사망하기도 하였다. 이후 풍선 폐 동맥 혈관 성형술(BPA)의 결과들에 대해서는 거의 보고가 되지 않았고 2009년 폐고혈압 유럽 진료 지침에서는 만성 혈전 색전성 폐 고혈압(CTEPH)에서 혈관성형술에 대한 언급이 아예 빠지게 되었다[13].

2. 풍선 폐 동맥 혈관 성형술(BPA)의 현재 경향과 진료 지침에서의 권고 사항

풍선 폐 동맥 혈관 성형술(BPA)의 초기 발표 이후, Matsubara를 비롯한 학자들은[7] 풍선 폐 동맥 혈관 성형술(BPA)의 합병증을 줄이기 위해 노력을 하였고 2012년 이후 좀 더 나은 결과를 발표하였다. 그들의 발표에 의하면 처음 풍선 폐 동맥 혈관 성형술(BPA)를 시행받은 255명의 환자들 중에서 76명이 재관류 폐부종을, 4명이 기계 호흡을 필요로 하였고 그 중 1명이 사망을 하였다. 이 발표 이후, 그들은 풍선 폐 동맥 혈관 성형술(BPA)의 안전성을 개선시키기 위해 지속적으로 노력하였다. 우선, 평균 폐동맥 압력이 40 mmHg를 넘는 환자들에서는 2.0 mm 직경의 저직경 풍선을 사용하였다. 가능한 많은 병변에 대해 풍선 폐 동맥 혈관 성형술(BPA)을 여러 차례에 걸쳐 시행한 후, 남아 있는 그리고 특정 병변에 대해서는 점차적으로 더 큰 풍선을 사용하였다. 그리하여 그들은 초기 보고와 비교하여 혈역학적 지표와 기능 측면에서 더 나은 결과를 얻을 수 있었다. 이러한 방법을 통해 합병증은 현저하게 감소하였으며 수술이 불가능하고 기능이 감소되어 있는 만성 혈전 색전성 폐 고혈압(CTEPH) 환자들에서 풍선 폐 동맥 혈관 성형술(BPA)은 치료 방법의 다른 대안으로서 고려할 수 있게 되었다. 현재까지 만성 혈전 색전성 폐 고혈압(CTEPH)에서 풍선 폐 동맥 혈관 성형술(BPA)은 2015년 진료 지침에 의해 class IIb로 권고되고 있으며, 최근의 전문가들의 의견에 따르면 좀 더 선호하는 치료 방법으로 받아들여 지고 있는 실정이다[5,11,15,16].

최근 일본에서 발표한 임상 다기관 레지스트리 데이터를 살펴보면, 기능 측면과 혈역학적 지표에서 좀 더 유망한 개선 효과를 보이고 있음을 알 수 있다. 총 308명의 환자들(246명의 여성, 평균 나이 61세)이 이 후향적 레지스트리에 등록이 되었으며, 환자들은 7개의 기관에서 1408차례의 풍선 폐 동맥 혈관 성형술(BPA)를 시행받았다. 80%이상의 환자들이 혈역학적 지표에서 개선을 보였는데, 마지막 풍선 폐 동맥 혈관 성형술(BPA)을 시행하고 나서 평균 폐동맥 압력은 43.2±11.0 mmHg에서 24.3±6.4 mmHg로 감소하였고 추후 외래 추적 관찰 시에는 22.5±5.4 mmHg로 감소하였다[14]. 경험이 풍부한 기관에서는 다학제 팀으로서의 접근이 이루어졌고 이는 만성 혈전 색전성 폐 고혈압(CTEPH)을 진단하고 치료하는 데 있어 매우 결정적인 역할을 하였다. 진료지침상 경험이 풍부한 기관에서는 매년 50 사례 이상의 동맥 내막 질제술(PEA), 100차례 이상의 풍선 폐 동맥 혈관 성형술(BPA)을 시행할 것을 권고 사항으로서 규정하고 있다[15]. 최근의 보고에 의하면, 만성 혈전 색전성 폐 고혈압(CTEPH)에 대한 다학제 팀 접근이 진단과 검사 과정 그리고 동맥 내막 절제술(PEA)이나 풍선 폐 동맥 혈관 성형술(BPA) 같은 치료 방법과 관련하여 결정을 내리는 데 있어 매우 중대한 영향을 끼치고 있음이 밝혀졌다[9]. 다학제 팀 접근 이후, 우심도자술(10.8% vs. 97.6%, $p<0.001$)과 동맥 내막 절제술(PEA)(32.4% vs. 59.5%, $p<0.005$)의 이행 비율은 풍선 폐 동맥 혈관 성형술(BPA)의 초기 시행과 함께 현저하게 증가하고 있음이 또한 밝혀졌다.

V. 폐 혈관 조영술, 환자 및 병변의 선택

전산화 단층 촬영 폐동맥 혈관 조영술과 폐 관류 스캔은 침범된 분지 동맥과 하위 분지 가지들의 상태에 대해서 명확한 정보를 주지 못하기 때문에, 만성 혈전 색전성 폐 고혈압(CTEPH)을 진단하는 데 있어 선택적인 폐 혈관 조영술이 중요하다. 선택적인 폐 혈관 조영술은 대개 전방-후방(AP) 및 좌전방 경사(LAO) 60도 보기, 이렇게 두 가지 면을 이용한 투영법을 통해 이루어지게 되며 일반적으로 사용되는 관상 동맥 JR 카테터 및 다목적 카테터를 이용한다. 폐 동맥의 전반적인 해부학적 구조가 전방-후방(AP/좌전방 경사(LAO) 투영에 의해 [그림1]에 설명되어 있다. Amplatz-left 카테터는 후방에서의 전방 투영으로 인해 왼쪽 위의 분절들과 설 분절들의 가지들을 선택하는 데 있어 용이하다. 만성 혈전 색전성 폐 고혈압(CTEPH)의 침범 여부를 확인하게 위해 많은 가지들이 시각화되어야 하기 때문에 특히, 만성 신장 질환 환자에서는 조영제는 반드시 식염수와 희석해야 한다.

만성 혈전 색전성 폐 고혈압(CTEPH) 환자의 혈관 병변에는 다양한 형태가 있으며, 일부 전문가들은 이러한 특성에 따라 병변 분류를 제안했다[그림2]. 병변은 혈관 조영 형태에 따라 분류되었는데 링 모양 협착, 혈관 내 웹, 작은 채널 및 주머니 결손을 동반한 아전(Subtotal) 폐색 및 완전(Total) 폐색 병변이 그것이다. 만성 완전 폐색을 동반한 병변은 또한 다른 가지로부터의 측부 순환(collateral)을 가지고 있나. 치료된 동맥의 일부 분절은 후속 혈관 조영술 후 감소된 폐동맥 압력을 동반한 현저한 확장을 보였다[그림3]. 확장의 통상적인 메커니즘은 다중 채널 내강의 풍선 확장술과 개방 된 내강의 표면을 덮는 신생 혈관 내막의 형성에 의한 경화된 혈전의 압축 때문인 것으로 생각된다[16].

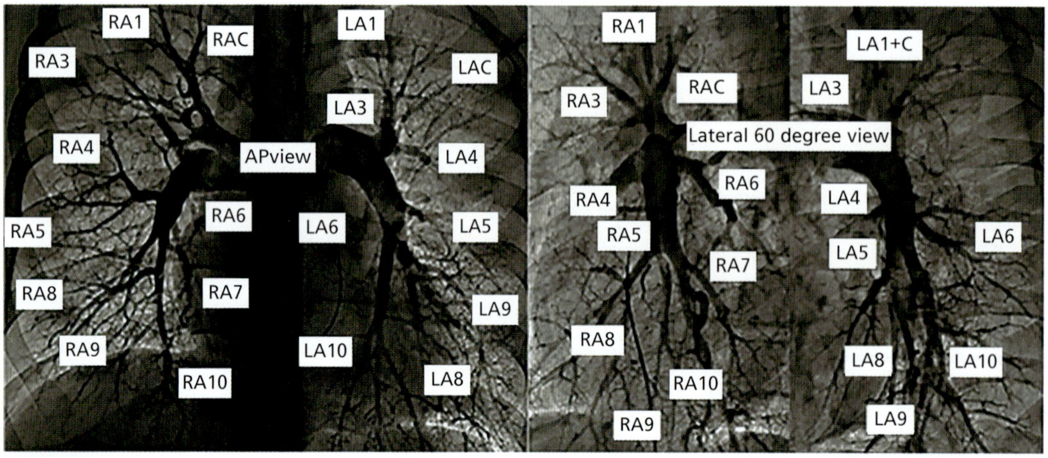

그림1

Basic anatomy of pulmonary artery by angiogram according to projection, either posterior-anterior oblique 60 degree. LA = Left pulmonary artery; RA = Right pulmonary artery

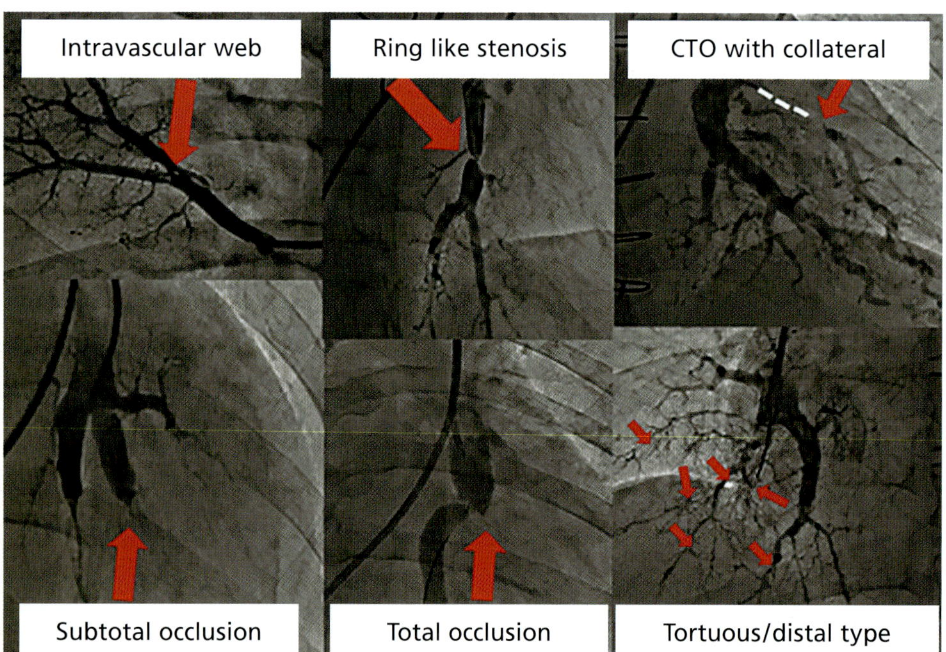

그림2

Classification of lesion morphology by angiogram. Various morphology types are detected by angiogram in patients with chronic thromboembolic pulmonary hypertension: intravascular web, ring-like, subtotal, and total occlusion types. CTO with collateral circulation or diffuse tortuous/distal type is also observed. CTO = chronic total occlusion

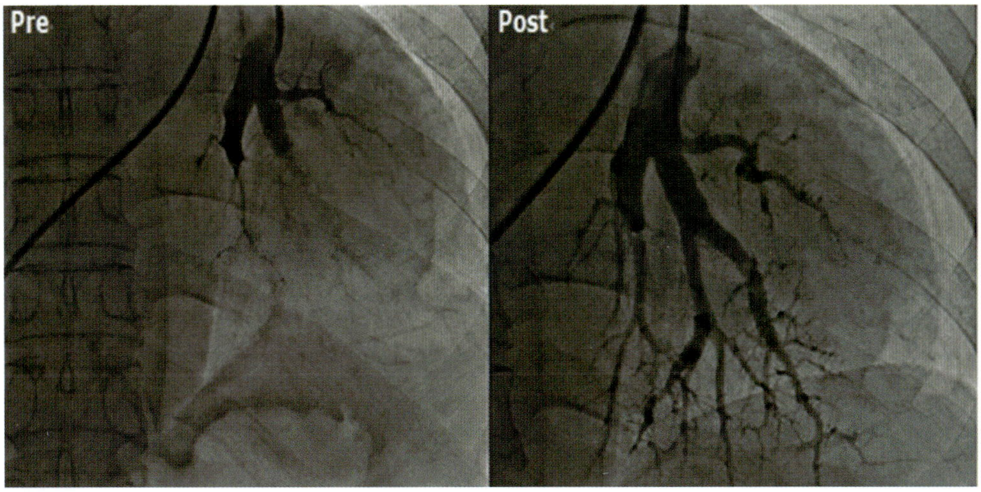

그림3

Angiogram before and 1 month after balloon angioplasty in patients with chronic thromboembolic pulmonary hypertension

Ⅵ. 항응고요법을 포함한 시술 직후 약물 치료

만성 혈전 색전성 폐 고혈압(CTEPH) 환자는 빈번하게 혈전이 반복되는 경향이 있으며 시술 전후로 항응고 요법을 유지하는 것이 매우 중요하다. 통상적인 유지 약물은 비타민 K 길항제이다. 새로운 항응고제(새로운 경구용 항응고제)는 급성 폐색전증에 적용할 수 있는 효능을 나타냈다. 그러나 만성 혈전 색전성 폐 고혈압(CTEPH)에서 비타민 K 길항제와 비교한 새로운 항응고제에 대한 무작위 연구는 아직까지 없다[17]. 항응고 요법은 와파린을 사용할 경우 국제 표준화 비율 2.0-3.0에서 유지되어야 한다. 양측 폐동맥에 대한 한 차례 풍선 폐 동맥 혈관 성형술(BPA) 시행한 후 임상 상태에 따라 1~3 개월 간격으로 두 번째 및 세 번째 풍선 폐 동맥 혈관 성형술(BPA)를 시행한다. 시술을 시작하기 전에 디바이스 관련 혈전증을 예방하기 위해 정맥 내 헤파린을 최소 용량부터 시작하여 활성화된 응고 시간(ACT) 250초 정도로 유지되도록 속도를 조정하여 투여해야 하며 그 후, 한 시간 간격으로 정기적으로 500IU가 투여되어야 한다. 수용성 guanylate cyclase 작용제인 Riociguat는 우심 과부하를 개선하기 위해 수술이 불가능한 만성 혈전 색전성 폐 고혈압(CTEPH) 환자에서 유일하게 승인된 약물이다[18]. 그러나 여전히 매우 비싸며 아직까지는 한국에서 의료보험 적용 대상이 아니다.

Ⅶ. 풍선 폐 동맥 혈관 성형술(BPA) 장치

주 폐동맥에서의 긴 유도관(sheath)의 안정된 위치는 각 분지 폐동맥을 선택할 때 카테터 움직임의 유도를 지지해 주기 때문에 풍선 폐 동맥 혈관 성형술(BPA) 시술에는 이중의 긴 유도관(sheath) 및 유도 카테터가 필요하다[그림 4]. 일반 0.014인치의 부드러운 것으로 말초 혈관 시술에 주로 쓰여지는 것들이 적합하다. 풍선 폐 동맥 혈관 성형술(BPA)을 위한 풍선의 통과를 지지하기 위해 부드러운 팁이 달린 전용 와이어가 도입되었지만, 이 와이어는 일부 딱딱하고 완전히 막힌 병변은 통과할 수가 없다. 취약한 폐동맥 시스템에서 혈관 손상을 유발할 수 있지만, 힘든 병변에는 단단하고 고토크성의 와이어를 사용해야 한다. 개개인별의 해부학적 구조에 따라, 적합한 진단 및 유도 카테터는 다양하게 존재를 한다. 통상적으로 권고하는 카테터가 [표1]에 명시되어 있다. 이전에 기술한 바와 같이, 풍선 혈관 성형술은 일반적으로 작은 직경의 카테터로 시작하여 평균 폐동맥압에 따라 더 큰 카테터로 점차적으로 증대되어 간다. 초기 시술을 위해 선택된 첫 번째 디바이스는 2.0x20 mm 풍선일 수 있으며 그리고 나서 병변의 크기에 따라 직경이 6-7 mm인 풍선을 다음 시술에서 사용할 수 있다. 경험이 풍부한 센터는 첫 번째 시술시 좀 더 큰 풍선으로 시작할 수 있다. 이 방법을 사용하더라도 섬세한 시술적 접근 방법을 사

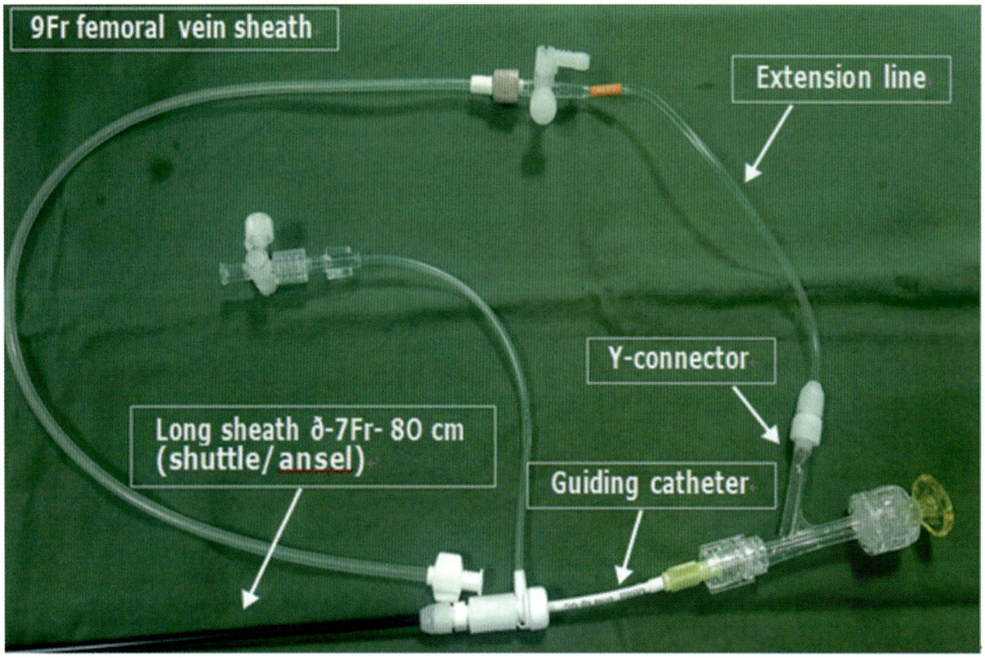

그림4

Sheath and guiding catheter system. Dual long-sheath and guiding catheters are needed in balloon pulmonary angioplasty procedures because the stable position of the long-sheath at the main pulmonary artery provides support to guide catheter movement in selection of each segmental pulmonary artery

[표1] Guiding and diagnostic catheters for selective angiogram

Right PA	Catheter	Left PA	Catheter
A1	MP, JR	A1+2	MP, AL-1, JR
A2	MP, JR		
A3	MP	A3	AL-1, JL
A4	MP	A4	AL-1, JL
A5	AL-1 > MP	A5	AL-1, JL
A6	MP	A6	MP, AL-1
A7	MP, JR		
A8	MP	A8	AL-1, MP
A9	MP	A9	AL-1, MP
A10	MP	A10	AL-1, MP

AL = Amplatz left; JL = Judkins left; JR = Judkins right; MP = Multipurpose; PA = pulmonary artery

[표2] Guiding and diagnostic catheters for selective angiogram

Type of lesion	Balloon to EEM ratio (%)	
	mPA < 40 mmHg	mPA > 40 mmHg
Ring-like stenosis	100	80
Intravascular web	80	64
Complete obstruction	60	48

EEM = external elastic membrane; mPA = mean pulmonary artery pressure

용하면 합병증 발생률은 낮을 수 있는데, 특히 경증에서 중등도의 폐고혈압의 경우에 그러하다. [표2]는 두 번째 확장 시 풍선의 외부 탄성 막 직경 비율에 대한 상한값을 나타내고 있다. 폐 스텐트 시술은 만성 혈전 색전성 폐 고혈압(CTEPH)에서 혈관 성형술을 시행할 때 일반적으로 시행하지는 않는다. 그러나 폐동맥 협착이 있거나 큰 풍선에 반응하지 않는 병변이 동반되어 있으면 드문 경우이지만 폐 스텐트 삽입을 추가적으로 시행할 수 있다. 주요 표적 병변은 분지 폐동맥 혹은 하위 분지 폐동맥에 있어야 한다. 40 mmHg 이상의 풍선 폐 동맥 혈관 성형술(BPA) 시행 전 평균 폐동맥 압력과 상관 관계가 잘 알려져 있음에도 불구하고, 재관류 폐 손상의 범위와 잠재적 중증도는 풍선 폐 동맥 혈관 성형술(BPA)을 시행한 모든 환자에서 발생할 수 있는 것으로 예상된다. 증상이 호전되고 환자의 생존률도 증가했음에도 불구하고 평균 심장 지수(cardiac index)는 풍선 폐동맥 혈관 성형술(BPA) 후 호전되지 않았다. 풍선 혈관 성형술은 가능한 모든 혈관에 대해 낮은 직경의 2.0 mm 풍선으로 부드럽게 시작되었다. 합병증을 예방하려면 좌우 폐동맥을 5~7일의 간격을 두고 각각 치료해야 한다. 병변에 침투하기 위해서는 적절한 와이어 위치 및 너클(knuckle) 와이어 기술이 필요하며 천공이나 출혈을 방지하려면 혈관 대비 풍선 크기가 더 작거나 비례해야 한다. 동맥 내막 절제술(PEA) 후 추가적인 하이브리드 시술이 있는 경우, 수술 후 혈관 치유 기간이 최소 3개월 이상 유지되어야 기존 시술의 결과와 안전성을 얻을 수 있다.

Ⅷ. 시술 전후 모니터링, 시술 합병증과 결과

평균 폐동맥 압력 및 폐 혈관 저항 측정을 포함한 우심도자술 이 시술에서 개선 여부를 확인할 수 있는 일상적인 방법이다. 그러나 심박출량이나 심장 지수의 변화는 상대적으로 모호한데, 이는 왜냐하면 왼쪽 심장의 기능 개선은 오른쪽 심장에 부하가 적게 걸리는 것과는 상대적으로 독립적이기 때문이다. 심장 초음파 검사는 만성 혈전 색전성 폐 고혈압(CTEPH) 환자에서 시술과 관련된 결정에 영향을 끼치고 구조적인 변화를 시각적으로 확인할 수 있어 반드시 정기적으로 시행해야 한다. 풍선 폐 동맥 혈관 성형술(BPA) 중 폐동맥 손상의 흔한 원인은 가이드 와이어에 의한 말초 혈관 손상 혹은 풍선 크기가 불일치함으로써 인해 발생한 협착 병변의 과도 팽창이다[19]. 풍선 폐 동맥 혈관 성형술(BPA)의 무작위 임상 연구는 없지만, 다양한 방법에 의해 작성된 단일 센터 또는 다기관 레지스트리 보고서는 2012년 이후 풍선 폐 동맥 혈관 성형술(BPA)의 결과 및 합병증에 대한 유용한 참고 자료이다. 시술 중 합병증은 36.8%(1408건에서 511건) 발생하였는데 여기에는 폐 손상(17.8%)과 객혈(14.0%)이 포함되어 있다[14]. 와이어 또는 재관류 유도 객혈은 매우 위험할 수 있으며, 일부 경우에는 기관 삽관 및 체외막형 산소화 장치의 삽입이 필요하기도 하다. 그러나 재관류로 인한 객혈은 대개 경증이었으며 풍선 폐 동맥 혈관 성형술(BPA) 후 빈번하게 발생하는 경향을 보였는데, 특히 40 mmHg 이상의 높은 평균 폐동맥 압력을 가진 환자에서 자주 발생하였다. 시술 중 일부에서 소 폐동맥 박리 혹은 혈전증이 발생하기도 하였다.

풍선 폐 동맥 혈관 성형술(BPA)은 수술이 불가능한 만성 혈전 색전성 폐 고혈압(CTEPH) 환자에서 새로운 대안이 될 수 있는 치료법이다. 풍선 폐 동맥 혈관 성형술(BPA)를 사용한 초기 재관류 치료 후 잠재적으로 생명을 위협하는 출혈 합병증에 대한 초기보고가 있었다. 그러나, 최근에 업데이트된 시술 과정 및 관리 기술은 비교적 안전함이 입증되었으며, 수술이 불가능한 만성 혈전 색전성 폐 고혈압(CTEPH) 환자에서 완전한 회복에 가까워지도록 해주고 있다. 다학제 만성 혈전 색전성 폐 고혈압(CTEPH) 팀은 이러한 만성 장애 상태를 치료하기 위해 동맥 내막 절제술(PEA)과 풍선 폐 동맥 혈관 성형술(BPA)에 대해 조사하고 그것들을 확립시켜 나가는 과정에 참여하여야 한다.

참고 문헌

(1) Mahmud E, Madani MM, Kim NH, et al. Chronic thromboembolic pulmonary hypertension: evolving therapeutic approaches for operable and inoperable disease. J Am CollCardiol 2018;71:2468-86.

(2) Lang IM, Pesavento R, Bonderman D, Yuan JX. Risk factors and basic mechanisms of chronic thromboembolic pulmonary hypertension: acurrent understanding. Eur Respir J2013;41:462-8.

(3) Ende-Verhaar YM, Cannegieter SC, VonkNoordegraaf A, et al. Incidence of chronicthromboembolic pulmonary hypertension after acute pulmonary embolism: a contemporary view of the published literature. Eur Respir J2017;49:1601792.

(4) Park JS, Ahn J, Choi JH, et al. The predictive value of echocardiography for chronic thromboembolic pulmonary hypertension after-acute pulmonary embolism in Korea. Korean JIntern Med 2017;32:85-94.

(5) Galiè N, Humbert M, Vachiery JL, et al. 2015ESC/ERS Guidelines for the diagnosis andtreatment of pulmonary hypertension: The-Joint Task Force for the Diagnosis andTreatment of Pulmonary

(6) Hypertension of the European Society of Cardiology (ESC) and the European Respiratory Society (ERS): Endorsed by: Association for European Paediatric and Congenital Cardiology (AEPC), International Society for Heart and Lung Transplantation (ISHLT). Eur Heart J 2016;37:67-119.

(7) Feinstein JA, Goldhaber SZ, Lock JE,Ferndandes SM, Landzberg MJ. Balloonpulmonary angioplasty for treatment of chronicthromboembolic pulmonary hypertension.Circulation 2001;103:10-3.

(8) Mizoguchi H, Ogawa A, Munemasa M, Mikouchi H, Ito H, Matsubara H. Refined balloon pulmonary angioplasty for inoperablepatients with chronic thromboembolicpulmonary hypertension. Circ CardiovascInterv 2012;5:748-55.

(9) Kwon W, Yang JH, Park TK, et al. Impact of balloon pulmonary angioplasty on hemodynamics and clinical outcomes in patients with chronic thromboembolic pulmonary hypertension: the initial Korean experience. J Korean Med Sci 2018;33:e24.

(10) Oh DK, Song JM, Park DW, et al. The effect ofa multidisciplinary team on the implementationrates of major diagnostic and therapeuticprocedures of chronic thromboembolicpulmonary hypertension. Heart Lung2019;48:28-33.

(11) Fedullo PF, Auger WR, Channick RN, KerrKM, Rubin LJ. Chronic thromboembolicpulmonary hypertension. Clin Chest Med2001;22:561-81.

(12) Ogawa A, Kitani M, Mizoguchi H, et al. Pulmonary microvascular remodeling after balloon pulmonary angioplasty in a patientwith chronic thromboembolic pulmonaryhypertension. Intern Med 2014;53:729-33.

(13) Fedullo PF, Auger WR, Kerr KM, Rubin LJ.Chronic thromboembolic pulmonaryhypertension. N Engl J Med 2001;345:1465-72.

(14) Galiè N, Hoeper MM, Humbert M, et al. Guidelines for the diagnosis and treatment of pulmonary hypertension: the Task Force for the Diagnosis and Treatment of Pulmonary Hypertension of the European Society ofCardiology (ESC) and the EuropeanRespiratory Society (ERS), endorsed by the International Society of Heart and Lung Transplantation (ISHLT). Eur Heart J 2009;30:2493-537.

(15) Ogawa A, Satoh T, Fukuda T, et al. Balloon pulmonary angioplasty for chronic thromboembolic pulmonary hypertension:results of a multicenter registry. CircCardiovasc Qual Outcomes 2017;10:e004029.

(16) Kim NH, Delcroix M, Jais X, et al. Chronicthromboembolic pulmonary hypertension. EurRespir J. 2018 [Epub ahead of print].

(17) Ogawa A, Matsubara H. After the dawn - balloon pulmonary angioplasty for patients with chronic thromboembolic pulmonaryhypertension. Circ J 2018;82:1222-30.

(18) Pepke-Zaba J, Ghofrani HA, Hoeper MM. Medical management of chronic thromboembolic pulmonary hypertension. EurRespir Rev 2017;26:160107.
(19) Ghofrani HA, D'Armini AM, Grimminger F, et al. Riociguat for the treatment of chronic thromboembolic pulmonary hypertension. NEngl J Med 2013;369:319-29.
(20) Kawakami T, Ogawa A, Miyaji K, et al. Novel angiographic classification of each vascular lesion in chronic thromboembolic pulmonary hypertension based on selective angiogram and results of balloon pulmonary angioplasty. CircCardiovasc Interv 2016;9:e003318.
(21) Kataoka M, Inami T, Hayashida K, et al. Percutaneous transluminal pulmonary angioplasty for the treatment of chronicthromboembolic pulmonary hypertension. CircCardiovasc Interv 2012;5:756-62.
(22) Sugimura K, Fukumoto Y, Satoh K, et al. Percutaneous transluminal pulmonary angioplasty markedly improves pulmonary hemodynamics and long-term prognosis in patients with chronic thromboembolic pulmonary hypertension. Circ J 2012;76:485-8.

Chapter

4 기타

Other (Percutaneous repair of coronary aneurysm, Percutaneous treatment of pulmonary vein stenosis, Percutaneous approach to pericardial window)

전북대학교병원 김이식

I. Percutaneous repair of coronary aneurysm

1. 서론

관상 동맥류(coronary artery aneurysm, 이하 CAA)는 관상 동맥의 굵기가 주위의 인접 정상 부분에 비해 1.5배 이상의 국소적인 확장을 보이는 혈관의 변형으로 정의되며, 관상 동맥 확장증(coronary artery ectasia, CAE)은 CAA와 비슷하지만, 좀 더 diffuse한 형태를 취할 때로 보통 정의된다[1-2]. [표1]에는 관상동맥류의 좀 더 자세한 분류 및 기준을 요약하였다.

관상 동맥류는 관상 동맥 조영술에서 0.3%~5.3% 정도로 드물게 발견되는 질환으로 원인으로는 죽상 경화증, 선천성, 결합조직 장애, 혈관염, 감염, 약재 유발성, 외상, 특발성 등이 있다[3,4]. 관상 동맥류는 RCA (40-80%)에서 가장 흔하게 발견되며, 그 다음으로 LCX 또는 LAD에서 관찰되며, three-vessel이나 LM에 발생하는 경우는 드물다[5].

[표1] 관상동맥류의 형태에 따른 분류

Definition	Types and Classifications
Coronary artery aneurysm	
Focal dilation of at least 1.5 times the adjacent normal segment	Morphology: Saccular aneurysm: transverse > longitudinal diameter Fusiform aneurysm: transverse < longitudinal diameter Vessel wall structure by IVUS: True aneurysm: preserved vessel wall integrity with 3 layers (intima, media and adventitia) Pseudoaneurysm: loss of vessel wall integrity and damage to the adventitia Complex plaque with aneurysmal appearance: stenoses with ruptured plaques or spontaneous or unhealed dissections Normal segment with aneurysmal appearance: normal segment adjacent to stenosis Diameter: Giant aneurysm: diameter >20 mm
Coronary artery ectasia	
Diffuse dilation of at least 1.5 times the adjacent normal segment	Type Ⅰ: diffuse ectasia of 2 or 3 vessels Type Ⅱ: diffuse disease in 1 vessel and localized disease in another vessel Type Ⅲ: diffuse ectasia in 1 vessel Type Ⅳ: localized or segmental ectasia

IVUS = intravascular ultrasound

(J Am Coll Cardiol Intv 2018;11:1211 - 23)

임상적으로 관상 동맥류를 유발할 수 있는 질환에는 동맥경화증이 가장 흔하며, 가와사키병, 결절성 다발성 동맥염, 전신성 홍반성 낭창, 감염성 질환, 외상, 관상 동맥 성형술 또는 스텐트 삽입술의 합병증, 선천성 기형, 베체트병, 다카야수 동맥염, marfan's syndrome등이 있으며, 미국과 유럽에서는 동맥경화증이 50%이상을 차지하고, 한국과 일본을 비롯한 아시아에서는 가와사키병도 비교적 비중을 차지한다고 보고되어 있다[3,6]. [표2]에는 관상동맥류의 원인별 기전 및 그 예시를 요약하였다.

대부분 CAA는 무증상이기 때문에 관상 동맥 조영술이나 CT시 우연히 발견되는 경우가 많다. 다만, 다음과 같은 조건에서는 임상적으로 증상을 수반할 수 있다. 1) CAA가 있는 혈관에 폐쇄성 동맥경화 병변이 있는경우 노작성 흉통이나 급성 관동맥 증후군의 원인이 될 수 있다. 2) 동맥류 내 혈전의 일부가 원위부 색전증을 일으켜 그로 인한 심근경색을 유발할 수 있다. 3) 동맥류가 심하게 확장된 경우 주위 구조물을 압박하여 증상을 유발할 수 있다. 4) 드물지만, 동맥류가 파열될 경우 급성 심낭압전이라는 치명적인 합병증을 유발할 수 있다[그림1].

진단은 여러 영상 검사를 통해서 가능하다. 관상 동맥 조영술은 동맥류의 진단뿐 아니라 크기, 모양, 위치 및 병발된 관상 동맥의 동맥경화 정도를 제공하는 gold standard 검사법이다. 추가적으로 IVUS는 혈관벽 구조를 확인하여 진성 또는 가성 동맥류 감별에 도움을 주며, 동맥류 부위 혈관의 사이즈, 동맥경화의 파열 여부 및 협착 정도에 대한 정보를 제공함으로써 최적의 스텐트 삽입술 및 경피적 치료에 도움을 준다. 그 외 비침습적인 관상 동맥 computed tomography (CT), 심초음파, 관상 동맥 MR 조영술을 통해서도 진단이 가능하다. 특히, 관상 동맥 CT는 거대(giant) CAA를 가진 환자에서luminal angiography 관련정보뿐만 아니라 주변 구조물 압박여부 등의 물리적인 합병증 관련 정보도 제공한다.

[표2] 관상동맥류의 원인별 기전 및 예시질환

Etiology	Pathogenic Mechanism	Examples
Genetic susceptibility	Specific HLA class Ⅱ genotypes, such as HLA-DR B1*13, DR16, DQ2, and DQ5, are more detectable in patients with CAA	Idiopathic CAA
Overexpression of certain enzymes (e.g., angiotensin-converting enzyme)	Enhanced inflammatory response Induces proteolysis of extracellular matrix proteins	Atherosclerotic CAA
Autoimmune/inflammatory process	Increased plasmal level of intercellular adhesion molecule-1, vascular cell adhesion molecule-1, and E-selectin Imbalances in protein levels of matrix metalloproteinase and its tissue inhibitor	Systemic vasculitis (Kawasaki, Takayasu) Lupus Marfan syndrome
Dynamic wall stress changes	Episodic hypertension and vasoconstriction ± endothelial damage	Cocaine use
Direct vessel wall injury	Mechanical and shear wall stress Non-healing dissections, and so on	Iatrogenic CAA (post-balloon angioplasty, stenting, atherectomy) Post-stenotic CAA
Infectious	Direct invasion of pathogens into the vessel wall Immune complex deposition	Bacterial, mycobacterial, fungal, syphilitic, Lyme, septic emboli, and mycotic aneurysm

CAA = coronary aneurysm; HLA = human leukocyte antigen

(J Am Coll Cardiol Intv 2018;11:1211 - 23)

2. 치료

CAA는 드물게 발견되는 질환으로 무작위 연구나 관련 대규모 연구가 부족하여, 그에 대한 표준 치료 지침은 확립되어 있지 않으며, CAA의 크기, 위치, 모양, 감염과의 관련성, 동반된 동맥경화의 정도 및 환자의 특성 및 임상 증상을 고려하여 약물 요법이나 외과적 절제/관상 동맥 우회술 또는 경피적 치료를 결정해야 한다[그림2].

약물치료(Medical management)

동맥경화가 CAA의 가장 흔한 병리기전이기 때문에, 고령을 포함한 대부분의 환자에서 적극적인 위험인자의 교정은 필수적이다. 우연히 발견된 동맥류에 대하여, 항응고 요법이 심혈관 사건 예방에 도움이 된다고 보고한 연구가 있기는 하나, 아직까지는 DAPT등 항혈소판제요법 및 항응고제 사용에 대한 일관된 연구 결과는 없어 이에 대한 표준 지침은 없는 실정이며, 가와사키병과 관련된 일부 데이터를 바탕으로 현재 가이드라인에서는 크기가 매우 크거나 빠르게 확장하는 동맥류를 가진 일부의 가와사키병에서만 항응고 요법을 권고하고 있다(Class lla, LOEB)[7].

수술적 치료(Surgical intervention)

이상적인 수술 요법에 대한 연구 실정 및 표준지침은 아직 정립되어 있지 않지만, 주로 사용되는 수술적인 방

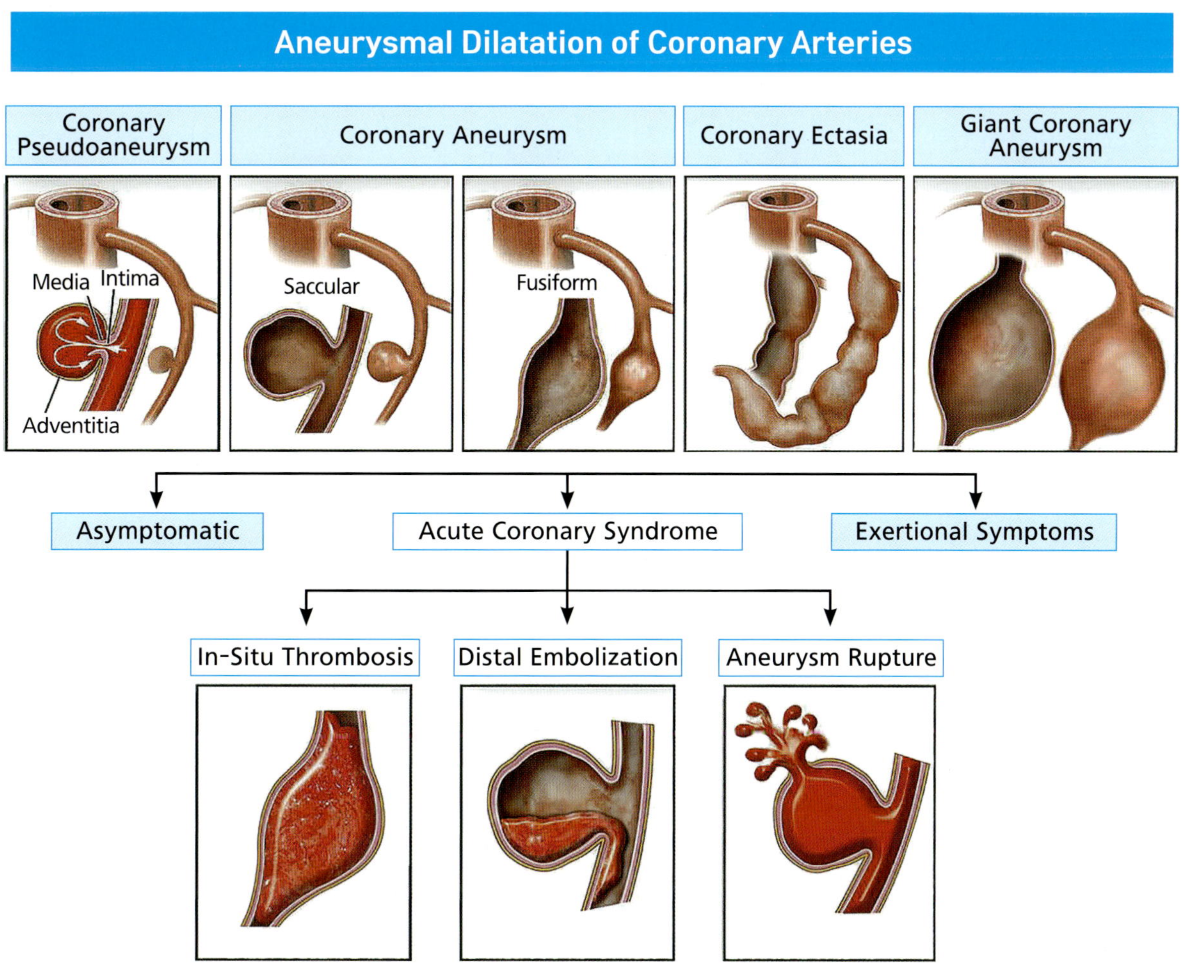

그림1

관상동맥류의 다양한 형태 및 임상증상
(J Am Coll Cardiol Intv 2018;11:1211−23)

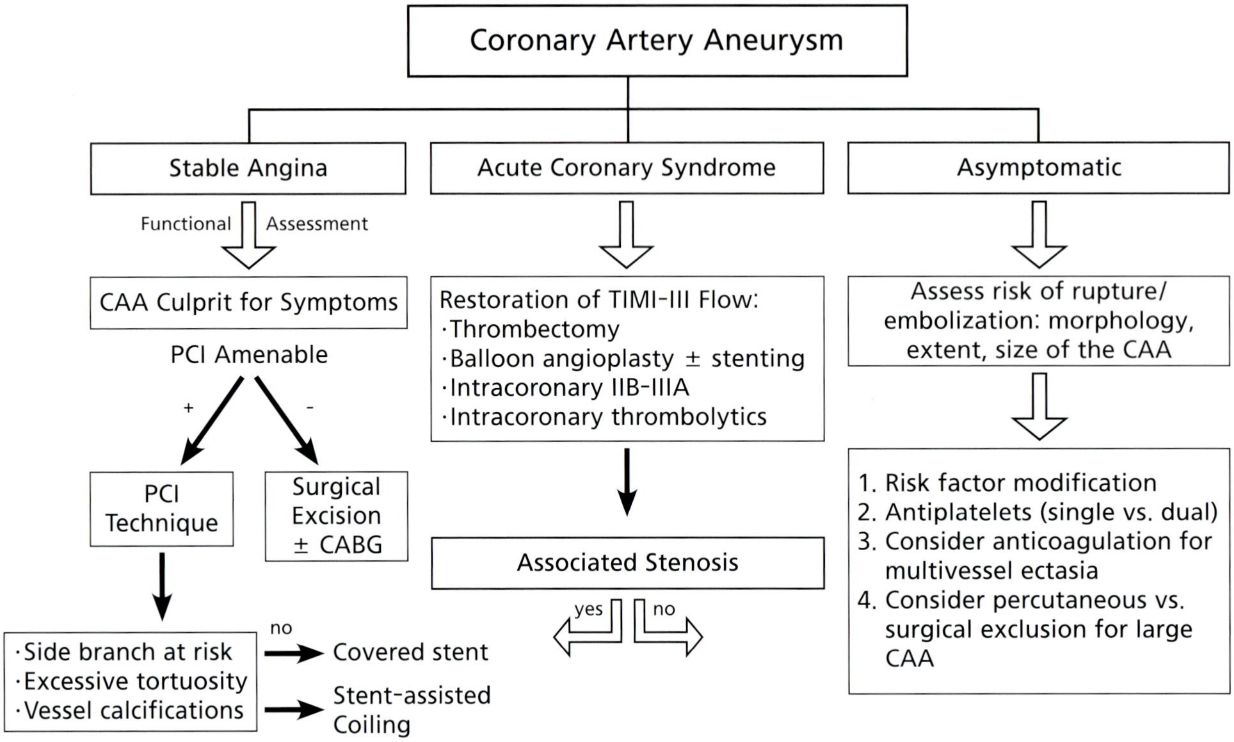

그림2

관상동맥류의 치료 개요 및 알고리즘

법으로는 동맥류의 결찰, 절제, 또는 marsupialization with interposition graft [8] 가 있다. 가장 흔한 방법은 CAA를 열고 수입(afferent), 수출(efferent) 혈관을 봉합한 후 상황에 따라 우회술을 하는 것이다[9].

경피적 치료(Percutaneous intervention)

동맥류의 경피적 시술 요법은 동맥류의 임상 특성(예: 급성관동맥 증후군 동반) 또는 해부학적특성을 고려해야 하며, 그 방법은 동맥류의 모양, 침범 범위 등에 따라 달라질 수 있다.

1) 주요 가지 혈관을 침범하지 않는 낭성 동맥류나 작은 가성 동맥류는 covered stent exclusion으로 치료해볼 수 있다.
2) 주요 가지 혈관을 침범하는 낭상 또는 방추형 동맥류는 풍선 또는 스텐트 보조(balloon- or stent-assisted) 코일 색전술(coil embolization)로 치료해볼 수 있다.
3) 좌주간부(Left main)를 침범하는 다수의 또는 거대(> 20 mm, > 4 x reference vessel diameter) CAA또는 SVGAs의 동맥류는 수술요법이 일차적인 치료방법이다.
4) 사이즈가 매우 크거나 빠르게 확장하여 주위 구조물을 압박(예: external compression of RV) 하는 경우에는 수술요법을 하거나 수술요법을 대체하여 Amplatzer occluder를 이용하거나 코일 색전술을 이용하여 경피적 폐쇄(percutaneous closure)를 해볼 수 있다[10].

현재까지 CAA를 위해 따로 고안된 covered stent는 없으며 국내에서는 GRAFTMASTER® RX coronary stent graft (Abbott Vascular)가 가장 흔하게 사용된다. 스텐트 삽입술시 적정 스텐트 사이즈 선택이 스텐트 혈전증 및 스텐트 이탈(migration)의 위험성을 줄이는데 매우 중요하다. 부분적으로 혈전이 채워져 있을 경우 동맥류 사이즈를 과소평가 할 수 있기 때문에 주의가 필요로 하며, 시술 전

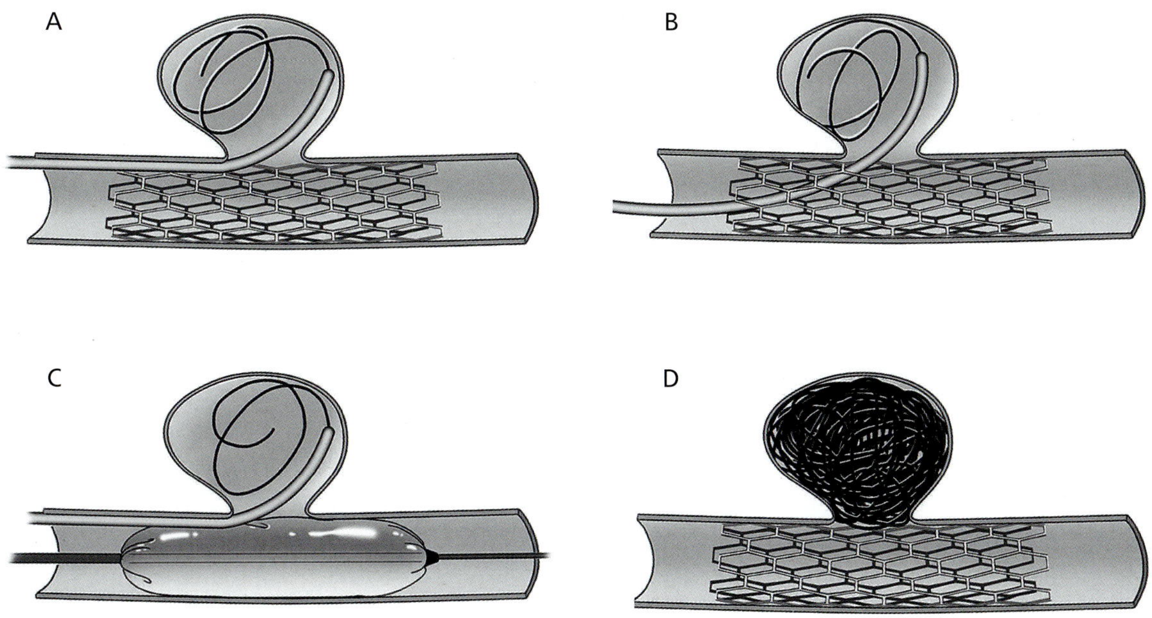

그림3

스텐트 보조(stent-assisted) 코일 색전술

(A) 마이크로 카테터를 동맥류내에 조심스럽게 거치시키고, non-covered 스텐트로 jail시킨다음, 마이크로카테터를 통해 코일을 채운다. 마지막으로 마이크로카테터를 제거한후에 postdilatation을 통해 스텐트를 혈관벽에 밀착(apposition) 시킨다.
(B) 먼저 스텐트를 삽입한 후에 스텐트의 strut을 통해 마이크로카테터를 통과시킨후 코일을 전달한다.
(C) 마이크로 카테터를 동맥류내에 조심스럽게 거치시키고, 풍선을 이용하여 jail시킨 다음 코일을 채운다. 보통 마지막에는 코일이 이동하지 않도록 스텐트를 삽입하여 마무리한다.
(D) 스텐트 보조(stent-assisted) 코일 색전술을 완료한 모습

(J Neurointerv Surg 2012;4:339-44.)

CT나 시술 중 IVUS등을 참고하면 적정 사이즈 선택에 도움이 된다.

스텐트 보조 코일 색전술에서 스텐트의 설치 순서는 먼저 코일 삽입을 위한 마이크로 카테타를 초선택(microselection)하여 동맥류 안에 거치시키고, non-covered 스텐트를 삽입하여 마이크로 카테타가 스텐트에 의해 고정되어 안정적인 코일 삽입이 가능하도록 하는 Jailing 방법[그림3A]과 먼저 스텐트를 삽입하고 이어서 스텐트의 strut 사이로 마이크로 카테타를 통과시켜 동맥류 안에 집어넣고 코일을 채우는 방법이 있다[그림3B]. 다만, 이 방법에서는 코일을 치밀하게 packing하는 과정에서 마이크로카테터가 혈관내로 밀리면서 코일이 스텐트 안쪽으로 빠져나올 수 있기 때문에 이 방법에서도 풍선으로 마이크로 카테터를 고정시키는 것이 안전하다. 때로는 먼저 풍선으로만 jail하여 코일 색전술을 한 후 마지막에 스텐트을 삽입하는 방식도 있다[그림3C]. 스텐트는 코일이 빠져나와 원위부로 이동하는 것과 모혈관을 침범하여 좁게 만드는 것을 방지할 뿐만 아니라, 좀 더 많은 코일을 치밀하게 동맥류안에 채울 수 있도록 도와준다. 코일 색전술에서의 스텐트는 non-covered 스텐트를 이용하며, 비록 CAA에서 따로 분석된 데이터는 없지만 일반적인 in-stent restenosis등의 위험성을 줄이기 위해 최근의 약물 용출성 스텐트를 사용하는 추세이다. Coil은 보통 detachable coil system이 유용하게 사용되며, 국내에서는 Concerto^{TM} (Medtronic) 등이 사용가능하다. 코일 색전술 후 모혈관 내의 스텐트는 충분한 apposition, expansion등 스텐트 최적화(stent optimization) 하는 것이 중요하겠다.

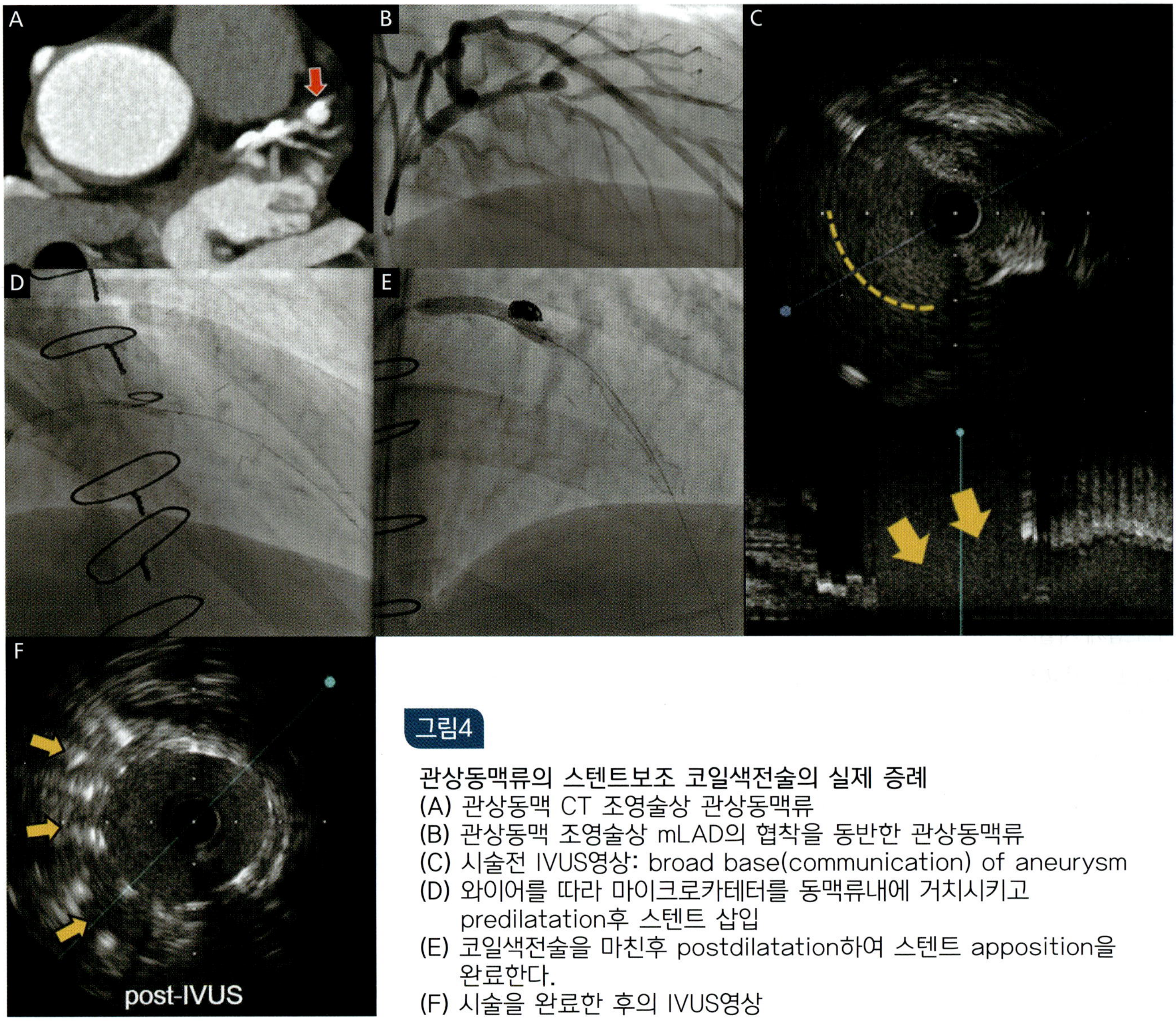

그림4

관상동맥류의 스텐트보조 코일색전술의 실제 증례
(A) 관상동맥 CT 조영술상 관상동맥류
(B) 관상동맥 조영술상 mLAD의 협착을 동반한 관상동맥류
(C) 시술전 IVUS영상: broad base(communication) of aneurysm
(D) 와이어를 따라 마이크로카테터를 동맥류내에 거치시키고 predilatation후 스텐트 삽입
(E) 코일색전술을 마친후 postdilatation하여 스텐트 apposition을 완료한다.
(F) 시술을 완료한 후의 IVUS영상

시술 과정 발생 가능한 합병증으로는 혈전증, 혈전 색전증 및 동맥류의 파열이 있다. 급성 관동맥 증후군이 동반된 CAA 시술에서는 혈전증 및 혈전 색전증의 위험성이 더 높으며, 헤파린 투여로 적정 ACT를 유지하고 상황에 따라 혈전 제거술(thrombectomy), 관상 동맥 내 혈소판 당단백(GP) IIb/IIIa 억제제 투여 등을 고려하여야 한다. 낭성 동맥류의 경우 파열 등의 위험에 더 취약한 경향이 있으므로 동맥류 내에서의 마이크로 카테터, 코일, 와이어 등의 조작을 매우 조심히 하여야 한다.

II. Percutaneous treatment of pulmonary vein stenosis

1. 서론

폐정맥 협착(pulmonary vein stenosis, PVS)은 소아에서는 주로 선천 심기형과 관련된 이상으로 발생하며, 성인에서는 주로 기타 질환이나 치료와 관련된 합병증에 의해 이차적으로 발생된다. [표3]에 폐정맥협착의 원인별 분류 및 예시질환을 요약하였다. 소아의 선천적 이상과 관련된 폐정맥 협착은 주로 수술적인 교정이 필요하기 때문에 본 내용에서는 경피적 치료와 관련된 성인의 폐정맥 협착을 중심으

[표3] 페정맥협착의 원인별 분류 및 예시

Congenital	Acquired
Cardiac defects associated: Total anomalous pulmonary venous return Septal defects Transposition of the great vessels	Pulmonary vein ablation Sarcoidosis Neoplasm Fibrosing mediastinitis Post cardiovascular surgery

로 다루고자 한다.

성인의 폐정맥 협착에서는 의인성 PVS가 가장 많으며, 심방 세동 전극도자 절제술 시 폐정맥 고립(isolation) 과정에서 발생할 수 있는 합병증 중 하나이기 때문이다. 심방세동 전극도자 절제술 초기 세대에는 42%까지도 높게 보고되었다가[11], 최근에는 냉동절제(cryoablation) 등 ablation방법 및 3차원 지도화 시스템등 진단 및 치료 영상기법의 발달과 함께 시술자 숙련도의 향상으로 인해 0.29-2%로 감소되어 보고되고 있다[12-15].

폐정맥 협착은 ablation전에 비해 직경이 20%이상 감소되었을 때로 정의되며, 협착 정도에 따라 20-49%는 경도, 50-69%는 중등도, 70%이상은 중증 협착으로 분류한다. 증상의 발생은 협착의 정도 뿐만 아니라 침범한 혈관의 개수에 영향을 받는 것으로 알려져 있다. 경한 폐정맥 협착은 대개 무증상이지만, 광범위한 심한 폐정맥협착이 있는 경우

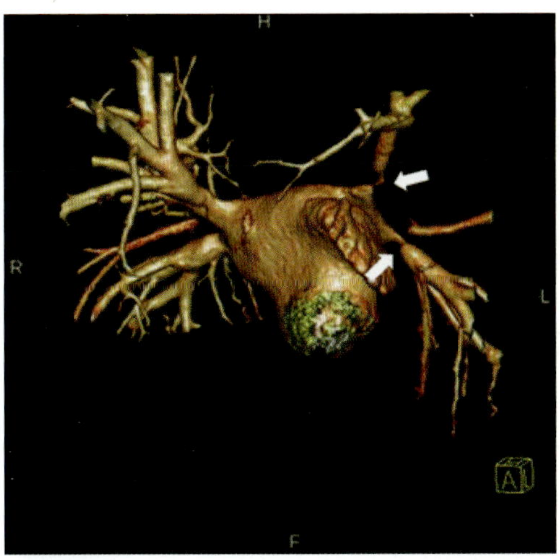

그림5

좌심방 CT상 발견된 폐정맥 협착[18]

기침, 호흡곤란, 흉통 혹은 객혈을 호소할 수 있다[16-17].

PVS가 의심되는 환자에서 우선적으로 Cardiac-gated chest CT[그림5]가 선호되는 진단 검사이며, gold standard 검사법은 침습적인 venography이다. 경식도 초음파 및 폐 V/Q scan, MR perfusion 등도 진단 및 생리학적 평가에 유용한 검사들이다.

2. Management of PVS

일반적으로 선천성 폐정맥 협착에서는 수술이 일차적 치료이며, 성인에서 시술 후 합병증이나 기타 질환에 의해 발생한, 증상이 있는 후천적 폐정맥 협착에 대해서는 경피적 시술이 일차적 치료 요법이다.

폐정맥 협착의 경피적 치료 (Percutaneous intervention for PVS)

시술 시간 동안 heparin을 주입하여 ACT 250-300 sec을 유지한다. 아스피린과 클로피도그렐을 시술 직전 또는 직후 로딩하며 항응고 요법의 적응증인 경우 항응고 요법을 유지한다. 대퇴 정맥에 8 Fr의 sheath를 삽입한 후 Transseptal technique을 통해 좌심방에 도달하면 20 cc 정도의 조영제를 힘있게 분사하여 병변이 있는 폐정맥을 확인한다. Floppy wire를 목표 병변을 지나 최대한 원위부까지 위치시킨다. 필요시 5F Angled Glide catheter (Medi-tech, Boston Scientific)를 이용하여 병변을 중심으로 mean pressure gradient를 측정하고, 조영술 및 QCA를 통해 병변의 직경, 길이를 포함한 해부학적 특성을 확인한다. 시술 전 CT를 통해서 협착이 있는 폐정맥 및 병변의 해부학적 특성을 확인하고, 필요한 데이터를 미리 측정해 놓으면 시술진행에 많은 도움이 된다.

이후 충분한 back-up support및 device delivery를 위해 multipurpose (MP) catheter를 이용하여 stiff guidewire로 교체 후 풍선 확장술을 시작하는 것이 좋으며, 필요시 7F의 coronary guiding catheter를 이용하면 selection및 back-up에 도움이 된다. 협착 병변을 확장할 때는 천천히 inflation해야 하며, 협착 정도에 따라 처음에는 2-6 mm의 작은 풍선카테타로 시작해서 단계적으로 8-12 mm의 풍선으로 교체하여 협착 부위를 충분히 확장한다[그림6].

일반적으로 풍선 확장술 후 충분한 확장이 이루어지고, pressure gradient가 사라졌다면, 시술을 마칠수도 있으나 잔여 협착이 있거나 restenosis가 발생하면 스텐트 삽입술의 적응증이 된다. 풍선 확장술의 제한적인 결과를 우려하여 최근에는 primary stenting 전략을 고려하기도 하나 현재까지 정해진 지침은 없는 상황이다. 스텐트 삽입술시 가장 중요한 점은 충분한 사이즈의 스텐트를 선택하는 것이다. 스텐트는 보통 10-12 mm stent (Palmaz Genesis Stent-larg, Cordis TM) 혹은 경동맥이나 말초동맥 시술에서 사용하는 self-expandable BMS를 주로 이용하며, DES를 삽입한 증례도 있으나 이들을 비교한 연구는 없어, 특정 스텐트를 권장할 수 있는 근거는 없는 실정이다.

폐정맥 협착증의 경피적 치료에서 발생 가능한 합병증으로는 폐정맥 파열, cerebrovascular accident (CVA), stent dislodge 등이 있다. 폐정맥 파열의 경우 대부분 심낭 압전으로 진행하기 때문에 즉각적인 심낭천자 및 수술적 교정이 필요할 수 있으며, CVA를 예방하기위해서는 심방 내에서 불필요한 카테터 조작을 최소화하고 시술 동안 적정 ACT를 유지하는 것이 중요하다.

Ⅲ. Percutaneous approach to pericardial window

악성심낭삼출(malignant pericardial effusion)은 진행된 암 환자들에게 있어 전이성 심장 침범으로 인해 가장 빈번하게 발생하는 합병증 중 하나이며 이는 호흡곤란 등의 증상을 유발할 뿐만 아니라 심장압전의 발생 및 사망률을 높이게 된다. 악성 심낭삼출(malignant pericardial effusion) 치료의 대표적인 방법으로는 심막천자술(pericardiocentesis)과 수술적 심낭창조성술(surgical pericardial window formation)이 있다. 그러나 전신상태가 불량한 암환자들에 있어 잦은 재발로 인한(36-62%) 반복적인 심막천자술은 효과적인 치료방법이 되지 못할 수도 있으며[20,21], 그에 비해 수술적 심낭창 조성술은 효과적이긴 하나 전신마취 및 수술 후 합병증의 위험성 때문에 시행할 수 없는 경우가 많다. 따라서 이렇게 전신상태가 불량한 암환자들의 재발성 악성 심낭삼출치료를 위해서는 국소마취하의 비교적 간단하고 합병증이 드문 경피적 풍선

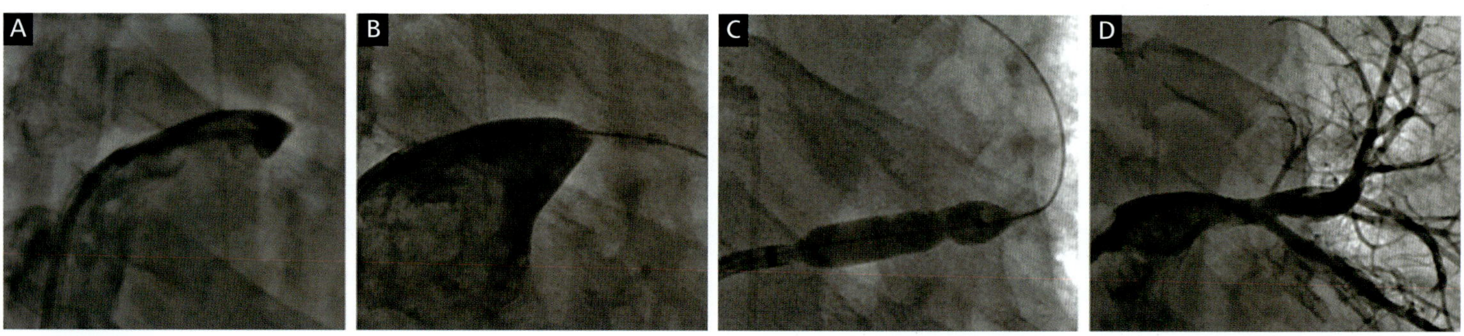

그림6

(A) 조영술상 left upper pulmonary vein의 완전폐색(complete occlusion)이 관찰되고있다.
(B) microchannel을 통해 0.35 inch Terumo guidewire를 통과시킨다.
(C) 8 mm x 30 mm balloon을 이용하여 predilatation한 후에 10 x 29 mm 스텐트를 삽입한다.
(D) 스테트삽입술 후 조영술에서 회복된 폐정맥 혈류의 흐름을 관찰할 수 있다.

심낭창 조성술을 시행해 볼 수 있다. 경피적 심낭창 조성술은 흉막과 심낭사이에 직접적인 통로를 만들어 심낭액이 흉막강으로 배액되도록 하는 원리이며 이 방법은 1991년에 처음으로 Palacios등은 비수술적이고 심막천자술보다는 효과적인 즉 재발율이 적은 경피적 풍선 심낭창 조성술(percutaneus balloon pericardial window formation)을 고안하여 전신 상태가 불량한 8명의 환자에게 성공적으로 시행하게 되면서 시작되었고[22], 이후 Maisch B등은 매우 효과적(90 - 97%)이고 안전한 치료법임을 보고하였다[23]. 현재 유럽심장학회 가이드라인에서는 재발성 악성심낭삼출액의 예방을 위한 치료법에 경피적 심낭창 조성술을 나열하고 있다(class IIb, LOE B)[24].

경피적 심낭창 조성술 또는 심낭절개술 Percutaneous pericardial window or pericardiotomy의 시술방법

경도의 진정(sedation)이 필요하며 반앙와위(semifowler's position)자세에서 검상하의 접근법(subxiphoid approach)으로 5% lidocaine을 이용한 국소마취하에 Seldinger method를 사용하여 심막천자술을 시행한다. 항암치료를 받거나 전신상태가 불량한 환자들이므로 1세대 세팔로스포린계등 예방적 항생제를 투여후에 진행하는 것이 일반적이며, 혈구감소증이나 혈액응고장애를 동반하고 있을 수 있기 때문에 천자시 주의를 기울여야 한다. 바늘 천자 후 0.035 inch의 J-tip guidewire를 심낭내에 삽입하여 fluoroscopy를 통해 심낭내 위치를

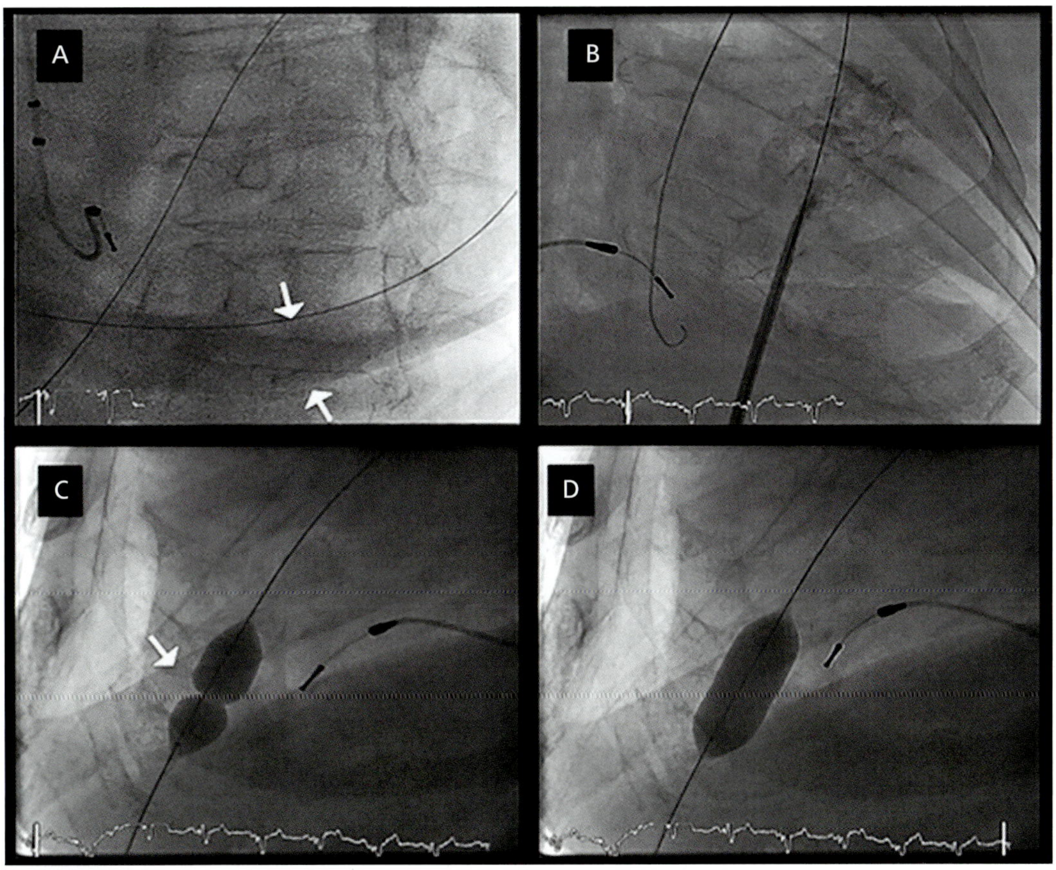

그림7

경피적 심낭절개술(심낭창 조성술)[26]
(A) 다량의 심낭삼출액 (B) 조영제를 투여하여 심낭내 위치를 확인한다.
(C) 풍선확장술시 함요(indentation)가 완전히 사라질 때까지 반복한다.
(D) 성공적으로 풍선확장술을 완료한 상태

확인한다. 바늘의 위치가 모호할 경우 소량의 조영제를 투여하여 확인해 볼 수 있다. Dilator로 충분히 dilatation 후 풍선크기에 따라 보통 8-10F의 sheath를 삽입한 후 평균적으로 40 mm 직경(16-22 mm 길이)의 풍선을 거치한 후 풍선의 중간 함요(indentation)가 완전히 사라질때까지 반복적으로 풍선확장술을 시행한다. 풍선카테타를 제거하고 pigtail을 삽입하여 배액을 유지하고, sheath를 통해 조영제를 투입하여 주위의 피하조직으로의 조영제 유출 유무를 확인하여 경피적 풍선 심낭창 조성술의 성공 여부를 확인할 수 있다[25]. 단일 풍선확장술로 충분한 절개가 이뤄지지 않을때에는 이중 풍선확장술(dual balloon pericardiotomy)를 시행하기도 하는데 guidewire를 하나 더 거치시킨후 보통 하나는 길고, 다른 하나는 비교적 짧은풍선을 거치시켜 동시에 확장시키면 더 강한 힘을 심낭막에 전달할 수 있다.

경피적 심낭창 조성술의 합병증으로는 심낭천자술과 마찬가지로 기흉, 출혈, 흉막액, 감염, 관상동맥의 손상, 심장(우심실) 천공의 위험성이 있으며 전신상태가 불량한 환자들이기 때문에 합병증 없이 시술이 이루어질 수 있도록 주의가 필요하겠다.

참고 문헌

(1) Jarcho, S.J.A.J.o.C., Bougon on coronary aneurysm (1812). Am J Cardiol 1969. 24(4): p. 551-553.

(2) Díaz-Zamudio, M., et al., Coronary artery aneurysms and ectasia: role of coronary CT angiography. RadioGraphics 2009. 29(7): p. 1939-1954.

(3) Cohen, P. and P.T.J.C.i.r. O'gara, Coronary artery aneurysms: a review of the natural history, pathophysiology, and management. Cardiol Rev 2008. 16(6): p. 301-304.

(4) Hartnell, G., B. Parnell, and R.J.H. Pridie, Coronary artery ectasia. Its prevalence and clinical significance in 4993 patients. Br Heart J 1985. 54(4): p. 392-395.

(5) Villines, T.C., L.S. Avedissian, and E.E.J.C.i.r. Elgin, Diffuse nonatherosclerotic coronary aneurysms: an unusual cause of sudden death in a young male and a literature review. Cardiol Rev 2005. 13(6): p. 309-311.

(6) Syed, M. and M.J.P.i.c.d. Lesch, Coronary artery aneurysm: a review. Prog Cardiovasc Dis 1997. 40(1): p. 77-84.

(7) McCrindle BW, Rowley AH, Newburger JW, et al. Diagnosis, treatment, and long-term management of Kawasaki disease: a scientific statement for health professionals from the American Heart Association. Circulation 2017;135:e927–99.

(8) Singh SK, Goyal T, Sethi R, et al. Surgical treatment for coronary artery neurysm: a singlecentre experience. Interact Cardiovasc Thorac Surg 2013;17:632–6.

(9) Izumi K, Hisata Y, Hazam S. Surgical repair for a coronary-pulmonary artery fistula with a saccular aneurysm of the coronary artery. Ann Thorac Cardiovasc Surg 2009;15:194–7.

(10) Kawsara et al, Management of Coronary Artery Aneurysms. J Am Coll Cardiol Intv 2018;11:1211–23

(11) A. Chen, M.H. Hsieh, C.T. Tai, et al., Initiation of atrial fibrillation by ectopic beats originating from the pulmonary veins: electrophysiological characteristics, pharmacological responses, and effects of radiofrequency ablation, Circulation 100 (1999) 1879–1886.

(12) Dong, C.R. Vasamreddy, V. Jayam, et al., Incidence and predictors of pulmonary vein stenosis following catheter ablation of atrial fibrillation using the anatomic pulmonary vein ablation approach: results from paired magnetic resonance imaging, J. Cardiovasc. Electrophysiol. 16 (2005) 845–852.

(13) Cappato, H. Calkins, S.A. Chen, et al.,Worldwide survey on the methods, efficacy, and safety of catheter ablation for human atrial fibrillation, Circulation 111 (2005) 1100–1105.
(14) D. Tamborero, L. Mont, S. Nava, et al., Incidence of pulmonary vein stenosis in patients submitted to atrial fibrillation ablation: a comparison of the selective segmental ostial ablation vs the circumferential pulmonary veins ablation, J. Interv. Card. Electrophysiol. 14 (2005) 21–25.
(15) A. Rostamian, S.M. Narayan, L. Thomson, M. Fishbein, R.J. Siegel, The incidence, diagnosis, and management of pulmonary vein stenosis as a complication of atrial fibrillation ablation, J. Interv. Card. Electrophysiol. 40 (2014) 63–74.
(16) Fender EA, Widmer RJ, Hodge DO, et al. Severe Pulmonary Vein Stenosis Resulting From Ablation for Atrial Fibrillation: Presentation, Management, and Clinical Outcomes. Circulation. 2016; 134(23): 1812– 1821.
(17) Holmes DR Jr, Monahan KH, Packer D. Pulmonary vein stenosis complicating ablation for atrial fibrillation: clinical spectrum and interventional considerations. JACC Cardiovasc Interv. 2009; 2(4): 267– 276.
(18) Mishra et al. Heart, Lung and Circulation Pulmonary Vein Stenosis: A Complication of Atrial Fibrillation Ablation Treated with Stenting 2010;19:97–99
(19) Erin A. Fender et al. Assessment and Management of Pulmonary Vein Occlusion After Atrial Fibrillation Ablation. J Am Coll Cardiol Intv 2018;11:1633–9
(20) Tsang TS, Seward JB et al. Outcomes of primary and secondary treatment of pericardial effusion in patients with malignancy. Mayo Clin Proc 2000;75:248–53.
(21) Laham RJ, Cohen DJ et a. Pericardial effusion in patients with cancer: outcome with contemporary management strategies. Heart 1996;75:67–71
(22) Palacios IF, Tuzcu EM et al. Percutaneous balloon pericardial window for patients with malignant pericardial effusion and tamponade. Cathet and Cardiovasc Diagn 22 : 244-249, 1991
(23) Maisch B, Ristic AD et al. Neoplastic pericardial effusion: efficacy and safety of intrapericardial treatment with cisplatin. Eur Heart J 2002;23:1625–1631.
(24) Adler, Yehuda, et al. "2015 ESC Guidelines for the diagnosis and management of pericardial diseases: the Task Force for the Diagnosis and Management of Pericardial Diseases of the European Society of Cardiology (ESC) Endorsed by: The European Association for Cardio-Thoracic Surgery (EACTS)." European heart journal 36.42 (2015): 2921-2964.
(25) SM Kang, WH Shim et al. The Role of Percutaneous Balloon Pericardial Window Formation for Malignant Pericardial Effusion. KCJ 1997 27(6)
(26) Irazusta FJ, Jiménez-Valero S et al. Percutaneous balloon pericardiotomy: Treatment of choice in patients with advanced oncological disease and severe pericardial effusion. Cardiovasc Revasc Med. 2017 Jul - Aug;18(5S1):S14-S17.

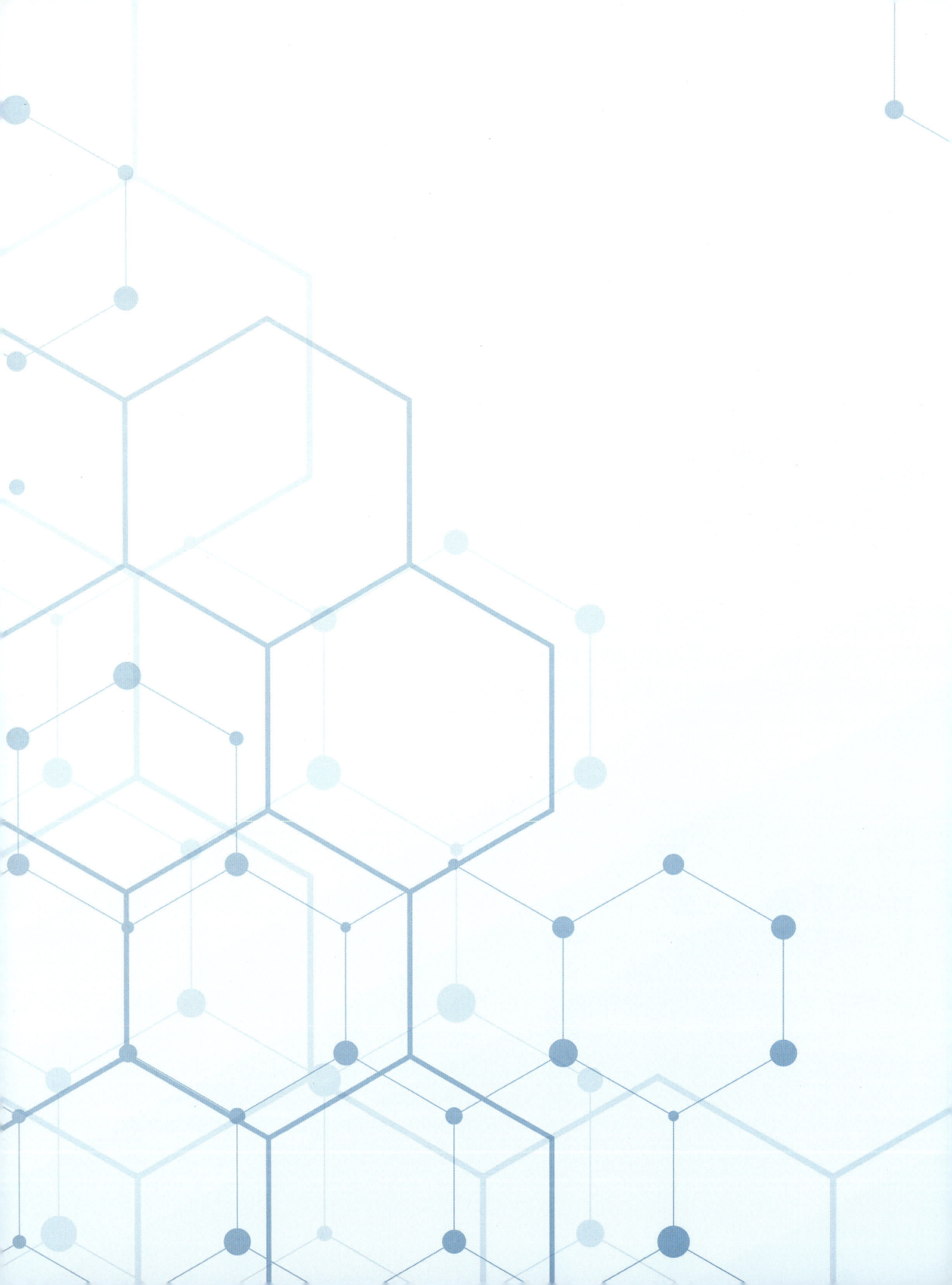

인덱스

INDEX

한글 찾아보기

영문 찾아보기

C

D

E

F

G

H

I

J

L

M

N

O

P

R

S

T

U

V

W

X

기타 찾아보기

구조심질환 매뉴얼

KOREA STRUCTURAL CARDIOVASCULAR INTERVENTION

구조심질환 매뉴얼

KOREA STRUCTURAL CARDIOVASCULAR INTERVENTION